现代护理学新编

主　编　姚蕴伍
副主编　黄　回　周杏仙　章湘文

U0038806

浙江大学出版社
ZHEJIANG UNIVERSITY PRESS

《现代护理学新编》
编委会

主　审　干梦九
主　编　姚蕴伍
副主编　黄　回　周杏仙　章湘文
编　委　（按姓氏笔画为序）
　　　　王雪芬　王继跃　叶招明　李夏玉　汪四花　沈华浩
　　　　张芙荣　张建民　陈春晓　金　洁　金爱云　周　凡
　　　　周杏仙　贺　晶　姚琦玮　姚蕴伍　徐　键　黄　回
　　　　盛清娅　章湘文　傅君芬

图书在版编目（CIP）数据

现代护理学新编／姚蕴伍主编. —杭州：浙江大
学出版社,2011.6（2023.1 重印）
　ISBN 978-7-308-08777-3

Ⅰ.①现… Ⅱ.①姚… Ⅲ.①护理学 Ⅳ.①R47

中国版本图书馆 CIP 数据核字（2011）第 108780 号

现代护理学新编

姚蕴伍　主编

责任编辑　徐素君
封面设计　刘依群
出版发行　浙江大学出版社
　　　　　（杭州市天目山路148号　邮政编码310007）
　　　　　（网址：http://www.zjupress.com）
排　　版　浙江时代出版服务有限公司
印　　刷　杭州日报报业集团盛元印务有限公司
开　　本　787mm×1092mm　1/16
印　　张　20.5
字　　数　485 千
版 印 次　2011 年 6 月第 1 版　2023 年 1 月第 13 次印刷
书　　号　ISBN 978-7-308-08777-3
定　　价　60.00 元

版权所有　翻印必究　印装差错　负责调换

浙江大学出版社市场运营中心联系方式：(0571)88925591；http://zjdxcbs.tmall.com

前　　言

在浙江大学远程学院的领导和支持下，根据远程开放式和交互式的教学特点，同时针对专升本的学生已学完护理大专课程，在基本掌握内、外、妇、儿科常见病和多发病护理的基础上需要了解和掌握现代医学和护理进展的前沿知识，2005 年我们编写了本书。由于科学迅猛发展，有些内容已滞后，需要补充新的理论知识和新技术。为此，第二版在原教材基础上作了调正和补充。重点仍然是介绍新的医学理论知识、技术及临床护理新进展，一般专科护理内容不属本教材范围，以免与临床护理课程内容重复。通过本教材内容的学习，使学生掌握护理学的新进展，以现代护理观指导护理实践，培养学生独立思考及实践能力，全面提高护理水平。

本教材内容除绪论外分三篇，第一篇是临床疾病医疗进展与护理，包括支气管哮喘、急性胰腺炎、肠易惹激综合征、白血病、原发性肾小球疾病、颅内高压、颅脑损伤、骨肿瘤及儿童遗传性和内分泌等疾病的治疗和现代护理；第二篇是临床新技术与护理，内容涉及冠心病介入性治疗、消化道疾病内镜下治疗、肾功能支持、器官移植、辅助生育、产前诊断、营养支持等新技术和护理；第三篇是妇女、儿童健康保健与护理，主要内容涉及儿童体格与心理行为保健、围生保健、绝经期保健等。

本教材第二版的改编是所有参编人员的共同努力下完成的，在此表示衷心感谢。限于编者水平，以及知识和实践的不断发展，本书难免会有疏漏之处，欢迎提出疑问，敬请读者不吝指正。

编　者
2011 年 6 月

目　录

第二篇　临床新技术与护理

第三篇　妇女、儿童健康保健与护理

绪　论

医学科学的迅猛发展以及高新科学技术在医学领域中的应用,使护理这一传统医学专业无论从理念到工作内容、技术要求都发生了深刻的变化;加之,社会和经济的发展,人民生活水平的改善,群体对健康需求的提高,也对护理工作提出了更新更高的要求。

传统的医院护理以病情观察、执行医嘱、预防保健、康复指导为重点。随着医学模式的改变,现代护理观倡导以人为本的整体护理理念,不仅要求护理人员及时地掌握现代医疗技术和方法,熟悉新型医疗设备及药物对护理技能方面的要求,考虑患者生理的需要,还要求护理人员有较高的人文素养,考虑患者甚至家属在心理、精神、社会、环境方面的需求及健康教育方面的需要。因此,必须了解护理对象,了解其动态的健康状况,对出现的各类问题进行辩证、准确地施护;通过帮助患者掌握健康知识,从自身状况出发防治疾病,增强对疾病的应对及适应能力,达到身心俱佳的理想状态;合理地按照护理程序及工作方法,实施生理、心理全面的整体护理,这是现代护理的主体思想。

第一节　整体护理

整体护理(holistic nursing)是以护理服务对象为基础的现代护理模式,强调以患者的健康为中心,以人、环境、健康、护理四个概念为理论框架和指导思想,将护理程序工作方法应用于临床护理实践,既满足患者的需求,亦促使护理质量的提高。

整体护理的实施,需要有理论、有知识、有才能的护理人员,他们应能按照现代护理的观念,进行护理哲理的思考;以人为本,应用现代护理程序,制订个性化的护理方案;以为患者解决问题的效果作为评价标准,充分体现护士行为的最高水平,反映护理学科的专业性和相对独立性,并以此来检查和衡量自身的言行。

护理程序(nursing process)是一种科学的工作方法,它以系统论、信息论、方法论、人的基本需要理论等作为基本理论基础,运用评估、诊断、计划、实施、评价等护理步骤,有计划、系统地解决患者的问题,是实施整体护理的核心。

护理程序体现了护理的基本特征,要求护士对患者全程负责,尊重患者的生命、尊严和权利,运用自己的知识、经验、技能、思想和智慧去处理疾病治疗护理的全过程,解决患者的问题,帮助患者恢复健康、减轻痛苦、预防疾病、促进健康。相对于传统护理,现代护理程序更突出以人为本的工作理念,其五个基本步骤现分述如下。

一、评估

评估(assessment)是护理程序的第一个步骤,主要是通过主观和客观两方面的途径来收集与患者相关的资料,包括患者的健康资料、患者生病后生理、心理的反应,社会、家庭、支持系统的态度等,目的是为下一步提出护理诊断提供依据。

1. 收集资料:有组织、系统地收集资料,并对资料进行分析及判断。

(1)收集资料的目的　为护理诊断提供依据,并建立服务对象健康状况的基础资料。

(2)收集资料来源　主要来源是患者;次要来源是家庭、朋友及最有意义的人、实验诊断报告、其他医护人员,查阅资料及过去的经验。

2. 评估方法

(1)访谈　用语言沟通的方式和患者谈论与之健康有关的问题,了解患者的一般情况,对患者的生理、心理、社会环境等情况做出初步估计;了解患者患病后有哪些主诉和症状,对疾病和健康的认识与需求,以及住院对患者和家庭的影响等。

(2)观察　明确观察的目的,通过观察获得什么、证实什么,观察时要考虑时间、地点、确定观察程序和观察对象。观察越具体越好,观察要仔细、准确、全面、敏锐,分清主次,人们在感知过程中,总是需要把注意力集中在某一确定的事物和范围上。要使观察有指向性,通过与患者接触和交谈、观察患者的语言和非语言行为,患者的精神状态、患者的外貌、面色、姿态、步态,以及患者饮食、排泄、活动等方面。

(3)检查　通过望、闻、触、叩、听等技术检查患者的生命体征和其他体征,对人体各系统进行必要的功能性检查,收集必要的实验室检查资料。

3. 评估内容

(1)患者的基本资料。

(2)患者目前的症状和体征。

(3)患者对疾病的反应和对健康的期望。

(4)患者的简要病史(包括过去曾患的疾病,接受过何种手术,用过什么药物,家属中有无慢性病、遗传性疾病等)。

(5)生理评估　对患者的神经、心血管、呼吸、消化、运动、皮肤等各系统做全面检查。

(6)日常生活能力　包括洗漱、沐浴等个人卫生情况,行走、排泄、睡眠、饮食、卫生习惯等。

(7)心理评估　包括①感知能力:视、听、触、嗅等感觉功能有无减退或消失,是否有错觉、幻觉;②认知能力:对时间、地点、人物等的定向力,记忆、理解、判断和抽象思维能力;③沟通:语言沟通能力(语音、语调、语速、语意)思维内容及过程;④情绪状态:患者的心情状况,有无焦虑、抑郁、失望、恐惧;⑤对疾病和健康的理解与反应;⑥对应激事件的反应;⑦自我概念与自尊;⑧价值观与信仰。

(8)社会评估　包括①受教育情况;②生活与居住环境;③职业及工作环境;④家庭关系;⑤经济负担:支持系统是否良好,经济收入状况,收支是否影响疾病的治疗;⑥社交状况:社交网,参与社会活动的情况,人际关系,有无社交障碍等。

4. 整理分析资料

(1)按人的基本需要——马斯洛需要层次分类　根据马斯洛五个层次需要即生理

需要、安全需要、归属和爱的需要、尊重需要和自我实现的需要进行分类,找出患者的问题。

（2）按 Marjory Gordon 的健康功能型态 11 类分类　即健康感知/健康管理型态、营养代谢型态、排泄型态、活动/运动型态、睡眠/休息型态、认知/感知型态、自我感知型态、角色/关系型态、性/生殖型态、应对/应激耐受型态、价值与信念型态等。

按 NANDA 分类法 Ⅱ 的分类法:是一个"多轴系健康型态框架(A Multiaxial Health Patterns Framework)",分 6 个轴系和 12 个范畴,6 个轴系是:诊断概念、剧烈度(时间:急性、慢性)、护理单元(个人、家庭和社区)、发展阶段(年龄:婴儿、学龄、青年、中年、老年)、可能性(现存的、危险的、机会或能增强的潜力等)、特性描述(如改变、减弱、增加、缺陷、紊乱、障碍、有效、无效等等)。12 个范畴是:健康认知与管理(健康意识、健康管理)、营养与代谢(吞咽、消化、吸收、代谢、水化)、排泄(泌尿系统、胃肠道系统、皮肤系统、呼吸系统)、精力维持(睡眠/休息、活动/运动、能量平衡、心肺 - 血管性反应)、认知与认识(注意力、定向力、感觉/感知、认知、沟通)、自我认知与自我概念(自我概念、自尊、身体形象)、角色/关系(照顾者角色、家庭关系、角色履行)、性/生殖(性特征、性功能、生殖)、适应/压力(耐受、创伤后反应、应对反应、神经行为性压力)、价值/信念(价值、信念、价值/信念/行为的一致性)、安全/防护(感染、机体创伤、暴力行为、环境危险、防御、体温调节)及舒适(生理性舒适、环境舒适、社区舒适)。

二、护理诊断

有关护理诊断(Nursing Diagnosis),国际上缺少通用标准,但目前许多国家以北美护理诊断协会(North-American Nursing Diagnosis Association,NANDA)公布的"护理诊断"作为参照。1973 年美国成立了专门机构"National Group for the Classification of Nursing Diagnosis"护理诊断分类小组。1982 年在美国的圣路易市(st lauis)第五次会议正式制订了 50 个护理诊断,后改为北美护理诊断协会 North-American Nursing Diagnosis Association 简称 NANDA。1986 年增订了 20 个护理诊断,1988 年修订了 98 个护理诊断,1992、1994 补充修订 128 个护理诊断,l998 年审定通过了 148 个。1998 年增加了 21 个护理诊断,2000 年又加了 7 个护理诊断,共 155 个。2002 年,NANDA 成为 NANDA International(NANDA-I)以反映世界范围内使用护理诊断情况。2007—2008 年包含 188 个护理诊断。2009—2011 版本护理诊断增加到 206 个。

1. 护理诊断定义

NANDA 将护理诊断定义为:关于个人、家庭或社区对现有的或潜在的健康问题或生命过程反应作出的临床判断。护理诊断为选择护理措施提供了基础,以达到由护士负责的预期目标。

2. 护理诊断的组成

护理诊断由名称、定义、诊断依据、相关因素四个部分组成。

（1）名称(title)　护理诊断的名称是对护理对象健康状态的概括性描述,一般采用改变、缺陷、无效、低效、过多、受损、紊乱等词汇,以几个特定用语来描述健康状态的变化。

（2）定义（definition） 定义是对名称的一种清晰、正确的描述,每一个护理诊断都有自己的特征性意义,以与其他诊断相鉴别。

（3）诊断依据（characteristics） 诊断依据是临床判断标准,这些判断标准可能是一组症状和体征以及有关病史,也可能是危险因素。

（4）相关因素（related factors） 相关因素即有关的原因或引起因素,也可称之为危因素（risk factors）,是致不健康的环境因素和生理、心理、遗传或化学因素,它使个体、家庭和社区的易感性增强。

3.护理诊断类型

（1）现存的（actual） 是对个人、家庭、社区现有的健康问题/生命过程出现反应的描述,一般应具有诊断依据,即一群症状和体征。如:体温过高、焦虑、皮肤完整性受损、活动无耐力、语言沟通障碍、便秘等。

（2）有……的危险（risk for） 是对一些易感的个人、家庭、社区对健康问题/生命过程可能出现反应的描述。指服务对象目前尚未发生问题,但因为有危险因素存在,若不进行预防处理就会发生问题。如:"有感染的危险"、"有受伤的危险"等。

（3）健康的（wellness） 是个体、家庭、社区具有加强健康以达到更高健康水平。如"有父母亲角色功能增强的潜力"、"母乳喂养有效"、"社区有应对能力增强的潜力"等。

（4）综合的（syndrome） 由于某特定情境或事件的存在,由一项可预见的现存的或潜在的护理诊断组成。如"强暴创伤综合征"。

（5）可能的（possible） 因有一些资料可支持,但还不充分,需要进一步收集资料。

4.护理诊断的陈述方式

护理诊断按护理诊断的组成部分除去定义进行陈述,即诊断名称、诊断依据及相关因素。

（1）现有的护理诊断 有诊断的名称、相关因素及一群症状和体征。按三个部分陈述,即 PES 公式,健康问题（problem,P）、原因（etiology,E）、症状或体征（symptoms or signs,S）。原因的陈述常用"与……有关"来连接,多用于现有的护理诊断,如:焦虑与身体健康受到威胁有关。

（2）有……危险的护理诊断 有诊断的名称,危险因素,但没有症状和体征。以两个部分陈述,用 PE 公式,多用于潜在的护理诊断,用"有……的危险"进行描述,如有感染的危险:与化疗后机体抵抗力低有关。

（3）健康的、综合的护理诊断 有诊断的名称,相同的相关因素,也无症状和体征。只一个部分的叙述,只有 P_0 用于健康的护理诊断,如:母乳喂养有效、执行治疗方案有效。

5.护理诊断时注意事项

①护理诊断不是症状或征象,如呼吸困难。②护理诊断不是治疗方式或诊断检查,如:手术、胃镜。③护理诊断不是医疗诊断,如:胃溃疡。④护理诊断是护理人员秉持护理知识、经验所能够处理的患者问题。⑤护理诊断是对患者的不健康反应,经护理措施后可以使其改善健康状态。

三、合作性问题

合作性问题(collaborative problem)是那些由护士负责监测其发生及变化的某些生理并发症。当患者正经历并发症或处于并发症易感性增加的情况时,为了尽早发现和明确其疾病状态,仅仅依靠护理诊断是不够的,而需要医护人员共同配合,即某些护理诊断不能单独做出,而需通过合作与协调达到医护共识,进而作出恰当的诊断,这就提出了合作性的问题。为了与医疗诊断区别,称为潜在并发症(Potential Complication,PC)。

护理诊断和合作性问题虽然都涉及护理程序的所有步骤(评估、诊断、计划、实施、评价),但过程和方法不同,最重要的是目标不同。护理诊断中,护士能针对患者的情况提出合适的护理措施,并达到预期结果;而合作性问题中,护士不能单独提出护理措施,必须与医生共同努力,提出相应的治疗和护理手段,其结果可与医疗诊断标准对照。因此,预期结果和措施可能是评判护理诊断与合作性问题的关键,见图1-1-1。

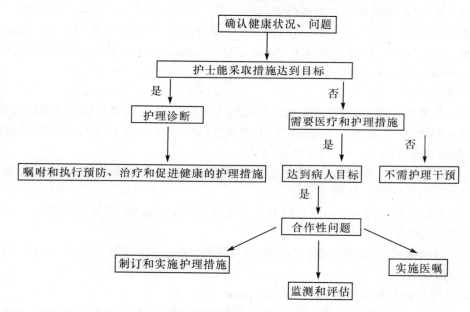

图 1-1-1　护理诊断和合作性问题的确认

案例 1

一位颅脑损伤的患者,出现烦躁、瞳孔改变、对光反应迟钝、呕吐等状况。血压18.7/8.00kPa(140/60 mmHg),脉搏 65 次/min,呼吸 12 次/min,体温 38℃。上述检查结果提示患者可能发生颅内压增高,护士无法阻止和预防颅内压增高,因此需与医生合作处理。颅内压增高,护士要监测患者的身体功能,执行医嘱和采取护理措施,医生则根据护士的观察和监测提出治疗方案。

案例 2

液体容量缺损(可用护理诊断)。

定义:个体能摄入液体(不禁食),有血管内、组织间隙内、细胞内脱水状态。

诊断依据:口摄入液体不够,进出不平衡,皮肤黏膜干,重量轻。血清钠升高,尿减少或排出量过多、尿浓缩、尿频、皮肤弹性差、恶心呕吐、口渴。

有关因素:液体缺少可继发疼痛、衰竭、进水量减少和过多丢失液体。

预期结果:增加液体摄入,特别是根据年龄、代谢率确认液体缺损危险因素,增加液体摄入需要维持正常范围尿量,患者能诉说脱水症状和体征。

护理措施:评估引起脱水的原因。如极度虚弱不能喝水者,应协助喂水;因疼痛不能饮水者,应给予含止痛药的水。对不了解饮水重要性者,应给予教育指导。

如果患者有出血或手术后禁食,不能简单地施行护理诊断,此时已属于合作性问题范畴,应采用合作处理问题的方法。

四、护理计划

护理计划(nursing planning)是护理程序的第三步,是以护理诊断为依据,设计如何满足患者的需要、维持和促进患者的功能和促进患者康复的动态决策过程。其主要目的是明确预期目标,解决护理对象的健康问题。美国和国际护士会(ICN)提出每一个护理实务分类系统(Nursing Practice Classifications),包括护理诊断分类(Nursing Diagnoses Classification,NDC)、护理措施分类(Nursing Intervention Classification,NIC)和护理结果分类(Nursing Outcome Classification,NOC)。

1. 排列次序

护理诊断确定以后,需要确定解决问题的优先顺序,因而需要对这些诊断进行排序,然后根据问题的轻、重、缓、急安排护理工作,把对患者生命和健康威胁最大的问题放在首位,包括合作性问题,其他的依次排列。

(1)首先排列 所提诊断对人的生命有直接威胁的一般放在首位,是影响生理正常功能,需要立即去解决,如低氧血症。

(2)中间排列 提出的诊断虽然对生命没有直接造成威胁,但影响生理与心理的问题,如活动无耐力。

(3)最后排列,提出的诊断虽然不影响当前的生理、心理问题,但会影响今后的健康问题,如知识缺乏。

2. 建立目标和标准结果(goal and outcome criteria)

(1)Iowa 的护理结果分类(NOC)是一个对在护理作用下的患者结果的综合分类系统,已经建立了 190 个评价项目,以结果来评估和量化患者的具体指标,包括 330 个以研究为基础的结果,可标准化期望的患者结果,每个结果均包括定义、指标列表和度量尺度,以方便临床使用。如:皮肤完整性受损的护理目标是组织完整性,包括皮肤和黏膜。预期目标:个体将显示组织逐渐愈合。指标:参与危险因素的评估、表示愿意参与预防压疮、表述原因和预防措施、解释处理措施的意义。

(2)要解决护理诊断的问题,就要确认诊断的依据,要克服诊断的一群症状和体征,或解决部分的症状和体征,即制订解决问题的目标,也就是预期结果要根据护理诊断的诊断依据而提出。如何提出标准结果,可按以下公式:主语(subject)+ 谓语(verb)+ 结果标准(criteria outcome)+ 条件(condition)。主语是患者,可以省略,谓语是患者应完成的行动,结果标准即患者应改变行为的程度,条件是指患者要改变行为所需要协助的条件,以及什么时候能达到预期结果。

3. 制订结果标准应注意的问题

(1)目标是患者最终达到的结果,达到解决患者的问题,因此,制定目标时需要患者的参与,让患者了解为什么要这样做,发挥患者的主观能动性,使患者主动去达到结果。

(2)目标应符合患者实际,不但能够达到目标,而且切实可行。

(3)目标应具体、可测量、可观察,不能太笼统,如不是"保持呼吸道通畅",而应是"患者的痰容易咳出"。

(4)护理目标应建立在科学的基础上,与医疗目标相一致,需互相协商。

4. 提出合适的护理措施

为达到预期结果必须选择适合的护理措施,选择是否恰当取决于护士的知识和经验,护理措施是根据护理诊断的相关因素提出的,如护理诊断"气道清除无效"是根据相关因素气道分泌物增加、无力咳嗽而提出的,措施是要克服这些相关因素,排除原因,包括如何减少分泌物、稀释痰液、增加水分、叩背,甚至体位引流等手段。

护理措施分类(Nursing Interventions Classification, NIC)是一个对护士所执行措施的全面的、标准化的分类,分类包括护士为患者执行的各项措施,既包括独立执行的措施和与他人合作的措施,也包括直接措施和间接措施,整个分类包含了所有的护理专业。如慢性意识障碍护理措施:监护、安全、情感支持、环境管理、预防坠床、镇静技术等。

(1)参阅急性意识障碍。

(2)观察个体以确定其基本行为方式　一天的最佳时间、对简单问题的反应时间、对干扰的耐受程度、个体的判断力。

(3)促进感知的完整性　适应交流的能力水平,使用肯定的评论、不问广义性问题、不问回答不了的问题、用个体喜欢的方式交流,如果对方不懂,重复原句、对个体试图表达的情感保持敏感、维持良好的目光接触和愉悦的面部表情。

(4)促进个体安全的措施　①确保个体带有识别卡。②选择适应环境,如果个体愿意,可以跺步或散步。③保持环境整洁。④把药品、清洁剂及其他有毒的化学物品放在个体不容易接近的地方。⑤如果个体不能使用呼叫按钮,使用其他方法(例如:铃、床头呼叫系统的分机)。

(5)不鼓励使用限制性方法,探索其他方法　①如果个体的行为中断了治疗(例如:鼻胃管、导尿管、静脉输液),重新评价治疗是否恰当。②静脉输液治疗:如果个体出现脱水,制订一个进度计划为其提供饮水。③导尿管:集尿袋放置在床的一侧,尿管放置在两腿之间而不是从大腿上穿过,使用尼龙绷带固定。④胃管:定期检查对鼻孔的压迫;用松的医用腹带遮挡胃造瘘口;如果个体正在拔胃管,使用约束手套代替腕部约束带。⑤评价个体烦躁不安是否与疼痛有关,如果使用了镇痛剂,调整剂量以减少副作用。⑥把个体安置在有其他人可以帮助照看的房间里。⑦列出在个体意识障碍的时候能够为其提供帮助照看的家人和朋友。⑧给个体一些能抓握的东西(如:布制的、体内填充松软织物的动物玩具)。

(6)确保身体舒适,维持基本健康需要:排泄、营养、洗浴、梳洗、卫生、清洁、安全。

(7)可参阅个别护理诊断来帮助有认知障碍且不能自理的个体。

(8)使用各种疗法,促进对个体的刺激。

(9)音乐疗法:在用餐时播放轻柔、熟悉的音乐。

(10)娱乐疗法:艺术和工艺活动、创作、游戏。

(11)重建动机疗法:旅游、装水果。

(12)感觉训练:视、听、触、嗅、味。

(13)回忆疗法。

五、实施

实施(implementation)是护理程序的第四步,是执行和完成护理计划的过程。通过执行各种护理措施解决护理对象存在的和潜在的健康问题。在实施的过程中不仅要求护士具备丰富的专业知识,还要具备熟练的操作技能和良好的人际沟通能力,才能保证患者得到高质量的护理。

实施是护士运用操作技术、沟通技巧、观察能力、合作能力和应变能力去执行护理措施的过程。执行护理措施的同时,护士需对护理对象的情况进行评估,并对护理措施的实施效果进行评价,为进一步修订护理计划提供资料。因此,实施阶段也是评估和评价的过程。

实施后要求及时、准确、真实、重点突出地记录患者的情况。其内容包括:服务对象有什么问题、护士做了什么、服务对象的反应、服务对象有无新情况出现。记录的方法:①以问题为中心的记录:主观资料(subjcet,S)+客观资料(object,O)+(评估 assess,A)+(计划 plan,P)+(评价 evaluation,E)。②PIO 的格式:问题(problem,P)+措施(intervention,I)+结果(outcome,O)。③要点记录表格:强调要点,包括资料(Date)、措施(Intervention)和反应(Reation)。④系统记录表格:问题(problem,P)+措施(intervention,I)+评价(evaluation,E)。根据医院具体情况选择记录方式。

六、评价

评价(evaluation)是护理程序的第5个步骤,应测量患者有无达到患者的预期结果,以进一步改善患者的健康问题,若是不能达到预期结果,应检查原因,予以分析,修改预期结果。

1. 评价阶段应完成以下项目:复习患者目标和结果标准、收集资料、测量目标达到程度、记录和判断测量目标、修改护理计划。

2. 评价方法。及时评价,每班护理措施落实后予以评价;阶段评价,在患者病情变化的每一阶段予以评价。终末评价,即患者出院后予以评价,以便作好出院指导。

3. 分析原因。将患者目前的健康状况与目标中预期的结果进行比较,衡量目标实现的程度。判断目标实现的程度可分三种:①目标完全实现;②目标部分实现;③目标未实现。如果目标部分实现或未实现,应探寻其原因,可从以下几方面进行分析:

(1)所收集的资料是否准确、全面,评估是护理程序的第一步,其准确性的高低必然影响其他各个步骤。

(2)护理诊断有误 可能与所收集资料出现偏差,不符合患者情况、没有严格按照诊断依据判断患者是否存在问题，相关因素不正确等有关。

（3）目标不确切　目标不科学、不切合实际，可能一方面超出了护理专业范围，另一方面超出了患者的能力和条件，从而导致目标无法实现。

（4）护理措施不当　护理措施应针对相关因素而提出，若措施没有针对性，就不能解决患者的健康问题。

（5）护理措施的执行是否有效　在执行措施过程中不落实，仍然是一句空话，或执行过程中出现问题。

（6）患者不理解　落实护理措施需要患者参与和支持，如果患者不能接受，就很难落实措施，影响目标的实现。

4. 修订护理计划。如果目标部分实现或未实现，重新进入护理程序评估，分析资料是否符合患者情况，诊断是否确切，预期结果是否合适，措施是否得当，分析后重新修订计划，并予以实施。

第二节　加速康复外科的护理

加速康复外科理念(fast-track surgery, FTS)由丹麦哥本哈根的 Henrik Kehlet 外科医生于 2001 年提出。FTS 理念是指在术前、术中及术后应用各种已证实有效的方法以减少手术及其他治疗处理措施所引起的应激反应及并发症，加速患者术后康复。它是一系列有效措施组合而产生的协同结果，如围手术期营养支持、重视供氧、不常规应用鼻胃管减压、早期进食、应用生长激素、微创手术等。加速康复外科亦可译为快通道外科，指手术快速完成之意。但并非单指手术操作的部分，而是指手术治疗的完整过程，涵盖术前准备到治疗结束出院。主要是尽力降低手术治疗对患者引起的应激反应，加速患者的康复，缩短了手术后住院日。"加速康复外科"采取的措施有三个方面，一是术前患者应有体质与精神两方面的准备；二是减少治疗措施的应激性；三是阻断传入神经对应激信号的传导。加速康复外科的目的是强化围手术期处理，加速康复，缩短住院日，不增加并发症发生率，不增加返院率，重视价格/效果比。加速康复外科，也有称之为术后促进康复计划(enhanced recovery after surgery program, ERAS program)，就是采用有循证医学证据的围手术期处理的一系列优化措施，以减少或降低手术患者的生理及心理的创伤应激，达到患者快速康复的目的，它是促使手术患者加速康复的围手术期处理程序。

一、FTS 的理念

Win 在 2006 年提出 FTS 的要点是：①术前与患者交谈，告知手术计划以取得患者的合作；②适当的术前营养支持，但应避免过长时间的应用；③选用合理麻醉方法(胸段硬膜外)；④积极采用微创技术；⑤不常规应用鼻胃管和引流；⑥术前应用镇静止痛剂(非鸦片类)；⑦应用持续胸段硬膜外置管止痛；⑧术后早用缓泻剂、促肠蠕动剂；⑨术后早期经肠进食；⑩术后早期患者下床活动。主要是改善围手术期处理，手术前一天不禁食，不做清洁灌肠，少用鼻胃管、引流管，适当输液，有效止痛，术后早期进食，早期活动，微创手术等都是减少应激的措施。采用各种已证实有效的方法以减少常见并发症，减少患者的痛苦,加速患者术后的康复。

当机体受到外来侵袭时,信息由传入神经传至下丘脑,经下丘脑-脑下垂体-肾上腺素轴(hypothalamus pituitary adrenal axis,HPA)使儿茶酚胺、肾上腺皮质激素分泌增加,同时也有炎症介质、细胞因子的改变,致全身性的炎性反应。任何医疗护理措施都有着正效应和负效应的两面性,即有治疗护理的效果,也有对人体是一种刺激,引起一定的应激反应。刺激有大有小,应激反应也随之有强有弱,且与个体的耐受性、敏感性相关。手术的目的是去除病灶,修复组织与重建功能,是机体先经过病变所造成的损害后,再一次接受治疗所致的创伤-应激,然后进入到修复、康复的阶段。康复是否顺利、迅速与手术创伤及围手术期医疗护理处理所致的应激直接相关。静脉注射或肌内注射可引起疼痛,放置鼻胃管可引起恶心、呕吐或鼻、咽部不适等,如果患者受多种多样的刺激,可引起机体较大的应激反应。FST应用临床上已成熟的理论与方法,有效地减少应激,阻断应激信号的传导,降低患者机体由此而产生的反应,尤其是负效应的反应,以加快患者从手术创伤中恢复过来,更快地康复。FTS的核心理念是减少围手术期的创伤应激,保护器官功能来促进患者的快速康复。这也是FTS的最终目的。

二、FTS的措施

FTS的理念和方法已更广泛应用于外科领域(术前、术中、术后的各种有效措施),如患者术前教育,术中采用更好的麻醉、止痛及外科技术以减少手术、疼痛及不适应激反应,强化术后康复治疗,包括早期下床活动及早期肠内营养,这些都是实施FTS的主要措施。

1. 术前准备

(1)心理护理 大多数患者术前都会有不同程度的紧张、焦虑和恐惧感,担心手术能否成功、术后疼痛能否忍受、手术是否会发生并发症等,导致术前心理负担过重,影响手术的实施和术后的康复。术前对患者及其家属进行必要的心理疏导,针对具体病情,做到耐心细致的解释及安慰,详细地告知术后各阶段所需时间、促进康复的各种手段,鼓励早期口服进食及下床活动等,以积极配合手术,平稳渡过围手术期,减少术后并发症。

(2)术前饮食护理 传统的术前准备为禁食12h、禁水4h,这将产生饥渴、烦躁、脱水、低血糖、血容量不足等诸多不良影响,对机体是一个很强的不良应激,导致机体消耗加大,抗感染能力下降,影响组织修复和伤口愈合。术前禁食时间长,不仅增加机体分解代谢,更为重要的是会引起术后胰岛素抵抗,降低胰岛素对术后血糖的调解能力,可导致血糖升高、肌肉对葡萄糖的摄入减少,肌肉蛋白质丢失和肌肉强度下降,术后体质减弱,影响康复。因此,目前认为对择期手术患者无需早期禁食,进固体食物的时间缩短至麻醉前6h,前一天的午夜饮12.5%碳水化合物饮料800ml,术前2~3h饮400ml,可以减少术前的口渴、饥饿及烦躁,并且显著地减少术后胰岛素抵抗的发生率。

(3)术前备皮和鼻胃管放置 术前一天手术区域备皮改为手术当天进行,有效防止切口感染。鼻胃管的放置对患者常可引起剧烈的恶心或呕吐反应,非常痛苦。近期的研究表明鼻胃管能减弱食管下段括约肌功能和胃肠蠕动,诱发吸入性肺炎、肺部感染、术后胃肠功能恢复减慢。鼻胃管减压不宜用于所有的术后患者。只有那些腹胀及呕吐严重或者一些特定的腹部手术患者才考虑使用,目的是减少留置鼻胃管对机体产生的不良应激反应。

（4）术前肠道准备及术前用药　肠道准备对患者是一个不良应激反应,影响术前饮食及术前营养状态,肠道准备相关药物常导致肠道菌群移位、脱水,酸碱失衡及电解质紊乱,引起生理环境的改变,增加术中血压波动及术中输液量,导致全身或胃肠道组织水肿并进一步延缓术后胃肠功能恢复。目前主张术前不常规行肠道准备,只选择应用于术中需行结肠镜检查的患者,术前口服抗生素也不作为术前常规准备,提倡术前 30 min 预防性应用抗生素一次,如果手术时间 >3 h,再于术中追加一次。

2. 术中护理

（1）麻醉方式选择　手术所采用的麻醉方式直接影响到术后恢复。对于腹部手术采用胸段硬膜外麻醉及术后持续镇痛配合术后非阿片类药物止痛是目前最有效的止痛措施。应用硬膜外麻醉,区域阻滞麻醉,甚至是全麻加硬膜外和(或)区域麻醉,术后采取硬膜外止痛的方法都有利于阻断应激信号的传导。全麻药物宜使用起效快、作用时间短的麻醉剂如地氟烷、七氟醚,以及短效的阿片类药如瑞芬太尼等,以加速清醒,有利于术后早期活动。

（2）术中保温护理　持续 2 h 以上的手术患者都会出现体温降低。持续的术中低温可抑制血小板功能、损害凝血机制,甚至引发低温、凝血障碍和代谢性酸中毒致死三联征。术中保持患者的良好体温,可减少术中出血、术后感染、心脏并发症以及降低分解代谢的作用,可采取的措施是:①调节室温。②应用暖水袋、电热毯等对患者头部及下肢保温。③加强体温监测,对低温者测直肠体温。④对静脉输注的液体、腔内冲洗液应加温后使用。

（3）围手术期液体补充　控制手术当天及术后液体输入量。输入大量液体会使患者身体处于一种过度补液、甚至水中毒的状态,加剧心肺负荷,降低血浆胶体渗透压,并可导致组织水肿,影响术后胃肠功能恢复。由硬膜外麻醉导致的血管扩张及低血压,合理的处理方法是使用血管收缩药而不是大量输液,所以术中及术后液体补充必须有严格的管理措施。合理化的液体治疗应该是:①限制晶体用量,采用胶体治疗;②输入胶体来维持血流动力学的稳定性和补充失血量,晶体液仅用于维持。

3. 术后护理

（1）术后镇痛　疼痛是术后最常见的症状,术后的疼痛会影响休息、进食和活动,影响术后康复。有效的止痛可以改善患者的焦虑心情,减少心、肺、凝血等多器官系统并发症的发生。目前镇痛泵的应用很普遍,但此类药物本身可以引起恶心、呕吐等消化道症状,增加患者的不舒适感。近年来,研究表明术后持续使用24~72h的硬膜外止痛,可有效阻断手术区域疼痛向中枢的传导,有效减少术后应激反应。若停止使用后仍有疼痛可应用非甾体类镇痛药如:布洛芬、痛立克等以消除阿片类药物对肠蠕动的抑制作用。

（2）术后早期活动　术后患者长期卧床休息会增加肌肉丢失、降低肌肉强度、损害肺功能、加重静脉淤滞及血栓形成。早期的术后活动更有利于患者的康复,而早期下床活动的前提条件是术后有效的止痛、早期拔除或停用引流管、鼻胃管和导尿管。

（3）术后早期进食　早期恢复口服饮食可以减少腹部手术后的感染并发症,缩短住院日,并不增加吻合口瘘的发生率,不应以肠鸣音的恢复作为术后肠麻痹恢复和开始进食的标志。研究表明术后胃肠道麻痹主要发生于胃和结肠,小肠的蠕动在术后数小时就开始恢复,术后 4~6 h 开始进水,术后第 1 天进食流质食物是安全的,早期、小量口服饮食,不仅胃肠道能耐受,并且能明显缩短术后肠麻痹恢复时间,促进胃肠功能恢复,避免了术后过长禁食导致的低血糖及脱水情况的发生。术后根据患者的具体病情及胃肠耐受能力,按照少量多次、逐渐增量的原则恢复术后早期进食。肠外或肠内营养支持主要适用于术前存在营养不良,或术后发生严重并发症的患者。

(4)术后鼻胃管、引流管及导尿管的管理 鼻胃管的作用是使胃在麻醉过程中处于排空状态,为防止误吸,一旦手术结束,应立即拔除,即使不能立即拔除,也应在术后 24h 内拔除。引流管不仅是外科手术后有无出血、渗液、脓肿、吻合口瘘的重要的观察窗口,同时也是脓肿、吻合口瘘重要的预防和治疗措施,但引流管的放置增加了手术损伤和患者的不适感,限制了术后下床活动,增加了术后经引流管逆行性感染的几率。故 FTS 理念主张术中不常规留置引流管,特别是腹部手术,因腹膜有强大的吸收功能,即使放置了引流管,如术后观察 1~2 天内无明显引流液应尽早拔除。长期留置导尿管会增加泌尿系感染的机会,加重患者的不舒适感。对于普通的腹部手术,导尿管应在术后 1 天内拔除;对于低位直肠手术,导尿管应在术后 3 天内拔除。

第三节 循证护理

一、什么是循证护理?

1991 年加拿大学者 Guyatt 最先使用循证医学(Evigence-based medicine,EBM),1992 年加拿大 Lsackett 等对循证医学的概念进行了整理和完善,其核心思想是审慎地、明确地、明智地应用当代最佳证据,对个体患者医疗做出决策。2000 年 David Sackett 教授在新版《怎样实践和讲授循证医学》中,再次定义循证医学为"慎重、准确和明智地应用当前所能获得的最好的研究依据,同时结合临床医师的个人专业技能和多年临床经验、考虑患者的价值和愿望,将三者完美地结合制订出患者的治疗措施。"1992 年英国成立 Cochrane 中心,Cochrane 协作网已发展成为包括中国 Cochrane 中心在内的 13 个国家和 15 个中心,我国的 Cochrane 中心设址在四川大学华西医院。1996 年英国 *Nursing Standard* 杂志组织成立了全球第一个以实证为基础的护理中心(NHSCRO),1997 年香港中文大学建立了亚洲第一个循证护理中心,2004 年 Joanna Briggs 循证护理合作中心在复旦大学护理学院挂牌。1991 年由加拿大教授 Alba Dicenso 提出循证护理(Evigence-based nursing,EBN),又称实证护理。循证护理是受循证医学的影响而产生的护理观念,其核心是以经验为基础的传统护理向以科学为依据的有据可循的现代护理发展。循证护理含义可理解为:"慎重、准确、明智地应用当前所能获得的最好研究依据,用批判性思维寻求最佳护理行为,运用科研获得的知识指导实践、应用研究结果解决临床问题,实施全面护理质量改进,以最低的成本提供最优质的服务。"

二、循证护理的实践核心

循证护理即以有价值的、可信的科学研究结果为证据。提出问题,寻找实证,使用实证,对患者实施最佳的护理。循证护理的实践包括 3 个组成部分:

(1)发掘和掌握当前研究的可用于护理实践的最佳依据。

(2)有一定临床经验和个人技能的护理人员,能够有效地解决患者的各种疑难问题,还要不断更新丰富自己的知识,掌握新的技能。

(3)患者的实际情况、价值观和愿望。应用现有的最好证据,同时结合专家的个人专业技能和临床经验,考虑患者的愿望,三者的有机结合才能取得护理患者的最佳效果。循证护理是系统地搜寻、评价和应用当前研究成果的护理方法。是提出疑问、检索和评价相关的数据,并将此信息应用于日常临床实践。它不仅要树立以研究指导实践、以研究带动实践的观念,而且要重视从业人员的临床经验和技能,及患者的个体条件。在护理人员的临床实践基础上构建"实证为基础的护理",强调以临床实践中的问题为出发点,将科研结果与临床专门知识和经验、患者需求相结合,促进直接经验和间接知识在实践中的综合应用,加拿大多伦多医院的 Simpson 强调,护理研究者与实践者应更紧密地联系,其好处是:一方面直接给患者提供护理的护士最知道需要解决的问题;另一方面护理实践者应充分利用护理研究者的优势,得到其指导。

三、循证护理步骤

1. 提出问题

提出问题是循证护理的第一步。它应该是对患者的健康最重要、影响最大、临床护理中经验和传统不易解决的问题。临床有很多问题有待护理人员去发现,去解决,有的已经有多种的研究,如压疮的问题,骨科长期卧床老年患者的压疮的预防? 更换导尿管的最佳间隔时间? 静脉留置针的封管使用肝素好还是生理盐水好? 等有很多文献报道,但在临床有关的护理干预以及预防措施是否十分科学和有非常满意的效果,是值得探讨和研究的。因此,要寻找临床实践中的问题,需识别现象,注重内在和外在联系,提出有关理论和实践的问题,将其特定化、结构化。需考虑所提的问题是一般性的问题,如使用静脉留置针的封管问题,还是特殊的临床问题,如某个短肠综合征患者的营养问题。提出的问题有哪些干预措施? 这些干预措施如何选择? 干预后有哪些结局? 干预后的效果如何? 会有哪些危险度和不良后果。

2. 文献检索

文献检索的目的是寻找"科研实证",根据所提出的问题进行系统的文献查寻,以寻找来源于研究领域的实证。

(1)证据的分级 美国卫生保健和质量局(the Agency for Healthcare Research and Quality,AHRQ)证据的分级,按质量和可靠程度分以下五级:

Ⅰ级:系统评价(RS)或荟萃分析(meta-analysis)获得的多项随机对照试验(RCT)研究结果。当应用特定的统计方法定量地进行系统分析时称之为 Meta 分析,20 世纪 80 年代之后,Meta 分析逐步被引入临床随机对照试验,Meta 分析的基础是建立在全面、系统的对文献研究质量评价上,因此,学术界也把对于医学文献全面系统的评价称之为"系统分析"。

Ⅱ级:实验性研究,队列研究获得,多项队列研究(cohort study)的系统综述,单项队列研究(包括质量较差的 RCT,如随访率<80%)。

Ⅲ级:设计良好的、准实验性研究,证据来源于非随机但设计严谨的试验。

Ⅳ级:设计良好的非实验性研究,证据来自于多中心或研究小组设计的。

Ⅴ级:病例报告和临床实例,专家个人意见。

(2)证据的来源包括两方面:

一级来源证据:原始研究证据。提供此类证据的组织有:①医学索引在线。②中文生物医学文献数据库。③中国循证医学/Cochrane 中心数据库。④中国期刊全文数据库。⑤国立研究注册(英国)。

二级来源证据:①数据库:包括 Cochrane 图书馆(Cochrane Library;CL),是目前临床疗效研究证据的最好来源;循证医学评价(EBMR)是由 Ovid 科技公司制作与更新的付费数据库,临床证据(CE)由英国医学杂志出版。②期刊:循证医学杂志(EBM),循证护理杂志(EBN)。

③指南:国立指南库,指南(Guidelines)。

(3)证据的检索　根据第一步提出的临床问题,确定基本的检索思路,首先寻找可靠的系统评价,检索相关的原始科学研究,检索干预措施的效果,寻找高质量的大样本RCT,确定关键词,应用电子或期刊检索系统检索相关文献。

3. 文献评价

收集相关的护理文献并用科学的评价方法对证据的真实性、可靠性及临床实用性等进行审慎评审,如对所有相关的压疮预防研究系列文章进行评审,对科研设计的严密性、结论的有效性、科研受到的限制等进行评价,评价成果是否对所要讨论的患者有利? 有重要的临床结局是否均被考虑到? 可能的收益是否大于花费和潜在的风险? 通过严格评价得出的真实可靠的最佳证据予以推荐,并应用于临床护理决策。

4. 应用证据

在循证护理所获得的信息基础上,对所要改变的护理干预或行为进行批判性的分析,如"是否为最佳的护理行为方式? 它基于什么证据? 将所获得的最佳证据(如系统综述)与护理专业知识和临床经验、患者需求相结合,开展集体讨论是学习证据的最佳办法,确定是最佳证据并应用于临床,指导临床决策,制订出护理计划,同时注意观察其临床效果;对无效或有害的证据,应停止或废弃临床应用;对难定的证据提出进一步的研究。

5. 评价效果

强调终点指标,即患者的生存能力、生活质量和工作能力更接近患者的需求。强调利用现代信息技术手段,不断学习和掌握护理证据,利用科学方法正确评价和使用证据。必要时开展进一步研究,达到促进学术水平和护理质量提高的目的,亦是自身进行继续教育和提高自我临床水平的终身继续教育。

循证护理是系统地搜寻、评价和应用当前研究成果的护理方法,并以此作为临床决策的依据。"循证护理"挑战常规和某些习惯性的护理活动,提倡护理人员将临床经验与系统的研究实证相结合,以获得科学的护理方法,并与患者的愿望相结合,真正体现以患者为中心。

护理实践往往缺乏足够的实证指导,理论与实践脱节,要改变现状,护理人员必须及时更新自己的知识,树立终生学习的思想,提高应用实证的能力,通过对临床实验性科研的系统综述,评价某一特定领域相关研究的基本条件、科研设计、研究结果,剔除不严密的科研,归纳总结合理的科研,准确获取最佳实证,应用科学的依据指导实践,使患者获得科学、有效、最佳的护理。

参考资料

1. 李宁. 护理诊断手册. 北京:科学技术文献出版社,2001

2. Donna D. Ignatavicius, et al. *Medical-surgical nursing*(2 nd Edition). W. B. saunders co, U. S. A, 1995

3. Rath E Graven, constanc, et al. *Fundamental of Nursing*. J. B. Lippincott co U. S. A, 1992

4. Lyndajuall Carpenito. *Nursing Diagnosis*. J. B. Lippincott co. 8th, 2000

5. 姚蕴伍. 护理基础教程. 杭州:浙江大学出版社, 2002

6. 胡雁、杨英华. 关于以实证为基础的护理的理论与实践. 中华护理杂志,2001,37(4):244.

7. 李继平,马伟光,壬艳红. 循证护理:理论实践. 中国护理管理,2004,4(4):20—22

8. 黎介寿. 对 Fast track Surgery(快通道外科)内涵的认识. 中华医学杂志,2007,87(8):515.

9. 江志伟,李宁,黎介寿. 快速康复外科的概念及临床意义. 中国实用外科杂志,2007,27(2):131.

10. Lynda Juall Carpenito-Moyet, 景曜(主译). 护理诊断手册. 西安:世界图书出版西安公司,2008

(姚蕴伍)

■第一篇 临床疾病医疗进展与护理

第一章 支气管哮喘的治疗与护理

学习目标：

- 明确支气管哮喘的病因因素。
- 理解支气管哮喘发病机理。
- 了解气管哮喘病情分级。
- 简述支气管哮喘的治疗原则。
- 讨论雾化吸入治疗种类、特点和使用方法。
- 叙述支气管哮喘的护理诊断"低效性呼吸困难"的护理措施。
- 复述支气管哮喘教育内容。
- 复述支气管哮喘教育长期管理。
- 了解支气管哮喘控制标准。

支气管哮喘(简称哮喘)，是呼吸道常见疾病，是由多种细胞及细胞因子参与的慢性气道炎症，常伴随气道反应性增高，导致反复发作的喘息、气促、胸闷和(或)咳嗽等症状，多发生在夜间和(或)凌晨，常伴有广泛而多变的气流阻塞，可以自行或通过治疗而逆转。

哮喘是发达国家中发展最快、受累人群最多的公共健康问题之一。目前，全世界共有约1.5亿哮喘患者，我国哮喘患病率也有逐年增加的趋势。2002年全国哮喘会议公布的上海、北京、沈阳及广东等地的流行病学资料显示，全国共有1000万~2000万哮喘患者，其中以儿童和青壮年居多。

第一节 病 因

一、遗传因素

哮喘是一种具有复杂性状和多基因遗传倾向的疾病，其主要特征有外显不全显性遗传、遗传异质化、多基因遗传、协同作用等。这些现象解释了哮喘发病与某一组群体中发现的遗传连锁相关，而在另一个不同的群体中则不能发现。

二、变应原

目前认为哮喘最重要的激发因素可能是吸入变应原,有室内和室外两种。屋螨是最常见的,危害最大的室内变应原,主要有屋尘螨、粉尘螨、宇尘螨和多毛螨。蟑螂为亚洲国家常见的室内变应原,尤其在阴暗潮湿和通风不良的地方。真菌亦是存在于室内空气中的变应原之一,花粉与草粉是最常见的引起哮喘发作的室外变应原,本草植物常引起春季哮喘,而禾本植物常引起秋季哮喘。

引起职业性哮喘的常见变应原有谷物粉、面粉、木材、饲料、茶、咖啡豆、蚕、鸽子、蘑菇、抗生素、异氰酸盐、松香、活性染料等。

三、促发因素

呼吸道病毒感染与哮喘发作密切相关。病毒参与哮喘发病的过程,婴儿期使患者获哮喘表型,在继后的发病中,病毒又成为诱发因素。

吸烟和大气污染是重要的哮喘促发因子。围产期胎儿的母体和体外环境,可以增加出生后变态反应和哮喘发病的可能性。另外,剧烈运动、气候转变、吸入冷空气和蒸馏水雾滴、精神因素等均可诱发哮喘。

第二节　发病机制

哮喘的发病机制复杂,而且目前还未完全阐明。主要认为是一些环境因素作用于易感个体,通过 T 细胞、嗜酸性粒细胞、肥大细胞等释放细胞因子和炎症介质,作用于气道产生炎症和气道高反应性。反复的炎症刺激及细胞因子和炎症介质的作用,气道产生不完全修复,引起气道上皮下基底膜网状结构增厚和纤维化、细胞外基质沉积增多、平滑肌增生肥厚等结构的变化,即发生气道重构(airway remodeling)。目前认为气道重构是临床上慢性持续性哮喘气流阻塞加重及气流阻塞不可逆性的重要原因。

哮喘是一类炎症性疾病,已得到广泛共识,主要基于以下现象:气道炎症是所有类型哮喘的共同病理基础;气道炎症存在于哮喘的所有阶段;症状和气道高反应性的物质基础是炎症;哮喘可通过抑制炎症而得到控制。炎症除引起气道高反应性外,反复发作的炎症还可导致气道的不完全性修复,如气道基底膜增厚、平滑肌增生等,并最终使气道重构。哮喘的炎症过程见图 1-1-1。

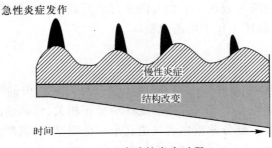

图 1-1-1　哮喘的炎症过程

过去认为,参与哮喘发病的细胞,主要是嗜酸性粒细胞和肥大细胞,后来发现 Th2 细胞也在其气道中起重要作用,并且有 Th1/Th2 平衡失调理论。当 Th2 细胞占优势时,通过分泌 IL-4 而调控 B 淋巴细胞生成 IgE,IgE 作用于嗜酸性粒细胞和肥大细胞并使之致敏。后者一旦再次接触同种抗原,即可产生炎症介质释放的链式反应,此为"T 细胞调控 IgE 依赖"机制。另外,Th2 细胞还可通过释放的多种细胞因子如 IL-4、IL-5 、IL-3 、IL-13 等,直接引起各种炎症细胞聚集和激活,从而促发炎症反应和迟发型变态反应,此为"T 细胞调控非 IgE 依赖"机制。

最近的研究认为,巨噬细胞、树突状细胞、中性粒细胞、气道上皮细胞、平滑肌细胞、成纤维细胞也参与哮喘的疾病过程。

除上述细胞因素,气道的神经调节机制也和哮喘发病有关。气道的神经调节除经典的胆碱能和肾上腺能神经系统外,还存在着非胆碱能、非肾上腺能神经系统。后者分泌一些神经肽类,引起支气管平滑肌收缩、黏液过度分泌、血管通透性增强,加重了炎症过程。

气道炎症、气道高反应性和气道重构均可导致气道狭窄,发生哮喘。哮喘早期产生的气道狭窄,主要由于气道平滑肌收缩和黏膜水肿所致,很少有发现器质性改变,气道狭窄也有较大的可逆性。如哮喘未得到控制而持续发展时,黏膜水肿加重,并由于炎症细胞聚集,黏液分泌亢进,渐成慢性黏液栓,此时哮喘的临床表现持续且不能完全缓解。当病情进一步发展,即会出现支气管平滑肌肥大,气道上皮下纤维化及气道重构,乃进入不可逆阶段。

第三节 临床表现及诊断

一、症状

哮喘发作的典型表现为发作性的咳嗽、喘鸣、胸闷、以呼气相为主的呼吸困难。一般不伴有咳痰,但在哮喘症状趋于缓解时可出现咳痰,多为白色黏痰,质稠,可呈米粒状或黏液状。哮喘发作症状轻时仅有胸部紧迫感,持续数分钟。重者则极度呼吸困难,甚或可出现呼吸衰竭,需要机械通气支持,有时症状可持续数周甚至更长时间。

当患者仅以发作性咳嗽为唯一的临床表现时,常被误诊为支气管炎,需要经过气道反应性测定等检测,才能诊断为哮喘,此即所谓咳嗽变异性哮喘。有些青少年患者以运动时出现胸闷、气急为唯一表现。个别女性在月经前或期间出现哮喘发作或哮喘症状加重。这些特殊情况在临床工作中均需重视。

二、体征

哮喘发作的典型体征是呼吸困难,同时出现并且同时消失的呼气相延长、伴呼气相哮鸣音。一般说来,哮鸣音与支气管痉挛或狭窄呈正相关,音调越高,支气管痉挛或狭窄越严重,症状也越严重。部分危重患者气道几乎完全阻塞,气流严重受限,哮鸣音反而消失,此时呼吸音也极弱,即出现所谓"沉默肺"(silent Lung)。

哮喘发作期与哮鸣音同时存在的体征还有肺过度充气现象,如桶状胸、叩诊过清音、触觉语颤及呼吸音减弱等。病情严重时可有紫绀、呼吸辅助肌和胸锁乳突肌收缩增强,并由于胸内压增高、外周血回流受限制,出现呼气相颈静脉怒张、奇脉等。

三、诊断标准

2003 年中华医学会颁布的《支气管哮喘防治指南》中,诊断标准为:

1. 反复发作喘息、气急、胸闷或咳嗽,多与接触变应原、冷空气、物理、化学性刺激、病毒性上呼吸道感染、运动等有关。

2. 发作时双肺可闻及散在或弥漫性,以呼气相为主的哮鸣音,呼气相延长。

3. 上述症状可经治疗缓解或自行缓解。

4. 其他疾病所引起的喘息、气急、胸闷和咳嗽除外。

5. 临床表现不典型者(如无明显喘息或体症)应至少具备以下一项试验阳性:①支气管激发试验或运动试验阳性;②支气管舒张试验阳性即一秒钟用力呼气容积(FEV_1)增加 15% 以上,且 FEV_1 增加绝对值 >200ml;③最大呼气流量(PEF)日内变异率或昼夜波动率≥20%。

符合 1~4 条或 4、5 条者,可以诊断为支气管哮喘。

四、病情严重程度分级

哮喘患者的病情严重程度分级应分为三个部分,即治疗前、治疗期间和急性发作时的严重程度分级判断。

1. 治疗前哮喘病情严重程度的分级

包括新发生的哮喘患者和既往已诊断为哮喘而长时间未应用药物治疗的患者。治疗前的哮喘病情分级见表 1-1-1。

表 1-1-1 治疗前哮喘病情严重程度的分级

分级	临床特点
间歇状态 (第1级)	症状 <每周 1 次 短暂出现 夜间哮喘症状≤每个月 2 次 FEV_1 占预计值(%)≥80%或 PEF≥80%个人最佳值,PEF 或 FEV_1 变异率 <20%
轻度持续 (第2级)	症状≥每周 1 次,但 <每日 1 次 可能影响活动和睡眠 夜间哮喘症状 >每月 2 次,但 <每周 1 次 FEV_1 占预计值(%)≥80%或 PEF≥80%个人最佳值,PEF 或 FEV_1 变异率为 20%~30%
中度持续 (第3级)	每天有症状 影响活动和睡眠 夜间哮喘症状≥每周 1 次 FEV_1 占预计值(%)为 60%~79%或 PEF 为 60%~79%个人最佳值,PEF 或 FEV_1 变异率为 >30%

续表

分级	临床特点
重度持续 （第4级）	每天有症状 频繁出现 经常出现夜间哮喘症状 体力活动受限 FEV$_1$占预计值(%)<60%或PEF<60%个人最佳值,PEF或FEV$_1$变异率为>30%

2.根据临床控制状况对哮喘分类

分为控制、部分控制、未控制。目的在于评判治疗的疗效,指导升降级治疗。见表1-1-2。

表1-1-2　治疗后哮喘病情控制状况的分类

临床特征	控制	部分控制(任何1周出现 以下任何一项表现)	未控制
白天症状	无(≤2次/周)	每周>2次	任何1周出现部 分控制的表现
活动受限	无	任何1次	
夜间症状/憋醒	无	任何1次	
需要急救治疗/缓解药物治疗	无(≤2次/周)	每周>2次	
肺功能(PEF或FEV$_1$)	正常	<80%预计值或个人 最佳值(若已知)	
急性加重	无	每年≥1次	任何1周有 1次≥3项

3.哮喘急性发作时病情严重程度的分级

哮喘急性发作是指喘息、气急、咳嗽、胸闷等症状突然发生,或原有症状急剧加重。其主要表现是呼吸困难,以呼气量降低为其特征,常因接触变应原等刺激物,偶或因治疗不当等所致。其严重程度不一,病情加重可在数小时或数天内出现,偶尔可在数分钟内危及生命,故应对病情做出正确评估,以便给予及时有效的紧急治疗。哮喘急性发作时,病情严重程度的分级见表1-1-3。

第四节　治疗与护理

一、治疗

哮喘虽然目前尚无根治方法,但以抑制气道炎症为主的适当治疗,通常可以使病情得到控制。

表 1-1-3　哮喘急性发作时病情严重程度的分级

临床特点	轻度	中度	重度	危重
气短	步行、上楼时	稍事活动	休息时	
体位	可平卧	喜坐位	端坐呼吸	
讲话方式	连续成句	只闻单词	仅闻单字	讲话困难
精神状态	可有焦虑，尚安静	时有焦虑或烦躁	常有焦虑、烦躁	嗜睡或意识模糊
出汗	无	有	大汗淋漓	
呼吸频率	轻度增加	增加	常>30次/min	
辅助呼吸肌活动及三凹征	常无	可有	常有	胸腹矛盾运动
哮鸣音	散在，呼吸末期	响亮、弥漫	响亮，弥漫	减弱乃至无
脉率（次/min）	<100	100~120	>120	脉率变慢或不规则
奇脉	无，<10mmHg	可有，10~25mmHg	常有，>25mmHg	无，提示呼吸肌疲劳
使用 β_2 激动剂后 PEF 预计值或个人最佳值%	>80%	60%~80%	<60%或<100L/min	或作用时间<2h
PaO_2 (mmHg)	正常	≥60	<60	
$PaCO_2$ (mmHg)	<45	<45	>45	
SaO_2（吸空气，%）	>95	91~95	≤90	
pH 值			降低	

1. 哮喘的治疗原则

哮喘治疗有两个重点,即强调早期治疗和长期治疗。哮喘的有效干预越早,气道重构越不容易发生。由于哮喘的气道炎症长期存在,在有些患者中甚至伴随其一生,所以哮喘需要长期治疗。长期治疗方案的选择基于其在治疗人群中的疗效及其安全性,以患者的病情严重程度为基础,并根据病情控制变化而增减(升级或降级)的阶梯治疗原则选择治疗药物,见表1-1-4。

表1-1-4　哮喘患者长期治疗方案的选择

分级	每天控制治疗药物	其他治疗选择
间歇状态	不必	
轻度持续	吸入糖皮质激素(≤500μg BDP 或相当剂量其他吸入激素)	缓释茶碱,或色甘酸钠,或白三烯调节剂
间歇状态	不必	
中度持续	吸入糖皮质激素(200～1000μg BDP 或相当剂量其他吸入激素),联合吸入长效 β_2 激动剂	吸入糖皮质激素(500～1000μg BDP 或相当剂量其他吸入激素)、合用缓释茶碱,或吸入糖皮质激素(500～1000μg BDP 或相当剂量其他吸入激素)、合用口服长效 β_2 激动剂或吸入大剂量糖皮质激素(＞1000μg BDP 或相当剂量其他吸入激素),或吸入糖皮质激素(500～1000μg BDP 或相当剂量其他吸入激素)、合用白三烯调节剂
重度持续	吸入大剂量糖皮质激素(＞1000μg BDP 或相当剂量其他吸入激素),联合吸入长效 β_2 激动剂,需要时再增加1种或1种以上下列药物:缓释茶碱、白三烯调节剂、口服长效 β_2 激动剂、口服糖皮质激素	

注:BDP:二丙酸倍氯米松 Beclomethasome

2. 哮喘急性发作时的治疗

治疗方案决定于急性发作的病情的严重程度,可先参照表1-1-3判断。若患者对起始治疗的反应差或症状恶化很快,或患者存在可能发生死亡的高危因素,应按下一个更为严重的级别治疗。哮喘急性发作时的医疗流程见图1-1-2。

3. 哮喘常用药物治疗

哮喘治疗的常用药物有糖皮质激素、β_2 受体激动剂、茶碱类、抗胆碱能药物、白三烯调节剂。

(1)糖皮质激素　糖皮质激素是最有效的抗变态反应的药物,其作用机制包括干扰花生四烯酸代谢,减少白三烯和前列腺素的合成;抑制嗜酸性粒细胞的趋化与活化;抑制细胞因子的产生;给药途径包括吸入、口服、静脉给药。吸入糖皮质激素是长期治疗持续性哮喘的首选药物,目前吸入的糖皮质激素有二丙酸倍氯米松(Beclomethasone,BDP)、

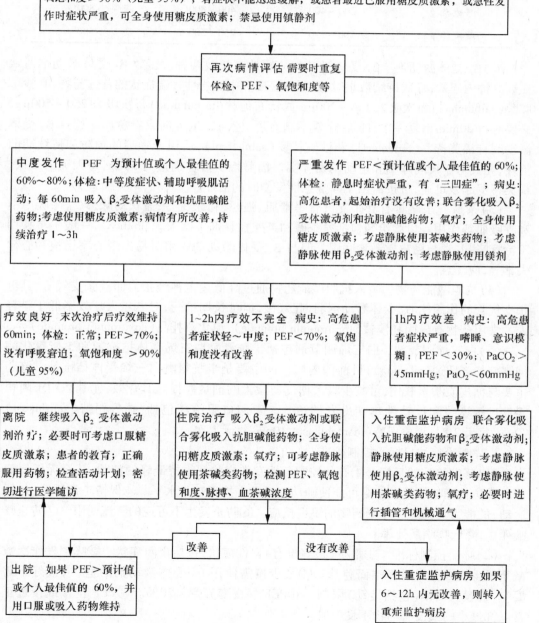

图 1-1-2　哮喘急性发作时的医疗流程

布地奈德（Budesonide，BUD）、丙酸氟替卡松（Flulicasone），三者的每天剂量和换算关系见表1-1-5。

表 1-1-5　常用吸入糖皮质激素的每天剂量（μg）与换算关系

药物	低剂量	中剂量	高剂量
二丙酸倍氯米松	200～500	500～1000	>1000
布地奈德	200～400	400～800	>800
丙酸氟替卡松	100～250	250～500	>500

（2）β_2 受体激动剂　β_2 受体激动剂分短效与长效两种。短效 β_2 受体激动剂通常在数分钟内起效，疗效持续数小时，是缓解轻度和中度急性哮喘症状的首选药物，有沙丁胺醇（salbutamol）每次吸入 100～200μg 或特布他林（terbutaline）每次吸入 250～500μg，必要时每 20min 重复一次，1h 后疗效不满意者，应向医生咨询或看急诊。长效 β_2 受体激动剂有福莫特罗（formoterol）和沙美特罗（salmeterol），适用于哮喘的预防和持续期的治疗，尤其对于夜间哮喘和运动诱发哮喘。福莫特罗推荐剂量为 50μg，每天吸入 2 次，福莫特罗起效迅速，可按需用于哮喘急性发作时的治疗。

（3）茶碱　茶碱具有舒张支气管平滑肌、强心、利尿、扩张冠状动脉、兴奋呼吸中枢和呼吸肌等作用。口服给药包括氨茶碱和茶碱控释剂（葆乐辉 protheo），一般不单独用于治疗哮喘，常与糖皮质激素联用。但与 β_2 受体激动剂联用时易出现心率增快和心律失常等，应注意。

（4）抗胆碱能药物　吸入抗胆碱能药物通过降低迷走神经张力而舒张支气管，其舒张支气管的作用比 β_2 受体激动剂弱，起效慢，但可长期给药，对老年人疗效不低于年轻人。常用药物有异丙托溴铵（Ipratropium bromide）、溴化氧托品（coxitropiun bromide）等。

（5）白三烯调节剂　白三烯调节剂包括半胱氨酰白三烯受体拮抗剂和 5-脂氧化酶抑制剂如齐留通（zileuton），目前国内应用的主要是半胱氨酰白三烯受体拮抗剂。该药主要与糖皮质激素联用，可减少吸入糖皮质激素的剂量并提高其疗效，尤其适用于阿司匹林过敏哮喘和运动性哮喘患者的治疗。常用口服给药包括：扎鲁司特（zafirlukast）20mg，每天 2 次；孟鲁司特（montelukast）10mg，每天 1 次。

4. 哮喘治疗的目标及控制标准

（1）哮喘治疗的目标　①有效控制急性发作症状并维持最轻的症状，甚至无任何症状。②防止哮喘加重。③尽可能使肺功能维持在接近正常水平。④保持正常活动（包括运动）的能力。⑤避免哮喘药物的不良反应。⑥防止发生不可逆的气流受限。⑦防止哮喘死亡，降低哮喘病死率。

（2）哮喘控制标准　①最少（最好没有）慢性症状，包括夜间症状。②哮喘发作次数减至最少。③无需因哮喘而急诊。④最少按需使用 β_2 受体激动剂的量（或最好不需要）。⑤没有活动（包括运动）限制。⑥PEF 昼夜变异率 <20%。⑦PEF 正常或接近正常。⑧最小的或没有药物不良反应。

二、护理

1. 护理诊断:低效性呼吸型态

相关因素:气道变应性炎症和高反应性、支气管痉挛有关。

护理目标:呼吸困难缓解,呼吸频率、幅度在正常范围,哮鸣音消失。

护理措施:

(1)评估患者呼吸困难程度、呼吸频率、节律、深度、呼吸音性质。

(2)患者应取半坐卧位,胸部尽量向前倾。亦可伏于床或桌上,以利于呼吸肌的运动。

(3)根据病情测定血气分析,随时调整给氧浓度,使氧分压提高到 10.4kPa(80mmHg)以上。

(4)经鼻导管或面罩吸氧,氧流量 2~5L/min,若呼吸困难严重,有胸闷、气急、紫绀等症状者,经血气分析示动脉氧分压<8.0kPa(60mmHg),可考虑经口/鼻插管行机械呼吸,以改善通气,提高血氧分压。

(5)根据症状的轻重程度以及分级情况,参照哮喘治疗方案,按医嘱给药。在使用雾化剂时,要教会患者正确掌握雾化器、干粉吸入器及定量吸入器的操作方法,如使用后症状未改善,应检查患者吸入技术是否正确;不能正确使用的患者,可采用储雾器,将喷出的气雾先储存在储雾器内,经多次呼吸后吸尽药液(见附1)。在应用茶碱类药物氨茶碱静推时,须稀释后缓慢静注或静滴,边推注边仔细观察,以免引起心动过速、心律不齐,甚至心脏骤停等不良反应。

(6)呼吸极度困难往往会引起患者恐惧心理,更进一步加重呼吸困难,需进行心理安慰、诱导和劝说,减轻恐惧心理,稳定情绪。

(7)指导患者学会做噘嘴呼吸及腹式呼吸。

2. 护理诊断:气道清除无效

相关因素:黏液分泌过多,无效咳嗽,体力下降有关。

护理目标:患者能有效咳嗽,咳痰通畅,痰量减少。

护理措施:

(1)保持室内空气新鲜,温度 20~22℃,湿度 60%~70%为宜。

(2)评估痰的性状、量、色、气味。

(3)监测每天液体摄入量,每天进水 2000ml 左右。

(4)教会患者有效咳嗽,但切忌叩背,否则会加重支气管痉挛。

(5)必要时气雾治疗,即湿化和喷雾治疗,雾化器将溶液喷雾成微粒,当细小微粒吸入肺组织后直接接触气管或支气管黏膜,稀释气管内分泌物,顺利排痰。

3. PC:低氧血症

(1)监测生命体征及呼吸系统评估,定时血气分析,给予机械呼吸,根据病情调节呼吸机参数,纠正缺氧。

(2)用支气管扩张药物,早期应用激素。

(3)控制感染,根据痰培养药敏结果,客观地选用抗生素。

（4）纠正酸碱平衡失调。

（5）改善微循环。

（6）营养支持。

三、哮喘的教育与管理

对哮喘患者进行教育和管理是哮喘防治工作中十分重要的组成部分,通过哮喘教育可以显著地提高患者对于疾病的认识,更好地配合治疗和预防,提高患者防治依从性,达到减少患者哮喘发作次数,维持病情稳定,提高生活质量并减少总的医疗费用的目的。哮喘教育含初级教育和长期管理两个内容。

1. 初级教育的内容

（1）使患者相信通过长期、规范的治疗,可以有效地控制哮喘。

（2）了解诱发哮喘的各种因素,结合每位患者的具体情况,找出具体的促发因素,以及避免诱因的办法,如减少过敏原吸入,避免剧烈运动,忌用可以诱发哮喘的药物等。

（3）初步了解哮喘的发病机理。

（4）熟悉哮喘发作先兆表现及相应处理办法。

（5）了解峰流速仪的测定和记录方法,鼓励患者记录哮喘日记。

（6）学会在哮喘发作时进行简单的紧急自我处理方法。

（7）初步了解常用药物的作用特点、正确用法,并了解各种药物的不良反应及如何减少、避免这些不良反应。

（8）正确掌握使用各种定量雾化吸入装置的技术。

（9）知道什么情况下应去医院就诊或看急诊。

（10）了解心理因素在哮喘发病和治疗中的作用,初步运用心理调试技术。

2. 长期管理的目标

（1）使哮喘患者对防治措施具有良好的依从性。

（2）尽可能控制、消除有关症状,包括夜间的症状。

（3）预防、控制哮喘发作,到医院就诊的次数达到最低限度。

（4）保证患者能参加正常活动,包括体育活动,将因病误工、误学时间减少到最低限度。

（5）使肺功能尽可能接近正常水平。

（6）少用或不用短效 β_2 激动剂。

（7）使药物不良反应发生率降至最低,最好是无不良反应。

（8）尽量使哮喘患者不发生不可逆性气流受限。

（9）减少哮喘患者发生猝死的几率。

附1 雾化吸入疗法

雾化吸入治疗又称气溶胶吸入疗法,是将水分和药物混合成气溶胶的液体微滴或固体微粒,应用特别的气溶胶产生装置从而使其被吸入并沉积于呼吸道和肺泡靶器官,以达到治疗哮喘、改善症状的目的。

一、雾化装置

在治疗的过程中,雾化装置起着十分重要的作用。根据雾化装置的不同,可将其分为雾化器(nebulizer)、干粉吸入器(dry powder inhalator)、定量吸入器(metered dose inhalator, MDI)三种。

1. 定量吸入器

MDI 是目前雾化吸入治疗中应用最广泛的吸入装置,其驱动力是氯氟碳(chlorofluorocarbon, CFC),常称氟利昂。MDI 产生的气溶胶在正确吸入后,只有小部分(约 10%)的药物达到肺内的作用部位,80% 左右撞击于口咽部,9.8% 留存于气雾装置内。撞击在口咽部的药物吞咽后,在血液中被稀释,如 β_2 受体激动剂;或由肝脏代谢而失活,如糖皮质激素;或经胃肠道排出体外,色色甘酸钠。

MDI 的优点:便于携带,随时可用,价廉,不用消毒,因而在过去几十年中得到广泛的成功应用,但其疗效与正确掌握吸入技术密切相关。正确的吸入方法为:

(1)摘下喷嘴盖,摇晃吸入器;

(2)呼气至残气位;

(3)将喷嘴放入口内,紧闭双唇,在开始吸气的同时按下吸入器顶部将药喷出,做慢(0.5L/s)而深的吸气,直至肺总量;

(4)吸气末屏气约 10s;

(5)缓慢呼气,此后正常呼吸。若病情需要,可在休息 2min 后重复 1 次上述全过程。最后将喷嘴盖套回喷嘴口。

MDI 的主要缺点:患者不能正确和协调地完成吸气及喷药的动作,尤其对于老人和儿童患者。肺活量严重减少的患者吸入到下呼吸道的药量大为减少,也会影响疗效。储雾器(spacer)作为喷嘴的延伸,可以克服以上一些不足。使用时,药物先喷入储雾器内,随后患者吸入储雾器内的空气和药物,这样就避免了喷药与吸药的不同步。气雾到达患者体内时,速度变慢,雾粒变小,从而减少了药物微粒在口咽部的沉积,提高了疗效,减少了不良反应。见图 1-1-3。

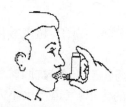 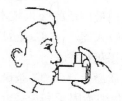 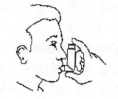

(1)吸入器未放入口中, 不正确　　(2)储雾器的使用　　　(3)将吸入器完全放入口中

图 1-1-3　MDI 及储雾器使用

2. 干粉吸入器

干粉吸入器的驱动力来自患者的吸气,故不需要使用喷药动作,但需要较高的吸气流量。病情严重的患者或小儿因为最大吸气压力低,会影响到吸入效果。

3. 雾化器

按驱动装置的不同,雾化器又分为挤捏式、喷射式、泵式和超声雾化器,其中以喷射式雾化器及超声雾化器最为常见。

(1)喷射式雾化器:属于气动雾化装置,由压缩空气或氧气作为驱动力。当高速气流通过细孔喷嘴时,由于 venturi 效应,高速气流周围会产生负压,再由于 bermoulli 的作用,雾化液从毛细管被吸引进入气流中。雾化液经高速气流的粉碎,在表面张力的作用下形成雾滴,其中大的颗粒占 90% 以上。小的雾滴被吸入呼吸道,大的雾粒撞击在挡板上又回到雾化器上重新雾化。

（2）超声雾化器：属于电动雾化装置，所需能量来源于压电晶片高速震荡产生的能量。其振荡频率为 $1\sim3MHz$，气溶胶雾粒直径大小与振荡频率成反比。振荡越强，产生的雾粒越多越细。超声雾化器产生的气雾量比喷射式雾化器多，但产生的雾粒较大（$3.7\sim10.5\mu m$），在肺内的沉降率为 $2\%\sim12\%$。

二、雾化吸入疗法

应根据病情需要，合理选用适宜而有效的雾化吸入方式，必要时联用有效的药物，可以提高雾化吸入的效果。

病情危重的支气管哮喘和慢性阻塞性肺疾病伴呼吸衰竭的患者，因为其支气管痉挛、气道炎症及分泌物引起气道阻力增加，肺进一步充气过度，致使深吸气量显著减少，呼吸浅促，患者无法配合有效地使用 MDI 治疗。此时应采用带定量吸入储雾器或喷射式雾化器串联于呼吸机进入患者吸入的通气管道中，进行无创（经鼻或经口鼻面罩）或有创（气管插管或气管切开）机械通气雾化吸入。

一般先用 β_2 受体激动剂和抗胆碱能阻断药，隔 $15\sim20min$ 后再吸入糖皮质激素或祛痰剂。应注意 β_2 受体激动剂吸入过量可引起低钾、心率加速和心律失常等不良反应。而抗胆碱能阻断药几乎无不良反应，故可反复多剂量使用，以便尽快舒张支气管，改善通气功能。

若无条件进行机械通气，可采用定量吸入器，配合简易呼吸器进行经口鼻面罩辅助通气雾化吸入治疗。对一些年老体弱或呼吸功能明显受损的患者，宜以慢而深且吸气后停顿的腹式呼吸方式，采用喷射式雾化器吸入治疗。对于轻、中度哮喘或呼吸功能稍差者，常用 MDI 吸入疗法，必要时加用储雾器吸入。

思考题

一、单选题

1. 对于哮喘的发生，最常见的，危害最大的室内变应原是：
    A. 屋螨   B. 蟑螂   C. 花粉   D. 真菌

2. 哮喘的雾化吸入治疗中，应用最广泛的吸入技术是：
    A. 雾化器   B. 干粉吸入器   C. 定量吸入器   D. 超声雾化器

3. 在哮喘的药物治疗中，最常用的药物是：
    A. β_2 受体激动剂   B. 糖皮质激素   C. 茶碱类药物   D. 抗胆碱能药物

4. 哮喘病程中，反复炎症刺激及细胞因子和炎症介质的作用，气道产生不完全修复，引起气道上皮下网状结构增厚和纤维化、细胞外基质沉积增多、平滑肌增生肥厚等结构的变化，即发生：
    A. 气道高反应性   B. 气道痉挛   C. 气道狭窄   D. 气道重构

5. 对于阿司匹林过敏性哮喘和运动性哮喘患者的治疗，宜选用：
    A. 白三烯调节剂   B. β_2 受体激动剂   C. 茶碱类药物   D. 抗胆碱能药物

6. 哮喘发作的典型表现为：
    A. 咳嗽、喘鸣、呼气相呼吸困难   B. 咳嗽、喘鸣、吸气相呼吸困难
    C. 咳、痰、呼气相呼吸困难   D. 咳、痰、吸气相呼吸困难

7. 在哮喘患者长期治疗方案中，对于间歇状态的患者，应采取：
    A. 吸入糖皮质激素   B. 口服缓释茶碱
    C. 口服 β_2 受体激动剂   D. 无需治疗

8. 有些患者仅以发作性咳嗽为唯一的临床症状时,需要经过气道反应性测定等检查,才能诊断为哮喘,此谓:

　　A. 咳嗽性哮喘　　　B. 支气管炎　　　　C. 咳嗽变异性哮喘　D. 过敏性哮喘

9. 哮喘病情严重的患者或小儿应用下列哪项雾化吸入治疗会影响到吸入效果?

　　A. 雾化器　　　　　B. 干粉吸入器　　　　C. 定量吸入器　　　D. 超声雾化器

10. 端坐呼吸,嗜睡或意识模糊,讲话困难,胸腹矛盾运动,哮鸣音减弱乃至无,脉率变慢或不规则,根据哮喘急性发作时病情严重程度的分级为:

　　A. 轻度　　　　　　B. 中度　　　　　　C. 重度　　　　　　D. 危重

二、名词解释

1. 支气管哮喘　2. 气道重构　3. "沉默肺"　4. 雾化疗法

三、问答题

1. 支气管哮喘的病因因素有哪些?

2. 如何理解支气管哮喘发病机理?

3. 气管哮喘病情如何分级?

4. 支气管哮喘的治疗原则有哪些?

5. 雾化吸入治疗有哪几种? 各有哪些特点? 如何应用?

6. 支气管哮喘的护理诊断低效性呼吸困难措施有哪些?

7. 支气管哮喘教育内容有哪些?

8. 支气管哮喘教育如何长期管理?

9. 支气管哮喘控制标准有哪些?

参考答案

一、单选题

1. A　2. C　3. B　4. D　5. A　6. A　7. D　8. C　9. B　10. D

二、名词解释:略

三、问答题:略

参考文献

1. Bousquet, J. Global Initiative for Asthma (GINA) and its objectives. *Clin. Exp. Allergy*, 2000,30: 2 – 5

2. 朱元珏,陈文彬. 呼吸病学. 北京:人民卫生出版社,2003

3. Lemanske R F Jr. Viruses and asthma: Inception, exacerbation, and possible prevention. *Pediatr*, 2003;142: S3 – 7; discussion S7 – 8

4. 支气管哮喘防治指南(支气管哮喘的定义、诊断、治疗及教育和管理方案). 中华结核呼吸杂志, 2003,26(3):132 – 138

5. Pelaia G, Vatrella A, Calabrese C, et al. New perspectives in asthma treatment. *Allerg*, 2000, 55 Suppl 61: 60 – 66

6. 沈华浩. 哮喘手册. 北京:人民卫生出版社,2004

（沈华浩、王雪芬、徐卫华）

第二章 急性胰腺炎的治疗与护理

学习目标：
- 明确急性胰腺炎发病机理
- 能说出急性胰腺炎临床表现及主要检查
- 能陈述急性胰腺炎主要并发症及治疗原则
- 能叙述急性胰腺炎主要护理诊断相关因素和护理措施

急性胰腺炎是各种原因使胰腺分泌的多种消化酶消化和破坏胰腺自身及其周围组织的病理过程。临床上以急性上腹部疼痛和血、尿淀粉酶升高为特征,病变程度轻重不等。轻者以胰腺水肿为主,临床多见,病情常呈自限性,预后良好,又称为轻症急性胰腺炎。少数重者的胰腺出血坏死,常继发感染腹膜炎和休克等多种并发症,病死率高,称为重症急性胰腺炎,是消化系统最为常见的疾病之一。

第一节 病因与发病机制

一、病因

1. 机械性

胆道梗阻、胰管梗阻、ERCP、腹部手术等。尤其是胆道疾病仍是我国最常见的急性胰腺炎发病的原因之一,约占全部病例的40%左右。胆道梗阻、胰管梗阻的患者如不解决原发疾病,其急性胰腺炎可反复发作。

2. 代谢性

酒精中毒、甲状旁腺功能亢进、高脂血症等。酒精中毒是西方国家常见的发病原因,据国外文献报告,其所占比例约为30%左右。但近年来国内多数文献报告,国内酒精中毒引起急性胰腺炎所占全部病例比例与国外差距不大,其与胆石症是我国国内最常见的急性胰腺炎的病因。有国外资料显示,高脂血症引起的急性胰腺炎所占比例约为1.3%～3.8%,甲状旁腺功能亢进约占8%～19%。

3. 血管性

低血容量休克、结节性多动脉炎等。胰腺对缺血极其敏感,缺血性损伤也是急性胰腺炎的常见病因之一,常见于老年人、手术后患者等。

4. 药物性

近年来关于药物引起急性胰腺炎的报道越来越多,迄今已发现逾260种药物与其发病有关,临床上常见的有糖皮质激素、口服避孕药、利尿剂等。

5. 感染性

包括病毒感染、寄生虫感染等。常见的病毒有腮腺炎病毒、柯萨基病毒 B 等。寄生虫感染具有明显的地域性,西方发达国家并不多见,在落后和发展中国家的寄生虫流行区域则有较高的发病率,常见的寄生虫有蛔虫、华支睾吸虫等。

6. 其他病因

如暴饮暴食、肿瘤等。暴饮暴食可刺激胰液大量分泌、十二指肠乳头水肿、Oddi 括约肌痉挛,使增加的胰液排出受阻引起胰管内压增高、胰腺泡破裂而起病。常见的肿瘤则包括胰腺癌、壶腹部癌及部分转移性肿瘤。

7. 特发性

部分胰腺炎未能发现明确病因者,临床上称为特发性胰腺炎,其发生率国内外报道差异较大,我国约为 15% ~20%。

二、病理

急性胰腺炎的病理变化表现为从水肿到出血坏死等一系列改变。从病理上可分为两种:

1. 急性间质水肿型

约占急性胰腺炎的 90% 左右。胰腺局限或弥漫性水肿、肿大、质地结实、表面充血、包膜张力增高,胰周组织可有少量坏死。镜下可见腺泡、间质水肿、炎性细胞浸润,少量散在出血坏死灶,血管变化常不明显。

2. 急性出血坏死型

高度充血水肿,呈深红、紫黑色,质硬,胰实质坏死。镜下见胰组织结构破坏,血管损害,有大片出血坏死灶、大量炎细胞浸润和血栓形成。继发感染可见脓肿,胰周脂肪组织出现坏死,可形成皂化斑散落在大网膜和胰腺上。

三、发病机制

目前的研究尚不能完全解释急性胰腺炎的发病机制,现认为主要有如下几种:

1. 胰酶消化学说

在正常情况下,胰液内的胰蛋白酶原无活性,待其流入十二指肠,受到胆汁和肠液中的肠激酶(enterodinase)的激活作用后乃变为有活性的胰蛋白酶,方具有消化蛋白质的作用。①胰腺炎时由于胰液分泌亢进、胰胆管共同通道不全阻塞等原因激活了胰蛋白酶,后者又激活了其他酶反应,如弹性硬蛋白酶(elastase)及磷脂酶 A(phospholipase A),对胰腺发生自身消化作用,促进了其坏死溶解。②胰腺腺泡的酶原颗粒中含有高浓度的弹性硬蛋白酶,在胰腺分泌液中含有无活性的该酶前体,后者可被胰蛋白酶激活而能溶解弹性组织,从而破坏血管壁及胰腺导管。③胰蛋白酶对由脂蛋白构成的细胞膜及线粒体膜并无作用,而胰液中的磷脂酶 A 被脱氧胆酸激活后,作用于细胞膜和线粒体膜的甘油磷脂,使之分解变为脱脂酸卵磷脂,亦称溶血卵磷脂(lysolecithin),后者对细胞膜有强烈的溶解作用,可溶解、破坏胰腺细胞膜和线粒体膜的脂蛋白结构,致细胞坏死。④脂肪坏死也同样先由胰液中的脱脂酸卵磷脂溶解、破坏了脂肪细胞膜后,胰脂酶才能发挥作用。

2.炎性因子学说

近年研究认为,炎症介质是引起胰腺炎炎症的扩散、病情加重、多器官功能障碍以致死亡的重要原因。被激活的胰酶能刺激胰腺内的单核巨噬细胞及破坏的胰腺腺泡产生炎症介质和细胞因子,引起白细胞过度激活,最终导致患者发生全身炎症反应综合征(systemic inflammatoryresponse syndrome,SIRS)和多器官功能障碍综合征(multiple organ dysfunction syndrome,MODS)。研究发现,多种炎症因子参与 AP 的发生发展,如肿瘤坏死因子-α(tumor necrosis factor-α ,TNF-α)、白细胞介素(interleukins,ILs)、血小板活化因子(plateletactivating factor,PAF)、磷脂酶 A2(phospholipase A2,PLA)等。

3.肠道细菌易位学说

肠道细菌易位是急性胰腺炎感染的主要原因。急性胰腺炎时,由于肠黏膜缺血、缺氧或缺血-再灌注损伤可导致肠黏膜屏障功能减弱,引起肠道细菌易位。细菌的易位、播散可刺激巨噬细胞产生炎症细胞因子,从而过度激活中性粒细胞,引起多脏器损伤。

4.细胞凋亡学说

实验研究发现,在急性重症胰腺炎时细胞存在明显的坏死,释放细胞内容物和炎症介质,引起强烈炎症反应,只有较少的细胞凋亡,而在轻症胰腺炎时发生大量的细胞凋亡。细胞凋亡可能是对急性胰腺炎胰腺腺泡细胞的有利反应,腺泡细胞通过凋亡的方式死亡,较少发生坏死,同时也降低了炎症的严重程度。

第二节　临床表现及检查

一、症状

1.腹痛

95％以上的患者有腹痛表现,多呈突然发作,常于饱餐和酗酒后发生(由酗酒所引起的急性胰腺炎的临床症状常出现在酒后 12 ~ 36h),腹痛多为持续性,呈刀割样痛、钝痛或绞痛,以上腹多见,亦有为左或右上腹,脐周和下腹部少见。约半数患者的腹痛可向腰背部放射,呈"一"字样分布。疼痛时前倾体位或蜷曲体位可使疼痛缓解。当伴有腹膜炎时,疼痛可累及全腹。疼痛常持续48h,偶可超过一周。极少数年老体弱患者可无腹痛表现,仅表现为腹胀。

2.发热

多为中度发热,一般持续 3 ~ 5 天,重症者可表现为高热。如发热不退或逐日升高,尤其是持续 2 ~ 3 周以上者,要警惕胰腺脓肿可能。发热一般认为是由胆道感染或胰腺炎症、坏死组织的吸收等引起。

3.恶心、呕吐

多数患者有恶心呕吐症状,呕吐物为胃内容物,剧烈者可混有胆汁,甚至血液,呕吐后腹痛不能缓解。恶心、呕吐的发生可能是机体对腹痛或胰腺炎症刺激的防御反射,亦有可能是由肠胀气、肠梗阻或腹膜炎等引起。

4. 黄疸

病情较轻者可无黄疸,多于发病后 2～3 天出现轻度黄疸,数天后消退。其原因可能是胆道感染、胆石症、肿大的胰头压迫等引起了胆总管梗阻,或者胰腺炎合并了肝脏功能的损害等。

二、体征

1. 急性间质水肿型患者体征较轻,主要有腹部的深压痛,但与患者自觉症状不成比例;急性出血坏死型患者上腹压痛明显,合并腹膜炎时还可伴有肌紧张、反跳痛,压痛累及全腹。

2. 大多数患者有持续 24～96h 的假性肠麻痹,查体肠胀气明显,肠鸣音减弱或消失。

3. 10%～20% 的患者可在起病 2～4 周后于上腹部扪及肿块。肿块常为急性胰腺假性囊肿或胰腺脓肿。

4. 约 5% 急性出血坏死型胰腺炎患者可出现皮下青紫表现,出现在两肋者称为 Grey-Tuner 征,出现在脐周者,称为 Cullen 征。Grey-Tuner 征是由于血性液体从肾旁间隙后面渗透至腰方肌后缘,再通过肋腹部筋膜流至皮下。Cullen 征是由于后腹膜出血渗入镰状韧带,然后又覆盖于韧带复合体周围的结缔组织流至皮下。

5. 部分急性出血坏死型胰腺炎患者由于低血钙,常出现手足抽搐表现,预示病情较重,预后不佳。

三、辅助检查

实验室检查

1. 血、尿淀粉酶

起病后 6～12h 后开始升高,血淀粉酶 >500U/L(Somogyi 法),尿淀粉酶 >1000U/L,尿淀粉酶升高较血淀粉酶迟,淀粉酶的值越高,诊断的正确率也越高。但淀粉酶值的高低,与病变的轻重程度并不一定成正比。

2. 血脂肪酶

在急性胰腺炎发病后 4～8h 后开始升高,24h 达到峰值,可持续 10～15 天,脂肪酶增高可与淀粉酶增高平行,但有时其增高时间更早,持续时间更长,增高程度更明显,特异性亦较高,有助于就诊较晚患者的检测。

3. 血象

白细胞总数和分类均增高,重者有血细胞比容降低。

4. 血钙

血钙值的降低提示胰腺有广泛的脂肪坏死。血钙 <1.87mmol/L 可作为一个诊断重症胰腺炎的标准。

5. 血生化

了解有无肝功能损伤、血脂有无升高,对病因诊断有一定帮助,亦可了解肾功能、血糖和机体电解质平衡情况。

表1-2-1　APACHE Ⅱ危重病评分系统表

（APACHE Ⅱ评分 = A + B + C）

Ⓐ 积分之和为

APSI2项生理变量	高异常范围				正常	低异常范围			
	+4	+3	+2	+1	0	+1	+2	+3	+4
直肠温度（℃）	≥41.0	39.0~40.9		38.5~38.9	36.0~38.4	34.0~35.9	32.0~33.9	30.0~31.9	≤29.9
平均动脉压	≥160	130~159	110~129		70~109		50~69		≤49
心率（次/min）	≥180	140~179	110~139		70~109		55~69	40~54	≤39
呼吸频率	≥50	35~49		25~34	12~24	10~11	6~9		≤5
氧合作用（FiO₂<0.5） 饱和氧（A-a）DO₂	≥500	350~499	200~349		<200				
PaO₂（FiO₂<0.5）					>70	60~70	55~60		<55
动脉血 pH	≥7.7	7.6~7.69		7.5~7.59	7.33~7.49		7.25~7.32	7.15~7.24	<7.15
或 HCO₃（mmol/L）	≥52.0	41.0~51.9		32.0~40.9	22.0~31.9		18.0~21.9	15.0~17.9	<15.0
血清钠 mmol/L	≥180	160~179	155~159	150~154	130~149		120~129	111~119	≤110
血清钾 mmol/L	≥7.0	6.0~6.9		5.5~5.9	3.5~5.4	3.0~3.4	2.5~2.9		<2.5
血肌酐 μmol/L	≥309	177~308	133~168		53~124		<53		
红细胞比容	≥0.60		0.50~0.59	0.46~0.49	0.30~0.45		0.20~0.29		<0.20
白细胞计数（×10⁹/L）	≥40.0		20.0~39.9	15.0~19.9	3.0~14.9		1.0~2.9		<1.0

B	年龄分数
年龄（岁）	分数
≤44	0
45～54	2
55～64	3
65～74	5
≥75	6

C　慢性病分数

如果患者有严重器官疾病史或免疫力降低按以下评分：

a. 未手术或急诊手术后——5分

b. 选择性手术患者——2分

脏器功能不全或免疫损伤状态必须在住院前已确定而且与下列标准符合。

肝：活检证实肝硬化或门脉高压；过去有消化道出血史或肝衰肝性脑病/昏迷。

心血管：Ⅳ级（纽约心脏病学会）

呼吸系统：慢性限制性、阻塞性或者血管性疾病，活性严重受限如不能上楼，或操持家务，或证明有慢性缺氧，高碳酸血症，继发红细胞增多症，严重肺动脉高压（＞40mmHg）或依赖呼吸机。

肾：长期接受透析。

免疫损害：曾接受治疗，抗感染能力受抑，如免疫抑制治疗，化疗或放疗，长期使用大量类固醇，或有损害免疫功能的疾病诸如白血病、淋巴瘤、艾滋病。

6. C-反应蛋白（CRP）

在重症急性胰腺炎中，CRP的升高常提示假性囊肿和胰腺脓肿形成。

7. 其他的实验室检查

胰蛋白酶原激活肽、弹力酶、白细胞介素-6等一些指标亦可用来诊断急性胰腺炎，但目前临床上应用尚不普遍。

8. CT

可明确胰腺炎的范围、严重程度和局部并发症。尤其是增强扫描对急性胰腺炎的诊断、治疗和预后的判断有重要意义，其改变与临床严重程度有平行关系。具体表现为：胰腺体积增大，边缘模糊，胰腺组织坏死灶，增强后坏死区密度降低，约为20～50Hu（正常胰腺平扫为30～50Hu，增强后为50～150Hu），出血区密度可增高，胰腺包膜增厚掀起，胰腺及胰腺周围可有积液，部分患者可见胰腺假性囊肿（＜20Hu）及胰腺脓肿（病灶内有气、液体，增强后脓肿壁强化出现环征），胆石症引起急性胰腺炎的患者可见胆道结石。CT严重程度指数（CTSI）= 急性胰腺炎分级 + 胰腺坏死程度（表1-2-4）。

9. 心电图

可有ST段或T波异常，提示心肌缺血或损失，对本病诊断并无明显帮助。

10. X线

可以帮助判断有无胸腹水，并可排除部分急腹症，协助诊断。

11. B型超声

可用于判断胰腺炎严重程度，了解有无腹水、胆囊结石等。

急性重症胰腺炎的APACHEⅡ（表1-2-1）标准积分在8分以上，Balthazar标准CT分级（表1-2-3）在C级或以上即可诊断。急性期，当有胰腺以外另一器官的受损征象，就应考虑急性胰腺炎的可能。

表 1-2-2　格拉斯哥昏迷(Glasgow Coma Scale, GCS)评分

睁眼反应	分值(分)	语言反应	分值	运动反应	分值(分)
可自动睁眼	4	回答正确	5	能执行检查者命令	6
声音刺激后睁眼	3	回答错乱	4	能指出疼痛部位	5
疼痛刺激后睁眼	2	词句不清	3	刺痛时躲避	4
无反应	1	只能发音	2	刺痛时肢体屈曲	3
		无反应	1	刺痛时肢体过伸	2
				无反应	1

表 1-2-3　Balthazar CT 分级评分系统

分级	CT 表现分值	分值(分)
A 级	胰腺正常	0
B 级	胰腺局限性或弥漫性肿大(包括轮廓不规则、密度不均、胰管扩张、局限性积液)	1
C 级	除 B 级病变外,还有胰周炎性改变	2
D 级	除胰腺病变外,胰腺有单发性积液区	3
E 级	胰腺或胰周有 2 个或多个积液积气区	4

轻度:A、B 级,中度:C 级,重度:D、E 级。

表 1-2-4　胰腺坏死程度

坏死范围	分值(分)
无坏死	0
≤30%	2
≤50%	4
>50%	6

注:胰腺坏死程度:严重度分为三级:Ⅰ级,0－3 分;Ⅱ级,4－6 分;Ⅲ级,7－10 分;Ⅱ级以上为重症。

第三节　治疗与护理

一、治疗

1. 禁食、胃肠减压

胰腺炎患者应禁食,因为食物中酸性食糜进入十二指肠促使胰腺的分泌,肠管内压力增高,加重胰腺的病变。因此在治疗本病过程中禁食和胃肠减压是相当重要的治疗手段。

2. 使用抑制胰腺和胃酸分泌的药物

(1) 生长抑素及其衍生物:是最强的抑制胰腺分泌的药物,同时能抑制胰酶的合成,降低 oddi 括约肌的基础压力,减少止痛剂用量,有效减少胰腺炎并发症的出现。

(2) H_2 受体拮抗剂:进入十二指肠的胃酸可以刺激胰腺的分泌,抑制胃酸的分泌亦

能间接地抑制胰腺和胃酸的分泌,同时可以减少消化道出血的发生。

(3)降钙素、胰高血糖素等:胰岛素可以促进胰腺分泌,而高血糖可以抑制胰腺分泌;钙离子可以促进胰腺分泌,而低钙血症抑制了促胰液素和胆囊收缩素的释放从而减少了胰腺的分泌。故临床上也有将其应用于较重的患者。

(4)抗胆碱能剂:可以抑制胃酸和胰腺的分泌,解痉和松弛 Oddi 括约肌。但对青光眼、前列腺肥大和肠麻痹患者慎用。

3. 应用抑制胰酶活性药物

如加贝酯,为一种非肽类蛋白分解酶抑制剂,对胰蛋白酶、血管紧张素、磷脂酶 A_2 等均有极强的抑制作用。另外对 Oddi 括约肌有松弛作用,可减少并发症发生。

4. 抗生素应用

根据《中国急性胰腺炎诊治指南》的建议,对于非胆源性轻症患者不推荐常规使用抗生素;对于胆源性胰腺炎应常规使用抗生素。抗生素应用应遵循以下原则:抗菌谱以革兰阴性菌和厌氧菌为主,脂溶性强,有效通过血脑屏障。疗程一般为 7~14 天。当临床上无法用细菌感染来解释发热等表现时,尤其应用一段时间的广谱抗生素后,应考虑到真菌感染的可能,可经验性应用抗真菌药物,同时进行血液或体液真菌培养。

5. 解痉镇痛

(1)镇痛剂　反胺苯环醇(曲马多)、哌替啶和普鲁卡因等。

(2)抗胆碱能剂　阿托品等。现在有观点认为,抗胆碱能制剂可能会诱发或加重肠梗阻,临床上不推荐使用,青光眼、前列腺肥大患者慎用。

(3)非甾体类抗炎药　如吲哚美辛(消炎痛)栓剂等。非甾体类药物可以抑制胰腺内源性前列腺素的合成,减少胰腺微血管的通透性,延缓病情的发展,同时兼有退热效果,故临床上多有应用。

6. 禁食期间静脉补液,维持水、电解质和酸碱平衡

临床实践表明,尽早地补足血容量,可以有效地避免呼吸功能不全、肾功能不全的出现。在积极的液体复苏中一定要注意电解质失衡的纠正和胶体的补充。首先可以快速输入生理盐水迅速补充血容量,然后根据得到的电解质化验结果补充其他电解质溶液。在补充晶体的同时需要补充胶体,血浆是最好的胶体,其他的还有白蛋白或血浆代用品等。

7. 营养支持

急性胰腺炎轻症患者恢复较快,一般能在4~5天内进食,可不考虑提供特殊的营养支持。严重的病例,患者常一周内都不能正常进食,应给予胃肠外营养支持(TPN)。同时认真监测血糖,根据结果决定胰岛素输注的剂量,并尽可能使血糖稳定在 140~200mg/dl 左右。除了高脂血症性胰腺炎,应该在静脉中应用脂肪乳剂(MCT/LCT 更佳)。现有多数研究表明,肠内营养并不增加胰腺的分泌,对病程超过几周的病例,应考虑尽早通过胃肠途径(鼻饲管或空肠造口等)进行肠内营养。肠内营养可以作为肠外营养的补充,如果能通过其提供足量的热能和营养素,也可以作为唯一的营养支持途径。

二、并发症的治疗

急性间质水肿型胰腺炎绝大多数病情较轻,治疗效果好,一般很少有并发症。而急性出血坏死型胰腺炎患者病情较重,大多常有并发症发生。出血坏死型胰腺炎可影响全身器官,并发休克、成人呼吸窘迫综合征(ARDS)、急性肾功能衰竭、心功能不全、胰性脑病、上消化道出血、弥散性血管内凝血(DIC)、糖尿病、低钙血症、高脂血症、低蛋白血症、电解质紊乱和酸碱失衡、败血症、胰腺脓肿及胰腺假性囊肿等。抑制胰腺、胰酶分泌和阻断其活性,改善胰腺微循环障碍,改善患者的营养状态,纠正贫血、低蛋白血症和维持水电解质、酸碱平衡,全胃肠外营养支持治疗结合早期空肠内营养,预防腹腔和胰腺感染等是防治重症急性胰腺炎(Severe acute pancreatitis,SAP)各种并发症的关键手段。

1. 应用脏器功能支持技术

急性出血坏死型胰腺炎可以影响到众多器官,如胰性脑病、心功能不全、肾功能不全、ARDS 等,此时应立即采取措施挽救各脏器功能,如吸氧、营养支持等,抑制全身炎症反应综合征,重建全身炎症反应综合征与代偿性抗炎反应综合征的平衡,可促进患者机体恢复,并有可能阻断过渡炎症反应的发展,从而达到防治 MODS 之目的。

2. 腹腔灌洗疗法

对重症胰腺炎,为了清除腹腔内渗出物和各种活性酶、血管活性物质,减少细菌和毒素对腹膜的刺激及因这些物质进入血循环对全身器官的损害,早期应采用腹腔灌洗疗法。放置灌洗管时应严格无菌操作,护理人员应详细了解术后患者的每根导管放置的位置、作用,并做出标记;在灌洗时,如发现引流不畅或引流液混浊,应随时进行冲击式冲洗。定时做好护理工作,保持引流通畅,注意有无出血等并发症的发生。

3. 内镜下治疗

内镜下 Oddi 括约肌切开术(EST)和鼻胆管、胰引流术等对胆源性胰腺炎已成为一种重要的非手术疗法,用于胆管紧急减压引流和去除机械性梗阻,既能缓解病情,又可去除病因。目前国内多数报告认为,急性胰腺炎,尤其是胆源性胰腺炎,行内镜下治疗是安全有效的。它较适用于老年人或不愿手术治疗患者。

4. 外科手术治疗

外科手术治疗的适应证是:①胆道梗阻,且病程 <3 天;②急性病程稳定,且水电解质及酸碱平衡基本正常;③胰腺脓肿或假囊肿;④诊断未定,疑有穿孔或肠坏死。

三、急性胰腺炎的重点护理

首先根据患者的临床表现、实验室检查结果对患者病情作出评估,除一般护理外,重点提出以下护理诊断。

1. 疼痛

与胰腺及其周围组织炎症、酶激活渗漏有关。

护理目标:减轻疼痛。

护理措施:

(1)明确患者疼痛位置,对其疼痛程度作出分级。

（2）根据医嘱使用镇痛剂时，注意一般不适用吗啡，因吗啡可引起 Oddi 括约肌痉挛，导致胆、胰液排泄不畅，同时吗啡具有止泻作用，可能会加重胰腺炎患者的腹胀。使用非甾体类抗炎药如吲哚美辛（栓），应观察消化道出血不良反应，另外在低血容量没有被纠正前使用，有一定的肾脏损害风险。应用抗胆碱能制剂可能会诱发或加重肠梗阻，应加强观察。注意用药后疼痛有无减轻，疼痛的性质和特点有无改变，若伴有高热、腹痛加剧，应考虑有无胰腺脓肿、腹膜炎等并发症发生。

（3）禁食和胃肠减压　通过禁食、胃肠减压可避免呕吐，同时也可避免食物和胃酸刺激十二指肠分泌大量肠激素而增加肠液的分泌，从而降低酶对胰腺的自溶作用，减轻腹胀。禁食应持续到腹痛消失、发热减退、血白细胞数和淀粉酶基本正常，方可拔去胃管，观察 1～2 天后可逐渐恢复饮食。饮食应从流质、半流质、软食到普食逐渐过渡，以清淡、低脂饮食为主，少量多餐。临床上，因为患者禁食时间过长，饥饿感明显，进食欲很强，故需特别做好患者和家属的解释工作，讲解饮食过渡的重要性，以取得患者的配合，防止胰腺炎复发。

（4）给予合适体位，使患者处于前倾体位或蜷曲体位可使疼痛缓解。

（5）卧床休息，以降低机体基础代谢率和减少胃泌素分泌。

（6）按照医嘱使用抑制胰腺和胃酸分泌的药物：使用生长抑素及其衍生物，临床上常用的有肽类激素生长抑素、14 肽生长抑素如斯他宁（sandostatin）及人工合成 8 肽生长抑素如奥曲肽（octreotide）（善宁）。H_2 受体拮抗剂目前临床上常用的有雷尼替丁或奥美拉唑等。注意观察药物的疗效和副作用。

2. 营养改变

低于机体需要量，与恶心呕吐、禁食和应激消耗有关。

护理目标：能摄取足够营养。

护理措施：

（1）评估患者健康营养状况，每天观察患者口腔、黏膜、舌、头发等营养状况，记录每天体重变化。

（2）观察呕吐物、胃肠减压和留置导尿管引流液的性状、量，准确记录出入量。

（3）持续监测心电、血压、血氧饱和度的变化，严密观察患者的精神状态、体温、血压、脉搏、呼吸，观察有无口干、皮肤弹性及外周静脉血充盈情况，记录 24 h 出入水量，监测血电解质，注意水、电解质及酸碱平衡。尽早建立有效的静脉输液通道。快速输入生理盐水迅速补充血容量，补充晶体同时需要补充胶体，以免血浆胶体渗透压过低导致的不但有效容量未能补充，反而使肺水肿加重情况的出现。快速补液的后期要注意患者的心功能变化，尤其是老年或合并心血管系统基础疾病的患者。液体复苏成功的标志之一是尿量维持在 >30 ml/ h。

（4）营养支持疗法：根据医嘱给予肠外或肠内营养，详见第二篇第八章。

3. 体温升高

与感染有关。

护理目标：使体温下降至正常。

护理措施:

(1)定时监测体温变化,可绘制体温变化曲线图,了解变化趋势。

(2)体温超过39℃应采用物理降温,亦可酌情使用退热药物,并做好口腔及皮肤护理。

(3)定期监测血象、C-反应蛋白等指标,及时做血、尿、粪、痰的细菌、真菌培养。对各种置管,如深静脉置管、导尿管、胃肠减压管、空肠营养管等,做好消毒护理工作;拔管时应注意无菌操作,必要时拔管后可送细菌及真菌培养。

(4)正确使用抗生素(如上所述)。

4.潜在并发症 pc

休克、成人呼吸窘迫综合征(ARDS)、急性肾功能衰竭、心功能不全、胰性脑病等。

思考题

一、单选题

1.生长抑素应用于急性胰腺炎临床较重的患者,目前最常用的是:

    A.加贝酶   B.胰高糖素   C.善宁   D.抗胆碱药

2.引起急性胰腺炎的最常见病因是

    A.胰腺分裂   B.胰管结石

    C.胆石症   D.Oddis 括约肌功能不全

3.急性胰腺炎时镇痛剂应避免使用:

    A.哌替啶(杜冷丁)   B.反胺苯环醇   C.吗啡   D.强痛定

4.抑制胰腺分泌的药物应除外

    A.抗胆碱药   B.奥美拉唑(洛赛克)   C.奥曲肽   D.加贝酯

5.急性胰腺炎的腹痛特点是:

    A.仰卧位加剧   B.前屈位加剧   C.仰卧位减轻   D.与体位无关

6.急性胰腺炎时出现的轻度黄疸一般是由于:

    A.胰头部水肿压迫胆总管   B.炎症波及胆总管

    C.胆总管结石或狭窄   D.肝功能损害

7.急性腹痛发病一周后,对急性胰腺炎较有诊断价值的检查为:

    A.血淀粉酶   B.尿淀粉酶

    C.血清脂肪酶   D.白细胞计数及分类

8.以下哪项提示急性胰腺炎预后不良?

    A.代谢性酸中毒   B.代谢性碱中毒   C.低钾血症   D.低钙血症

9.下列哪项最能提示为出血坏死型胰腺炎?

    A.休克   B.高热

    C.黄疸   D.两侧腹部出现皮肤灰紫斑

10.急性胰腺炎时出现高热不退的可能原因是:

    A.出现黄疸   B.并发 ARDS

    C.并发胰腺假性囊肿   D.并发胰腺脓肿

二、名词解释

1. 急性胰腺炎　　2. Grey-Turner 征　　3. Cullen 征

三、问答题

1. 什么是急性胰腺炎主要发病机理？

2. 急性胰腺炎临床表现有哪些？

3. 急性胰腺炎有哪些主要检查？

4. 急性胰腺炎疼痛护理诊断相关因素是什么？应采取哪些护理措施？

5. 急性胰腺炎营养改变护理诊断相关因素是什么？应采取哪些护理措施？

6. 急性胰腺炎护理诊断相关因素是什么？应采取哪些护理措施？

7. 急性胰腺炎有哪些主要并发症？治疗原则是什么？

参考答案

一、单选题

1. C　2. C　3. C　4. D　5. A　6. A　7. C　8. D　9. D　10. D

二、名词解释:略

三、问答题:略

参考文献

1. 叶任高. 内科学(第5版). 北京:人民卫生出版社,2002

2. 尤黎明. 内科护理学(第3版). 北京:人民卫生出版社,2004

3. 梅长林等. 内科学教程(第1版). 北京:人民卫生出版社,2003

4. 陈辉等. 急性重症胰腺炎的护理体会. 黑龙江医药科学,2006,6,29(3):100 - 101

5. 杨华. 重症急性胰腺炎的护理体会. 护理研究,2009,9,16(18):76

6. 李庆. 急性重症胰腺炎的肠内营养支持. *Proceeding of clinical medicine J*, *Nov*, 2007, Vol16（11）: 1068 - 1039

7. 何松等. 100 例急性重症胰腺炎诊治体会. 中外医疗,2008,19:60

8. 袁道强. 急性胰腺炎的检验指标分析. 海南医学院学报,2006 ,12(6):562 - 564

9. 路德成. 急性胰腺炎的 CT 诊断及预后评价. 医用放射技术杂志,2007,5:83 - 84

（陈春晓）

第三章　肠易激惹综合征的治疗与护理

学习目标:

- 熟悉肠易激惹综合征概念。
- 熟悉肠易激惹综合征发病机制。
- 掌握肠易激惹综合征临床表现和主要检查。
- 掌握肠易激惹综合征疼痛、腹泻、便秘护理诊断的相关因素及护理措施。

肠易激惹综合征(irritable bowel syndrome , IBS)系指一组包括腹痛、腹胀、排便次数和性状异常,而缺乏特异性形态学、生化改变或(和)感染性原因的症候群。主要靶器官在结肠,但小肠、胃、食管等整个消化道甚至胆囊、膀胱等器官也可受累。20~50岁年龄好发,女性多于男性。IBS症状常影响患者的学习、生活和工作,对患者的生存质量产生不同程度的负面影响,但有IBS症状者只有14%~50%的患者就诊。

第一节　病因与发病机制

一、病因

IBS的确切病因未明,一般认为是以下多种因素综合所致。

1. 精神因素

由于心理障碍和精神异常可引起自主神经功能紊乱,如内脏敏感性增高等,通过脑-肠轴影响肠道功能,使中枢神经系统对肠道传入信号的处理及对肠神经系统的调节异常,从而导致结肠运动及分泌功能异常而发病。

2. 饮食因素

部分IBS患者对某些食物不耐受,这些食物可促发或加重IBS症状。引起IBS食物的质和量均因人而异。

3. 肠道菌群失调

肠道菌群失调如急性细菌感染等会影响食物的肠内代谢,降低肠道防御功能,继发致病菌交替感染,从而影响肠道的分泌和运动成为IBS发生的可能原因。

4. 胃肠道动力异常

部分腹泻型IBS表现为胃肠通过时间缩短、结肠收缩增强等肠道动力亢进,而部分便秘型IBS则可存在肠道动力不足。

二、发病机制

1. 胃肠动力学异常

（1）结肠　结肠是最主要的受累器官,其动力异常一般表现在以下几方面:①结肠肌电活动异常。正常时表现为持续数秒钟的短峰突发波(short spike burst ,SSB)和持续约半分钟的长峰突发波(long spike burst ,LSB),前者与结肠非推进性分节收缩有关,后者则与肠道内容物的推进运动有关。②乙状结肠动力异常。腹泻型 IBS 患者静息时乙状结肠腔内压力降低,便秘型增高。③胃结肠反射。IBS 患者进食后结肠运动增加出现延迟,持续时间延长。④结肠输送时间。腹泻型 IBS 患者近端结肠输送时间缩短,而便秘型则延迟。

（2）直肠　便秘型 IBS 患者肛管内静息压异常增高,肛门括约肌对直肠扩张的反应性松弛迟钝,排便时外括约肌异常收缩;腹泻型肛管内括约肌静息压减低,直肠静息压及肛门直肠压力差均明显降低。

总之,IBS 患者的结肠对各种生理性和非生理性刺激如食物、肠内化学物质、药物、胃肠激素、机械性扩张和精神因素等的反应性明显高于正常人群,从而产生上述一系列结肠动力学异常并出现相应的临床症状。

（3）小肠　腹泻型 IBS 患者白天的移行性运动复合波(migrating motor complex,MMC)出现次数增多,餐后运动状态持续时间缩短,进餐时小肠高压收缩增加,一些患者的自发腹痛与高压收缩相关,空肠出现较多的丛集收缩波,回肠推进收缩增多。腹泻型小肠输送加速,而便秘型减慢。小肠对脂肪餐、缩胆囊素、气囊扩张的反应性收缩过强;应激刺激下 MMC 消失或产生不规则的异常收缩。

（4）回肠、盲肠部　腹泻型运转速度加快,而明显腹胀者则减慢,回肠排空延迟,回盲部清除功能受损。

（5）胃和食管　食管下段括约肌张力降低,食管体的同步波频率增高,自发及反复性收缩较多;食管下段对扩张的耐受性差;胃、食管反流多见;胃排空延缓。

2. 内脏感觉过敏

IBS 患者对肠道扩张的反应性增高,痛阈降低,即内脏痛觉过敏。这种痛觉过敏,可能仅局限于内脏,因为 IBS 患者对躯体疼痛刺激(如皮肤电刺激或冰水刺激)的感知阈常较高。内脏敏感性的改变是 IBS 患者的重要病理生理表现,可导致一系列反射活动,影响胃肠道运动、分泌、吸收功能和局部血供,是造成 IBS 患者临床出现腹痛、腹胀等症状的病理基础。

3. 结肠分泌和吸收功能改变

便秘型 IBS 患者因粪便在肠道内运输过缓,致使液体过度吸收;而腹泻型的胃肠道通过时间缩短,而结肠内前列腺素 E 增高,促进黏膜分泌黏液,故常有稀黏便。其病理生理机制存在结肠动力紊乱,小肠动力紊乱,腹泻型消化间期移行复合运动(MMC)循环间期缩短,而便秘型(non-neoplastic cystic,NNC)周期延长,内脏感觉过敏,炎症影响,急性肠道感染痊愈后有的可成为肠易激综合征发病机制之一。肠黏膜中的肥大细胞增多,可能是神经-免疫轴和脑-肠轴联系之间的桥梁,自主神经功能紊乱,胃肠道激素变化如5-

羟色胺(5-I-IT)、胆囊收缩素(cholecystokinin,CCK)、生长抑素(somatostatin,SS)、血管活性肠肽(vasoactive intestinal peptide,VIP)、P 物质(substance P,SP)异常,肠道菌群改变及心理、社会因素对肠易激综合征发生、症状变化均起到重要作用。

第二节 临床表现及检查

一、症状

IBS 的临床表现无特异性,不同个体可表现不同,但对于某具体个体则多有固定不变的发病规律和形式。通常慢性起病,病程长而全身状况良好,症状可为持续性或间歇性,如便秘、腹泻或两者交替。

1. 腹痛

腹痛为最主要的症状,约占 70%~90%,多伴有排便异常。常于进食或冷饮后腹痛开始发作并加重,而于排便或排气后缓解;可发生于腹部任何部位,局限性或弥漫性,但最多见于下腹痛;疼痛性质多样,常为紧缩感,程度各异,但不呈进行性加重,通常不在睡眠时发作。

2. 腹泻

一般只是排便次数增多(2~10 次/d),而粪量少,不超过每日正常排便总量(<250g/d),故不会引起大量液体丧失;排便不尽感明显,禁食 72h 后腹泻消失;夜间不出现腹泻。腹泻可由进食诱发(约占 1/4),粪便呈糊状,可伴有大量白色或透明黏液,有时全为黏液。进食脂肪或凉冻食可诱发或加重腹泻,精神紧张,应激或受凉可使排便次数增多。

3. 便秘

多见于女性,可以便秘为主,或与短期腹泻交替。每周排便 3 次或粪便量每日小于40g,粪便干,硬结呈羊粪样;粪柱细、硬或呈铅笔样。

4. 腹胀

常与便秘或腹泻相伴,肛门排气或排便后可减轻;白天较重,夜间睡眠后多消失,腹围一般不会增加。

5. 全身症状

包括非胃肠道症状和精神神经症状等。

根据主要症状,可将 IBS 分为四种类型:腹泻型、便秘型、腹痛型、黏液便型。

二、体征

IBS 的特点之一是症状明显,而无相应明显的体征。Fielding 提出四条 IBS 相关体征,可作参考:

1. 腹部触及结肠(尤其乙状结肠),并有压痛。

2. 右髂窝部嘈杂音。

3. 肛门指检感括约肌张力增加,痛觉过敏。

4.肛门指检的指套带有单纯黏液或球状粪块。

三、诊断

根据目前国际认同的 2006 年修订的罗马Ⅲ IBS 诊断标准,反复发作的腹痛或腹部不适,过去 3 个月内至少每月发作 3 次,同时具备以下 2 项或以上:

1.排便后症状改善

2.发作时伴有排便频率的改变

3.发作时伴有粪便性状(外观)改变

诊断前症状出现了至少 6 个月,近 3 个月满足以上诊断标准。

以下症状未列入诊断标准,但对诊断有支持意义。排便频率或粪便性状异常:①每周排便少于 3 次;②或每日排便多于 3 次;③有球粪或硬粪;④或糊状粪/稀水粪;⑤排便费力;⑥排便急迫感,排便不尽,排黏液便以及腹胀。

而罗马Ⅲ型诊断标准分为 4 个亚型:①便秘型:超过 25% 块状质地坚硬的粪便,少于 25% 糊状/水样便。②腹泻型:超过 25% 的糊状/水样便;少于 25% 块状/质地坚硬的便。③混合型:块状/质地坚硬的粪便及糊状/水样便均超过 25%。④未分型:粪便的性状,皆不符上述诊断标准。

推荐使用罗马Ⅲ分型方法,粪便性状可参考 Bristol 粪便性状量表(图 1-3-1),1～2 型为便秘;6～7 型为腹泻型。

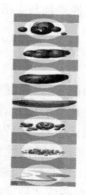

- 1级:分散的硬块,似坚果
- 2级:腊肠状,但成块
- 3级:腊肠状,但表面有裂缝
- 4级:似腊肠或蛇、光滑柔软
- 5级:软团、边缘清楚
- 6级:绒状物,边缘不清、糊状便
- 7级:水样、无固状物

图 1-3-1　Bristol 粪便性状量表

四、检查

实验室检查常无明显阳性表现,具体可作如下检查:

1.影像学检查

B 超检查以排除肝、胆、胰、泌尿生殖系统和甲状腺疾病。X 线检查有腹部平片、GI、小肠造影和钡灌肠,甚至 ERCP 等。

2.内窥镜检查

包括胃镜、小肠镜和结肠镜检查,其中以结肠镜检查最为重要。肠镜直视下可观察大肠黏膜及活检,并能观察肠道的舒缩情况;镜下可见肠管痉挛、蠕动增多、肠袋变浅、黏液较多及注气可诱发腹痛等 IBS 的常见征象,而无黏膜脆性增加、溃疡、肿块等器质性病变。

3. 胃肠道动力检查

如排便造影、胃肠道传输试验、肛门直肠测压、盆底盆腔肌电图检查、结肠压力监测等。

第三节　治疗与护理

治疗与护理的目的是消除患者顾虑,改善症状,提高生活质量。护理是在建立良好医患关系基础上,需注意治疗措施的个体化和综合运用。

一、建立良好的医患关系

对患者进行健康教育,安慰和建立良好的医患关系是有效、经济的治疗方法,也是所有治疗方法得以有效实施的基础。

二、详细采集病史

询问家庭情况、精神创伤史、婚姻、职业、用药、饮食等情况,明确腹痛、排便特点和两者的关系及诱发因素等;了解与腹痛、排便相关的其他伴随症状,并从中找出相关性。向患者解释该病的良性性质和与生活习惯、情绪变化的密切关系,以及部分患者可以饮食治疗为主。

三、心理指导

该病患者常有抑郁、焦虑和其他类型的心理压抑倾向,并与症状的产生密切相关。首先了解患者发病的诱因和患者对自己病情的认知情况。力求发现诱发因素并设法予以去除。有针对性地向患者讲解胃肠解剖、功能调节疾病的转归和治疗过程中可能出现的问题等,使患者了解这种功能性胃肠病的预后是良好的,从而初步解除心理上的负担。指导患者调整生活、工作的规律,避免精神刺激,解除紧张情绪,注意保持良好的心态,保证睡眠,积极参加体育锻炼或适度的体力劳动。

四、饮食指导

不良的饮食习惯和膳食结构可以加剧 IBS 的症状。因此,健康、平衡的饮食可有助于减轻患者的胃肠功能紊乱症状。IBS 患者宜避免:①过度饮食。②大量饮酒。③咖啡因。④高脂饮食。⑤某些具有"产气"作用的蔬菜、豆类等。⑥精加工粮食和人工食品(便秘者),山梨醇及果糖(腹泻者)。⑦不耐受的食物(因不同个体而异)。增加膳食纤维主要用于便秘为主的患者。

五、药物治疗

根据患者症状选用不同药物。

1. 解痉剂

常用于 IBS 患者腹痛、腹胀的治疗。按其主要作用机制可分为 3 类，即抗胆碱能药物、平滑肌松弛剂和钙通道阻滞剂，其中许多药物有多重药理作用。抗胆碱能药如阿托品、普鲁苯辛、东莨菪碱等能改善腹痛等症状，但应注意不良反应。目前使用较普遍的为选择性肠道平滑肌钙离子通道拮抗剂如匹维溴铵（pinaverium bromide）、奥替溴铵（octylonium bromide）等，或离子通道调节剂马来酸曲美布汀，均具有较好的安全性。

2. 抗胆碱能药物

常用的抗胆碱能药物有阿托品、山莨菪碱、颠茄等，因其有阿托品样不良反应，限制了其临床应用。国外常用的胆碱能拮抗剂如双环维林（Dicyclomine）等拮抗胃肠道平滑肌痉挛，能较好地缓解排便急迫和腹痛症状，对胃肠道有较高的选择性，副作用较少。

3. 钙通道阻滞剂

钙通道阻滞剂是选择性作用于结肠钙离子通道，除可阻断 Ca^{2+} 内流发挥肌肉松弛作用外，还可抑制胃 – 结肠反射，对便秘和腹泻都有调节作用。常用的有维拉帕米、硝苯地平、尼莫地平等，对腹痛和腹泻有一定疗效。胃肠特异性钙拮抗剂匹维溴铵和奥替溴铵可选择性抑制结肠收缩，明显提高直肠扩张引起的痛阈，全身副作用较少。

4. 多离子通道调节剂

曲美布汀（trimebutine）通过抑制细胞膜钾离子通道，产生去极化，从而提高平滑肌细胞的兴奋性；另一方面通过阻断钙离子通道，抑制钙离子内流，从而抑制细胞收缩，使胃肠道平滑肌松弛。此外，曲美布汀对平滑肌神经受体也具有双向调节作用：在低运动状态下作用于肾上腺素能受体，抑制去甲肾上腺素的释放，增加运动节律；在运动亢进时，作用于胆碱能受体及阿片受体，抑制乙酰胆碱释放，从而抑制平滑肌运动。

5. 肌松药

美贝维林（mebeverline），又称藜芦胺丁酯，属罂粟碱类。这是一种强烈的肌肉松弛而无抗胆碱药物的副作用，可抑制空肠蠕动和结肠运动而缓解患者的腹痛等症状。常用剂量为 100mg，每日 3～4 次口服。要注意防止可能发生成瘾性。

6. 生长抑素奥曲肽

生长抑素奥曲肽（octreotide）可通过抑制由直肠投射到脊髓的外周传入神经而减低内脏感知，也可通过抑制钙通道而降低背角神经元的兴奋性。

7. 止泻剂

常用于 IBS 患者腹泻的治疗。常用药物有洛哌丁胺、地芬诺酯和双八面体蒙脱石。轻症者可选用吸附剂，如双八面体蒙脱石等。洛哌丁胺或复方地芬诺酯等可改善腹泻。

8. 阿片样制剂洛哌丁胺

最常用的止泻剂，洛哌丁胺商品名为易蒙停。通过作用于肠壁的阿片肽受体，阻止乙酰胆碱和前列腺素的释放，抑制肠蠕动，延长肠内容物的停留时间，加强肠道对水和离子的吸收，提高肛门括约肌的静息压力，可改善患者的腹痛、便急和肠鸣等症状，更多用于严重腹泻和大便失禁者。常用剂量为 2～4mg，每日 3～4 次口服。地芬诺酯（苯乙哌啶）的作用机制与洛哌丁胺相同，作用于肠道平滑肌，增加肠节段性收缩，延长肠内容物与肠黏膜接触时间。可待因的作用和洛哌丁胺相仿，因能通过血脑屏障而具有镇静作用。双八面体蒙脱石(思密达)可以吸收水分和抑制致病菌,提高消化道黏膜保护力,促进黏膜修复,同时它还可以调整和恢复结肠运动功能,降低结肠的敏感性。

9. 肠道动力感觉调节药

5-羟色胺受体拮抗剂(5-HTs)阿洛司琼可主要抑制肠神经系统中5-羟色胺-3 受体(5-HT-3),并抑制内脏反射,改善严重 IBS 患者的腹痛及减少大便次数。

10. 益生菌

益生菌是一类具有调整宿主肠道微生物群生态平衡而发挥生理作用的微生物制剂,对改善 IBS 多种症状具有一定疗效。常用的益生菌制剂包括双歧三联活菌、双歧四联活菌等。

11. 抗抑郁药

对于伴有精神症状或反复发作的 IBS 患者,可试用小剂量的抗抑郁药。这类药物具有调节胃肠道生理和缓解疼痛的作用。如阿米替林(amitriptyline),不仅可改善患者的精神症状,而且患者的腹部症状,如腹痛、腹泻、大便频繁等也随之缓解;阿米替林常用剂量为 10 ~ 25mg,每日 2 ~ 4 次口服。如果对阿米替林耐药,可使用新型的抗抑郁药氟西汀(flouxetine)或帕罗西汀(paroxetine)等选择性 5-HT 再摄取抑制剂。

12. 昂丹司琼

根据医嘱应用昂丹司琼(ondansetron),可减慢结肠运转时间,增加直结肠顺应性和增加小肠对水、电解质的吸收,减低胃和直肠的敏感性及减轻以腹泻为主的患者的症状,但可引起便秘和头痛。目前正处于试用阶段。

13. 导泻药

便秘可使用导泻药,一般主张使用温和的轻泻药以减少不良反应和药物依赖性。常用的有容积性泻药如欧车前制剂或甲基纤维素,渗透性轻泻剂如聚乙二醇(PEG4000)、乳果糖或山梨醇。

14. 纤维素制剂

纤维素能加速结肠或全胃肠道转运,降低结肠内胆盐的浓度,降低结肠内压,使大便松软易排出,缓解便秘及排便紧迫感。

15. 5-羟色胺受体-4 激动剂(5-HT$_4$)

西沙必利可促进肠肌间神经节后胆碱能神经释放乙酰胆碱,具有全胃肠道的促动力作用。替加色罗具有促动力和降低内脏敏感性的双重作用,适用于伴有明显腹痛症状的便秘型 IBS 患者。人体研究报道,替加色罗可降低直肠球囊扩张伤害刺激的反应,改善人体的内脏感觉。

六、护理诊断

1. 疼痛

相关因素:疼痛与肠道痉挛、肠蠕动加快有关。

护理目标:疼痛缓解。

护理措施:

(1)评估疼痛程度、部位、性状、时间等。

（2）劝导患者放松、学会分散注意力的一些技巧，如深呼吸、听音乐、看报纸、杂志等，并参加一些力所能及的娱乐活动。

（3）根据医嘱应用有关药物，严密观察其副作用。注意抗胆碱能药如阿托品、普鲁苯辛、东莨菪碱等不良反应，注意防止肌松药如美贝维林可能发生的成瘾性。

2. 腹泻

相关因素：腹泻与乙状结肠腔内压力、直肠静息压力及肛门直肠压力差均明显降低，低端结肠输送时间缩短，小肠对脂肪餐、缩胆囊素、气囊扩张的反应性收缩过强有关。

护理目标：腹泻次数减少，性状正常。

护理措施：

（1）评估腹泻次数、性状、量、色及诱因。

（2）根据医嘱应用抗胆碱能药物、钙通道阻滞剂、生长抑素和阿片制剂，甚至抗抑郁药等。应用止泻剂需注意便秘、腹胀等不良反应。地芬诺酯（苯乙哌啶）因含有阿托品，对老年人有一定的副作用。可待因易成瘾，应加强管理。应用 5-HTs 受体拮抗剂阿洛司琼应注意引起缺血性结肠炎等严重不良反应。

（3）劝导患者进清淡、低脂、少渣、高蛋白饮食。禁食乳制品、豆制品、面食等患者不耐受食品，虾、蟹、牛奶、花生等尽量不食，不吃生冷、油炸、刺激性食物，忌烟酒。严重腹泻患者应禁食，以后作渐进式饮食治疗（禁食—流质—半流质—普食）。取内关、公孙穴位按压 30～50 次（约 2～3min）可协助改善症状。

（4）腹泻频繁者，肛周皮肤易擦伤引起感染。应指导患者家属便后用软纸拭擦并用温水清洗，有感染者可用 1∶5000 高锰酸钾（PP）溶液坐浴，肛周涂以无菌凡士林或其他无菌油膏，保持清洁，保护局部皮肤。

（5）腹泻严重或进食困难者，应根据医嘱静脉补充葡萄糖、氨基酸、脂肪乳剂、维生素等，必要时补充人血白蛋白、电解质及微量元素。准确记录 24h 出入液量及电解质监测。

3. 便秘

相关因素：肛管内静息压力异常增高，肛门括约肌对直肠扩张的反应性松弛迟钝，排便时外括约肌异常收缩；粪便在肠道内运输过缓，致使液体过度吸收。

护理目标：排便次数增加。

护理措施：

（1）评估便秘程度。

（2）根据医嘱使用导泻药、纤维素制剂、5-HT$_4$ 受体激动剂，西沙必利可引起 QT 间期延长，故应加强观察。

（3）便秘时应增加纤维素和流质摄入，每日饮水量应达到 2000ml，可喝些淡盐水或蜂蜜，也可每天空腹喝 1～3 杯温水。

（4）对以便秘为主要症状而经饮食治疗无效者，也可试用润滑性通便剂如液状石蜡、开塞露等；盐类导泻剂如硫酸镁、氧化镁乳等和缓泻剂乳果糖。慎用刺激性泻剂和高渗性泻剂。

（5）指导患者进行一定范围的锻炼，如收腹抬腿或仰卧起坐，提肛收缩，或顺肠蠕动方向作腹部顺时针按摩,一天4次。养成定时排便的习惯,与患者共同制订排便表,即使无便意也要坚持定时如厕。可嘱患者每日早餐后排便,因早餐后易引起胃—结肠反射,此刻训练排便易建立条件反射,久之即可养成定时排便的目的。取足三里或支沟穴位按压30~50次,通常可改善症状。

由于肠易激惹综合征与多种因素有关,除对症护理外,主要加强自我保健管理,减少应激源的刺激,保持良好的情绪,控制饮食,适当运动,调动、提高机体自我防御能力等是防治该病的关键。

思考题

一、单选题

1.肠易激综合征的最主要症状是:

A.腹痛　　　　　　B.腹泻　　　　　　C.便秘　　　　　　D.黏液血便

2.目前认为,肠易激综合征与以下因素有关,但应除哪项外

A.精神因素　　　B.饮食因素　　　C.肠道菌群失调　　D.自身免疫因素

3.造成肠易激综合征患者出现腹痛、腹胀等症状的病理生理基础是:

A.内脏感觉过敏　　B.胃肠动力学异常　C.结肠分泌异常　　D.吸收功能改变

4.以下关于肠易激综合征的治疗的叙述,不正确的是:

A.强调综合治疗　　　　　　　　　B.建立良好的生活习惯

C.对焦虑患者应用镇静剂　　　　　D.进食豆制品等高蛋白食物

5.肠易激综合征患者的腹痛特点为:

A.腹痛部位固定　　　　　　　　　B.腹痛部位与结肠异常的部位相对应

C.疼痛局限于腹部　　　　　　　　D.排便后腹痛缓解

6.肠易激综合征的主要靶器官在:

A.食管　　　　　　B.胃　　　　　　C.小肠　　　　　　D.大肠

7.下列哪项不是肠易激综合征患者的腹泻特点为:

A.粪便呈糊状　　　　　　　　　　B.可伴有黏液

C.有时全为黏液　　　　　　　　　D.有时伴有脓血

8.肠易激惹综合征便秘的特点,除哪项以外?

A.与短期腹泻交替　　　　　　　　B.粪便干,硬结呈羊粪样

C.伴有脓血　　　　　　　　　　　D.粪柱细、硬或呈铅笔样

9.哪项不是肠易激综合征患者的便秘特点?

A.可与腹泻交替　　B.粪便干结　　　C.黑便　　　　　D.粪柱细如铅笔样

10.腹泻型IBS患者的饮食宜:

A.低脂　　　　　　B.低蛋白　　　　C.高纤维　　　　　D.高热量

二、名词解释

1.肠易激惹综合征　　2.内脏感觉过敏

三、问答题

1.什么是肠易激惹综合征?

2.肠易激惹综合征发病机制是什么?

3.肠易激惹综合征有哪些临床表现?

4.肠易激惹综合征有哪些主要检查?

5.肠易激惹综合征疼痛护理诊断的相关因素是什么?有哪些护理措施?

6.肠易激惹综合征腹泻护理诊断的相关因素是什么?有哪些护理措施?

7.肠易激惹综合征便秘护理诊断的相关因素是什么?有哪些护理措施?

参考答案

一、单选题

1.A　2.D　3.A　4.D　5.D　6.D　7.D　8.C　9.C　10.A

二、名词解释:略

三、问答题:略

参考文献

1.中华医学会消化编学分会胃肠动力学组.肠易激综合征诊断和治疗的共识意见(2007,长沙).中国消化杂志 2008,28(1):38

2.吴蓉,王侃,陈淑洁,姒健敏.腹泻型肠易激综合征发病相关因素干预试验.中华消化杂志,2008,2

3.季国增.肠易激惹综合征诊治特点分析.中国高等医学教育,2008,11

4.赵媛元.三联法治疗大学生肠易激惹综合征临床疗效观察.中国医药导报,2010,16

(陈春晓)

第四章　肾小球疾病的治疗与护理

学习目标:

- 能说明急性肾小球肾炎的临床特点。
- 简述急性肾小球肾炎的护理。
- 能解释慢性肾小球肾炎的临床表现。
- 简述慢性肾小球肾炎的护理。
- 明确肾病综合征的临床表现及常见并发症。
- 简述肾病综合征的护理。
- 能分析慢性肾衰竭的临床分期。
- 能说明慢性肾衰竭的治疗要点。
- 简述慢性肾衰竭的护理。

肾小球疾病是由多种病因和多种发病机制引起的、临床表现多样、病理类型各异的一组疾病。因此,不同肾小球疾病的治疗方法多样,临床护理也有相应特点。

第一节　急性肾小球肾炎的治疗与护理

急性肾小球肾炎(acute glomerulonephritis,AGN)常指急性感染后肾小球肾炎,是一组以急性肾炎综合征为特征的肾脏疾病。急性起病,以血尿、蛋白尿、高血压、水肿、少尿及肾功能损害为常见临床表现。本病常见感染之后,多种病原微生物如细菌、病毒及寄生虫等均可致病,目前仍以链球菌感染后急性肾小球肾炎为最多见。

一、病因和发病机制

急性链球菌感染后肾小球肾炎多为链-溶血性链球菌感染所致,常见有上呼吸道感染、皮肤感染及猩红热等链球菌感染引起。本病属免疫复合物型肾炎,其发病机制有:①循环免疫复合物沉着于肾脏;②抗原原位种植于肾脏;③自身免疫反应;④细胞介导免疫机制;⑤补体激活。

二、临床表现及检查

本病主要发生于儿童,发病前常有先驱感染,潜伏期7~21天,多见呼吸道和皮肤感染。临床典型表现为急性肾炎综合征:血尿(肉眼血尿40%)、蛋白尿、高血压、少尿,部分患者有一过性氮质血症。患者的病情轻重不一,轻者仅表现为镜下血尿,重者表现为少尿型急性肾衰竭。

1. 症状和体征

尿液改变：几乎全部患者均表现为镜下血尿，肉眼血尿出现率为 40%。尿蛋白大多为轻、中度（0.5～3.5g/d），少数表现为肾病综合征。尿量减少者亦常见，大部分患者起病时尿量少于 500mg/d，因尿量减少而可出现一过性氮质血症，仅极少数患者可发展为无尿。

高血压：见于 80% 左右病例的患者，一般为轻、中度。主要原因是水钠潴留、血容量扩张，经利尿剂治疗后可很快恢复正常。约半数患者需要降压治疗，少数患者由于血压过高而出现高血压脑病。

水肿：常为多数患者就诊的首发原因。水肿主要原因是原发性钠及水潴留。表现为晨起时眼睑与颜面浮肿或伴有双下肢水肿，严重者可伴有腹水和全身水肿，均随利尿后好转。

肾功能异常：部分患者在起病的早期由于肾小球滤过率降低，尿量减少而出现一过性氮质血症。多数患者于利尿消肿数日后恢复正常，仅极少数患者肾功能不能恢复，多提示预后不佳。

2. 实验室检查

尿液检查：除镜下血尿及蛋白尿外，可有红细胞管型、颗粒管型，尿中红细胞多为畸形红细胞。

血常规检查：可有轻度贫血，常与水、钠潴留、血液稀释有关。白细胞计数可正常或升高，血沉在急性期常升高。

肾功能检查：急性期肾小球滤过率有所下降，表现为一过性氮质血症。肾小管功能常不受影响，浓缩功能多正常。

3. 有关链球菌感染的细菌学及血清学检查

咽拭子和细菌培养：急性期咽部或皮肤感染灶培养细菌，阳性率约 25%。

抗链球菌溶血素 O 抗体（ASO）：有咽部感染的患者中，链球菌感染后 3 周 ASO 滴度升高（>1:200），3～5 周达到高峰。

血清总补体活性（CH_{50}）及 C_3：血清补体 C_3 及 CH_{50} 病初下降，8 周内恢复正常。

4. 肾组织病理表现

主要为毛细血管内增生性肾小球肾炎。光镜：弥漫性内皮及系膜细胞增生、伴细胞浸润（中性粒细胞、单核细胞、嗜酸性细胞）。免疫荧光：IgG 和 C_3 为主的粗颗粒状沉积于毛细血管襻或系膜区。电镜：上皮下电子致密物形成驼峰状及膜内沉积。

三、治疗要点

1. 注重休息：急性期绝对卧床休息，病情稳定后可逐渐增加运动量。

2. 饮食治疗应给予低盐、高糖、适量蛋白质、低胆固醇、低脂肪、高热量饮食。低盐要求：一般每日进盐应低于 3g。同时要限制液体摄入量和钾的摄入。蛋白摄入原则为：低盐优质低蛋白饮食，NS 患者每日蛋白摄入应 1g/kg 加丢失量，肾功能不全患者则根据肌酐清除率调整蛋白摄入量。

3.对症治疗

(1)利尿治疗 利尿剂是促进肾脏排出水和电解质,使尿量增加的药物。常用于肾性水肿的利尿剂有噻嗪类(双氢克尿噻)、襻利尿剂(呋塞米、依他尼酸、布美他尼)、潴钾利尿(螺内酯、氨苯喋啶)、渗透性利尿剂(如甘露醇、尿素、甘油)。用药原则为:①严重的肾性水肿或伴容量依赖性高血压应选用噻嗪类为多。②肾性水肿无肾功能损害,可选用噻嗪类或襻利尿剂;发现有低血钾时,可合并用潴钾利尿剂。③若肾性水肿伴明显的肾功能损害时,应使用襻利尿剂。④若肾性水肿合并有明显的低蛋白血症(如肾病综合征顽固性水肿),单用利尿剂往往利尿效果差,可合并应用低分子右旋糖酐、血浆或清蛋白等提高有效容量或胶体渗透压的药物,增强利尿剂消肿效果,但慎与 ACEI 和非类固醇抗炎药合用。

使用利尿剂时应观察出入量、体重、血压、肾功能等,不可盲目加大剂量,注意利尿药可能导致的神经性耳聋、高尿酸血压、高血糖促发高凝和水、电解质紊乱。

(2)降压治疗 对于由肾实质病所致高血压,传统的观点是以血压降达 18.7/12kPa(140/90 mmHg)即可。美国国家卫生研究院的 MDRD 研究结果认定,对于尿蛋白超过 1g/d 的肾脏患者,血压应控制在 16.7/10kPa(125/75mmHg)以下;尿蛋白少于 1g/d 的肾脏患者,血压控制可放宽到 17.3/10.7kPa(130/80mmHg)。治疗肾实质疾病性高血压选用药物的标准除了降压外,近来更强调其有效的护肾作用。①血管紧张素转换酶抑制剂(ACEI):已公认为降压药中保护肾脏最有效的药物,药物通过血流动力学效应及非血流动力学效应延缓肾损害进展。血流动力学效应是指改善肾小球内"三高"(高内压、高灌注、高滤过),ACEI 有明显降蛋白尿作用;非血流动力学效应是指减少肾小球内细胞外基质(ECM)积蓄而起的效应,ACEI 能阻断 AII 生成,减少 ECM 生成,促进 ECM 降解。选用 ACEI 类药物的原则:对肾组织渗透力高的药物和肾脏及肾外双通道排泄的药物,如贝那普利(benazepril)及福辛普利(fosinopril)。②血管紧张素 II 受体拮抗剂(AT II Ra):该类药疗效不受 ACE 基因多态性影响,能抑制非 ACE 化产生的 A II 的各种效应,如氯沙坦、缬沙坦、伊贝沙坦等。

在治疗肾实质性高血压的药物中,钙通道阻滞剂(CCB)、利尿药、β 受体阻滞剂、α 受体阻滞剂、血管扩张性药及中枢降压药等,不仅能有效地控制血压,亦具有血压依赖性肾脏保护作用。

4.感染灶治疗

有感染灶的患者应控制感染,待肾炎病情稳定后清除感染病灶。

5.并发症预防和治疗

注意观察尿量、血压、肾功能等变化,预防高血压脑病、心力衰竭等并发症的发生。

四、护理

根据患者的临床表现及实验室检查进行评估,除一般护理外,重点提出以下护理诊断:

1.PC:体液过多

与肾小球滤过率下降、水钠潴留及尿量减少有关。

预期目标:浮肿减轻,血压在正常范围。

护理措施:

(1)饮食护理　①患者有浮肿、血压增高时,应给予低盐、高糖、适量蛋白质、高热量饮食。低盐可改善水肿和降低血压,从而减轻脑水肿和心脏负担;蛋白质量可根据肾功能酌定;高糖(可占每天总热量的 70% ~80%)既能补充热量,又能减轻肾脏负担;高热量为 12.55kJ/d(3000kCal/d)。肾功能正常后,蛋白质摄入每天 1g/kg。②氮质血症时,应限制蛋白质摄入,给予优质蛋白,如牛奶、鸡蛋等含必需氨基酸高的动物蛋白,忌食含有大量植物蛋白的食物,如豆制品、烤麸等,以防血中尿素氮等含氨代谢产物增加。③明显少尿时,限制高钾食物,如柑橘、香蕉、西瓜等水果。

(2)准确记录 24h 出入液量　尤其合并有高血压、心功能不全和水肿者应限制水分摄入,每日入水量应控制为前一天的排出量(尿、呕吐物、大便)+500ml 左右。

(3)密切观察生命体征　注意体重的变化,因为体重能精确反映体内水潴留情况,有水肿或使用利尿剂者每天测体重 1 次。

(4)密切观察水肿的部位、范围、程度及特点　尤其是患者有无出现胸腹水、左心衰竭、高血压脑病等并发症。

(5)按医嘱使用利尿剂　急性肾炎患者,由于肾小球滤过率降低和全身毛细血管通透性增加,可出现不同程度的全身或局部水肿。在应用利尿剂时,要密切观察患者的尿量和血压变化,以判断药物的疗效。使用大剂量呋塞米(速尿)时,应观察其副作用如体位性低血压、口干、心悸、电解质紊乱等。如果排尿过多而致低钾低钠,患者可出现肌张力下降、表情淡漠、心律失常,应及时与医生联系作对症处理。若尿少时,应慎重使用保钾利尿剂,以防发生高血钾。

2.活动无耐力

与水肿、血压增高有关。

预期目标:能恢复日常活动。

护理措施:

(1)休息　急性期患者应绝对卧床休息,以增加肾血流量,改善肾功能,减少血尿、蛋白尿。患者水肿基本消退、尿量增多、血压正常、血尿明显好转后,才可适当活动,逐渐增加运动量。

(2)监测血压变化,注意有无头痛、呕吐等高血压脑病的表现。定时服用降压药,在使用降压药的过程中,注意监测血压的变化,以便医生调整降压药的剂量及种类。使用利尿剂时应注意尿量、体重变化及血电解质有无紊乱等。

(3)加强心理护理　尤其在急性期,说明绝对卧床休息的重要性,加强与患者的沟通,了解患者的心理活动,让患者了解本病的基本常识,减轻患者的焦虑和恐惧心理。

(4)加强生活护理　提供患者所需必需品,减少能量消耗,减轻肾脏负担。

3.其他护理诊断

(1)知识缺乏　缺乏与疾病有关知识。

(2)有感染的危险　与抵抗力、免疫功能下降有关。

4. 潜在并发症 PC: 左心衰竭、急性肾衰竭、高血压脑病等

（1）高血压脑病　急性肾炎早期若能适当限制水、钠摄入,减轻水肿,一般不需要对高血压进行特殊治疗。若有少尿、严重水钠潴留患者,可出现严重高血压及高血压脑病伴有惊厥、昏迷者,需给予 10% 硫酸镁深部肌内注射,或硝普钠静滴以迅速降压。在应用硝普钠时,应首先调整好滴速再加入药物,以防血压迅速下降,硝普钠静滴时应避光使用,维持时间不能超过 24h。

（2）急性左心衰　由于尿少、水钠潴留致有效循环血量增多,以及高血压等因素,少数患者,尤以儿童易发生急性左心衰竭,患者可出现呼吸急促不能平卧、心率加快、咯粉红色泡沫痰,肺底可闻及湿啰音等,此时应立即给患者半卧位,持续高流量吸氧,并按急性左心衰竭治疗护理。

5. 健康教育

应告知患者急性肾炎的恢复约需一年以上,要安心静养。当临床症状消失后,仍应定期复查尿常规等,一旦症状加重应及时就诊住院治疗。不到人群众多的场所,注意冷暖,避免上呼吸道感染;注意口腔清洁和皮肤的卫生,对患有慢性扁桃体炎及复发者,经抗生素治疗病情稳定一个月后,应及时作扁桃体摘除术。

第二节　慢性肾小球肾炎的治疗与护理

慢性肾小球肾炎(chronic glomerulonephritis,CGN)是一组病情迁延,以蛋白尿、血尿、水肿、高血压及肾功能损害为临床表现的肾小球疾病。病程长,临床进展隐匿或缓慢持续进行性发展,最终至慢性肾衰竭。

一、病因和发病机制

绝大多数慢性肾炎患者的病因尚不清楚,由多种病因、不同病理类型的原发性肾小球疾病发展而来。其发病机制主要与原发病的免疫炎症损伤有关。此外,其慢性化进程中还与高血压、大量蛋白尿、高脂血症等非免疫因素有关。

二、临床表现和检查

1. 症状和体征

本病的临床表现差异较大,症状轻重不一,以血尿、蛋白尿、高血压和水肿为基本症状。水肿可有可无,常出现在眼睑、颜面及双下肢,一般为轻度水肿,少数可出现重度水肿。血压正常或升高,以持续升高为特点。蛋白尿轻重不一,为非选择性蛋白尿。可为肉眼血尿或镜下血尿,90% 以上为变形红细胞血尿,可有管型尿。肾功能正常或受损可持续数年,甚至数十年,肾功能逐渐恶化并出现相应的临床表现,进入慢性肾衰竭期。

2. 实验室检查

尿液检查早期可表现为程度不等的蛋白尿和(或)血尿,可有红细胞管型,部分患者出现大量蛋白尿(尿蛋白定量 >3.5g/24h)。多数患者早期血常规检查正常或有轻度贫血,白细胞和血小板多正常。

多数患者可有较长时间的肾功能稳定期,随着病情的进展,晚期可出现尿浓缩功能减退、血肌酐升高和肾小球滤过率下降。

3. B超检查提示慢性肾炎,早期肾脏大小正常,随肾功能进展,可出现双侧对称性缩小,皮质变薄。

4. 肾组织病理检查可表现为原发病的各种病理类型,对于指导治疗和估计预后有重要价值。

三、治疗要点

慢性肾炎治疗目的主要包括改善或缓解临床症状,防止和延缓肾功能减退及防治严重并发症等。主要治疗措施如下。

1. 饮食治疗

参见急性肾小球肾炎饮食治疗,尤其对氮质血症患者应限制蛋白质和磷的摄入,可减轻肾小球内高内压、高灌注、高滤过状态,以延缓肾小球的硬化。

2. 对症治疗

参见急性肾小球肾炎降压、利尿治疗。

(1)降脂治疗 肾脏病的高脂蛋白血症会加重高凝,LDL可促进系膜细胞的增殖和基质增多,LDL刺激系膜细胞生成血栓素A_2,影响肾小球滤过率(GFR)和血管通透性,刺激多种细胞因子,如血小板衍生生长因子(PDGF)表达增加,加速肾纤维化和肾小球硬化。低脂饮食是治疗的基础,对LDL较高的患者均应考虑降脂药物的使用,常用羟甲基戊二酸单酰辅酶A还原酶抑制剂(HMG-COA),如洛伐他汀、普伐他汀、辛伐他丁等此类药物能抑制胆固醇在肝脏生物合成,降低LDL,降低三酰甘油并能使HDL轻度升高,对降低心血管并发症、延缓肾脏病进程有积极意义。

(2)抗凝治疗 肾小球疾病的发病机制中,肾小球毛细血管内凝血已得到公认。①肝素:是最值得推荐的药物,它能降低血液黏滞度、抑制血小板和胶原黏附、促进内皮细胞释放组织纤溶酶原活化因子、保护肾小球基膜阴电荷屏障作用及防止肾小球硬化和上皮新月体形成。肝素用量50~80mg/d加葡萄糖液中静滴或分次皮下注射,也可用低分子肝素每日40~60μg/kg皮下注射,疗程4~6周。②尿激酶:对于出现血栓并发症或有栓塞倾向的肾炎患者应予使用。它能直接促进纤溶酶活性,抑制肾小球内纤维蛋白沉积及增殖性变化。常用剂量为10万~20万单位分2次微泵注入或静滴(4~6h内滴完),7~14d为一个疗程。③华法林:是维生素K依赖因子(Ⅱ、Ⅶ、Ⅸ、Ⅹ)抑制物,长期应用可达到溶解纤维蛋白的作用。使用抗凝剂应注意监测出、凝血指标(试管法凝血时间、凝血酶原时间)。④应用阿司匹林及双嘧达莫(潘生丁)抑制血小板聚集,能改善高凝状态。

3. 免疫抑制治疗

参见第三节肾病综合征治疗。

四、护理

根据患者的临床表现及实验室检查进行评估,除一般护理外,重点提出以下护理诊断内容。

1. PC：体液过多

与肾小球滤过率下降、水钠潴留及低蛋白血症等因素有关。

预期目标：浮肿减轻，尿量增加。

护理措施：

（1）休息　每日保证充分的休息和睡眠，严重水肿、低蛋白血症者需卧床休息。水肿消失、一般情况好转后，可起床活动。

（2）饮食　明显水肿、高血压患者应限制水钠摄入量，盐 <3g/d。对有氮质血症者，应给予低蛋白饮食，每日 0.5～0.8g/kg。其中 60% 以上为优质蛋白（动物蛋白），低蛋白饮食同时达到低磷的目的，因每克蛋白质饮食中约含磷 15mg，它可减轻健存肾单位的滤过率。选进不饱和脂肪酸的植物油或鱼油，并进足够维生素，增加富含可溶性纤维的食物，每日热量 125.5kJ/kg。适当增加碳水化合物和脂类在热量中的比例，使之既保证身体所需的营养，又减少蛋白质代谢产物，从而起到保护肾功能的作用。

（3）密切观察患者水肿情况，准确记录 24h 出入量，注意观察患者的尿量及水肿情况，包括水肿的特点、程度，有无出现胸、腹腔积液等。

（4）密切观察患者的生命体征，尤其是血压的变化，在使用利尿剂和降压药过程中，要注意观察药物的疗效和副作用，因血压突然升高或持续高血压可加重肾功能的恶化，降压过快或过低可影响肾的灌注。因此，要固定服药时间，不能擅自停药。若出现低血钾症时，可适当补充氯化钾或加用保钾利尿剂。定期检查尿常规及尿比重，监测肾功能和水、电解质平衡有无异常。

2. 其他护理诊断

（1）焦虑　与病程长、病情反复、治疗效果及预后差有关。

（2）营养失调，低于机体需要量：与大量蛋白尿、限制蛋白饮食、低蛋白血症等有关。

（3）有感染的危险　与水肿、营养失调、低白蛋白血症、机体抵抗力下降有关。

3. 潜在并发症 PC　慢性肾功能衰竭等。

4. 健康教育

（1）做好接受各种检查，包括肾活检的必要性、安全性和偶发副作用的解释工作。

（2）向服用免疫抑制剂、肾上腺皮质激素患者解释治疗的重要性，说明脱发、肥胖是暂时现象。

（3）解释慢性肾炎有明显水肿、严重高血压、大量血尿和蛋白尿者应绝对卧床的必要性。对轻度水肿、高血压、血尿和少量蛋白尿者，可酌情增加患者的活动，或从事一些轻微的劳动，但切忌劳累。

（4）向患者解释应注意避免引起慢性肾炎反复发作及加重因素，如感染、劳累、妊娠及使用肾毒性药物氨基糖甙类抗生素等，均可使肾功能进一步恶化。

（5）向患者解释饮食治疗的重要性，特别是对肾功能不全患者，应低蛋白饮食；浮肿、高血压者严格低盐饮食。

（7）提醒患者按医嘱服药，不可擅自改变药物、剂量和停药，以确保疗效。

（8）使患者充分认识到降压对减少尿蛋白、保护肾功能的重要性，同时需及时观察其副作用，尤其是肾功能的变化。

（9）向患者解释应用利尿剂时，要准确记录出入量，测体重，同时要定期复查电解质及肾功能变化的重要性。

（10）要求患者避免受凉，注意劳逸结合，预防呼吸道感染，自我监测血压，定期复查。病情变化时，如出现水肿加重、尿常规异常、血压升高、急性感染等情况时，应及时就医。

（11）对病程长、病情反复、治疗效果及预后差的患者，要做好家属工作，使其给予心理安慰和支持。

第三节　肾病综合征的诊治与护理

肾病综合征（nephrotic syndrome，NS）是多种疾病和不同病因、病理所致的一组临床综合征，临床表现、发病机制和防治措施非常多样。

一、肾病综合征的诊断

肾病综合征是指成人大量蛋白尿 > 3.5g/d，儿童每 h > 40mg/m^2 或每日 > 1.0g/m^2）、低白蛋白血症（血浆白蛋白成人 < 30g/l，儿童 < 25g/l）、水肿和高脂血症为特征的临床综合征。其中大量蛋白尿和低蛋白血症为诊断肾病综合征的必备条件。大量蛋白尿是导致肾病综合征各种表现的基础。白蛋白从尿中丢失，且原尿中部分白蛋白在近端小管上皮中降解，即刺激肝脏代偿性增加蛋白合成，若这一代偿合成仍不能补足蛋白丢失及降解，即出现低蛋白血症。低蛋白血症时血浆胶体渗透压降低，水分渗出至组织形成水肿。肝脏代偿合成白蛋白的同时，也增加了脂蛋白的合成，且大量蛋白尿时脂蛋白降解酶的辅因子因分子量小也从尿中丢失，使酶活性下降而脂蛋白降解减少，这双重因素导致了高脂血症。

二、病因与病理

肾病综合征的病因分为原发与继发两大类，肾病综合征诊断成立后，还必须排除先天遗传性疾病及全身系统疾病导致的继发性肾病综合征，才可诊断为原发性肾病综合征。儿童肾病综合征应仔细检查有无遗传性肾病。继发肾病综合征的全身系统性疾病很多，应仔细检查青中年女性肾病综合征有无系统性红斑狼疮、中老年肾病综合征有无代谢性疾病（糖尿病、淀粉样变等）及肿瘤（多发性骨髓瘤等）等。

原发性肾病综合征病理类型多样，不同的病理类型治疗方案和预后不同。原发性肾病综合征的病理类型有以下 5 型：微小病变型肾病、系膜增生性肾炎（包括 IgA 肾病及非IgA 肾病）、系膜毛细血管性肾炎（又称膜增生性肾炎）、局灶节段性肾小球硬化及膜性肾病。

三、治疗

1. 对症治疗

导致肾病综合征水肿的机制并不单一，有低血浆胶体渗透压（由低蛋白血症导致）

因素存在,因此欲有效利尿,静脉补充胶体液是重要措施之一。临床多静脉输注血浆代用品(如右旋糖酐或羟乙基淀粉)来提高患者血浆胶体渗透压。利尿效果不佳时,应检查患者是否严格限制食盐摄入。利尿效果差的严重水肿患者,可辅助应用超滤脱水消肿。

2. 抑制免疫及炎症的治疗

导致原发性肾病综合征的肾小球疾病几乎都是免疫介导性疾病,而且多为免疫介导性炎症,因此抗免疫及抗炎症治疗为主要治疗措施。根据循证医学证据、肾脏病理及患者的个体化,合理选择以下各种免疫抑制药物。

(1)类固醇激素 一般均遵循"足量、慢减、长期维持"的用药原则。①开始用量要足。以泼尼松为例,成人起始剂量需达到每日 1mg/kg。②减撤药要慢。有效病例每 2~3 周减原用量的 10%。③维持时间要长。常以隔日 20mg 顿服作维持量,共服半年至 1 年或更久。

(2)细胞毒药物 包括盐酸氮芥、环磷酰胺、苯丁酸氮芥、硫唑嘌呤及长春新碱等,它们常与激素配伍应用。现在临床最常用环磷酰胺片,每日 100mg 口服,或环磷酰胺冲击疗法(每次 0.75g/㎡,或每次 1g 溶于 5% 葡萄糖静脉点滴,每月 1 次)。该药不仅有骨髓抑制作用及胃肠反应,还有中毒性肝炎、性腺抑制(主要为男性)、脱发及出血性膀胱炎等副作用。

(3)霉酚酸酯(Mycophenolate mofetil,MMF) 为新型的免疫抑制剂。该药选择性作用于 T、B 淋巴细胞抑制免疫,而对其他体细胞无作用。霉酚酸酯也常与激素合用,剂量 1~2g/d,分两次空腹口服。

(4)环孢素 Ag(Cyclosporin A,CSA) 该药选择性地作用于 T 淋巴细胞抑制免疫反应,临床也常与激素合用,起始用量常为每日 3~5mg/kg,分两次口服,2~3 月后缓慢减量,共服药半年至 1 年。服药期间定期监测药物血浓度,以保持其谷值在 100~200ng/ml。但是该药副作用有急、慢性肾毒性、肝毒性、高尿酸血症、高血压、齿龈增生以及多毛症等,故一般只作为二线用药。

(5)他克莫司(tacrolimus,FK506) 通过与他克莫司的免疫亲合素(如环啡啉和 FKBP)的结合,并且抑制钙神经蛋白的磷酸化作用而导致阻断 T 细胞活化信号传导通路,藉此抑制 IL-2 和其他早期 T 细胞活化基因转录。其免疫力抑制作用强于 CsA 10~100 倍,可用于治疗难治性肾病综合征,但目前尚无大样本临床报道。推荐剂量:每日 0.05~0.15mg/kg,副作用有肾毒性、神经毒性、糖代谢紊乱、胃肠紊乱和高血压等。

四、并发症防治

1. 感染是肾病综合征的常见并发症,包括细菌、病毒及霉菌感染等。感染的防治原则是:患者一旦出现感染,即应尽快选用敏感、强效、无肾毒性的药物进行治疗;反复感染者,可辅以免疫增强剂治疗,如胸腺素肌内注射、丙种球蛋白 5g 静脉点滴,以减少感染发生。

2. 血栓及栓塞是肾病综合征的另一常见并发症,预防的主要措施是:血浆蛋白低于 20g/L 的肾病综合征患者,应及时进行抗凝治疗,常用肝素钙或肝素钠等药物;血栓栓塞一旦发生,即应尽快进行溶栓治疗,临床常选用尿激酶。肾病综合征本身可引起特发性急性肾功能衰竭,可能与肾间质水肿压迫肾小管,及原尿中大量蛋白在少尿时与 Tamm-Horsfall 蛋白共同形成管型堵塞肾小管有关。当发生急性肾衰竭时主要治疗措施为:①血液透析,可在补充血浆制品后适当脱水,以减轻组织(包括肾间质)水肿;②利尿,对袢利尿剂仍有反应时应积极给予,以冲刷掉阻塞肾小管的管型。③积极治疗基础肾小球病。

五、护理

根据患者的临床表现及实验室检查进行评估,除一般护理外,重点提出以下护理诊断:

1. PC:体液过多

与低蛋白血症致血浆渗透压下降有关。

预期目标:水肿减轻。

护理措施:

(1)严重水肿时,患者应绝对卧床休息,为防止肢体血栓形成,可进行适当肢体活动。根据患者病情及恢复情况,逐渐增加活动量。

(2)当患者有水肿、高血压时,应限制盐和水的摄入。另提倡正常量的优质蛋白饮食,保证足够的热量及维生素。

(3)观察药物的疗效和副作用,重点注意观察免疫抑制药物治疗的副作用;抗凝药物治疗时注意观察有无出血倾向,监测出、凝血时间等;使用利尿剂注意尿量、体重变化及血电解质有无改变等。

2. 营养失调,低于机体需要量:与大量蛋白尿、限制蛋白饮食、低蛋白血症等有关。

预期目标:能正常进食,营养状况得到改善。

护理措施:

(1)应给予充足的热量、适量蛋白质、低盐、高维生素、易消化饮食。特别是蛋白质的合理摄入,高蛋白质饮食可加重肾小球过度滤过,促进肾小球硬化,提倡富含必需氨基酸的优质动物蛋白的摄入,约 $1g/(kg \cdot d)$。

(2)适当增加糖的摄入以保证足够热量,热量一般不少于 $126 \sim 147kJ$($30 \sim 35kCal$)/($kg \cdot d$)。但长期高糖饮食在动物实验中可引起 GFR 和 RPP 下降、肾小球肥大和硬化,尤以单糖较多糖危害性大,而限制糖的摄入对肾实质起保护作用。

(3)摄入脂肪应选不饱和脂肪酸,可提高肾小球滤过率(GFR)和肾有效血浆流量(RPP),高饱和脂肪酸和胆固醇会加重肾损害。2/3 的 NS 患者均有总胆固醇、低密度脂蛋白(LDL)升高,所以必须养成低胆固醇、低脂肪饮食的习惯。

(4)有水肿、高血压的患者,应给予低盐饮食(<3g/d)。重度水肿伴少尿时应限制液体入量在 1500ml/d。

3. 有感染的危险:与水肿、营养失调、低白蛋白血症、机体抵抗力下降及激素、细胞毒药物应用有关。

预期目标:无感染发生。

护理措施：

(1)注意环境清洁,定时开窗通风,定期空气消毒。

(2)要求患者避免受凉,注意个人卫生,少去人口密集场所。

(3)观察有无感染症状,及时收集标本送检,有感染时要及时治疗。

4.潜在并发症 PC:感染、血栓形成、急性肾衰竭等。

第四节 慢性肾功能衰竭的治疗与护理

慢性肾功能衰竭(chronic renal failure,CRF)是指在各种慢性肾脏疾病基础上,缓慢出现肾功能减退,最终以代谢产物潴留,水、电解质和酸碱平衡紊乱为主要表现的一组临床综合征。

一、病因

各种原发或继发的肾脏疾病导致肾实质进行性毁损,最终可发展为慢性肾功能衰竭。引起慢性肾衰竭的病因在我国以慢性肾小球肾炎引起者最多,占 50% ~ 60%,其次为糖尿病肾病、高血压肾损害、慢性肾盂肾炎、多囊肾、狼疮性肾炎等。美国报道糖尿病肾病占第 1 位,高血压次之,慢性肾小球肾炎列第 3 位。

二、发病机制

慢性肾功能衰竭的发病机制甚为复杂,迄今尚未完全明了,有下述主要学说:

1. 健存肾单位失代偿学说

各种原因引起的肾实质疾病,导致大部分肾单位破坏,残余的小部分肾单位轻度受损,功能仍属正常。这些残余的"健存"肾单位为了代偿,必须加倍工作以维持机体正常的需要,从而导致"健存"肾单位发生代偿性肥大,肾小球滤过功能和肾小管处理滤液的功能增强,最终导致肾小球硬化而丧失功能。

2. 矫枉失衡学说

1972 年 Bricker 就提出,肾功能不全时机体呈现一系列病态现象(不平衡),为了矫正病态现象,机体要作相应调整,特别是引起某些物质增加(矫枉,也称平衡适应),这些代偿改变却又导致新的不平衡,即失衡,并由此产生一系列临床症状。典型的例子是钙磷的代谢紊乱。

3. 尿毒症毒素学说

慢性衰竭体内多种代谢产物蓄积。这些增加的尿毒症毒素,包括甲状旁腺素、磷、尿素、肌酐、胍类、酚类和吲哚类等物质导致尿毒症症状。

4. 肾小球高压和代偿性肥大学说

肾单位微穿刺研究表明,慢性肾衰竭时"健存"肾单位的入球小动脉阻力下降,而出球小动脉阻力增加,导致肾小球内高压力、高灌注和高滤过。肾小球高压使小动脉壁增厚和毛细血管壁张力增高,引起缺血和内皮细胞损害,系膜细胞和基质增生,促使残余肾小球代偿性肥大,肾小球硬化,使肾功能进一步恶化。

此外,慢性肾衰竭的发生与脂质代谢紊乱、肾组织一氧化氮合成减少、各种多肽生长因子以及各种细胞因子等因素有关。

三、慢性肾功能衰竭分期

根据肾功能损害的不同程度,临床上分期如下。

1. 代偿期:又称为肾储备功能减退期

内生肌酐清除率(Ccr)降低,但 >50ml/min,血肌酐(Scr) <178μmol/L,一般无临床症状。

2. 失代偿期:又称氮质血症期

Ccr 在 25~50ml/min,Scr >178μmol/L,除轻度贫血、消化道症状、夜尿增多外无明显不适,应激时临床症状加重。

3. 肾功能衰竭期

(1)早期　称尿毒症早期,Ccr 在 10-25ml/min,Scr221~442μmol/L,大多有较明显的消化道症状及贫血症状,有轻度代谢性酸中毒及钙磷代谢异常。

(2)尿毒症期　Scr >442μmol/L,血尿素氮 >21.4mmol/L。常出现多种尿毒症症状,如明显贫血、严重消化道症状和各种神经系统并发症,甚至昏迷,明显代酸和电介质紊乱等。

(3)终末期或尿毒症晚期　Scr >707μmol/L,Ccr <10ml/min。

四、临床表现

1. 胃肠道表现

胃肠道表现为本病最早出现和最常见的突出症状,随病情进展而加剧。早期出现食欲不振,上腹饱胀,然后出现恶心、呕吐、呃逆及腹泻。晚期患者口腔有尿臭味,伴有口腔黏膜糜烂溃疡,甚至出现严重的消化道出血。常伴有胃、十二指肠炎或溃疡。

2. 精神、神经系统症状

早期多有乏力、头昏、注意力不集中、记忆力减退和睡眠障碍等症状。晚期尿毒症脑病,出现嗜睡、谵妄、幻觉。周围神经病变表现为皮肤烧灼感、肢体麻木,"不安腿"等。神经肌肉兴奋性增强,表现为肌肉痛性痉挛和抽搐等。

3. 血液系统表现

当 Ccr <30ml/min 时,绝大多数患者出现贫血,一般为正常形态、正色素性贫血。且随肾功能进一步减退而加剧。肾性贫血原因主要与肾分泌促红细胞生成素(EPO)减少、血中存在抑制红细胞生成的物质、红细胞寿命缩短、造血物质缺乏(铁和叶酸缺乏)、铝中毒、继发感染等有关。出血也极为常见,表现为皮下出血、月经过多及消化道出血等。出血倾向与出血时间延长、血小板破坏增多及功能异常,以及多种凝血因子功能异常有关。

4. 心血管系统症状

高血压甚常见,程度可轻重不等。一般收缩压和舒张压均升高,重者发生高血压脑病。尿毒症症状严重时发生的心包炎,称为尿毒症性心包炎。尿毒症性心肌病常在晚期患者中出现,其发生机制与贫血、高血压、容量负荷过度、缺氧、酸中毒、电解质代谢紊乱、能量代谢障碍、甲状旁腺激素及中分子物质等心肌毒素有关,临床表现多有心脏扩大、各种心律失常和充血性心力衰竭等。心力衰竭是尿毒症常见死亡原因之一,容量过度负荷是最常见因素,此外与高血压、心肌病、心律失常、严重贫血等有关。慢性肾衰竭患者由于脂代谢紊乱、动脉粥样硬化,缺血性心脏病发生率亦增高。

5. 呼吸系统表现

代谢性酸中毒时常有气促,甚至发生 Kussmaul 呼吸。代谢产物潴留及免疫功能低下易合并呼吸系统感染,可表现为支气管炎、肺炎、胸膜炎合并胸腔积液。间质性肺炎较为常见,X 线检查典型者示肺门两侧蝴蝶状阴影,称为"尿毒症肺"。

6. 运动系统表现

尿毒症肌病,以近端肌肉受累常见。肾性骨营养不良极常见,简称肾性骨病,包括肾性佝偻病、肾性骨软化症、纤维性骨炎、骨质疏松、骨硬化、转移性钙化等多种表现。骨病临床症状不多,少数仅表现为骨骼痛,行走不便。

7. 内分泌失调

慢性肾衰竭时内分泌功能紊乱,其中较常见为:钙磷代谢异常和继发性甲状旁腺功能亢进引起的肾性骨病;促红细胞生成素减少导致的肾性贫血;甲状腺功能减退,表现为体温偏低、苍白、皮肤干燥、乏力、软弱、便秘及耐寒力差等;下丘脑、垂体对甲状腺、肾上腺、生长激素和性腺功能的调节紊乱而出现性功能减退、月经异常等。

8. 蛋白、糖、脂肪代谢障碍

慢性肾衰竭常呈负氮平衡,必需氨基酸水平较低;空腹血糖偏低或正常,糖耐量常有减退;三酰甘油水平常有升高,极低及低密度脂蛋白也增高。

9. 皮肤症状

患者面色萎黄、晦滞、轻度虚肿感,表现为尿毒症面容。皮肤干燥、脱屑、无光泽、色素沉着。顽固性皮肤瘙痒常见,与皮肤上尿素霜及钙盐沉着等有关。有时出现淤斑,由于瘙痒及抵抗力降低,易致皮肤化脓性感染。

10. 水、电解质及酸碱平衡失调的表现

(1)失水或水过多 正常肾脏可以对水代谢进行较大范围的调节。肾衰竭时由于浓缩功能不良,夜尿,多尿,加上厌食、呕吐、腹泻,易引起失水;由于肾排水能力差,多饮水或补液不当,易发生水潴留,表现为水肿、高血压、心力衰竭,甚至发生肺水肿、脑水肿等严重后果。

(2)低钠与高钠血症 由于呕吐、腹泻,钠丢失过多,肾小管对钠重吸收减少,易发生低钠血症,表现为乏力、厌食,重者发生低血压甚至昏迷。如突然增加钠摄入时,易出现水、钠潴留,发生高血压、水肿和心力衰竭等。

(3)高钾与低钾血症 肾衰竭时少尿,钾排泄减少,机体分解代谢增加,代谢性酸中毒 K^+ 向细胞外转移,使用潴钾利尿剂或血管紧张素转换酶抑制剂等,可导致严重高钾血症。表现为嗜睡,严重心律失常,甚至心搏骤停。如果进食少,钾摄入不足,恶心、呕吐、腹泻及长期应用排钾性利尿剂,易发生低钾血症,表现为乏力、肌无力、腹胀、肢体瘫痪,重者发生严重心律失常和呼吸肌麻痹。

（4）低血钙和高血磷　肾衰竭时肾组织不能生成活性维生素 D_3，钙从肠道吸收减少，从而发生低钙血症。一般很少出现症状，只是在用碳酸氢钠纠正酸中毒时可降低游离钙而促发手足抽搐。肾单位减少磷的排泄，出现高血磷。高磷血症可使血钙磷乘积升高，低血钙使 PTH 分泌增加，易发生肾性骨病、转移性钙化等。

（5）代谢性酸中毒　慢性肾衰竭时，由于下述原因可引起代谢性酸中毒。①肾衰竭时由于肾排泄障碍，代谢产物如磷酸、硫酸和乙酰乙酸等酸性物质潴留；②肾小管分泌氢离子的功能受损，致氢、钠离子交换减少，因而使氢潴留而碳酸氢钠不能重吸收而从尿中丢失；③肾小管细胞制造氨的能力降低，尿酸化功能障碍，碱盐不能保留。轻度代谢性酸中毒一般无临床症状，严重酸中毒时血 pH 明显下降，阴离子间隙明显高于正常，患者有疲乏、厌食、恶心呕吐、腹痛、头痛、躁动不安，出现深而长的呼吸。严重者可昏迷、心力衰竭、血压下降和心跳停止。

五、实验室及辅助检查

1. 尿液检查：尿蛋白程度不一，一般为（＋）～（＋＋），晚期肾功能损害明显时尿蛋白反见减少。尿沉渣镜检有不同程度的血尿、管型尿，粗大宽阔的蜡状管型对慢性肾衰竭有诊断价值。尿比重降低至 1.018 以下，或固定在 1.010 左右，尿渗透压在 450mOsm/kg 以下。

2. 血常规检查：血红蛋白降低，一般在 80g/L 以下，重者 <50g/L，为正常形态正色素性贫血，白细胞正常或降低。感染或严重酸中毒时白细胞可升高，血小板正常或降低，红细胞沉降率增快。

3. 血生化检查：血钙常 <2 mmol/L，血磷 >1.6 mmol/L，血钾、钠、氯、CO_2CP、阴离子间隙随病情变化而变化。

4. 肾功能检查：不同程度的肾功能损害见前述慢性肾衰竭的分期。

5. 其他检查：X 线腹部平片、B 型超声检查、放射性核素肾扫描、CT 和磁共振检查等对确定肾脏的外形、大小及有无尿路梗阻、积水、结石、囊肿和肿瘤等都很有帮助。慢性肾衰竭晚期肾体积缩小（多囊肾、肾肿瘤除外）为其特征性改变。

六、治疗要点

1. 治疗原发病。
2. 纠正加重肾功能恶化的因素。
3. 延缓慢性肾衰竭的发展：主要措施包括饮食营养、血压控制、减少蛋白尿、降脂、抗凝、免疫抑制治疗及中医药治疗等。
4. 并发症的防治：
（1）纠正水、电解质和酸碱平衡失调　①钠、水平衡失调：水肿者应限制盐和水的摄入；水肿较重者可应用利尿剂；水肿伴稀释性低钠血症者，每天入量 = 不显性失水量（约 500～600ml/d）+ 前一天尿量；透析者应加强超滤。②高钾血症：去除引起高钾血症的原因，定期监测血钾。③钙、磷代谢失调：口服骨化三醇，有助于纠正低钙血症。进餐时口服碳酸钙 2g，每日 3 次，既可补钙，又可降低血磷，同时还可纠正酸中毒。④代谢性酸中毒:口服碳酸氢钠,严重时静脉滴注碳酸氢钠。

（2）心血管系统并发症 ①高血压:减少血容量,清除水钠潴留后,血压即可控制或恢复正常。可慎选利尿剂及降压药。②心力衰竭:与一般心衰治疗相同,限制钠和水的摄入,使用利尿剂、洋地黄、血管扩张剂等。③贫血:重组人类促红细胞生成素（rHμ-EPO）治疗贫血疗效显著。应注意同时补充造血原料如铁和叶酸等,也可少量多次输新鲜血。

（3）感染治疗 应根据细菌培养和药物敏感试验合理选择对肾无毒或毒性小的抗生素,并按肾小球滤过率来调整药物剂量。

5.替代治疗:透析疗法及肾移植。

七、护理

1.营养失调,低于机体需要量:与其限制蛋白摄入、消化功能紊乱等有关。

预期目标:有足够营养物质摄入,营养状况得到改善。

护理措施:

（1）合理摄入蛋白质 既要限制蛋白质的摄入,又要防止低蛋白血症和营养不良。能降低血 BUN,减轻尿毒症症状,有利于降低血磷和减轻酸中毒。长期低蛋白饮食的患者,应用必需氨基酸（EAA）疗法或必需氨基酸加上 α-酮酸的混合制剂疗法。①根据患者的 GFR 来调整蛋白质的摄入量,当 GFR $<50ml/min$ 时,即应限制蛋白质的摄入,且60%以上的蛋白质是富含必需氨基酸的优质蛋白（即高生物价优质蛋白）;GFR 为 20 ~ 50ml/min 者每日摄入 40g（0.7g/kg）的优质蛋白;GFR 为 10 ~ 20ml/min 者每日摄入 35g（0.6g/kg）的优质蛋白;GFR 为 5 ~ 10ml/min 者每日摄入 25g（0.4g/kg）的优质蛋白;GFR $<5ml/min$ 时,每日摄入 $<20g$（0.3g/kg）的优质蛋白,此时需必需氨基酸疗法。同时,少摄入植物蛋白,因植物蛋白含非必需氨基酸多。设法去除米、面中所含的植物蛋白质,可采用麦淀粉做主食。

（2）热量充足 为减少体内蛋白质的消耗,每天应供给 126kJ（30kCal/kg）热量,以碳水化合物和脂肪为主,可食用植物油和食糖,并给予富含维生素 C、B、叶酸及低磷、高钙饮食。

（3）促进食欲 协助患者早晚及餐后漱口以保持口腔清洁,少量多餐,注意食物可口,色、香、味俱全。呕吐者可用甲氧氯普安（胃复安）减少呕吐。

（4）监测肾功能和营养状况 定期监测 BUN、血肌酐、血清蛋白、血红蛋白等变化。

2.PC:体液过多。与肾小球滤过率下降、水钠潴留、补液不当有关。

预期目标:水肿减轻或消退。

护理措施:

（1）密切观察生命体征,每日定时测体重,准确记录 24h 出入量,监测水、电解质,观察体液过多的症状和体征。

（2）减轻水肿:控制液体入量,限制盐和水的摄入,坚持“量出为入”原则。使用利尿剂时注意尿量、体重变化及血电解质改变。

3. 活动无耐力。与贫血、乏力有关。

预期目标:能耐受日常活动。

护理措施:

根据病情和活动耐力,适当地活动:病情较重或心力衰竭者,应绝对卧床休息,并提供安静的休息环境,协助患者做好各项生活护理;严重贫血、出血倾向及骨质疏松者,应卧床休息,坐起、下床时注意安全;长期卧床患者应帮助其进行适当的床上肢体活动;能起床活动的患者进行适当散步、进行力所能及的生活自理等活动。

4. 有感染的危险:与水肿、营养失调、低白蛋白血症、机体抵抗力下降有关。

预期目标:无感染发生。

护理措施:

(1)注意环境清洁,定时开窗通风,定期空气消毒。

(2)要求患者避免受凉,注意个人卫生,少去人口密集场所。

(3)观察有无感染症状,及时收集标本送检,有感染时要及时治疗。

思考题

一、单选题

1. 肾性水肿无肾功能损害时,可选用哪类利尿剂:

　　A. 潴钾利尿　　　　　B. 渗透性利尿剂　　　C. 碳酸酐酶抑制剂　D. 噻嗪类

2. 大剂量利尿可能导致以下并发症,除哪项以外?

　　A. 低血糖　　　　　　B. 神经性耳聋　　　　C. 高尿酸血症　　　　D. 高血糖

3. 肾炎患者饮食原则是:

　　A. 低盐优质低蛋白饮食　　　　　　　B. 低胆固醇高脂肪饮食

　　C. 低盐优质高蛋白饮食　　　　　　　D. 低胆固醇高热量饮食

4. 肾病综合征患者蛋白饮食为:

　　A. 低蛋白饮食 + 丢失量　　　　　　　B. 优质普通蛋白饮食 + 丢失量

　　C. 每日蛋白摄入量为 1g/kg + 丢失量　　D. 每日蛋白摄入量为 0.8g/kg + 丢失量

5. 肾实质性高血压现认为尿蛋白超过 1g/d 的患者,血压控制在:

　　A. Bp　130/80 mmHg　　　　　　　　B. Bp　125/75 mmHg

　　C. Bp　110/70 mmHg　　　　　　　　D. Bp　120/75 mmHg

6. 对于肾性高血压,应用血管紧张素转换酶抑制剂应注意:

　　A. 从小剂量开始,逐渐加量至血压达标

　　B. 开始就用治疗量,使血压很快控制

　　C. 有浮肿时,要与呋塞米利尿同用

　　D. 肾病综合征血容量不足,肾素分泌增高,更要用血管紧张素转换酶抑制剂

7. 当每分钟 Ccr < 10ml/min,血肌酐 > 707μmol/L 时为:

　　A. 尿毒症早期　　　B. 尿毒症晚期　　　C. 代偿期　　　　　　D. 氮质血症期

8. 环孢菌素 A 的副作用有:

　　A. 肝肾毒性,低血压,高尿酸血症　　　　B. 肝肾毒性,高血压,高尿酸血症

C. 肝肾毒性,高血压,不影响血尿酸　　　　D. 肝肾毒性,高血压,低尿酸血症

9. 肾病综合征明显低蛋白血症水肿时,应选何种利尿剂?

    A. 噻嗪类利尿剂　　　　　　　　　　　B. 襻利尿剂

    C. 保钾利尿剂　　　　　　　　　　　　D. 低分子右旋糖酐 + 呋塞米

10. 肾性水肿伴明显的肾功能损害时,利尿剂应使用:

    A. 噻嗪类利尿剂　　　　　　　　　　　B. 碳酸酐酶抑制剂

    C. 襻利尿剂　　　　　　　　　　　　　D. 噻嗪类利尿剂 + 保钾利尿剂

二、名词解释

1. 急性肾小球肾炎　2. 慢性肾小球肾炎　3. "尿毒症肺"　4. 肾病综合征　5. 尿毒症期

三、问答题

1. 简述急性肾小球肾炎的临床诊断。

2. 简述急性肾小球肾炎的护理。

3. 简述慢性肾小球肾炎的临床表现。

4. 简述慢性肾小球肾炎的护理。

5. 简述肾病综合征的临床表现及常见并发症。

6. 简述肾病综合征的护理。

7. 慢性肾衰竭的临床如何分期?

8. 简述慢性肾衰竭的治疗要点。

9. 简述慢性肾衰竭的护理。

参考答案

一、单选题

1. D　2. A　3. A　4. C　5. B　6. A　7. B　8. B　9. D　10. C

二、名词解释:略

三、问答题:略

参考文献

1. 王海燕. 肾脏病学(第 3 版). 北京:人民卫生出版社,2008

2. 黎磊石,刘志红. 中国肾脏病学(第 1 版). 北京:人民军医出版社,2008

3. 李秋萍. 内科护理学(第 2 版). 北京:人民卫生出版社,2006

4. 尤黎明. 内科护理学(第 3 版). 北京:人民卫生出版社,2004

(李夏玉)

第五章 白血病的治疗与护理

学习目标：

- 了解白血病的病因及分类。
- 明确白血病临床表现和实验室检查。
- 能叙述白血病化疗原则及副作用。
- 能确定白血病化疗方案。
- 能叙述护理诊断体温过高、营养改变的相关因素及护理措施。
- 能叙述 PC 静脉炎、出血、感染的相关因素及其护理。
- 能叙述造血干细胞移植概念及护理。

白血病（leukemias）是一类造血干细胞的克隆性恶性疾病。其特点为骨髓和其他造血组织中大量白血病细胞无限制增生，并浸润全身各器官和组织，使正常造血功能受到抑制。

我国白血病的年发病率约为 $2.71/(1 \times 10^5)$，不同地区发病率略有差别。大城市的发病率高于乡村，油田和污染区高于全国其他地区。不论何种类型的白血病，男性发病率均略高于女性，男女发病率之比为 $(1 \sim 1.6):1$。死亡率在男性各种肿瘤死亡率中排第六位，在女性各种肿瘤死亡率中排第八位。

第一节 白血病的病因与分类

一、病因

人类白血病的病因与发病机制比较复杂，且尚未完全阐明。目前认为，本病的病因可能是多因素相互作用的结果。

1. 病毒因素

尽管病毒可以引起白血病在鸟类已经得到证明。但在人类，目前唯一能证明由病毒引起的白血病是成人 T 淋巴细胞白血病，该病是由人类 T 淋巴细胞病毒 I（HTLV-I）所引起。

2. 电离辐射

电离辐射具有潜在的致白血病作用，在动物和人类中都有足够证据。在人类，一次接触大剂量或多次小剂量的辐射均有可能导致白血病。虽然电离辐射可以是白血病的致病因素，但在所有白血病患者中曾经与放射性物质有接触史者仅是少数。

3. 化学因素

任何能损害造血干细胞的化学物质都有致白血病的潜在作用,但能引起人类白血病有确凿证据者仅少数几种,最重要的是苯及其衍化物——甲苯。近年来,乙双吗啉治疗牛皮癣而发生急性白血病有不少报道。其他可能还有氯霉素、保泰松和抗癌化疗药物如烷化剂也可引起白血病,即所谓"治疗相关性白血病",其中约 70%~80% 病例为急性髓细胞白血病。

4. 遗传因素

遗传因素与白血病发病存在一定关系。在人类,已发现家族白血病、孪生子白血病。单卵孪生子中一人得白血病,另一人得病率高达 1/5,比双卵孪生子者高 20 倍。某些有染色体异常的遗传性或先天性疾病常伴有较高的急性白血病发病率,如第 21 号染色体三体的先天愚型(Down 综合征),其急性白血病的发病率比正常人高 20 倍,先天性全血细胞减少症(Fanconi 贫血)和先天性血管扩张红斑症(Bloom 综合征)者白血病发病率同样高于正常人群。

二、分类

根据白血病细胞不成熟程度和白血病的自然病程白血病主要分成两大类:急性白血病与慢性白血病。急性白血病骨髓中主要为原始及早期幼稚细胞,病情进展快,自然病程仅数个月;慢性白血病骨髓中主要为成熟的和晚期幼稚细胞,病情进展慢,自然病程一般为几年。

第二节　急性白血病分类、临床表现及检查

急性白血病(Acute Leukemia, AL)为原始和/或早期幼稚细胞无限制增生,并浸润全身各器官和组织。病情进展快,自然病程仅数个月。主要表现为贫血、出血、继发感染和肝、脾、淋巴结肿大。

一、分类

1976 年,法、美、英三国协作组(FAB 协作组)制订了急性白血病 FAB 分型诊断标准,1985 年进行修订。按 FAB 分类,急性淋巴细胞白血病(Acute lymphocytic leukemia, ALL)分为三种亚型,以淋巴细胞白血病的第一个英文字母 L 代替,即 L_1、L_2、L_3。急性非淋巴细胞白血病又称急性髓细胞白血病(Acute myeloid leukemia AML),分为八种亚型,以髓细胞白血病的第一个字母 M 代替,即 M_0、M_1、M_2、M_3、M_4、M_5、M_6、M_7(其中 M_0 是 MIC-M 分型后加入的)。

1. 急性淋巴细胞白血病

L_1:原始和幼淋巴细胞以小细胞(直径 $\leqslant 12\mu m$)为主,胞浆较少,核型规则,核仁不清楚。

L_2:原始和幼淋巴细胞以大细胞(直径 $> 12\mu m$)为主,胞浆较多,核型不规则,常见凹陷或折叠,核仁明显。

L_3：原始和幼淋巴细胞以大细胞为主，大小较一致，胞浆较多，细胞内有明显空泡，胞浆嗜碱性，染色深，核型较规则，核仁清楚。

2. 急性非淋巴细胞白血病

M_0（急性粒细胞白血病微分化型）：原始细胞在光镜下类似 L2 型细胞。髓过氧化酶（MPO）及苏丹黑 B 阳性细胞 <3%。但髓系标记：MPO（＋），CD_{33} 或 CD_{13} 等可呈（＋）。通常淋巴系抗原为（－），但有时为 CD_7^+、TDT^+。

M_1（急性粒细胞白血病未分化型）：未分化原粒细胞（Ⅰ型＋Ⅱ型）占骨髓非红系细胞的 90% 以上，至少 3% 细胞为髓过氧化物酶和/或苏丹黑染色（＋）。

M_2（急性粒细胞白血病部分分化型）：原粒细胞（Ⅰ型＋Ⅱ型）占骨髓非红系细胞的 30%~89%，早幼粒以下阶段细胞 >10%，单核细胞 <20%。M_2 的染色体有 t（8；21）（q22；q22）易位，可检测到 AML_1/ETO 融合基因。

M_3（急性早幼粒细胞白血病）：骨髓中以多颗粒的早幼粒细胞为主，此类细胞在非红系细胞中 ≥30%。可检测到染色体 t（15；17）（q22；q21）易位和 PML/RARα 融合基因。

M_4（急性粒－单核细胞白血病）：骨髓中原始细胞占非红系细胞的 30% 以上，各阶段粒细胞占 30%~79%，各阶段单核细胞 >20%。

M_4EO：除 M_4 型各特点外，嗜酸性粒细胞在非红系细胞中 ≥5%。可查到 inv（16）（p13；q22）或 del（16）（q22）或 t（16；16）（p13；q22）和 CBFB/MYH11 融合基因。

M_5（急性单核细胞白血病）：骨髓非红系细胞中原单核、幼单核 ≥30%。如果原单核细胞（Ⅰ型＋Ⅱ型）≥80% 为 M_5a，<80% 为 M_5b。可有 11q23 异常和 MLL/ENL 融合基因。

M_6（急性红白血病）：骨髓中幼红细胞 ≥50%，非红系细胞中原始细胞（Ⅰ型＋Ⅱ型）≥30%。

M_7（急性巨核细胞白血病）：骨髓中原始巨核细胞 ≥30%。CD_{41}、CD_{61}、CD_{42} 阳性。

（说明：原始细胞浆中无颗粒为Ⅰ型，出现少数颗粒为Ⅱ型。）

FAB 分型诊断标准简便而易于推广，各型与疗效、预后相关。但光镜下形态学观察和细胞化学方法对细胞的识别力有限，这使少数病例难以准确分型。随着单克隆抗体的应用，这两类急性白血患者中有 90% 可以得到正确诊断。此外，应用高分辨分带技术，发现 80% 的患者有染色体核型异常，且与 FAB 分型、预后有关。染色体与预后的这种密切关系，正受到越来越多的重视。由于染色体异位而产生的融合基因可以通过分子生物学的方法进行检测，因此，有条件的单位应采取形态学（Morphology）、免疫学（Immunology）、细胞遗传学（Cytogenetics）和分子生物学（Molecular biology）结合的分型，即 MIC-M 分型，以使分型更准确。更为重要的是：目前急性白血病的诊断标准已将白血病细胞比例（原始和幼稚细胞）由原先的 30% 下降为 20%，即白血病细胞只要达到 20% 就可诊断为急性白血病。

二、临床表现

各类急性白血病的共同临床表现，按发生机制可以是由于正常造血细胞生成减少，导致感染发热、出血、贫血；也可以是由于白血病细胞浸润而导致的浸润表现，即肝、脾、淋巴结肿大及其他器官病变。症状的缓急主要取决于白血病细胞在体内的积蓄增长速率和程度。

1. 发热和感染

约半数以上患者以发热起病,当体温 >38.5℃时常常是由感染引起。感染是急性白血病最常见的死亡原因之一。急性白血病发生感染的机制为:

(1)正常中性粒细胞数量减少和功能缺陷:由于白血病细胞抑制骨髓正常粒系祖细胞的生成,加上化疗药物对骨髓的抑制毒性,常发生严重的中性粒细胞缺乏症,极易并发各种细菌或真菌感染;

(2)免疫缺陷:化疗及肾上腺皮质激素等药物的应用,可加重免疫系统的紊乱;

(3)皮肤黏膜屏障的破坏更有利于病原体的入侵。感染以咽峡炎、口腔炎最多见,肺部感染、肛周炎、肛周脓肿也很常见。

2. 出血

约半数患者起病时伴出血倾向。并发弥散性血管内凝血(DIC)的患者,几乎全部有出血。DIC 最常见于急性早幼粒细胞性白血病,由于异常早幼粒细胞内含有大量颗粒,这些颗粒中包含有大量促凝物质,细胞破坏时大量的促凝物质释放从而诱发 DIC。出血机理主要是血小板减少,其次为血管壁损伤、凝血障碍和抗凝物质增多等。

3. 贫血

绝大多数确诊患者均有不同程度的贫血。贫血发生的主要机理为白血病细胞大量增生,导致正常红细胞系造血受抑。

4. 淋巴结和肝脾肿大

初诊时约半数患者有浅表淋巴结肿大和/或肝脾肿大,以 ALL 为著。

5. 神经系统

中枢神经系统白血病(CNS-L)以蛛网膜及硬脑膜的浸润最高,其次为脑实质、脉络丛及颅神经,可发生在白血病活动期或缓解期。多见于 ALL 和高白细胞性白血病。临床表现为头疼、呕吐或感觉异常。

6. 黏膜与皮肤

白血病细胞浸润口腔黏膜可引起齿龈肿胀,以 M_5 和 M_4 多见。皮肤浸润的表现有斑丘疹、皮下结节、斑块等。

7. 骨和关节

胸骨下端压痛常见,是白血病最重要的体征之一。骨关节疼痛可见于儿童或白血病复发、极高白血病数和慢粒急变的患者。骨痛可由于:

(1)白血病细胞增生对骨膜刺激;

(2)不明原因的骨梗死;

(3)高尿酸血症致痛风发作等。

8. 性腺

约2%的 ALL 初诊时即有睾丸白血病。病变睾丸可无症状,常呈双侧或单侧弥漫性肿大,质硬,不透光,可经局部穿刺或活检证实。卵巢白血病少见。

9. 血液生化改变

AL 的血生化改变常是多因素的,化疗可使之加重,造成症状的复杂化,严重者可致死,故需及时纠正。

尿酸血症:是 AL 最常见的代谢紊乱。由于 AL 细胞的高代谢状态,故尿酸可增高,尤其见于诱导缓解治疗时的联合化疗后,白血病细胞大量崩解,使血浆尿酸浓度显著增高。大量尿酸经肾小球、肾小管排出,可导致肾小球、肾小管损伤,出现严重肾病,甚至急性肾功能衰竭,是致命的并发症。

电解质紊乱:在初治的高白细胞白血病化疗时易出现高钾血症,而由于大量白血病细胞的破坏,细胞内的钾释放到血中易引起高钾血症,重者可致心搏骤停,故应引起高度重视。低钠血症较常见,可由原发性或化疗药物如环磷酰胺所致继发性抗利尿激素分泌过多综合征引起。此外,化疗后引起的恶心、呕吐、食欲降低常可引起低钾。急性白血病化疗后,因大量白血病细胞被杀伤,细胞内容物大量释放入血,因此可引起急性肿瘤融解综合征,出现高磷、高钾、低钙。

三、实验室检查

1. 血象

绝大多数患者存在不同程度贫血,且呈进行性发展,贫血为正常细胞、正常色素性。白细胞计数可降低、正常、增高或显著增高。分类中可见到某一类原始或幼稚细胞增多。当白细胞数超过 $100 \times 10^9/L$ 时 ,称为高白细胞性白血病。但无论是哪种白血病,初诊时均有不同程度的血小板减少。

2. 骨髓象

大多数患者骨髓有核细胞明显增多,主要是白血病的原始或幼稚细胞占 20% 以上,而中间阶段的细胞缺如;残留少量成熟细胞,形成"裂孔"现象;正常的幼红细胞和巨核细胞减少。少数病例骨髓增生低下,但白血病细胞仍占非红系的 20% 以上,称为低增生性白血病。急性粒细胞白血病、急性单核细胞白血病和急性粒－单核细胞白血病细胞胞浆中有时可见到 Auer 小体,而急性淋巴细胞白血病细胞内无 Auer 小体。因此,Auer 小体有助于鉴别急性淋巴细胞白血病和急性非淋巴细胞白血病。

3. 细胞化学染色

细胞化学染色是区别急淋巴细胞白血病和急性非淋巴细胞白血病的有效方法。包括过氧化物酶(POX)染色、苏丹黑(SB)染色、糖原(PAS)染色和酯酶染色,见表 1-5-1。

表 1-5-1　各亚型白血病细胞化学染色区别

	急性淋巴细胞白血病	急性粒细胞白血病	急性粒－单核细胞白血病
过氧化物酶 (POX)	(－)	分化差的原始细胞 (－)~(＋) 分化好的原始细胞 (＋)~(＋＋＋)	(－)~(＋)

续表

	急性淋巴细胞白血病	急性粒细胞白血病	急性粒-单核细胞白血病
苏丹黑	(-)	(-)~(+)	(-)~(+)
糖原反应 (PAS)	(+) 成块或颗粒状	弥漫性淡红色 (-)/(+)	呈弥漫性淡红色颗粒 状(-)~(+)
非特异酯酶 (NSE)	(-)	(-)~(+)氟化钠(NaF) 抑制不敏感	(+)能被 NaF 抑制
中性粒细胞碱 性磷酸酶 (AKP/NAP)	增加	减少或(-)	正常或增加

4. 细胞表面免疫标记检查

白血病细胞表面具有特异的抗原表达,可以用单克隆抗体来识别。这些抗原和抗体是根据分化群的编号来区别。随着对细胞免疫学的进一步研究,对白血病相关的免疫表型的认识正在逐步提高,细胞免疫表型不仅有助于白血病亚型的诊断,还有助于判断预后,并可进行疾病的监测。目前,应用单克隆抗体,已能正确识别淋巴细胞、髓细胞、巨核细胞表面抗原。髓系标记为 CD_{13}、CD_{33}、CD_{14}、CD_{15} 等,急性淋巴细胞 B 细胞标记为 CD_{19}、CD_{20}、CD_{22} 等。ALL 的免疫分型具有重要价值,按照免疫学标记,85% ALL 属 B-ALL,15% 为 T-ALL。T 细胞型 ALL 初诊时常伴高白细胞数;50%~60% 病例有纵隔肿块,中枢神经系统累及发生率较高。

5. 细胞遗传学与分子生物学检查

白血病常伴有特异的染色体和基因改变(表 1-5-2),可以通过染色体(细胞遗传学)分析与分子生物学检查确定。例如,M_3 伴 t(15;17)(q22;q21)染色体异常,如能肯定 t(15;17)染色体存在,即可肯定 M_3 的诊断位于 17 号染色体上 RARα(维甲酸受体基因)与 15 号染色体上的 PML(早幼粒白血病基因)相互易位,形成 PML/RARα 融合基因。检测 PML/RARα 融合基因亦可确定 t(15;17)(q22;q21)。细胞遗传学与分子生物学检查已成为白血病分型、预后判断、微小残留病检测的有用指标。

表 1-5-2 白血病常见的染色体与基因改变

白血病类型	染色体改变	基因改变
AML-M_2	t(8;21)(q22;q22)	AML1/ETO
AML-M_3	t(15;17)(q22;q21)	PML/RARα,RARα/PML
AML-M_4E0	Inv/del(16)(q22)	CBFβ/MYH11
AML-M_5	t/del(11)(q23)	MLL/ENL
ALL-L_3(B 细胞)	t(8;14)(q24;32)	MYC 与 IGH 并列
ALL(5%-20%)	t(9;22)(q34;q11)	BCR/ABL

四、诊断

根据临床表现、实验室检查、骨髓检查,急性白血病不难诊断。有时应与某些疾病进行鉴别：

传染性单核细胞增多症（简称传单）：传单有发热、浅表淋巴结肿大。因血象中有异常淋巴细胞，易与急性淋巴细胞白血病混淆。但传单无进行性贫血，无血小板减少和出血。血清嗜异凝集试验阳性，病程呈良性自限性。

再生障碍性贫血、骨髓增生异常综合征、粒细胞缺乏症及特发性血小板减少性紫癜：有时临床表现与急性白血病相似，应加以区别。但根据骨髓检查，鉴别并不困难。

急性白血病确诊后还应进行分类和分型。通过细胞化学、遗传学、免疫表型和分子生物学方法（即 MIC-M 分型），可将急性淋巴细胞白血病和急性髓细胞白血病区别开来。

第三节　治疗与护理

一、治疗

治疗常常包括诱导缓解治疗和缓解后治疗两个阶段。前者的目的在于达到完全缓解，后者的目的在于根除"可能存在的"微小残留病。但治疗的首要目的是达到完全缓解，即临床症状体征消失，血细胞计数恢复正常，骨髓原始细胞不超过 5%。支持治疗非常重要，出血常是血小板减少的结果，因而输血小板悬液常是有效的。贫血可输注浓缩红细胞。感染发热是急性白血病治疗过程中最常见的并发症，由于正常的粒细胞严重减少，加上化疗对免疫抑制及黏膜屏障的破坏，患者感染往往非常严重，治疗应给予有效的广谱抗生素。如强有效的广谱抗生素治疗一周无效，应考虑真菌感染的可能，给以抗真菌药物。

由于开始治疗后白血病细胞迅速溶解，故应密切关注体内水分、尿液碱化和电解质平衡，以防止高尿酸血症、高磷酸盐血症和高钾血症的发生。为了将高尿酸血症限制在最低程度，可在开始化疗前使用黄嘌呤氧化酶的抑制剂——别嘌呤醇，以抑制黄嘌呤转化成尿酸的过程，如白细胞数高，还应同时予以水化和碱化。

（一）一般治疗

1. 感染的防治

白血病患者易感染而发热，所以预防感染，尤其在强化疗期间的感染防治显得尤为重要。

2. 出血的防治

出血是另一个重要的并发症，循环中白细胞数过高，脑部血管内白细胞淤积性出血，常是致命的并发症，因此高白细胞性白血病可行白细胞分离术，以设法降低白细胞。当血小板减少时出血，应予以输注单采血小板。

3. 贫血的防治

应予以输少浆全血或红细胞悬液，以改善机体缺氧状态，提高抗病能力。

4. 尿酸性肾病的防治

高尿酸血症者应给予别嘌呤酸口服，同时碱化尿液，并静脉补液。

5. DIC 的防治

急性早幼粒细胞性白血病和某些其他急性非淋巴（髓）细胞性白血病患者，有时在诊断时已发生 DIC(由于白血病细胞溶解释放促凝物质所致),应予以补充纤维蛋白原,使纤维蛋白原维持在 1.5g/L 以上,输血浆、输注血小板悬液,使血小板维持在 40×10^9 以上,而肝素目前一般不主张用。

(二)化疗

化疗应坚持早期、联合、足量和个体化原则。整个治疗分为诱导缓解治疗和巩固强化治疗。所谓诱导缓解治疗,目的主要是杀灭患者体内的白血病细胞,使之由发作期的 1×10^{12} 以上降至 1×10^8,从而使患者临床症状及体征完全消失,骨髓正常造血功能恢复。所谓巩固和强化治疗指进一步消除体内残留白血病细胞,防止复发。

治疗急性淋巴细胞性白血病和急性髓细胞性白血病的基本原则相同,但化疗方案不同。

1. 急性淋巴细胞白血病的化疗方案(表 1-5-3)

表 1-5-3　急性淋巴细胞白血病的几种联合化疗方案

方案简称	药物及剂量	用法	备注
VDP	VCR 2mg/VDS 4mg DNR 45 mg/m² P　60mg	每周 1 次,静脉注射 第 1~3 天,静脉注射 每日分次口服	21~28 天为一疗程
VDCP	VCR 2mg/VDS 4mg DNR 45 mg/m² CTX 750mg/m² P　60mg	第 1 天,每周 1 次,静脉注射 第 1~3 天,静脉注射 第 1 天,每周 1 次,静脉注射 每日分次口服	21~28 天为一疗程
VDLP	VCR 2mg/VDS 4mg DNR 45 mg/m² L-ASP 5000~10000U P　60mg	每周 1 次, 静脉注射第 1~3 天,静注每天 静脉滴注,共 10 天 每日分次口服	28~36 天为一疗程

注:CR 完全缓解,VCR 长春新碱,P 泼尼松,DNR 柔红霉素,L-ASP 门冬酰胺酶,CTX 环磷酰胺

2. 急性非淋巴细胞白血病

急性非淋巴细胞白血病的化疗方案见表 1-5-4 所示。

表 1-5-4　急性非淋巴细胞白血病的几种联合化疗方案

方案简称	药物及剂量	用法	备注
DA	DNR 45 mg/m² Ara-C 100~200 mg/m²	第 1~3 天,静脉注射 每天,第 1~7 天,皮下注射或 24h 静脉滴注	CR 率约 55%~65%
HA	Hom 4~6mg Ara-C 100~200 mg/m²	第 1~5 天,静脉滴注每日一次 每日,第 1~7 天,皮下注射或 24h 静脉滴注	CR 率约 55%~65%
MA	Mitox 8~12 mg/m² Ara-C 100~200 mg/m²	第 1~3 天,静脉滴注 每日,第 1~7 天,皮下注射或静 脉滴注	

注:Hom 高三尖杉脂碱,Ara-C 阿糖胞苷,Mitox 米托蒽醌

化疗的常见副作用有骨髓抑制所致的全血细胞减少,胃肠道反应如恶心,呕吐。另外,还有脱发,心肌受损等。

3.髓外白血病的防治

髓外白血病是指骨髓以外部位所发生的白血病,这些部位在常规化疗时药物不能达到有效浓度,即所谓白血病的"庇护所",这是造成临床复发的主要原因。这些部位包括中枢神经系统、睾丸、卵巢、眼眶等。中枢神经系统白血病防治有以下几种。

(1)鞘内化疗　①鞘内注射 MTX:剂量 8～10mg/(m² · 次),每周 1～2 次,连用 4～6 次,然后间隔 4～6 周鞘内注射一次,维持 1～3 年。②鞘内注射 Ara-C:可作为二线用药,常用剂量为 30～50mg/(m² · 次),使用方法与 MTX 同。上述药物往往与地塞米松 5mg 联合应用,以减少副作用,提高疗效。

(2)放疗　全颅 + 全脊髓放疗。全颅照射以头颅侧平行相对两侧野,脊髓采用俯卧位照射,照射野宽 4～6cm。

(3)全身化疗　由于血脑屏障存在,应使用易透过血脑屏障的药物并采用大剂量给药。如中大剂量 MTX,中大剂量 Ara－C 静脉给药。

4.诱导分化治疗

我国科学工作者发现,应用全反式维甲酸(ATRA)可成功治疗急性早幼粒细胞白血病(M₃),其机制是诱导早幼粒白血病细胞分化至成熟阶段。

(1)ATRA 的用法和疗效　ATRA 治疗 APL 的一般剂量为 20～40mg/(m² · d),分次口服,疗程 30d 左右。对初治 APL 患者,单用 ATRA 的完全缓解率可达 90% 左右,明显高于联合化疗。患者在用药后外周血白细胞升高,中、晚幼粒细胞逐步升高。随着早幼粒细胞下降,中、晚幼粒细胞及杆状、分叶核相比逐渐增多而达到完全缓解,无骨髓抑制现象。但单用 ATRA 治疗 APL,维持缓解的时间短,即使坚持应用 ATRA 也不能阻止患者在数月内复发。目前主张 APL 患者应用 ATRA 诱导获完全缓解后,继以联合化疗,以后可以化疗与维甲酸交替巩固治疗,可显著延长缓解期。

(2)ATRA 的副作用　ATRA 治疗 APL 并不直接杀伤白血病细胞,而是诱导白血病细胞重新获得向成熟细胞分化的能力。因此 APL 应用 ATRA 治疗可显著减少 DIC 的发生,且 ATRA 不是细胞毒药物,其对骨髓无抑制作用。但是,ATRA 具有其他较多的骨髓外毒副作用,常见的有皮肤与黏膜干燥、头痛和颅内压升高(假性脑瘤)、骨痛、胃肠道反应、发热、肝脏损害、高白细胞血症和维甲酸综合征(RAS)等。

5.诱导凋亡治疗

20 世纪 70 年代以来,中国北方地区开始试用三氧化二砷注射液治疗急性早幼粒细胞白血病(M₃),并取得很好疗效。砷剂治疗 M₃ 的主要机理是诱导急性早幼粒细胞白血病细胞凋亡。目前主要应用的砷剂为三氧化二砷,剂量为每天 10mg 加入 5% 葡萄糖液中静脉滴注,持续 28～40d,大多数患者在 1 个月左右完全缓解。砷剂最大的优点是治疗复发 M₃,疗效可达 70%。副作用有肝、肾功能损害,消化道症状,皮疹以及手足麻木,皮肤色素沉着,颜面及下肢水肿和胸、腹水等,但这些副反应程度一般较轻,为可逆性,在停药后能恢复。

（三）骨髓移植

骨髓移植（BMT）是成人 AL 治疗策略中一个重要组成部分。大剂量化疗和放疗后，BMT 能起到重建造血和重建免疫的作用，由于 BMT 使白血病患者能耐受大剂量的化疗和放疗，而且植活的异基因骨髓尚有抗白血病的过继性免疫治疗作用，因此 BMT 为白血病患者提供了长期无白血病存在或根治的机会。

1. 异基因骨髓移植（ALLO-BMT）

预处理方案通常为大剂量的烷化剂如白消安（马利兰）和环磷酰胺，或者环磷酰胺和全身放射线照射（TBI）。骨髓供者最好为 HLA 配型相同的同胞兄妹。

2. 自身骨髓移植（ABMT）

预处理方案与 ALLO-BMT 相似，患者自身骨髓必须在完全缓解后，预处理前进行抽取。

近年来，多项前瞻性的研究对 ALLO-BMT，ABMT 和联合化疗的疗效进行比较分析，结果表明 ALLO-BMT 较联合化疗的复发率低，ABMT 的疗效介于两者之间。但 BMT 存在 GVHD 和移植相关死亡率高的缺点。

（四）急性白血病疗效标准

1. 缓解标准

（1）完全缓解（CR）：所谓完全缓解，即临床无白血病细胞浸润所致的症状和体征，生活正常或接近正常。

血象：H≥100g/L（男），或≥90g/L（女及儿童），中性粒细胞绝对值≥1.5×10^9/L，血小板≥100×10^9/L。外周血白细胞分类中无白血病细胞。

骨髓象：原粒细胞 I 型 + II 型（原始单核细胞 + 幼稚单核细胞或原始淋巴细胞 + 幼稚淋巴细胞）≤5%，红细胞及巨核细胞系正常。

M_1，M_2 型：原粒细胞 I 型 + II 型≤5%，中性中幼粒细胞比例在正常范围。

M_3 型：原粒细胞 + 早幼粒细胞≤5%。

M_4 型：原粒细胞 I、II 型 + 原始及幼稚单核细胞≤5%。

M_5 型：原始单核细胞及幼稚单核细胞≤5%。

M_6 型：原粒细胞 I 型 + II 型≤5%，原红细胞及幼红细胞比例基本正常。

M_7 型：粒细胞、红细胞二系比例正常，原巨核细胞 + 幼稚巨核细胞基本消失。

急性淋巴细胞白血病：原淋巴细胞 + 幼稚淋巴细胞≤5%。

（2）部分缓解（PR）：骨髓原粒细胞 I 型 + II 型（原单核细胞 + 幼稚单核细胞或原淋巴细胞 + 幼稚淋巴细胞）>5%，而≤20%；或临床、血象项中有一项未达完全缓解标准者。

2. 白血病复发

有下列三者之一者称为复发：

①髓原粒细胞 I 型 + II 型（原单核细胞 + 幼单核细胞或原淋巴细胞 + 幼淋巴细胞）>5% 又≤20%，经过有效抗白血病治疗一个疗程仍未能达到骨髓象完全缓解标准者。

②髓原粒细胞 I 型 + II 型（原单核细胞 + 幼单核细胞或原淋巴细胞 + 幼淋巴细胞）>20% 者。

③髓外白血病细胞浸润。

3. 持续完全缓解（CCR）

指从治疗后完全缓解之日起计算，其间无白血病复发达 3～5 年以上者。

4. 长期存活

急性白血病自确诊之日起，存活时间（包括无病或带病生存）达 5 年或 5 年以上者。

5. 临床治愈

指停止化学治疗 5 年或无病生存达 10 年者。

二、护理

根据白血病患者的临床和实验室特点，提出以下主要护理诊断。

1. 体温过高

与骨髓抑制、高分解代谢、坏死物吸收、继发感染等有关。骨髓抑制程度与肿瘤药物对骨髓抑制程度、出现迟早及持续时间不同，主要表现为白细胞减少以后其他细胞系列影响，最后导致再生障碍性贫血。

护理目标：体温正常。

护理措施：做好保护性隔离，病房环境最好是层流或定期消毒，以减少空气中细菌。根据医嘱注射白细胞、抗生素、免疫球蛋白，同时要让患者有充足的营养、适当活动与睡眠。维持皮肤及黏膜的完整性，保持皮肤、头发、口腔清洁；避免应用香水刺激皮肤，避免抓破头皮及皮肤。维持泌尿道功能，多饮水，保持会阴清洁。严格洗手，保持注射部位清洁干燥，观察有无红、肿、痛、热等局部症状。

2. PC 出血

当红细胞、血小板减少时，应严密观察易发生出血的部位及症状，皮肤、胃肠道、上呼吸道、泌尿道及颅内有无出血征象。

护理目标：避免出血。

护理措施：避免穿紧身、粗糙衣服，牙刷用软毛刷或海绵棒。便秘者应协助用软便剂，尽量避免侵入性操作，以减少注射及静脉穿刺频率。做完各项穿刺后，在局部延长压迫时间；根据医嘱输给红细胞、血小板。

3. 营养失调——低于机体需要量

营养失调与化疗药物的副作用，如恶心、呕吐、进食量少、高热引起能量消耗增加有关。

护理目标：达到机体所需的足够的营养。

护理措施：

（1）给予正确的营养评估，如血生化检测报告、血常规化验等。

（2）给患者及家属以合理的饮食指导，如在化疗期间，以清淡为主，多吃新鲜的水果蔬菜、多喝水，尽可能地快速排除体内毒素；在骨髓抑制期进易消化、柔软和温凉食物；高烧患者及时补充能量与水分，注意电解质的平衡；恢复期患者要注意均衡饮食，此时机体不光需要蛋白质、维生素、能量等，还需要纤维素（常常被忽视）。化疗期间的胃肠道反应，主要表现为口干、食欲不振、恶心呕吐、腹痛、腹泻，甚至便血。化疗药物可使胃肠嗜铬细胞释放 5-HT$_3$,使迷走神经兴奋引起呕吐。5-HT$_3$ 受体拮抗剂能有效阻断这一过程,起到镇吐作用。常用药物有康泉、枢受宁、蒽丹西酮,其他可用中效止吐剂如甲氧氯普胺、多潘立酮、地塞米松等,还可采用涌泉穴、神门穴留针 30min,选用王不留行子于化疗前 30min 贴于耳穴。饮食要少食多餐,进食前后不饮水,餐后不立即平躺。

(3)必要时给予静脉营养,在静脉补充时要注意先给能量后给氨基酸或蛋白质。

4.口腔黏膜改变

与化疗物副作用(促进细胞凋亡、抑制组织再生)、口腔继发感染有关的白血病患者口腔黏膜的改变,通常以溃疡表现为突出,一般经历四个阶段。

(1)炎症/血管期 由于放化疗导致的鳞状上皮或柱状上皮细胞释放细胞因子 IL-I、TN 所致,使口腔黏膜水肿。

(2)上皮期 细胞停止分裂并死亡(此期常与中性粒细胞减少重合)。

(3)溃疡/感染期 坏死和溃疡形成。

(4)愈合期 此期几乎与粒细胞升高并行

护理目标:减少和减轻口腔黏膜溃疡,促进溃疡尽早愈合,缩短溃疡期

护理措施:用生理盐水棉球清洁口腔包括牙缝,每日 2 次,口腔护理前用 pH 试纸测定唾液的 pH 值后,再选择漱口水和药物,可以克服口腔护理用药的盲目性,提高治疗、护理的疗效。如 pH 值在 3.0 ～ 6.0 时,多选用 1% 过氧化氢或 1% ～ 4% NaHCO$_3$ 漱口水;pH 值 7 时,用生理盐水;pH 值在 7.0 ～ 7.5 时,多选用 2% ～ 3% 硼酸水或多贝尔氏液、生理盐水等。pH 呈酸性时,细菌生长几率较高,以霉菌为甚,pH 值越小,霉菌生长的机会较高。在没有测口腔 pH 值的情况下,可先给碱性漱口液。并用碱性漱口水 pH >7 漱口 3 次,李霞等对白血病患者口腔酸碱度检测时发现其口腔 pH 大约在 5.0 ～ 5.4,这样的环境再加上广谱抗生素的应用有利于霉菌生长,用碱性漱口水漱口可调整患者口腔 pH,抑制霉菌生长;对口腔已有溃疡并水肿明显者在口腔清洁后用饱和盐水含漱每日 2 次,每次 3min,因为高渗盐水可使口腔水肿减轻;对溃疡期患者用 0.5% 碘附液含漱每日 3 次,每次含漱 5 ～ 10min;愈合期患者选用 G-CSF 残液生理盐水稀释含漱,目的促进溃疡愈合,缩短愈合期。

5.自我形象混乱

与脱发、体重明显增加或明显减轻、体型改变有关。

护理目标:改变因自我形象混乱给机体带来的冲击,尽快摆脱阴影。

护理措施:要经常鼓励,夸其外表长处(如夸其眼睛长得大又亮,夸其头型长得好,夸其双手或腿长得美等),用治疗好的榜样做示范,并鼓励患者表达内心的感受,使其树立信心,尽可能地完成每次治疗。

6.焦虑

焦虑与疾病的诊断、疾病所致的生活方式改变有关。

护理目标:减轻悲哀的程度。

护理措施:

(1)鼓励患者与他人交往,并保持健康的心态。护理人员要尽可能地倾听患者诉说,并给予安慰,鼓励患者与其他患者交换感受和经验,互相鼓励。

（2）对不同文化背景的患者的心理护理　一般来说,对文化程度高的患者在接受患病现实后,要尽力帮助患者了解真实病情,分析患病原因;了解治疗方法和效果及治疗过程中的副作用等;提供可阅读的资料,使之有疑问时能得到及时的答案;通过实例,让患者树立信心,保持乐观的心理,使机体处于良好的内环境,以提高疗效。文化程度低的患者,往往一切依赖于医生,当病情恶化时易产生绝望情绪。护士应经常用通俗易懂的语言向患者反复宣教,关心、鼓励患者自理日常生活,并给予协助与指导。

7. 感染的危险

感染与白细胞的功能改变有关。

护理目标:避免感染。

护理措施:白血病患者由于自身抵抗力低下,化疗期间,血中正常白细胞数减少,人体正常屏障功能受到破坏,因此容易因细菌乘虚而入引起感染。好发感染部位为咽部、呼吸道、泌尿道、肛周,因此要特别注意对这些部位的护理,具体措施如下。

（1）每日三餐后及时漱口,以保持口腔的清洁,做到每天定时检查患者口腔、咽喉黏膜的完整。

（2）病室内经常通风,保持清洁,每日紫外线消毒一次,每次为 30min;严格执行探视制度,嘱处于骨髓抑制期的患者当有探视者时戴口罩。

（3）鼓励多吃流质食物,多饮水,防止便秘,便后及时用 PP 粉溶液坐浴。

（4）鼓励活动,增加肺活量。同时加强体温和血常规的检测。采取措施预防患者免受外源性感染,这些感染主要经由接触、食物、水及空气途径而感染,减少患者暴露于致病菌的机会,维持免疫功能。

（5）避免接触具有传染性或感染的工作人员和访客,避免房内放置鲜花、植物或鲜果,应摄取已烹调食物,对生鲜蔬果必须洗净、削皮。

（6）严密观察易感部位的症状,每天检查注射部位有无感染、静脉炎症状。每天测白细胞及分类细胞数目。每 4h 测 T、P、R,每 12h 检查口腔黏膜有无炎症、溃疡或白色斑点。每 4h 评估神经、呼吸、泌尿生殖等系统的变化,有无头痛、意识、行为的变化;有无咳嗽、咽喉痛、有无尿频、排尿困难、血尿等症状。

8. PC:静脉炎

静脉炎与药物渗透压、pH 值、滴注速度有关。

护理目标:减少和减轻药物对静脉的损害,避免静脉炎发生。

护理措施:

（1）提高穿刺技术,选择合适针头,有计划、正确地选择穿刺静脉,以免外渗。

（2）已发生静脉炎的,需抬高患肢,局部用 1% 丁卡因、2% 普鲁卡因、0.5%654-2 棉片外敷,以阻止钾离子由细胞内向外流,减少神经末梢膨体内小泡释放乙酰胆碱;或用云南白药,复方中药外敷,使炎症消散,血管软化。

（3）抽吸药物的针头不能作穿刺,以免把吸附在针头边的药物在穿刺时带入皮下,穿刺时可先注入生理盐水后再注入药物。

（4）同时给几种化疗药物时,应间隔应用生理盐水,可先给刺激性大的药物。

（5）避免在同一静脉部位反复穿刺,以免纤维化形成。

（6）根据患者情况、治疗方案、药物特性合理选择静脉输液工具。

附1　化学性静脉炎

化学性静脉炎是由于药物对静脉壁的刺激所致的静脉炎，其他还有因机械、细菌、血栓等因素所致的机械性静脉炎、细菌性静脉炎及血栓性静脉炎。

一、化学性静脉炎的常见原因

1. 药物渗透压　化学性静脉炎与渗透压密切相关，临床常见高渗液有 20% 甘露醇、10% 葡萄糖、11.2% 乳酸钠、10% 氯化钠、5% 碳酸氢钠、8.5% 凡命、甘油果糖、卡文等。常见药物渗透压见表 1-5-5 所示，渗透压越高对静脉刺激越大，小于 400mosm/L 属低危；400～600mosm/L 为中危；大于 600mosm/L 为高危。有报道指出："外周静脉输注液体渗透压大于 600mosm/L 可在 24h 内出现化学性静脉炎。"美国静脉输液护理学会（ISN）的输液指南提出：渗透压大于 600mosm/L 液体不适合外周静脉输入。血液科常用化疗药物 pH 与渗透压见表 1-5-6。

表 1-5-5　常见药物渗透压

药物	渗透压	药物	渗透压
PN	1100～1400	20% 甘露醇	1100
50%GS	2526	右旋糖酐	2000
长春新碱	610	阿霉素	280
5-FU	650	环磷酰胺	352
3% 氯化钠	1030		

2. 药物 pH 值　pH 是衡量液体的酸碱度指标，是引起外周静脉炎主要因素，正常范围在 7.35～7.45，pH < 5 或 pH > 9，外周静脉会发生严重静脉炎。实验证明：细胞接触 pH4 的溶液时只能存活 10min，细胞接触 pH 为 2.3 或 11 的溶液时会立即死亡。动物实验表明：外周静脉持续输液 6h，pH4.5 时 100% 发生静脉炎；pH5.9 时 50% 发生轻到中度静脉炎；pH6.3 时 20% 发生轻度静脉炎，血液科常用药物 pH 与渗透压见表 1-5-6。

表 1-5-6　血液科常用药物 pH 与渗透压

药物	浓度	pH	渗透压
阿昔洛韦	5mg/ml	10.5～11.6	316
两性霉素 B	0.1mg/ml	5.7	256
环丙沙星	100ml	3.3～4.6	285
左旋氧氟沙星	100ml	3.8～5.8	250
氯化钾	0.4～0.3mEq/ml	5	800～600
更昔洛韦	11	320	
VCR	1mg/ml	3.5～5	278
VDS	1mg/ml	4.2～4.5	610
阿霉素	2mg/ml	3	
柔红霉素	NS100ml	4.5～6.5	300
表柔比星	2mg/ml	4～5.5	

3. 药物滴注速度：药物滴注速度快、慢对静脉的影响与血管的大小、血流成反比，药物滴注速度越

慢、血管直径越大、血流越快影响越小,否则反之。不同大小血管的血流量见表1-5-7。

表1-5-7　不同大小血管的回血流量

小静脉	回血流量(ml/min)	大静脉	回血流量(L/min)
手背及前臂静脉	< 95	锁骨下静脉	1 ~ 1.5
肘部及上臂静脉	100 ~ 300	上腔静脉	2 ~ 2.5

二、药物对血管的影响机制

(一)药物与血管的关系:如果输注刺激性药物,滴注速度是60d/min,而外周小静脉血流是1ml/min,这时的液流大于血流,致一方面血液回流受阻,血液稀释药物的能力下降,甚至为零,血管壁开始渗出而引起化学性静脉炎;另一方面输较刺激性药液,使血管壁测压上升,引起机械性静脉炎。具体见药物对血管的影响图1-5-1。

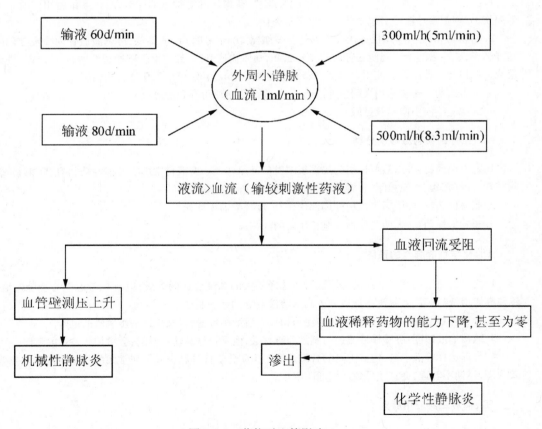

图 1-5-1　药物对血管影响

(二)静脉外渗发生机制

1. 直接毒性作用:细胞毒类药物,杀伤肿瘤同时,损伤血管内皮细胞。

2. 药物引起血浆 pH、渗透压的改变。

3.与Ⅰ型变态反应有关的过敏。

4.药物刺激与浓度过高、速度过快有直接关系。

腐蚀性药物外渗可见图1-5-2。

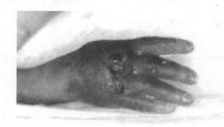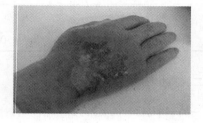

图1-5-2　腐蚀性药物外渗

（三）化疗药物导致静脉炎的机制

1.直接的毒性作用　化疗药物属于细胞类药物,在损伤肿瘤细胞的同时,对正常细胞组织有一定的损伤,如阿霉素外渗可引起局部的严重细胞炎症。

2.药物的 pH 值　常用药物中,环磷酰胺、阿霉素、顺铂等因 pH 值偏低,可刺激血管内膜炎症而引起静脉炎;碱性大的溶液则使血管内的 CO_2 蓄积,血管内压升高,致使血管壁通透性增高,易渗漏,进而造成组织损伤。若溶媒多使用生理盐水、5％葡萄糖等偏酸溶液,可中和化疗药物的碱性。

3.冲击给药　药物采用大剂量冲击给药时,高浓度溶质可导致静脉炎。

4.其他　溶液中微粒及过敏。

三、化疗药物刺激程度分类

1.发疱性药物:外渗后可以引起局部组织发疱甚至坏死。血液科常用的发疱性药物有:阿霉素、表阿霉素、柔红霉素、弥陀蒽醌、长春地辛、米托蒽醌、长春新碱等。

2.刺激性药物:外渗后可以引起局部灼伤,轻度炎症而无坏死。

3.非发疱性药物:无明显发疱或刺激作用的药物。

四、化学性静脉炎的预防

1.充分的血液稀释　输注高渗溶液时应选择最大的和最合适的静脉,应首先考虑中心静脉输液;输注高渗溶液后应注入等渗溶液以减少高渗溶液对静脉壁的刺激。

2.合理稀释酸碱溶液　稀释静脉输注药物加大溶液稀释量,以减少进一步刺激的危险。

3.减慢输液速度:静脉输液流速与刺激静脉有关,但延长静脉输液时间,会增加并发症的危险。

4.合理选择输液工具:输液工具的合理选择对预防化学性静脉炎起了非常大的作用。静脉通路需要管理,早期不管理,会直接导致后期通路困难。

五、输液工具应用原则

1.留置针:成人外周短导管保留时间 72－96 小时,导管首选聚氨酯和聚亚氨酯材质的导管,建议穿刺工具具有防针刺伤的保护装置,并最好为密闭设计,以防血液暴露。研究显示,外周短导管置入时间 ＞72h,发生血栓性静脉炎和导管细菌定植的发生率会增加。

（1）使用范围:①老人、儿童、躁动不安的患者。②需要连续多次采血的患者。③输液时间长、输液量较大的患者。

（2）禁用范围：①pH 小于 5 或大于 9 的药物,如 TPN。②渗透压大于 600mosm/L。③发泡剂及刺激性药物。

2. CVC(中心静脉导管)：置管应由专业的医生完成,置管后护理应由具有资质的医务人员进行。根据患者的需求,选择最少管腔或通路的中心静脉导管,置管部位首选锁骨下静脉,其发生感染比股静脉少,固定方法主要为缝合。

3. PICC(外周静脉穿刺中心静脉导管)：留置时间尚无定论,可留置一年甚至更长时间。

（1）使用范围：①有缺乏血管通路倾向者。②需要反复接受静脉治疗者。③输注腐蚀性、刺激性液体者。④输注高渗或黏稠液体者。

（2）禁用范围：①插管途径有放疗史、血栓形成史、外伤史、血管外科手术史。②接受乳腺癌根治术或腋下淋巴结清扫术后患者。③上腔静脉压迫综合征。④缺乏外周静脉通路。⑤穿刺部位有感染或损伤。

4. 其他：植入式输液港(Implantable Port)或称植入式静脉输液港(venous port acess,VPA),亦称植入式中央静脉导管系统(Central Venous Port Acess System,CVPAS),骨髓输液等。

附2　造血干细胞移植护理

造血干细胞移植是经大剂量放化疗或其他免疫抑制预处理,清除受体体内的肿瘤细胞、异常克隆细胞,阻断发病机制,然后把自体或异体造血干细胞给受者,使受体重建正常造血和免疫功能,从而达到治疗目的一种治疗手段。

一、造血干细胞移植治疗疾病的机制

以尽可能大的放化疗强度杀灭肿瘤细胞,重建造血和免疫功能。另外如移植的是异基因造血干细胞,还有一个免疫机制,那就是移植物抗肿瘤效应(GVT)。也就是通过这一免疫机制进一步清除受者体内残留的肿瘤细胞,以达根治目的。

二、造血干细胞移植分类

1. 按移植物类型分可分为：骨髓移植、外周血干细胞移植、脐带血移植。

2. 按免疫学分可分为：自体造血干细胞移植、同种异体造血干细胞移植;同种异体造血干细胞移植又可分为：同基因(接受同卵双生弟兄、姐妹供的造血干细胞移植)移植和异体基因移植。

3. 根据血缘关系可分为：亲缘、非亲缘造血干细胞移植。

三、造血干细胞移植的适应证

1. 血液系统恶性肿瘤：慢性白血病(CML CLL)、急性白血病(AML ALL)、骨髓异常增生综合征(MDS)、淋巴瘤(NHL HD)及多发性骨髓瘤(MM)。

2. 血液系统非恶性肿瘤：重型再障(AA)、地中海贫血及阵发性睡眠性血红蛋白尿(PNH)。

3. 实体瘤：乳腺癌、卵巢癌、小细胞肺癌。

4. 重症联合免疫缺陷。

5. 先天性代谢异常。

6. 自身免疫性疾病：系统性红斑狼疮(SLE)、类风湿性关节炎(RA)及多发性硬化病。

四、护理

（一)全环境保护(total protected environment,TPE)

目前国内外尚无确切的定义,一般指空间环境与人体环境的净化两个方面。造血干细胞移植前采用超剂量化疗和放疗的预处理,造成患者造血功能急性衰竭,免疫功能严重受损,通常在植入后一周左右患者骨髓有核细胞增生极度低下,外周血白细胞、血小板和网织红细胞迅速下降,特别是粒细胞更低,甚至为零,因而发生几乎不可避免的各种感染,成为影响骨髓的植活和威胁患者生命的重要因素,在骨髓造血功能重建和免疫功能恢复之前,全环境保护技术的应用,是预防和减少感染发生的有效而可靠的措施。

1. 全环境保护技术

(1)空间环境的净化:空间环境指患者所处的无菌生活空间及其连接工作操作系统的整个外部环境,具体包括无菌病室单元,准备间、药浴清洁间、治疗室、配膳间、卫生间、医护办公室以及传递间、会客外走廊等部分,国内外各医院根据具体环境与条件进行不同的布局与设置,但TPE基本要求不变,即达到空间环境的最佳净化。

(2)人体环境的净化:人体环境指患者体表环境与体内环境两部分。体表环境:凡是与空气直接接触的人体部位如皮肤、指甲缝、毛发、眼、耳、鼻腔、口腔、咽喉部、呼吸道、肛周及会阴部均属体表环境;体内环境:包括食道胃肠系统、循环系统、各组织器官及浆膜腔等,是内源性感染的主要场所;全身环境保护即要达到体内外环境的高度净化。

2. 环境保护的条件与要求

整个环境应是独立的(包括独立的护理单元);必须具备人体环境及各种物品药品的消毒灭菌装置;所有空间环境的空气应充分除尘和除菌;整个环境不能有微生物和微尘堆积,应预防微生物和微尘的发生,如发生后防止扩散,能迅速而有效地排出室外;人体环境(包括医护人员)的消毒和灭菌必须按标准严格而有效地执行。

3. 环境保护的具体措施

(1)造血干细胞移植要求在全环境保护下进行,因此病区建筑的基本要求为全封闭的空气层流洁净病房(无菌层流病房),以去除空气介质中的微生物,利用不同等级的过滤器(初效、中效、高效)的组合,使进入室内空气达到一定洁净度。空气洁净度定义:指洁净环境中空气含尘(微粒)量多少的程度,具体高低是用空气洁净度级别来区分的,是操作时间内空气的计数含尘浓度(就是单位容积空气中含大小微粒的数量)来表示的,含尘浓度的大小定为某一个空气洁净度级别;如患者在行造血干细胞移植时居住的无菌层流病室为100级,也就是在一般情况下,1min内1立方英尺的空间最多只能通过100个粒径 $>0.5\mu m$ 的微粒子。

(2)无菌层流室门窗一律为铝合金,窗户为双层玻璃,房顶、墙壁、地面光滑,不设地漏,但设独立的管道系统;无菌层流室为全封闭的空气层流洁净病房,大致分为4室:一室,即半清洁区,包括更衣室、厕所、走廊、办公室、浴室等;二室,即清洁区(1000级)空气层流,包括护理站、中心监护系统、治疗室、备有抢救用品、药品等;三室,即空气洁净度达100级,为过度区域;四室,即百级层流洁净病室,为移植患者居住室,备有电视监护系统、对话系统、电视机、病床、桌、椅等。无菌层流室要求空气洁净 >100 级,温度:$22\sim26{}^{\circ}C$,相对湿度:$50\%\sim70\%$,噪音不超过55dB。

(3)每天3次对室内地面门窗及用物用1:2000双氯苯双胍己烷(洗必泰)擦拭,紫外线照射,每次30min,每周行1~2次空气培养。

(4)凡耐高温高压物品、医疗器械均高压蒸汽消毒灭菌;不耐高温高压物品、医疗器械、药品需用1:10碘附擦拭,紫外线照射30min后方可使用。口服药以整盒或整瓶包装的形式进无菌层流室。

(5)人员入室方法:

患者入室:进无菌层流室前3天口服肠道不吸收的抗生素,清除肠道微生物,入室前1天剃发(为光头)、剃去腋毛、阴毛,入室当天在1:2000的双氯苯双胍己烷无菌溶液药浴30min后,更换无菌衣裤、鞋套,步行入室。

工作人员入室：（一室）淋浴→更换无菌衣裤→戴口罩帽子→风淋→进入二室泡手→穿隔离衣，穿鞋套→进入三室→在三室再泡手→加穿无菌隔离衣、鞋套、戴无菌帽、口罩、戴无菌手套→进入四室。

物品入室：所有物品均经灭菌消毒处理后由洁物传递箱传入无菌层流室。污物从污物出口递出，并按规定进行处理。

（二）预处理阶段的护理

化疗药物的准确应用：化疗方案一般为 BU-CY，国际通用，即每日白消安（BU）4mg/kg×4d 口服、环磷酰胺（CY）（6mg/kg）×2d 静脉输注。在用药过程中，由于药物的副作用，患者会出现恶心、呕吐，要及时检查呕吐物，评价呕吐物中药物的量，并及时给以补药（把呕吐出白消安的量重服一次）。

1.并发症的预防

（1）胃肠道反应，以恶心呕吐为主，呕吐频繁会引起电解质紊乱及化疗药物（白消安）剂量的不准；可根据医嘱及时用预防呕吐的药物（见第三节）。

（2）出血性膀胱炎：由于大剂量环磷酰胺进入体内，它的代谢产物——丙烯醛对膀胱黏膜有毒性作用。若在此阶段出现出血性膀胱炎会影响移植的成功，因此必须预防在先，临床上常为水化碱化，也就是通过输入大量碱性液体，使患者尿量达到 250ml/h，尿 pH 在 7.5~8.0 之间，保护膀胱黏膜。

（3）水电解质紊乱：大量的液体进出会引起水电解质紊乱，注意观察出入量和进行电解质监测。

（4）癫痫发作：白消安会引起患者癫痫发作，因此应定时间问患者有无手足麻木及口唇抽搐情况。对因呕吐频繁而不及时服用口服药者应督促其服药，可预防用苯妥因钠药，必要时应备张口器、安定等以便及时使用。

2.血型不合 供者与患者血型不合时，如不事先进行处理，当供者的骨髓或外周干细胞输入患者体内时，会在患者体内出现溶血反应；患者会出现畏寒、发冷、腰痛、酱油色尿等溶血反应。为预防血型不合出现溶血反应，临床上通常在术前通过受者行血浆置换术去除供髓的红细胞或血浆等，以阻止溶血反应的发生。

（三）骨髓或外周造血干细胞输注时的注意事项：

1.有滤网的输血或输液器会造成造血干细胞的损失，所以应选用无滤网输血或输液器。

2.若输注的是骨髓，输注前要将供髓在 4℃ 的环境中倒挂 30min，目的是使脂肪颗粒上浮，应将上浮的脂肪颗粒弃除，以免进入体内引起栓塞，且每袋骨髓不能输完。

3.观察过敏反应，如遇血型不合时要观察有无溶血反应，如有症状应立即停止输注。

4.在输注骨髓时要有两条静脉通路，即一条为供髓输注通路，另一条为鱼精蛋白通路（用以拮抗供髓凝集肝素），鱼精蛋白量要核对正确，一般每 500U 鱼精蛋白用于中和 50ng 肝素。

（四）主要并发症及护理

1.感染

（1）感染的原因之一是由于致死剂量的化疗，使患者自身的免疫系统与造血系统彻底被摧毁，大约在输入供者的造血干细胞后 7d 左右，患者的骨髓处于极度抑制期，外周血象可下降至极低（白细胞可低达 20~100/mm^3 持续时间约 10~15d；原因之二是为预防移植物抗宿主病的发生，常规应用免疫抑制剂，因此患者的免疫功能受到抑制。

（2）感染诊断标准：T>38.5℃，持续 2h 以上，血、痰、尿培养阳性或查出明确感染灶，能除外其他发热原因，抗生素治疗有效。

（3）感染的护理：T>38℃ 以上的患者，做血和局部培养。加强环境及空气消毒，继续服用肠道不吸收抗生素，严格执行无菌操作和消毒隔离技术，预防交叉感染，按常规行全环境保护，常规做好患者的口腔、五官、全身皮肤及肛周护理。

2.移植物抗宿主病（GVHD） GVHD 是供者的淋巴细胞主要是 T 细胞攻击受者各器官引起，可分为急性和慢性两种，临床表现有所不同。一般移植后 100d 内发生的 GVHD 称急性移植物抗宿主病

（aGVHD），100d 后发生的 GVHD 称慢性移植物抗宿主病（cGVHD）。aGVHD 主要影响肝脏、胃肠道、皮肤与全身一般状况。GVHD 主要与组织相容性抗原和次要组织相容性抗原不合有关，差异越大，GVHD 发生率越高，程度也越重。如供受者性别不同，女性供者尤其是妊娠史的女性供者供给男性患者，发生率也高。

（1）GVHD 的临床表现：①皮肤损害：皮肤斑丘疹、瘙痒、发热、流感样症状，皮疹首先出现在手掌、足掌、耳后、面部和颈部。②肠道损害：表现为腹泻，常为水样便，严重者为血性水样便，还可有肠黏膜上皮脱落。③肝脏损害：患者有肝区异常的感觉，有胆红素、谷丙转氨酶、碱性磷酸酶增高等，严重者可有肝区不适、疼痛、黄疸等。临床上常以皮肤、肝脏及肠道的症状给予 GVHD 分级

（2）急性 GVHD 的预防　采用霉酚酸酯（MMF）、环孢菌素 A（CsA）联合短程氨甲蝶呤（MTX）。

（3）治疗：糖皮质激素、ATG、CsA、抗淋巴细胞单克隆抗体，全环境保护及抗感染和支持治疗

（4）急性 GVHD 的护理：皮肤损害的护理：一般皮损最早出现，要注意观察好发部位皮肤的改变。口腔护理：口腔内有溃疡，用碘甘油涂拭。胃肠道护理：观察大便颜色、量、性质。腹泻时注意肛周清洁，以防感染。

3. 肝静脉阻塞病（VOD）：有文献报道因肝内小静脉阻塞肝细胞和肝血管损伤而致的移植相关并发症，异基因造血干细胞移植发生 VOD 的几率为 20% ~ 40%，一旦发生 VOD，死亡率为 50% ~ 70%，这也是异基因造血干细胞移植后 2 个月内的主要死亡原因之一。发生 VOD 的主要原因有三：其一肝静脉窦的内皮细胞受损，造成凝血酶激活，促进凝血，使肝静脉窦受阻；其二化疗诱发宿主巨噬细胞释放肿瘤坏死因子 TNF-3、IL-1，这些因子有促进凝血作用；其三抗排斥药物（如环孢菌素 A）对肝脏的损害。一般发生在移植后 1 ~ 3 周内，主要表现有黄疸、肝脏疼痛性肿大、进行性腹水和体重增加。除药物预防外，仔细观察也非常重要，造血干细胞移植患者每天测量体重、腹围大小及肝功能变化，并记录。

思考题

一、单选题

1. 急性白血病引起的 DIC 多见于：

    A. 急性淋巴细胞白血病（L_2 型）　　　　B. 慢性粒细胞白血病（CML）

    C. 急性早幼粒细胞白血病（M_3）　　　　D. 急性单核细胞白血病（M_5）

2. 关于急性早幼粒细胞性白细胞，以下哪项是错的？

    A. 最易合并 DIC　　　　　　　　　　　B. 外周血白细胞常减少

    C. 常有 t(8;21) 染色体异常　　　　　　D. 维甲酸治疗常有效

3. 在白血病细胞胞浆中出现奥尔小体，可以考虑该白血病为：

    A. 急性淋巴细胞白血病　　　　　　　　B. 急性单核细胞白血病

    C. 急性粒细胞白血病　　　　　　　　　D. 急性髓细胞性白血病

4. 常见的全反式维甲酸副作用，除下列哪项以外？

    A. 肾功能损害　　　　　　　　　　　　B. 头痛和颅内压升高

    C. 胃肠道反应　　　　　　　　　　　　D. 皮肤与黏膜干燥

5. 以下哪项是急性早幼粒细胞性白血病的首选治疗药物？

    A. 阿糖胞苷　　　　B. 长春新碱　　　　C. 维甲酸　　　　D. 泼尼松

6. 急性白血病继发感染的机制是：

  A. 白血病细胞大量增殖   B. 白血病细胞全身浸润

  C. 多发性出血   D. 白血病细胞抑制正常粒细胞产生

7. 下列哪项不是急性白血病的临床表现？

  A. 外周血白血病减少   B. 外周血网织红细胞增多

  C. 胸骨压痛   D. 淋巴结肿大

8. 以下哪项不是骨髓移植患者发生肝静脉阻塞的主要原因？

  A. 肝静脉窦的内皮细胞受损 B. 化疗药物诱发

  C. 抗排斥药物   D. 血小板增多

9. 美国静脉输液护理学会(ISN)的输液指南提出：渗透压大于多少的液体不适合外周静脉输入？

  A. 400mosm/L B. 500mosm/L C. 600mosm/L D. 700mosm/L

10. 白血病患者在接受化疗时，体内有大量的细胞被破坏，要鼓励患者多饮水，目的是：

  A. 减少药物在体内的细胞毒性作用 B. 减轻对血管的内膜破坏

  C. 减少高尿酸血症的发生   D. 减少口腔溃疡的发生

二、名词解释

1. 髓外白血病　2. 急性白血病　3. 诱导缓解治疗　4. 中枢神经系统白血病　5. 移植物抗宿主病　6. "裂孔"现象

三、问答题

1. 白血病的病因有哪些？

2. 白血病如何分类？

3. 白血病有哪些临床表现？

4. 白血病的白细胞及骨髓象有哪些变化？

5. 白血病化疗原则是什么？

6. 白血病化疗有哪些副作用？

7. 什么是白血病化疗方案？

8. 什么是护理诊断体温过高的相关因素及护理措施？

9. 什么是营养改变的相关因素及护理措施？

10. 什么是 PC 静脉炎的相关因素及其护理？

11. 什么是出血的相关因素及其护理？

12. 什么是感染的相关因素及其护理？

13. 什么是造血干细胞移植概念？

14. 全环境保护技术有哪些？

15. 骨髓或外周造血干细胞输注时有哪些注意事项？

16. 预处理阶段并发症如何护理？

17. 什么是移植物抗宿主病？有哪些临床表现和护理？

参考答案

一、单选题

1.C 2.C 3.D 4.A 5.C 6.D 7.B 8.D 9.C 10.C

二、名词解释:略

三、问答题:略

参考文献

1. Acute Myeloid Leukemia and Acute Promyelocytic Leukemia Hematology 2003: 82－101.

2. 张之南主编. 血液病诊断及疗效标准. 北京:科学出版社,1982

3. 陈灏珠主编. 实用内科学(第 10 版). 北京:人民卫生出版社,1997

4. 陈灏珠主编. 内科学(第 5 版). 北京:人民卫生出版社,1998

5. Ham-Wasserman Lecture：Treatment of Acute Leukemia by Inducing Differentiation and Apoptosis Hematology. 2003,1－13

6. 唐秀治. 癌症症状征候护理学. 北京:科学院技术文献出版社,1999

7. 李梅. 白血病患者的心理分析及护理. 现代医学卫生,2002,(18)2:156－157

8. 何国平,喻坚. 实用护理. 北京:人民卫生出版社,2002,1155－1157

9. 黄河,林茂芳. 霉酚酸酯联合 CSA 和短程 MTX 预防非亲缘骨髓移植的急性 GVHD。中华血液学杂志,2001,(22)2:76－78

(金洁,金爱云)

第六章 颅内压增高的治疗与护理

学习目标：

- 明确颅内压增高发生的机制。
- 能说明颅内压增高的临床表现。
- 能陈述颅内压增高患者的护理要点。
- 能叙述小脑幕切迹疝的临床表现及抢救配合措施。

颅内压增高（increased intracranial pressure）是神经外科常见的临床病理综合征，是脑外伤、颅内肿瘤、脑出血、脑积水和颅内炎症等病变引起的共有的临床征象，是造成患者病情加重和恶化的基础。神经外科所处理的主要工作之一，就是如何解除患者的颅内高压。因此，熟悉和了解颅内压增高的发生机制、病理生理改变、临床表现及其处理，是学习神经外科的重点和关键。

第一节 概 述

一、颅内压及其正常值

颅腔是一个半封闭的容腔，主要经颈静脉孔和枕骨大孔与颅外相通。正常成人的颅腔容积是固定不变的，约为 1400～1500ml。其内包含着三类内容物（脑组织，1400g，80%～90%；脑脊液，150ml，10%；血液，75ml，2%～11%），是组成颅内压的解剖学基础。脑脊液的液体静力压和脑血管张力变动的压力是组成颅内压的生理学基础。在正常生理情况下，颅腔容积与其内容物的体积是相适应的，并在颅内保持着相对稳定的压力。这种压力就是指颅内容物对颅腔壁上所产生的压力，即颅内压（intracranial pressure，ICP）。机体通过生理调节，维持着相对稳定的正常颅内压。正常颅内压是保证中枢神经系统内环境稳定和完成各种生理功能的必要条件。

由于颅内的脑脊液介于颅腔壁和脑组织之间，一般以脑脊液的静水压代表颅内压，通过侧卧位腰椎穿刺或直接脑室穿刺测量来获得该压力数值。正常颅内压，在侧卧位时，成人为 0.7～2.0kPa（70～200mmH$_2$O），儿童为 0.5～1.0kPa（50～100mmH$_2$O）。临床上颅内压还可以通过采用颅内压监护装置，进行持续动态观察。

二、颅内压的调节与代偿

正常颅内压可有小范围的波动，与血压和呼吸关系密切。颅内压随着心脏的搏动而波动，收缩期略有增高，舒张期则略有下降。这是由于心脏的每一次搏出引起动脉扩张的结果。随着呼吸动作的改变,颅内压亦略有波动,呼气上升,吸气下降。这是由于胸腔内压力作用于上腔静脉引起静脉压变动的结果。此外,颅内压还有自发节律性波动,是全身血管和脑血管运动的一种反应。

虽然正常颅内压因受多种生理因素的影响而波动,但可通过生理活动自动地进行调节,并相对稳定地保持在一定的压力范围内。由于颅腔容积是固定的,因此,颅腔内脑组织、供应脑的血液和脑脊液都不允许有大幅度的增减。如其中之一的体积增大时,必须有其他的内容物同时或至少其中之一体积的缩减来平衡。在正常生理情况下,颅内三大内容物中脑组织的体积比较恒定,因此,颅内压的调节除部分依靠颅内的静脉血被排挤到颅外血液循环外,主要是通过脑脊液量的增减来调节。当颅内压较低时,脑脊液的分泌量增加,吸收减少,颅内脑脊液量增多,以维持颅内压不变。反之亦然。

第二节　颅内压增高的发病机制

一、病因

1. 颅腔容积缩小

颅骨先天性病变和畸形、颅骨异常增生症及外伤性颅骨广泛凹陷性骨折等,使颅腔变小,产生不同程度的颅内压增高。

2. 颅腔内容增加

(1)脑组织体积增加(脑水肿)　是引起颅内压增高最常见的因素,包括某些全身性疾病或颅内广泛性炎症引起的弥漫性脑水肿和颅内局灶性病变引起的局限性脑水肿。脑水肿从发病机制和病理方面,分为血管源性与细胞毒性脑水肿两大类。血管源性脑水肿主要由于血脑屏障受损,脑毛细血管通透性增加,血浆蛋白与水分外溢,细胞外液增加。细胞毒性脑水肿主要由于脑缺血、缺氧,使细胞内钙、钠、氧化物与水潴留。

(2)脑脊液量增多　包括先天性和后天性脑积水,以及由于静脉窦阻塞、内分泌失调、血液病、维生素 A 过多症、药物性反应及代谢性疾病等引起的假性脑瘤症候群。

(3)颅内占位性病变　包括颅内血肿和颅内肿瘤,以及颅内脓肿、颅内肉芽肿及脑寄生虫病等。

二、发生机制

当颅缝闭合后,颅腔容积相对固定。颅腔内容物在正常生理情况下,脑组织体积比较恒定,特别是在急性颅内压增高时不能被压缩。当发生颅内压增高时,首先被压缩出颅腔的是脑脊液,然后是脑血容量。通过生理调节作用以取得颅内压代偿的能力是有限的,可缓解颅内压的代偿容积约为颅腔容积的 8% ～10%,当颅内病变的发展超过可调节的限度时,即产生颅内压增高。常见的情况有:①生理调节功能丧失,②脑脊液循环障碍,③脑血液循环障碍。

颅内容积代偿有其特殊的规律。在颅内容积增大的初期,由于颅内容积代偿功能较强,颅内压不增高或增高不明显;随着容积的逐渐增大,代偿功能逐渐消耗,当代偿功能的消耗发展到一个临界点时,即使容积少量增加,也将引起颅内压明显上升,临床上可以从颅内压监测所示的容积-压力曲线反映出来。当颅内压增高的患者颅内容积代偿功能的消耗发展到临界点时,用力排便、咳嗽、呼吸道不畅通、躁动不安或体位不正,均可引起血压升高或颅内静脉回流受阻,进而导致颅内容积的增加,即使这种增加容积量很小,有时也足以使颅内压力急剧上升,发生颅内高压危象。相反,少量容积量减少,如进行脱水疗法、脑室脑脊液引流、过度换气等,也可迅速缓解颅内高压危象。

三、颅内压增高时的脑血流量调节

脑血流量(CBF)是指每分钟每100g脑组织通过的血液毫升数。脑血流量的多少与脑灌注压(CPP)成正比,与血管阻力(CVR)成反比。脑灌注压是脑动脉输入压(平均颈内动脉压)与脑静脉输出压(颈静脉压)之差。一般,平均颈内动脉压与平均体动脉压,即(舒张压 + 脉压)/3 相差不大;脑静脉压与颅内压相近似。生理功能良好的情况下,脑血流的调节有以下两方面。

1. 脑血管自动调节反应

当颅内压不超过动脉舒张压,灌注压大于 4.00 ~ 5.33kPa(30 ~ 40mmHg)以上,动脉内二氧化碳分压在 4.00 ~ 6.67kPa(30 ~ 50mmHg)的情况下,血管管径的调节主要受动脉内二氧化碳分压和动脉血酸碱度(pHa)的直接作用,以维持相对恒定的脑血流量。这种机体固有的生理调节血管管径的作用,称为脑血管自动调节反应,又称为化学调节反应。

2. 全身性血管加压反应

当颅内压增高到 4.67kPa(35mmHg)以上或接近动脉舒张压水平,脑灌注压在5.33kPa(40mmHg)以下(正常为 10.27kPa,即 77mmHg),脑血流量减少到正常值的 1/2,脑处于严重缺血缺氧状态时,动脉内二氧化碳分压多在 6.67kPa(50mmHg)以上(正常为4.67 ~ 6.00kPa,即 35 ~ 45mmHg),脑血管处于麻痹状态,脑血管自动调节功能已基本丧失。为了保持需要的脑血流量,机体会产生另一种调节反射,即通过自主神经系统的反射作用,使全身周围血管收缩,血压升高,心搏出量增加。与此同时,呼吸节律减慢,如增加呼吸深度,可使肺泡内二氧化碳和氧充分交换,提高血氧饱和度,改善缺氧情况。这种以升高动脉压,并伴有心率减慢、心搏出量增加和呼吸减慢加深的三联反应,即称为全身性血管加压反应,或称柯兴(Cushing)三主征。

四、影响颅内压增高病程的常见因素

1. 年龄

一般儿童及青少年颅缝融合尚未完全牢固时,颅内压增高可使颅骨缝分离;婴幼儿颅骨缝及前囟未闭,颅内压增高时均可增加颅腔容积,使颅腔容积的代偿性空间扩大。有脑实质性萎缩的患者(常见于老年人),颅腔的容积代偿空间相对扩大。

2. 病变的生长速度和性质

急性硬膜下血肿患者,当脑中线移位 10mm 时,颅内压增高可达 6.67kPa(50mmHg);而慢性硬膜下血肿或良性肿瘤患者,即使脑中线移位 20mm,颅内压力仍可

增高不明显。

3. 病变部位

位于脑室系统、中线部位或后颅窝的病变，由于容易堵塞脑脊液循环通路，影响脑脊液的吸收，因此虽然病变体积本身可能不大，但常因发生脑积水而使颅内压增高早期出现或加重原有颅内压增高。

4. 颅内病变伴发脑水肿的程度

炎症性颅内病变，如脑脓肿、脑寄生虫病、脑结核瘤、脑肉芽肿、弥漫性脑膜炎及脑炎等，均可伴有明显的脑水肿；恶性脑肿瘤，特别是脑转移性癌，常见肿瘤体积并不大而伴发脑水肿却较严重，可导致颅内压增高早期出现。

5. 全身情况

严重的系统性疾病，如尿毒症、肝昏迷、各种毒血症、肺部感染、酸碱平衡失调等，都可引起继发性脑水肿，促使颅内压增高。如呼吸道不通畅或呼吸抑制造成脑组织缺氧和碳酸增多，可继发脑血管扩张和脑水肿，导致颅内压增高。后者又使脑血流量减少，呼吸抑制和脑缺氧加剧，进一步加重颅内压增高。颅内压严重增高可引起脑疝，脑瘤可加重脑脊液和脑血液循环障碍；结果颅内压更高，反过来又促使脑疝更加严重。全身性高热也会加重颅内压增高的程度。

五、颅内压增高的后果

1. 对脑血流量的影响

正常成人每分钟约有1200ml血液进入颅内，这个数值较为恒定，它是通过脑血管的自动调节来完成的。脑血流量与脑灌注压成正比关系，与脑血管阻力成反比关系。早期颅内压增高引起脑灌注压下降时，可通过血管阻力的降低使两者的比值不变，从而保证脑血流量没有太大的波动。如果颅内压不断增高，脑血管自动调节功能丧失，即脑血管处于麻痹状态，脑血流量不能再保持其稳定状态。当颅内压升至接近动脉压水平时，颅内血流几乎完全停顿下来，这意味着患者已处于极端严重的脑缺血状态，预后不良。

1900年，柯兴(Cushing)曾用等渗盐水灌入狗的蛛网膜下腔以造成颅内压增高。他发现，当颅内压增高接近动脉舒张压水平时，受试动物的血压显著增高，脉搏减慢、脉压加大；继之出现潮式呼吸、血压下降、脉搏细数、呼吸停止，最后心跳停搏而死亡。这一试验称为柯兴氏反应，对判断颅内压增高的程度有一定帮助。出现柯兴氏反应，说明脑血流量自动调节的功能已濒于丧失，患者处于危急状态。此时病情虽然是危险的，但若进行及时、有效的抢救，有时病情还是可逆转的。

2. 脑疝

颅内压增高，尤其是局限性颅内压增高时，脑组织即由病变的高压区向低压区发生移动；若移位发展到一定程度，这些移位的脑组织可压迫邻近的脑干等结构，引起一系列严重的临床症状，即形成所谓的脑疝。急性脑疝常为颅内压增高引起死亡的主要原因，也是神经外科工作中常见的急症情况，应予特别重视。

3. 脑水肿

颅内压增高发展到一定程度时，可影响脑代谢和脑血流量，破坏血脑屏障，发生脑细胞代谢障碍、脑脊液循环障碍而致脑水肿,这种使颅腔内容物体积的增大,将进一步加重颅内压的增高。

4. 肺水肿

颅内压增高患者可并发肺水肿,年轻人更为多见,且常在一次癫痫大发作之后出现。临床表现为呼吸急促、痰鸣,有大量泡沫状血性痰液。多见于重型颅脑外伤及高血压脑出血患者。颅内压增高导致的全身血压反应性增高,会使左心室负荷加重,产生左心室舒张不全、左心房及肺静脉压力增高,引起肺毛细血管压力增加与液体外渗,形成肺水肿。

5. 胃肠功能紊乱

颅内压增高病情严重或长时间昏迷的患者中,有一部分患者可表现为胃肠功能紊乱,可发生胃肠道黏膜糜烂和溃疡,最常见于胃和十二指肠,也可见于食管、回盲部与直肠,严重者可出现穿孔和出血。

6. 脑皮层死亡与脑死亡

颅内压增高最严重的后果是脑皮层死亡与脑死亡。由于病变的不断发展,颅内压亦不断增高,脑缺血、缺氧逐渐加重。脑组织对缺氧最敏感,因此脑缺氧发展到一定程度必然导致脑功能严重障碍。实验表明,大脑血液供应完全停止30s,神经细胞代谢就受到明显影响;停止2 min,则神经细胞代谢停止;停止5 min,神经细胞开始死亡。动物实验证明,脑灰质的血流量较白质多4～6倍,灰质的耗氧量较白质多3～5倍。所以脑缺血、缺氧时,灰质的损害比白质出现得更早而且更明显。

由于大脑皮层首先受累,故颅内压力增高达失代偿的早期,患者可出现记忆、思维、定向、情感或对内外环境反应性下降等意识障碍。若脑供氧量降低到$1.9ml/(100g \cdot min)$,则引起昏迷。若脑缺氧和昏迷时间过长,虽然患者的呼吸始终未停止,经复苏抢救处理后某些脑干反射亦恢复(说明尚有较多残存的脑干组织),然而脑电图并没有皮层生物电活动,患者长期昏迷不醒。此种表现称为"皮层死亡"、"睁眼昏迷"或"植物性生存"等。

脑死亡是一种不可逆的脑损害,表现为全脑功能丧失,脑循环终止,神经系统不再能维持机体的内环境稳定。这种患者常需借助机械呼吸机才能维持生命,故又称"呼吸机脑"。患者早期虽有心跳,但功能永远不会恢复,延续一定时间后,心跳也终将停止。脑死亡的诊断尚无统一标准,其临床表现主要为深度昏迷,双侧瞳孔散大与固定,呼吸靠人工呼吸维持;脑干反射如眼-脑反射及眼-前庭反射(前庭变温试验)完全消失;阿托品试验(2mg静脉注射)不再引起心率加快;脑电图描记无超过2mV以上波形的电活动,脑血管造影显示脑血管不充填,同位素检查也证明脑血流停止。脑死亡患者因脊髓血液灌流尚存,因此,脊髓反射可能存在。上述临床症状和体征观察6 h仍无改善者,基本可明确为脑死亡。

第三节　颅内压增高的分类及临床表现

颅内压增高是由多种原因和因素引起的。根据起病原因、速度和预后,可分为弥漫性和局限性颅内压增高、急性和慢性颅内压增高及良性颅内压增高。各种类型的颅内压增高所表现的基本临床症状是头痛、呕吐、视乳头水肿,称为"颅内压增高的三主征"。但是,由于各型的病因和病理过程不一样,所以都有各自的特定症候,就连上述的"三主征"在各型的具体表现也不尽相同。仔细鉴别各型颅内压增高的临床特点,对于病因及预后的判断是非常重要的。

一、按病因分类

1. 弥漫性颅内压增高

多由于颅腔狭小或脑实质普遍性的体积增加所引起,特点是颅腔内各部位及各分腔之间不存在明显的压力差,因此在脑室造影、颅脑 CT 等摄片检查上,脑组织及中线结构显示没有明显移位。临床常见各种原因引起的弥漫性脑膜炎、弥漫性脑水肿、交通性脑积水等造成的颅内压增高,都属此种类型。

2. 局限性颅内压增高

多因颅内某一部位有局限性的扩张病变引起。在病变部位,压力首先增高,进而促使其附近的脑组织因来自病灶的压力而发生移位,并把压力传向远处。在颅内各分腔之间存在着压力差,这种压力差是导致脑室、脑干及中线结构移位的主要动力。神经外科临床上见到的颅内压增高大多数属于此种类型,原因常见有颅内各种占位性病变,如肿瘤、脓肿、囊肿、肉芽肿等。患者对这种类型颅内压增高的耐受力较低,压力解除后神经功能的恢复较慢且常不完全。

二、按发生速度分类

1. 急性颅内压增高

常见于急性颅内出血、重型脑挫裂伤、神经系统的急性炎症和中毒等。其特点为早期出现剧烈的头痛,烦躁不安,频繁呕吐,继而出现意识障碍,表现为嗜睡或神志恍惚,逐渐陷入昏迷,有时出现频繁的癫痫样发作。抽搐的主要原因是脑组织缺血、缺氧,刺激大脑皮层的运动中枢。脑干网状结构受到刺激或损害时,则出现间歇性或持续性肢体强直;其他生命体征如体温、脉搏、血压、瞳孔等变化也较明显。急性颅内压增高时,眼底可表现为小动脉痉挛,视乳头水肿往往不明显,或只有较轻度的静脉扩张淤血,以及视乳头边界部分欠清。有部分急性颅内压增高患者,可于短时间内出现眼底视乳头水肿、出血等。

2. 慢性颅内压增高

常见于颅内发展缓慢的局限性病变,如肿瘤、肉芽肿、囊肿、脓肿等。其症状和体征表现如下。

（1）头痛　是最常见的临床表现。其特点为持续性钝痛,伴有阵发性加剧,常因咳嗽、打喷嚏等用力动作而加重。初期多不严重,但随着病变的发展头痛逐渐加剧。头痛一般位于双颞侧与前额,与脑膜、血管受到牵扯或挤压有关。后颅窝占位性病变时,头痛则常位于枕部,与小脑扁桃体疝时压迫颈神经有关。

(2)呕吐　常出现于晨起头痛加重时,典型表现为与饮食无关的喷射状呕吐,吐后头痛可略减轻。呕吐前常伴恶心,早期常只有恶心而无呕吐,晚期则在呕吐前不一定有恶心。恶心、呕吐是因高颅压时刺激了迷走神经核团或其神经根引起的。呕吐也是儿童颅内压增高的最常见症状。

(3)视乳头水肿及视力障碍　视乳头水肿是颅内压增高的主要客观体征。颅内压增高过程的早期,先出现视网膜静脉回流受阻,静脉淤血,继而出现视乳头周围渗出、水肿、出血,甚至隆起。早期一般视力正常;晚期则出现继发性视神经萎缩,视力明显障碍,视野向心性缩小,最后可导致失明。一旦失明,恢复几乎是不可能的。因此,早期及时处理颅内压增高,对于保存视力是很重要的。肿瘤患者,成人70%以上有视乳头水肿,婴儿几乎完全不发生视乳头水肿,幼儿也少见。

(4)其他症状　一侧或双侧外展神经麻痹、复视、黑矇、头晕、耳鸣、猝倒、反应迟钝、智力减退、记忆力下降、情绪淡漠或欣快、意识模糊等症状亦不少见。若病变位于功能区,还可伴有相应的体征出现。

(5)颅内压增高晚期　可出现生命体征的明显改变,如血压升高、心率缓慢、脉搏徐缓、呼吸慢而深等。这些变化是中枢神经系统为改善脑循环的代偿性功能表现,最后将导致呼吸、循环功能衰竭而死亡。

三、良性颅内压增高

良性颅内压增高是一组病因和发生机制尚未完全清楚的症候群,具有颅内压增高的症状,脑脊液化验正常,无神经系统的其他阳性体征,预后较好。

第四节　颅内压增高的治疗

对颅内压增高的处理,早期诊断、早期治疗是关键。在颅内压增高的发生和发展过程中,要尽可能地对症降低颅内压,及时中断恶性循环的每一个环节,以预防脑疝的发生,收到治疗的良好效果。

一、颅内压增高的治疗原则

颅内压增高最根本的处理原则是去病因治疗。对于外伤、炎症、脑缺血缺氧等原因引起的脑水肿,占位效应不明显的,应首先用非手术方法治疗。由于肿瘤等占位性病变所引起者,应采用手术治疗切除病变。由于脑脊液通路受阻而形成脑积水者,可做脑脊液分流手术等。但颅内压增高患者往往情况紧急,有时对确定病因诊断的各种检查来不及进行而患者已处于较严重的紧急状态,此时应先做暂时性的症状处理,以争取时机利用一切可能的检查手段,确定病因后再给予去病因治疗。

1.一般对症处理原则

包括留住院观察治疗,密切注意患者意识、瞳孔、血压、脉搏、呼吸、体温等的改变,由此判断病情的变化,以便进行及时的处理。重症患者应做颅内压监护;清醒患者给予普通饮食。频繁呕吐者应暂禁饮食,以防引起吸入性肺炎;每日给予静脉输液,其量应根据病情需要而定。一般每日给予液体量不超过1500ml,输液不宜过多,以免增加脑水肿,加重颅内压增高;昏迷时间长或不能由口进食者应给予鼻饲流质饮食,以维持水电解质平衡;注意及时处理促使颅内压进一步增高的一些因素,如呼吸道不通畅、痰多难以咳出者,应做气管切开,经常吸痰,保持呼吸道通畅;预防呼吸道感染,减少肺炎的发生;有尿潴留者及时导尿;大便秘结者可用开塞露肛门灌注或用缓泻剂等。

2.病因治疗原则

(1)非手术治疗 颅内压增高的非手术治疗主要是脱水降颅压治疗,包括各种脱水药物的应用、激素治疗、冬眠降温降压治疗等;另外还包括对颅内肿瘤术前或术后的放射治疗和化学药物治疗、免疫治疗、抗感染治疗、高压氧治疗、抗癫痫治疗以及康复治疗等。

(2)手术治疗 其目的是尽可能进行病灶全切除,争取手术后解除或至少部分解除病变对主要功能结构的压迫,为其他治疗如恶性肿瘤的放化疗等创造条件。解除颅内压增高的手术方法,视颅内压增高的性质不同又分为两类。

颅内占位性病变:对颅内占位性病变引起的颅内压增高,在脱水降颅内压的基础上,应首先考虑开颅病灶清除术。颅内良性占位性病变,位于手术易到达的部位,应争取在显微镜下彻底切除;位置深且位于重要功能区,全切除有困难时,可行大部或部分切除术。若病变不能切除而颅内压又比较高,可行去骨瓣减压、颞肌下或枕下减压等外减压术。必要时甚至可行颞极或额极、枕极脑叶切除内减压术。

脑积水的治疗:不论何种原因引起的阻塞性或交通性脑积水,凡不能除去病因者均可行脑脊液分流术。根据阻塞的不同部位,可使脑脊液绕过阻塞处到达大脑表面,再经由蛛网膜颗粒吸收,以达到降低颅内压的目的。或将脑脊液引流到右心房或腹腔等部位而被吸收。若分流术成功,效果是比较肯定的。

二、降颅内压药物治疗

脱水治疗是降低颅内压,治疗脑水肿的主要方法。脱水治疗可减轻脑水肿,缩小脑体积,改善脑供血和供氧情况,防止和阻断颅内压恶性循环的形成和发展。尤其是在脑疝前驱期或已发生脑疝时,正确应用脱水药物常是抢救成败的关键。常用脱水药物有渗透性脱水药和利尿药两大类,激素也用于治疗脑水肿。

第五节 颅内压增高的护理

本节重点阐述潜在并发症(PC)颅内压增高的护理,对其他护理诊断如焦虑、呼吸道清除无效等的护理不在此讨论。

护理目标:颅内高压状态得以相应缓解,防止颅内压骤然增高导致脑疝,早期发现脑疝征兆。

护理措施：

（1）一般护理　定时观察并记录患者的意识、瞳孔、血压、脉搏、呼吸及体温的变化，掌握病情发展动态。抬高床头15°～30°，以便于颅内静脉回流，减轻脑水肿；吸入高流量氧气，改善脑缺氧，使脑血管收缩；降低脑血流量，控制液体摄入量。不能进食者，成人每日补液量不超过2000ml，神志清醒者可予普通饮食，但应适当减少盐摄入量，注意防止水、电解质平衡紊乱。高热可使机体代谢增高，加重脑缺氧，故对高热患者应予有效降温护理。躁动不安者，应寻找原因及时处理，切忌强制约束，以免患者挣扎使颅内压进一步增高。劝慰患者安心养病，避免因情绪激动、血压升高，增加颅内压力。有视力障碍或复视的患者，护士递送物件时应直送其手中；单独行动时，须注意安全。对复视者可戴单侧眼罩，两眼交替使用，以免视神经废用性萎缩。

（2）症状护理　可用适量的镇痛剂缓解疼痛，但禁用吗啡、哌替啶，避免抑制呼吸中枢。防止患者受凉，避免咳嗽、喷嚏或弯腰、低头以及用力活动时头痛加重。当患者呕吐时，护士应陪伴于侧，将弯盆置其下颏处以承接呕吐物，支托头部侧向弯盆，防止呕吐物呛入气管。呕吐不仅使患者不适，且失去自控能力与尊严，以致大部分患者感到窘迫内疚，为此，护士应用屏风或床旁布幔为之遮挡，也避免影响同病室患者。呕吐停止后及时帮助漱口，清洗手、脸，更换污染的被单或衣物，开窗通气。估计呕吐量并记录之，以供补充液量时参考。

（3）防止颅内压骤然增高的护理　颅内压骤然增高可导致脑疝发生，故应避免以下情况。

呼吸道梗阻：多见于有意识障碍的患者。呼吸道梗阻时，患者虽用力呼吸却仍无效，且致胸腔内压力增高。由于颅内静脉系统无静脉瓣，胸腔压力能直接逆传至颅内静脉，造成静脉淤血，加重颅内高压。此外，呼吸道梗阻使血中$PaCO_2$增高，致脑血管扩张，脑血容量增多，颅内压进一步增高。护理时应及时清除呼吸道分泌物，勿使呕吐物吸入气道。任何卧位都要防止颈部过屈过伸或扭曲，以免颈静脉和气管受压。舌根后坠影响呼吸者应及时安置通气管；意识不清或排痰困难者，必要时应配合医生及早行气管切开术。加强定时翻身拍背、口腔护理等，以防肺部并发症。

剧咳及便秘：剧烈呛咳及用力排便均可引起胸腹腔压力骤然增高而导致脑疝。故应防止呛咳，尤其是后组颅神经（Ⅸ、Ⅹ、Ⅺ神经）功能不全者，进食时更应注意。颅内压增高患者每因限制水分摄入及行脱水疗法，引起大便秘结，应鼓励多食粗纤维类食物以利于肠蠕动。凡2d未解便时即给轻泻剂以防止便秘；已出现便秘者，嘱咐患者切勿用力屏气排便，也不可采用高压大量液体灌肠，必要时应协助掏出直肠下段硬结的粪块，再给轻泻剂或低压小量液体灌肠。神志清醒者，告诫勿猛然用力提取重物。

癫痫发作：癫痫发作可加重脑缺氧及脑水肿，两者往往互为因果形成恶性循环，严重时可引起癫痫持续状态，有生命危险。为此，应遵医嘱定时定量给予抗癫痫药物，防止癫痫发作增高颅内压。发作后，应及时给予降颅压处理。

脱水剂应用护理：脱水疗法是降低颅内压力的主要方法之一。通过脱水治疗，可以减少脑组织中的水分，缩小脑体积，达到降低颅内压力，改善脑供血、供氧，防止脑水肿的作用。高渗性脱水剂,如20%甘露醇250ml,快速静脉滴注,每日2~4次,静注后10~20min颅内压开始下降,约维持4~6h;利尿性脱水剂,如呋塞米20~40mg,口服、静脉滴注或肌内注射每日2~4次,与甘露醇联合使用,降颅压效果更为明显。但过多使用呋塞米可引起电解质紊乱,血糖升高,故应注意观察。慢性颅内压增高者还可口服乙酰唑胺,25~50mg,每日2~3次。脱水治疗期间,应及时准确记录出入量。为防止颅内压反跳现象,脱水药物应按医嘱定时、反复使用,停药前逐渐减量或延长给药间隔。

辅助过度换气:通过过度换气使$PaCO_2$降低,PaO_2升高,产生显著的脑血管收缩。据估计,$PaCO_2$每下降0.13kPa(1mmHg),可使脑血流量递减2%,从而使颅内压降低。根据患者情况,按医嘱静脉给予肌松弛剂后,调节呼吸机的各种参数。初始潮气量可按10~15ml/kg体重进行调节,渐次可加至4000ml,呼吸频率12~16次/min,吸气与呼气之比为1:2;呼气末与吸气末的压力分别为-0.49kPa(-5cmH_2O)及1.47kPa(15cmH_2O)。过度换气的主要副作用是脑血流量减少,血红素对氧的亲和力降低,使已经处于灌注不良的脑区域受到进一步损害,故此,应定时进行血气分析监护,维持患者的PaO_2在12.0~13.3kPa(90~100mmHg),$PaCO_2$在3.33~4.00kPa(25~30mmHg)水平。

激素应用护理:应用肾上腺皮质激素,可稳定血脑屏障,预防并缓解脑水肿,使颅内压降低,同时改善患者的症状。常用药物有地塞米松,5~10mg静脉注射或肌内注射,0.75mg口服,每日2~3次;氢化可的松100mg静脉注射,每日1~2次;泼尼松5~10mg口服,每日1~3次。由于激素有引发消化道出血、增加感染机会等副作用,故在按医嘱给药的同时应加强这方面的观察及护理。

冬眠低温护理:冬眠低温治疗不仅用于颅内压增高的患者,亦用于神经外科其他中枢高热者。

第六节　并发症脑疝的护理

颅腔分为三个区域,小脑幕将颅腔分隔成上下两部分,其游离缘小脑幕切迹构成的裂孔为幕上幕下的唯一通道,大脑镰又将幕上分隔成左右两半。任何颅内占位病变引起局部颅内压增高时,均可推压脑组织由高压区向阻力最小的区域移位,其中某一部分被挤入颅内生理空间或裂隙,压迫脑干,产生相应的症状和体征,称为脑疝(brain herniation)。它是颅内压增高最严重的后果,常见的有小脑幕切迹疝和枕骨大孔疝。

一、临床表现

1.小脑幕切迹疝

又称颞叶钩回疝,其主要表现除剧烈头痛、反复呕吐、躁动不安外,还出现血压逐渐增高、脉搏缓慢宏大、呼吸深慢等生命体征的颅内高压代偿征象,并有以下表现:

(1)进行性意识障碍　一侧颞叶钩回被推向内下,越过小脑幕切迹疝入环状池,压迫中脑,阻断了脑干内网状结构上行激动系统的通路。患者出现渐进性的意识障碍,原有意识障碍者则表现为意识障碍加重。

(2)同侧瞳孔散大　颞叶钩回疝后,同侧动眼神经受到大脑后动脉的嵌压,该侧瞳孔初期先有短暂缩小,继而出现进行性扩大、光反应消失,并伴上睑下垂及眼球外斜。脑疝晚期对侧动眼神经也受到推挤时,则相继出现类似变化。

(3)对侧肢体瘫痪　钩回直接压迫大脑脚,锥体束受累后,对侧肢体出现渐次加重的上级神经元瘫痪。

如脑疝不能及时解除,病情进一步发展,则患者深昏迷,双侧瞳孔散大、固定,去大脑强直,血压骤降,脉搏快弱,呼吸浅而不规则,呼吸心跳相继停止而死亡。

2. 枕骨大孔疝

又称小脑扁桃体疝。由于颅后凹容积较小,对颅内高压的代偿能力也小,病情改变更快。患者常只有进行性颅内压增高的临床表现,头痛剧烈,尤以枕后、前额为甚,频繁呕吐及颈项强直或强迫头位。小脑扁桃体被推压至枕骨大孔以下并嵌入椎管时,像瓶塞一样嵌塞在枕骨大孔和延脑背侧之间,患者不仅血压骤升、脉搏迟缓而有力,且呼吸由深慢至浅快,随之出现不规则乃至停止。而患者意识障碍表现较晚,直至严重缺氧时始出现昏迷,个别患者甚至在呼吸骤停前数分钟仍呼之能应。

二、抢救配合

脑疝的抢救在于及早发现,争分夺秒地进行有效抢救,解除颅内高压。

(1)快速静脉输入甘露醇、山梨醇、呋塞米等强力脱水剂。

(2)氧气吸入。

(3)准备手术,如剃头、核对血型、通知家属及手术室等。

(4)准备气管插管及呼吸机,以便必要时在人工辅助呼吸下,进行抢救手术。

(5)准备脑室穿刺用具。脑积水所致小脑扁桃体疝,需在床旁作经眶脑室穿刺,以快速引流 CSF,迅速降低颅压,缓解危象。

手术除颅内血肿清除、颅内肿瘤摘除等病因治疗外,还有姑息性手术,如脑室钻孔引流术、脑积水分流术、颞肌下减压术、枕下减压术及去大骨瓣减压术等。

思考题

一、单选题

1. 以下哪一项不属于颅内压增高的临床表现:

　　A. 头痛　　　　　　　　　　　　B. 恶心、呕吐

　　C. 偏瘫　　　　　　　　　　　　D. 视神经乳头水肿

2. 发生脑疝最主要的原因是:

　　A. 弥漫性脑水肿　　　　　　　　B. 脑脊液的生理调节作用减退

　　C. 脑血流量调节失常　　　　　　D. 颅内各腔间存在压力差

3. 枕骨大孔疝时,疝入枕骨大孔的是:

　　A. 小脑蚓部　　　B. 小脑扁桃体　　　C. 小脑半球　　　D. 小脑后下动脉

4. 治疗颅内压增高最根本的方法是:

　　A. 脑室穿刺引流脑脊液　　　　　B. 腰穿穿刺引流脑脊液

　　C. 尽快去除病因　　　　　　　　D. 甘露醇静脉滴注

5. 目前抢救脑疝最常用的脱水剂是：

    A. 20％甘露醇   B. 呋塞米   C. 山梨醇   D. 右旋糖酐

6. 枕骨大孔疝与小脑幕切迹疝主要鉴别点在于：

    A. 头痛剧烈   B. 呕吐频繁

    C. 脉搏加快,血压升高   D. 呼吸骤停在早期出现

7. 关于颅内高压的护理,下列哪项是错误的?

    A. 床头应抬高至 15°～30°   B. 应用激素可降低颅内压

    C. 颅内高压头痛剧烈时,可用吗啡止痛   D. 过度换气可降低颅内压

8. 脑血流量和哪一项是成正比?

    A. 脑灌注压   B. 脑血管阻力   C. 血压   D. 血管直径

9. 下列哪项不是影响颅内压增高病程的因素 ?

    A. 病变的生长速度和性质   B. 病变部位   C. 年龄   D. 性别

10. 下列哪项不是颅内压增高的后果:

    A. 脑血流量下降   B. 肾功能衰竭   C. 肺水肿   D. 脑疝

二、名词解释

1. 柯兴氏反应 2. 脑疝

三、问答题

1. 颅内压增高主要发病机制是什么?

2. 何谓颅内高压三主征?

3. 何谓柯兴(Cushing)氏三主征?

4. PC:颅内压增高有哪些主要护理措施?

5. 何谓脑疝?

6. 试述小脑幕切迹疝的临床表现及抢救配合措施?

参考答案

一、单选题

1. C 2. D 3. B 4. C 5. A 6. D 7. C 8. A 9. D 10. B

二、名词解释:略

三、问答题:略

参考文献

1. 吴在德等. 外科学(第6版).北京:人民卫生出版社,2003

2. 曹伟新等.外科护理学(第3版). 北京:人民卫生出版社,2002

(张建民)

第七章　颅脑损伤的治疗与护理

学习目标：
- 能叙述颅底骨折的诊断及治疗护理要点。
- 能陈述急性硬膜外血肿的临床特点。
- 明确脑外伤患者的观察要点。
- 会使用 GCS 评分。

颅脑损伤（craniocerebral injury）在所有全身损伤中，仅次于四肢伤而居第 2 位，约占 15%～20%，但其死亡率居首位。平时临床多见闭合性损伤和少数锐器、火器所致的开放伤；战时主要为火器性颅脑损伤。颅脑损伤包括头皮损伤、颅骨损伤及脑损伤。本章重点阐述颅骨和脑的损伤及其护理。

第一节　颅脑损伤

颅骨损伤即颅骨骨折，系外力直接或间接作用于颅骨所致。其形成取决于外力性质、大小和颅骨结构两方面的因素。颅骨骨折分颅盖骨折和颅底骨折，两者发生率之比为 4:1。颅骨骨折的临床意义主要在于并发脑膜、血管、脑和颅神经损伤。

一、颅脑损伤

（一）颅盖骨折

按骨折形式分为两种情况。

1. 线性骨折

可单发或多发，后者可能是多处分散的几条骨折线，也可能是一处多发骨折线交错形成粉碎骨折。骨折多系内板与外板全层断裂，也可为部分裂开。头颅 X 线摄片可以确诊。单纯的线形骨折无需特别治疗，但当骨折线通过硬脑膜血管沟或静脉窦时，应警惕并发颅内血肿。

2. 凹陷骨折

骨折全层或仅为内板向颅腔凹陷，临床表现和影响视其部位范围及深度而有所不同，轻者仅为局部压迫，重者损伤局部的脑膜、血管和脑组织，进而引起颅内血肿。有些凹陷骨折可以触知，但确诊常有赖于 X 线摄片检查。

（二）颅底骨折

颅底骨折绝大多数是线形骨折，按其发生部位分为三种情况。

1. 颅前窝骨折

常累及额骨眶板和筛骨,引起的出血经前鼻孔流出;或流进眶内、眶周皮下及球结合膜下形成淤血斑,即所谓"熊猫"眼征。骨折处脑膜破裂时,脑脊液可经额窦或筛窦由前鼻孔流出,成为脑脊液鼻漏,空气也可经此逆行进入颅腔内形成颅内积气。筛板及视神经管骨折可引起嗅神经和视神经损伤。

2. 颅中窝骨折

常累及颞骨岩部,脑膜和骨膜均破裂时,脑脊液经中耳由鼓膜裂孔流出形成脑脊液耳漏;如鼓膜完好,脑脊液则经咽鼓管流往鼻咽部,常合并第Ⅶ或Ⅷ颅神经损伤。如骨折累及蝶骨和颞骨内侧,可伤及脑垂体和第Ⅱ、Ⅲ、Ⅳ、Ⅴ及Ⅵ颅神经。如果伤及颈内动脉海绵窦段可形成颈内动脉海绵窦瘘而出现搏动性突眼;颈内动脉如在破裂孔或在颈内动脉管处破裂,则可发生致命性鼻出血或耳出血。

3. 颅后窝骨折

骨折累及颞骨岩部后外侧时,多在伤后 2～3d 出现乳突部皮下淤血(Battle 征)。骨折累及枕骨基底部时,可在伤后数小时出现枕下部肿胀及皮下淤血;骨折累及枕大孔或岩骨尖后缘,还可出现个别或全部后组颅神经(即Ⅸ～Ⅻ颅神经)受累的症状,如声音嘶哑、吞咽困难。

检查主要依据上述临床症状,颅骨 X 线平片检查仅 30%～50% 能显示骨折线,必要时行颅底位片、断层摄片或 CT 扫描等检查。

二、脑损伤及其临床表现

脑损伤(cerebral injury)是指脑膜、脑组织、脑血管以及脑神经的损伤。脑损伤根据脑组织是否与外界相通分为开放性脑损伤和闭合性脑损伤,有时虽头皮裂开、颅骨骨折、脑挫伤严重,但只要硬脑膜未破,仍属闭合性脑损伤。高速枪弹伤可产生强大的压力波,除了弹道的损伤之外,还常引起远离弹道的软组织损伤。根据脑损伤病理改变的先后发展又分原发性和继发性脑损伤两种:原发性损伤是指暴力作用于头部立即产生的脑损伤,如脑震荡和脑挫裂伤;继发性损伤指受伤一定时间后出现的脑受损病变,如脑水肿和颅内血肿。

(一)脑震荡

脑震荡(cerebral concussion)是最常见的轻度原发性脑损伤,既无肉眼可见的结构损伤,也没有神经功能废损,以功能性损伤为主。临床表现为伤后立即出现一过性意识障碍,数秒或数分钟,一般不超过半小时,清醒后大多数患者对受伤经过及伤前近期事物想不起来,称为逆行性遗忘(retrograde amnesia)。较重者可同时出现短暂的面色苍白、冷汗、脉搏呼吸微弱、血压下降、肌张力减退等症状。神经系统检查无阳性体征,脑脊液中无红细胞,CT 或 MRI 无异常发现。此后可能诉有头昏头痛,活动后可有眩晕、呕吐等。

(二)弥漫性轴索损伤

弥漫性轴索损伤(diffuse axonal injury)常是旋转力所导致的弥漫性脑损伤,由于脑的扭曲变形,在脑内产生剪切或牵拉作用,造成脑白质广泛性轴索损伤。病变可分布于大脑半球、胼胝体、小脑或脑干,显微镜下所见为轴突断裂的结构改变,可与脑挫伤合并存在。临床表现主要为受伤当时立即出现的昏迷时间较长。昏迷原因主要是广泛的轴索损伤,使皮层与皮层下中枢失去联系。若累及脑干,还可有瞳孔变化等表现。CT 扫描可见大脑皮质与髓质交界处、胼胝体、脑干、内囊区或三脑室周围有多个点状或小片状出血灶;MRI 能提高小出血灶的检出率。

(三)脑挫裂伤

脑挫裂伤(cerebral contusion-laceration)主要是指大脑皮层及脑干的损伤。挫伤时软脑膜下有散在的点状或片状出血灶,软脑膜裂伤时,多伴有脑组织和血管的破裂,故脑挫裂伤周围常有继发性脑水肿及大小不等的出血灶或血肿形成。外伤性脑水肿反应一般约 3~7d,第 3~4d 为高峰,严重的脑水肿亦常因颅内压增高而引发脑疝,脑水肿较轻者在高峰期后可逐渐消退。脑挫裂伤区的病灶日后可形成胶样组织瘢痕、囊肿,并常与硬脑膜内面粘连,有发生外伤性癫痫的可能,尤其是开放性颅脑伤者发生率较高。如果损伤区的病变影响了脑脊液循环,则有形成外伤性脑积水的可能;广泛的脑缺氧及脑挫裂伤可导致弥漫的或局限的外伤性脑萎缩。

临床表现:

由于受伤部位各异,轻重悬殊,临床征象差别较大。一般伤后立即出现意识障碍,其深度及昏迷时间取决于损伤的范围和程度,数小时至数月不等。生命体征紊乱及神经系统阳性病征也是脑挫裂伤的主要临床征象。若在意识恢复过程中出现躁动、伤情加重、脉搏呼吸变慢、血压升高等生命体征变化时,应立即进行神经系统检查,了解有无新的神经系统阳性病征或原有体征加重,例如偏瘫、瞳孔变化、偏盲、失语及脑膜刺激征或头痛剧烈、呕吐频繁、意识再度障碍等征象,此时,往往提示颅内存在继发性病变。

脑干损伤常与弥散性脑损伤并存,常因网状结构上行激动系统受损而持久昏迷。脑干是循环、呼吸等生命中枢所在,伤后早期常出现严重的生命体征紊乱,即使轻度脑干损伤,亦多有交感神经系统紊乱的表现,如大汗淋漓、衣被浸湿,重者交感神经麻痹,皮肤干燥,可出现中枢性高热和"去大脑强直"发作,频繁和持续的肌紧张,体温升高,瞳孔时大时小,甚至出现消化道出血,据此可预知后果不良。部分伤者症状随病情稳定逐步好转,但可能遗留部分神经功能残缺,不同程度的智力障碍和(或)癫痫。

(四)颅内血肿

颅内血肿(intracranial hematoma)是一种较为常见的、致命的,却又是可逆的继发性病变。由于血肿直接压迫脑组织,常引起局部脑功能障碍占位性病变的症状、体征和颅内压增高的病理生理改变,如不及时处理,可导致脑疝危及生命,因此及早发现及时处理是改善预后的关键。

根据血肿发展的速度,颅内血肿可分为:

急性:3 天内出现症状。

亚急性:3 天至 3 周内出现症状。

慢性:3 周以上始出现症状。

根据血肿的部位又可分为硬脑膜外、硬脑膜下及脑内血肿。由于血肿的范围和受压脑组织的部位不同,局部神经功能受损的症状和体征变化多端。有时一个发展迅速的小血肿可因位于后颅凹或累及脑脊液(CSF)循环而导致患者死亡。反之,一个发展缓慢的硬脑膜下巨大血肿却可能历经数月乃至数年,患者仍能适应。

1. 硬脑膜外血肿(extradural hematoma;epidural hematoma,EDH)

以急性型最多见,约占85%,多发生在头部直接损伤部位,因颅骨骨折(约90%)或颅骨局部暂时变形血管破裂,血液聚积于硬膜外间隙所致。发生率为各种颅脑损伤的1%~3%,占颅内血肿25%~30%,多数单发,少数可在大脑半球的一侧或两侧,或在小脑幕上下同时发生,或与其他类型血肿同时存在。出血来源为硬脑膜中动脉和静脉、板障血管及静脉窦等损伤。因此血肿多位于颞部、额顶部和颞顶部。随着血肿扩大,可使硬脑膜自颅骨内板剥离,并撕破一些小血管,出血越来越多,结果形成更大血肿。

临床表现:

硬脑膜外血肿可同时存在各种类型的脑损伤,血肿又可以出现于不同部位,故其临床表现也各异。以典型的颞部硬脑膜外血肿为例,具有下列特征:

(1)有轻型急性颅脑损伤病史,颞部可有伤痕、有骨折线跨过脑膜中动脉沟,伤后神经系统无阳性体征。

(2)受伤时曾有短暂意识障碍,意识好转后,因颅内出血使颅内压迅速上升,出现急性颅内压增高症状,头痛进行性加重,烦躁不安,频繁呕吐等。生命体征变化,表现为血压升高、脉搏和呼吸减慢,即"两慢一高"的柯兴(Cushing)征。此时受伤对侧出现锥体束征、轻偏瘫等局灶症状,同时又逐渐转入昏迷。两次昏迷之间的时间称为"中间清醒期"或"意识好转期",其短者为2~3h或更短,大多数为6~12h或稍长,24h或更长者则少见。中间清醒期短,表明血肿形成迅速,反之则缓慢。原发性脑损伤很轻者,伤后无明显意识障碍,到血肿形成后才陷入昏迷。

(3)随血肿增大及颅内压增高,逐渐出现脑疝症状。一般表现为意识障碍加重,血肿侧瞳孔先缩小,后散大,光反应也随之减弱而消失,血肿对侧明显的锥体束征及偏瘫。继之则对侧瞳孔也散大,生命功能随之衰竭,终因呼吸首先停止而死亡。

具有上述典型表现的病例约占小脑幕上硬脑膜外血肿的1/3左右,诊断较容易。其余不典型病例,可根据上述规律行脑血管造影或CT脑扫描等作出诊断。

幕下硬脑膜外血肿较为少见,但十分险恶。出血主要来自枕部静脉窦损伤,多为暴力直接作用于枕部,故局部可见头皮损伤、颅骨线形骨折,因后颅凹容量有限,容易造成脑脊液(CSF)循环障碍,出现颅内压增高症状较早,引起剧烈头胀痛、频繁呕吐,伤员烦躁不安,同时因血肿激惹后颅窝硬脑膜,引起颈肌痉挛而出现强迫头位。如果不进行及时正确的处理,患者可能突然呼吸骤停,心跳相继停止后死亡。故幕下硬脑膜外血肿一旦确诊,多须立即手术,清除血肿。如发现、处理及时,预后良好。

2. 硬脑膜下血肿(subdural hematoma,SDH)

常继发于对冲性脑挫裂伤,多见于额颞前部。出血多来自挫裂的脑实质血管损伤。

临床表现:

急性硬脑膜下血肿的症状类似硬脑膜外血肿,但一般因脑实质损伤较重,原发昏迷时间长,所以中间清醒期往往不明显。慢性硬脑膜下血肿的出血来源都因大脑皮层汇入上矢状窦的桥静脉撕伤所致,由于致伤外力小,出血缓慢,临床症状波动,有来而复去的头痛、间歇性神经定位体征,患者行为个性多有改变,有时智力下降易被误诊为精神病或颅内肿瘤。

手术方法目前多采用颅骨钻孔冲洗引流清除血肿,术后 48 h 拔管。

3. 脑内血肿(intracerebral hematoma,ICH)

出血来源均为脑挫裂伤所致的脑实质血管损伤所致,主要发生在额、颞叶的脑内,常与急性硬脑膜下血肿并存。神经系统症状更为突出,术后遗留残缺亦较多见。一般采用清除血肿手术治疗,近年来穿刺引流术取得良好效果。

第二节　颅脑损伤的治疗

一、颅骨骨折治疗

1. 颅盖骨折治疗

线性骨折采用观察保守治疗,但需注意并发急性硬脑膜外血肿的可能。凹陷性骨折治疗的原则是手术复位。手术指征为:

(1)骨折片陷入颅腔的深度在 1cm 以上;

(2)大面积的骨折片陷入颅腔,因骨性压迫或并发出血等引起颅内压增高者;

(3)因骨折片压迫脑组织,引起神经系统体征或癫痫者。位于大静脉窦部的凹陷骨折如引起神经系统体征或颅内压增高者也应手术,反之则无需手术。术前必须做好充分的输血设备,以防止骨折整复时大出血。

2. 颅底骨折治疗

这类骨折多数无需特殊治疗,但要着重处理合并的脑损伤和其他并发损伤。耳鼻出血和脑脊液漏,不可堵塞或冲洗,以免引起颅内感染。多数脑脊液漏能在 2 周左右自行停止。持续 4 周以上或伴颅内积气经久不消时,应及时手术,进行脑脊液瘘修补,封闭瘘口。对碎骨片压迫引起的视神经或面神经损伤,应尽早手术去除骨片。伴脑脊液漏的颅底骨折属于开放伤,需给予抗生素治疗。

二、脑损伤治疗

多数脑震荡患者休息 2 周左右可望完全恢复,故通常无需特殊治疗及护理;少数自觉症状延续时间长者,需加强心理护理。

脑损伤治疗原则为:

1. 严密观察病情变化,必要时作 CT 或 MRI 检查以了解颅内伤情。

2. 保持呼吸道通畅,维持正常的气体交换,必要时作气管切开或气管内插管辅助呼吸。

3. 采用过度换气、脱水疗法对抗脑水肿,降低颅内压。用亚低温疗法降低脑代谢率,清除氧自由基,以减轻脑细胞的损害。

4. 营养支持,抗感染。

5. 对症治疗及时处理并发症。

6. 对开放性脑损伤者,应尽早手术清创,使之转为闭合性脑伤。

第三节　颅脑损伤的护理

一、颅骨骨折的护理

（一）护理评估

1. 了解受伤经过,包括暴力大小、方向,患者当时有无意识障碍,初步判断是单纯颅伤还是伴有脑伤。通过阅读病史及 X 线片,了解骨折线走向。对骨折线跨越脑膜中动脉骨管沟者,应十分警惕继发硬膜外血肿的可能性。

2. 有时由于伤情的影响不宜立即作颅底位 X 线检查,故临床判断极为重要,尤其是伤后随即出现的口鼻出血、外耳道溢血,而局部又无暴力痕迹者,应估计有颅底骨折的可能。

3. 后期早期耳、鼻有血性液溢出,应区别是鼻道或外耳道裂伤所致的出血还是混有 CSF,以判断是否有 CSF 外漏。

（二）护理诊断

1. PC:颅内出血的危险

护理目标:出血停止。

护理措施:明确是否有 CSF 外漏。可将漏出液滴于吸水纸上,若在血迹外有较宽的淡黄色浸渍圈,且被 CSF 浸湿的手帕没有像被鼻涕或组织渗出液浸湿干后变硬的现象,即可确认有 CSF 外漏;或行 RBC 计数与周围血液比较是否被稀释以明确诊断。有时颅底骨折虽伤及颞骨岩部,且骨膜及脑膜均已破裂但鼓膜仍完整时,CSF 可经耳咽管流至咽部被伤员咽下,故应观察并询问伤员是否经常有腥味液体流至咽部引起吞咽。

2. PC:颅内感染的危险

护理目标:未发生感染。

护理措施:

（1）密切观察有无颅内继发性损害。颅骨骨折可伴有脑组织和血管的损伤,引发癫痫及颅内出血,故应密切观察意识、生命体征、瞳孔及肢体活动的情况。除了脑膜中动脉骨管沟及血管断裂所致的颞区硬膜外血肿外,亦有可能因粉碎性骨折片戳破硬脑膜静脉窦壁而导致出血;或在颅骨变形时硬膜自颅骨内板剥离,硬膜表面至颅骨的小供养血管被撕伤出血。倘若骨折片压迫静脉窦,则可使脑静脉回流受阻,出现颅内压增高征象。

（2）防止颅内感染。脑脊液外漏属隐性开放骨折,防止颅内感染至关重要。对 CSF 漏患者应每日两次清洁、消毒鼻前庭或外耳道口,切忌棉球过湿使液体逆流入颅。清洁消毒后应松置一干棉球于鼻前庭或外耳道口,随湿随换,记录 24 h 浸湿的棉球数以估计漏出液是否逐日减少。严禁为 CSF 漏者从鼻腔吸痰或安插胃管,禁止作耳、鼻滴药及冲洗和填塞。根据医嘱,预防性应用抗生素及破伤风抗毒素(TAT)或破伤风类毒素。

（3）促进颅内外漏道尽早闭合。维持特定的体位,藉重力作用使脑组织移向颅底硬脑膜裂缝处,有助于使局部粘连而封闭瘘口。前颅窝骨折且神志清醒者给予半坐位,昏迷者抬高床头 30°,患侧卧位;中、后颅窝骨折者卧于患侧。维持特定体位至停止漏液后3 天。绝大部分伤员在伤后 1 周内瘘口常能自行愈合,极少数超过 2 周以上者需行手术修补漏孔。

（4）注意颅内低压综合征。大量脑脊液外流可引起剧烈头痛、眩晕、呕吐、厌食、反应迟钝、脉细弱、血压偏低等，患者常诉当抬高头部或端坐时头痛加重；补充大量水分后可缓解。

（三）健康教育

1. 防止气颅。劝告伤员勿挖耳、抠鼻，勿用力屏气排便、咳嗽、擤鼻或打喷嚏，以免鼻窦或乳突气房内的空气被压入或吸入颅内，导致气颅和感染。

2. 指导伤员正确面对颅骨骨折，教导伤员不可因症状轻微而疏忽大意，也勿因颅骨骨折而忧心忡忡。颅骨的愈合多属纤维性愈合，线形骨折后，小儿约需 1 年，成人则需 2 ~ 5 年才可望达到骨性愈合。如有颅骨缺损，可在伤后半年左右作缺损处的颅骨成形术（cranioplasty）。

二、脑损伤的护理

由于脑损伤的程度不同，所采取的处理手段也不同，其中护理的质量对预后有很大影响。脑损伤后影响伤员康复的因素有：

1. 原发的脑损伤程度。

2. 是否发生继发性病变，如血肿、感染及并发症。

3. 伤前健康状况。

4. 是否采用有效的支持疗法。

其中第二、四两项与护理有密切关系。护理的目的是为脑功能的恢复创造最优良的条件，预防以及治疗并发症，以保全生命，争取最理想的康复。要做好护理记录，通过询问现场目击者正确记录受伤经过、初期检查发现、急救处理经过及意识、瞳孔、生命体征、肢体活动等病情演变，以供进一步处理时作参考。

（一）护理评估

颅脑损伤伤员往往伤情危重，要求迅速了解伤史和全面检查后尽快作出正确判断，以便及时给予有效的护理。及时有效地现场急救，不仅可使当时的某些致命性威胁得到缓解，如窒息、大出血、休克等，且为进一步的治疗创造有利条件，如预防或减少感染机会，提供确切受伤经过，并在病情改变时作进一步评估。

1. 判断是颅伤还是脑伤

头皮挫伤、裂伤、撕脱伤及头皮下血肿的局部表现均较明显。颅盖骨折除开放性和凹陷性者可经临床检查加以识别外，主要靠颅骨平片确定。头皮上的轻微擦伤也常代表暴力作用部位，可借以推断致伤机制，不可忽略。是否伴有脑伤，可根据伤后有无意识障碍、有无逆行性遗忘、有无神经系统阳性病征、有无颅内压增高征象、有无脑脊液外漏等判定。

2. 确定脑伤是开放性还是闭合性

刀斧砍伤、牛角戳伤或火器伤，均有显见的创口，大者可见脑组织外溢，并出现相应的神经功能定位病征。CT 扫描可准确定位颅内金属异物、骨折碎片及伴发的血肿。凡有耳、鼻脑脊液漏者，可判断为隐性开放性脑伤。

3. 区别脑伤是原发性或继发性

（1）伤后立即出现的意识障碍来源于原发性脑伤,进行性出现来源于继发性损害。

（2）伤后立即出现的一侧瞳孔散大均属原发性损伤。有三种情况:仅伴直接光反应消失者,为前颅窝骨折所致的视神经损伤;伴直接、间接光反应消失者,多系虹膜受伤后的外伤性散瞳;伴直接、间接光反应消失及眼外肌瘫痪,眼球固定于外下方者,为动眼神经损伤。伤后一段时间才出现的进行性一侧瞳孔散大、伴意识障碍加重、生命体征紊乱和对侧肢体瘫痪者,为小脑幕切迹疝的典型改变。

（3）伤后立即出现肢体弛缓性瘫痪和瘫痪程度相对固定者,为对侧脑组织原发性损伤;伤后一段时间渐次出现者,为对侧颅腔内有继发病变。

4. 其他

观察有无脑干损伤所致的去大脑强直发作,有无下丘脑损伤所致的中枢性高热,有无癫痫发作,以及伤员是否躁动不安。

（二）护理诊断

1. PC:意识障碍。

与脑损伤有关。

护理目标:恢复意识。

护理措施:颅脑损伤伤员的病情变化复杂,如较轻的脑伤可因病情变化未能及时发现而产生严重后果;相反,严重的脑伤也可因观察确切、处理恰当及长期精心护理得到较完全的恢复。动态的病情观察旨在提高警惕,及早发现脑疝。有时病情变化为时短暂,唯有护士在掌握受伤机制及伤情转归的基础上,通过细致的观察才能及时发现,赢得抢救时机。故无论伤情轻重,急救时均应建立观察记录单。观察及记录的间隔时间,根据病情每 15～60min 一次,稳定后可适当延长。

（1）观察意识 意识是人体生命活动的外在表现,反映大脑皮质功能及脑伤的轻重。目前临床对意识障碍的分级方法不一。传统方法根据患者对语言刺激反应、疼痛刺激反应、生理反应、大小便能否自理及能否配合检查分为清醒、模糊、浅昏迷、昏迷和深昏迷 5 级。而目前应用较多的是格拉斯哥昏迷量表（Glasgow coma scale）,即 GCS 评分法（见表 1-7-1）。

表 1-7-1 格拉斯哥昏迷量表

睁眼反应	得分	语言反应	得分	运动反应	得分
自主睁眼	4	回答正确	5	遵命动作	6
呼唤睁眼	3	回答错误	4	刺痛能定位	5
刺痛睁眼	2	胡言乱语	3	刺痛肢体回缩	4
无反应	1	仅能发音	2	刺痛时上肢屈曲	3
		无反应	1	刺痛时四肢过伸	2
				无反应	1

注:GCS 最高分为 15 分,最低分为 3 分。分数越低表明意识障碍程度越重,8 分以下为昏迷。13～15 分属轻度,9～12 分属中度,3～8 分为重度脑损伤。

根据病情采用相同种类、相同程度的语言和痛刺激。记录时应作动态分析,判断意识状态是好转或恶化。例如,深昏迷伤员在口腔护理时出现吞咽反射,提示病情好转;清醒伤员突然遗尿,可能有意识障碍;躁动伤员突然安静、昏睡,应怀疑病情恶化。

(2)生命体征:伤后可出现持续的生命体征紊乱。伤后初期,由于组织创伤反应,出现中等程度的发热,若累及间脑或脑干,可导致体温调节紊乱,出现体温过低或中枢性高热。先测呼吸,次测脉搏,再测血压、心律。注意呼吸深浅,有无叹息呼吸、呼吸困难和呼吸暂停;注意脉搏是宏大有力还是细弱不整,注意脉压有无波动。单项指标有变化应寻找原因,如气道梗阻引起的呼吸困难、肢体强直引起的血压增高等。几项指标同时变化,须识别是否为颅内血肿引起的颅内压增高所致代偿性生命体征改变。脑脊液外漏推迟了颅内压增高症状的出现,但一旦出现,抢救更为困难,故必须按脑部损伤定时作观察记录,保持高度警惕。

暴力直接作用于枕部的伤员,须警惕后颅窝血肿,如脉搏缓慢、呼吸次数明显下降、强迫体位及呕吐频繁。伤后即有高热者,多系下视丘或脑干损伤,而伤后数日体温增高常提示有感染性合并症。闭合性颅脑损伤者的生命体征呈现休克征象时,应检查有无内脏出血,如迟发性脾破裂、应激性溃疡出血等。

(3)神经系统病征观察:神经系统病征有定位意义。须特别重视:①受伤后一段时间出现的症状;②除原有病征外出现的新症状;③逐步加重或发展的症状。这些常提示颅内继发性血肿的存在。

神经系统病征多种多样,以眼征和锥体束征为例:

瞳孔变化对颅脑损伤有重要临床意义。首先观察两侧睑裂大小是否相等,有无上睑下垂。伤后早期常因眼睑水肿,观察瞳孔时每使睑结合膜外翻引起伤员反感,并影响观察。防止的办法是用拇指轻压上睑缘再向上推送。注意对比两侧瞳孔的形状、大小及光反应。电筒光束应从外侧射向瞳孔。正常瞳孔等大、圆形,直径 2～6mm,直接、间接光反应灵敏。瞳孔及眼征涉及多对脑神经,其中第Ⅲ、Ⅳ、Ⅵ对脑神经在颅内行程较长容易累及。不同眼征提示颅内相应部位的病变。患者熟睡时双侧瞳孔缩小,光反应迟钝,如伴有中枢性高热、深昏迷则多为桥脑损伤的表现;双侧瞳孔散大。光反应消失、眼球固定伴深昏迷或去大脑强直者,多为原发性脑干损伤或临终前的表现;双侧瞳孔大小形状多变,光反应消失,伴随眼球分离或异位者,多为中脑损伤。观察有异常时需了解是否用过药物,如吗啡、氯丙嗪使瞳孔缩小,阿托品、麻黄碱使瞳孔散大;眼球不能外展,主诉复视者,为展神经受损;双眼同向凝视提示额中回后部损伤;眼球震颤可见于小脑或脑干损伤。伤后即出现的一侧瞳孔散大,光反应消失,有三种情况:①外伤性散瞳,常可在患侧眼眶找到暴力痕迹;②视神经损伤,伴有该侧间接光反应存在,视力下降;③动眼神经损伤,伴有患侧眼外肌瘫痪。需与继发性脑水肿或血肿致脑疝所出现的进行性一侧瞳孔散大相鉴别。

锥体束征亦是需要观察的重要神经系统病征。了解肢体的肌力、肌张力,结合有无感觉障碍及病理反射进行综合分析,对确诊病情有很重要的意义。颅脑损伤伴有四肢损伤者并非少见,单肢活动障碍应在排除骨折、脱臼或软组织损伤后,再考虑对侧大脑皮层运动区的损伤。伤后立即出现的一侧上下肢运动障碍,且相对稳定,多系对侧大脑皮层运动区广泛性原发脑损伤所致。脑干损伤常出现交叉性瘫痪,即一侧脑神经周围性瘫痪,对侧肢体中枢性偏瘫。如伤后一段时间才出现一侧肢体运动障碍者,先经过最初几小时的观察,对伤情有粗略认识后,再根据一般规律找出观察重点。入院早期常因伤情危急,仅作简单的神经系统检查,可于晨、晚间护理时全面观察伤情。注意有无其他部位骨折(尤其是锁骨骨折)以及内脏损伤。如尿色深应排除血尿,痰中带血须排除肺挫伤。对观察所得要进行分析,以得出较正确的判断,只有在认真负责并熟悉业务的医护人员的连续观察下,点滴病情改变才会在正确判断、及时处理的过程中起到巨大作用。对于这种定时的连续的观察,须征得家属的理解和谅解。

(4)躁动的护理 躁动不安是颅脑损伤急性期的一个常见表现。引起躁动不安有许多因素,首先要考虑的是脑水肿、肿胀或颅内血肿所致的颅内高压状态;其次是颅外因素,如呼吸道不通畅引起缺氧,尿潴留引起膀胱过度充盈,大便干结引起强烈的排便反射,呕吐物或大小便浸渍衣被,卧姿不适和瘫痪肢体受压以及冷、热、痛、痒、饥饿等。

当伤员突然由安静转入躁动,或自躁动转为安静深睡时,应提高警惕,观察是否有伤情恶化,并对躁动原因逐一加以解除。切勿轻率给予镇静剂,以防混淆观察。对躁动伤员不能强加约束,以免其过分挣扎使颅内压进一步增高并消耗能量,可加床档以防坠床,必要时专人守护;注射时需有人相助以防断针;勤剪指甲或戴手套以防抓伤;加强卫生处理,保持床被平整,以防皮肤擦伤。

(5)昏迷护理 中、重型颅脑损伤者均有不同程度的意识障碍。一方面,突然的暴力打击引起体内各系统的功能紊乱,机体抵抗力骤降;与此同时,颅内出血、脑疝、脑膜炎、支气管炎等继发病变及合并症将进一步威胁伤员生命,任何一种情况的出现,都可能使病情急转直下。具体的护理措施按 GCS 评分进行常规护理。

2. 颅内高压(详见本篇第八章)

脑受伤后立即出现应激性的脑血管扩张,动脉血流量增加;出现脑肿胀(cerebral swelling),使脑的体积增大。随之,由于血管活性物质释放,微循环血管麻痹性扩张,血管内液外渗,从而出现脑水肿(cerebral edema)。前者对脱水剂及冬眠治疗反应甚小,后者则较为敏感。甘露醇、地塞米松、维生素 C、维生素 E 等药物均具有清除体内过剩氧自由基的作用。麻醉清醒后,头部应抬高 $15° \sim 30°$,以利于静脉回流,减轻脑水肿。

3. 清理呼吸道无效

与毛细血管通透性增高、丧失正常的咳嗽反射有关。

护理目标:保持呼吸道通畅。

护理措施:脑组织需氧量极大,因此对缺氧的耐受性极差,会因短暂的严重缺氧导致不可逆损害。脑伤伤员既可因意识障碍、气道不通畅出现周围性呼吸障碍;亦可因病情危重,出现中枢性呼吸衰竭。呼吸道阻塞的后果:①引起胸腔内压力增高,致颅内静脉回流受阻;引起脑水肿,使颅内压增高后脑动脉供血不足,脑缺氧更为严重,脑水肿加剧。②因肺换气不足,血内二氧化碳含量增加导致脑血管扩张;毛细血管通透性增高,亦加重脑水肿,形成恶性循环。因此,保持呼吸道通畅,维持正常呼吸功能应居护理首位。

(1)防治窒息 颅脑损伤者常有不同程度的意识障碍;正常的咳嗽反射和吞咽功能丧失;呼吸道分泌物不能主动排除,血液、脑脊液及呕吐物可逆流进入呼吸道,下颌松弛、舌根后坠等,都可引起严重的呼吸道梗阻。因此,必须尽快掏出口腔和咽部的血块及呕吐物,将伤员侧卧或放置口咽通气道,若情况仍未见改善,可行气管插管。

(2)保持正确体位　抬高床头20°,将伤员置于侧俯卧位;防止舌后坠阻塞气道,让口角处于稍低位,以使唾液自然引流。上面一侧的肢体需以枕垫支托,以免妨碍呼吸。枕头厚薄应合适,以保持头与脊柱的中枢在同一直线上。头部仰俯或侧屈均会影响呼吸道通畅及颈静脉回流,不利于降低颅压。

(3)保持呼吸道通畅　在患者意识状态逐渐转为清醒的过程中,特别是颅内压增高者,容易因舌根后坠而突然阻塞呼吸道。一旦发生这种情况,要立即抬起下颌,插入通气道,清除分泌物,必要时行气管插管或气管切开术。

对于伴有颌面部损伤、气道分泌物难以排除或伤后昏迷估计短期内难以清醒者,以及接受亚低温治疗者,常需作气管切开以维持正常的呼吸功能。气管切开后,便于清除呼吸道分泌物,解除呼吸道梗阻,减轻阻力,使胸内压、颅内压下降。由于减少了呼吸道死腔,增加了有效气体的交换量,使血中二氧化碳含量减少,降低了颅内压,便于气管内滴药或给氧。除气管切开护理常规外,需注意的是:

①要根据伤员年龄、体型选择合适的气管套管,及时吸痰,防止分泌物或痰栓堵塞管口。按照Poisulle定律:气体通过管道时,管道直径减半,阻力增加16倍。因此,套管细了或分泌物未及时清除,不但通气量不足,且呼吸阻力增加,影响呼吸困难的改善。有癫痫、抽搐的伤者,为防止抽搐时头部过仰,气管套管前端反复压迫气管前壁,引起局部溃疡、穿孔,甚至纵隔炎症,应选用硅胶套管。

②吸痰时,若吸痰管超过套管,可引起呛咳,虽有助于排痰,但剧咳可使颅压增高,宜谨慎对之。

③接受气管切开的伤员大多有意识障碍,吞咽咳嗽反应迟钝或消失,唾液容易流入呼吸道,且不能自行排出,因此要防止反流所致窒息。

④仰卧时气管分支与水平线成17°~20°倾斜,分泌物以重力作用随呼吸进入各级支气管,造成下呼吸道阻塞,影响气体交换,因此不能平卧。

⑤有时虽然喉头痰鸣并不明显,也须定时抽痰,并每日数次诱发呛咳,以使下呼吸道分泌物能及时排出。为防止干扰正常呼吸功能和颅内压突然增高,每次吸痰不宜超过15s,并避免剧咳。痰液黏稠者,给予雾化后15min吸痰效果较好。

⑥每日检查肺部情况,如局部痰鸣多,可将伤员翻向对侧,雾化吸入、拍背后平卧,深插吸痰管。右支气管短而粗与气管垂线所成夹角仅30°,吸痰管容易进入。

⑦有意识障碍的患者没有自卫能力,也不能诉说疼痛与不适,所以要随时保持头颈与躯干在同一轴线上。

气管切开术在处理神经外科病员的呼吸问题上是一项较为重要的有效措施,但需防止因护理不周给病员增加的很多不安全因素,诸如肺部严重感染、套管脱出窒息等。

(4)根据血气分析给予氧疗。

4.PC:水、电解质失衡

与失血、休克、脱水剂应用有关。

护理目标:水、电解质平衡。

护理措施:

(1)抗休克。开放性头伤可出现失血性休克,闭合性头伤除小儿外一般不致有严重休克,所以凡出现休克征象者,应协助医生查明有无颅外其他部位的合并伤,如多发性骨折、内脏破裂等。使伤员平卧、保暖、补充血容量,禁用吗啡,以防呼吸抑制或因瞳孔缩小影响观察。

(2)颅脑损伤患者常有呕吐、高热、大汗、强直抽搐等表现,容易引起代谢紊乱,加上早期限制水钠摄入、脱水利尿、激素治疗等干扰生理平衡的措施,患者常有不同程度的脱水。但静脉补液仍需谨慎,快速滴注可使颅内压增高。自主神经系统受损者容易引起急性肺水肿。

(3)按医嘱、按时按量准确给予脱水剂等药物,以减少脑组织中的水分,缩小脑体积,达到降低颅内压、改善脑供血供氧、防止并阻断脑水肿恶性循环的形成,但补液时须控制液量,注意滴速。

(4)妥善处理伤口。头皮撕裂伤或开放性颅脑损伤累及主要动脉或静脉窦时,均可发生严重失血,威胁伤员生命,并因之失去进一步手术的机会。单纯头皮出血可加压包扎止血,开放性颅脑损伤应剪短伤口周围头发,以酒精擦净。注意勿使酒精流入伤口,不冲洗、不用任何外用药,外露的脑组织周围可用纱布卷保护,以防受压,外加干纱布适当包扎。若伤情许可,宜将头部抬高以减少出血量。全身抗感染及破伤风预防注射应尽早进行。

5. 吞咽障碍

与脑损伤有关。

护理目标:保证营养。

护理措施:

(1)营养支持。重型脑伤患者,代谢中枢也可能受损,所以机体的代谢改变较之其他部位损伤要严重而持久。高能量代谢一般持续1个月以上,虽然有利于蛋白质转换和组织修复,但大量消耗内源性能源;高分解代谢使重型脑伤患者每日丢失尿氮15~25g,负氮平衡一般要持续2~3周;创伤后急性期的应激反应、血糖升高,在脑外伤患者中也尤为明显,且与伤情密切相关,因血糖增高、乳酸堆积,可加重脑水肿。因此,必须正确补充热能以减轻机体损耗,合理补充蛋白质,同时运用胰岛素将血糖控制在11mmol/L以内。虽然肠内营养较肠外营养更有利于肠黏膜的完整,有利于降低细菌移位,发生感染的问题也远较肠外营养少,但一般伤后10d患者才能耐受全速、全量的胃内营养,故早期需辅以肠外营养。但无论哪种营养支持方式,都应在伤后72 h内开始,才可望于7d内达到热能平衡。禁食3d后如果消化道功能趋于正常,可开始鼻饲。对鼻饲饮食的耐受性个体差异很大,开始可小量试喂,根据情况逐步增加,直至每日6餐,每餐300~400ml。管喂内容亦逐步过渡到多种平衡配方。成人每日总热量为8400kJ(2000kCal),每公斤体重1~1.5g蛋白质。切勿急于求成,一旦腹泻,得不偿失。高糖、高蛋白管喂可导致溶质性利尿,出现脱水或高渗性昏迷,故应补充水分。

(2)注意消化功能。当脂肪消化不良时,肠鸣增多,腹泻,粪便中可见脂肪颗粒;蛋白质消化不良时,粪便恶臭,呈碱性反应;糖类消化不良时,腹泻,排气多,粪便呈酸性反应。需根据情况随时调整,定时送检血、尿、粪,了解代谢情况,以判断饮食配方是否恰当。

当意识好转,有吞咽反射时,可耐心地从口试喂。由于吞咽肌组的协调功能尚未完全恢复,故开始时以藕粉、蒸蛋等流质为宜。护理人员离开前,务必检查患者口中饮食是否吞下,以防呛入气道。营养不足部分,仍需管喂补充。

6. 躯体移动障碍

与肢体瘫痪有关。

护理目标:无废用性肌肉萎缩。

护理措施:

(1)对伤员作任何护理时,均应轻柔呼唤其姓名,提出配合治疗要求,语言简单扼要,注意其意识有无好转,也为以后的功能训练打下基础。瘫痪在床的患者,枕骨、肩胛部、髋部、骶尾部、足跟部等骨骼突出处易发生压疮,应用软枕或海绵垫保护骨隆突处,每2~3h翻身一次,避免拖拉、推等动作,床铺经常保持干燥清洁,定时温水擦澡按摩,以增进局部血液循环,改善局部营养状况。

(2)昏迷患者的挛缩畸形出现较早,尤其是小肌肉、小关节。应每日2~3次做四肢关节被动活动,维护关节功能,以免发生废用性肌肉萎缩。做好五官护理。眼睑闭合不全者,可给予眼膏保护;若无需随时观察瞳孔时,可用纱布卷压住上睑,甚至行眼睑缝合术,以防暴露性角膜炎。

(3)每日行四肢向心性按摩,每次10~15min,以促进静脉血回流,防止深静脉血栓形成。一旦发现不明原因的发热、下肢肿痛,应迅速诊治。

(4)保持功能位:保持瘫痪肢体功能位是保证肢体功能顺利康复的前提。仰卧或侧卧位时,头抬高15°~30°,下肢膝关节略屈曲,足与小腿保持90°,脚尖向正上;上肢前臂呈半屈曲状态,手握一布卷或圆形物。

(5)功能锻炼每日3~4次,幅度、次数逐渐增加。

上肢功能锻炼:护理人员站在患者患侧,一手握住患肢手腕,另一手置肘关节略上方,将患肢行上、下、左、右、伸曲、旋转等关节全范围运动;护理人员一手握住患肢手腕,另一手做各指的运动。

下肢功能锻炼:护理人员一手握住患肢的踝关节,另一手握住膝关节略下方,使髋膝关节伸、屈、内外旋转、内收外展;护理人员一手握住患肢的足弓部,另一手做各趾的活动。

此外,每日定时帮助患者翻身拍背4~6次,每次拍背10min左右。

(6)昏迷患者常有排尿功能紊乱,短暂尿潴留后继以溺床。导尿,尤其是留置尿管极易导致尿路感染,尽量少用。留置过程中,应定时放尿,以保持膀胱贮尿功能,并在每次放尿时告诉患者,帮助其用手轻压膀胱区加速尿液排放,训练定时排尿功能。使用强力脱水剂期间,应缩短放尿间隔。晨、晚间护理时,注意清洗龟头及冠状沟或大小阴唇间的积垢。

3. 健康教育

重症颅脑损伤患者,在意识逐渐恢复过程中,常出现遗尿、失语、失读、肢体活动障碍等,即患者在不同程度上丧失了独立生活的能力,影响其个人卫生、仪容仪态,有的甚至难以进行正常学习和工作。不能顺利回归社会,会给患者造成很大的心理负担,往往出现烦躁、焦虑、自卑乃至抗拒等心态。护士作为健康指导者,对患者废损功能的再训练应非常耐心,应教育和指导家属务必让患者随时感到被关怀、支持和鼓励对患者康复的重要性,通过暗示、例证及权威性疏导,增强患者的信心。

(1)不能翻身者,应协助翻身以防褥疮,同时防止碰伤、跌伤和烫伤等意外。

(2)对留置导尿者,定时开放夹管,并注意尿量及性状。对意识已恢复者及早作膀胱功能训练,拔除导尿管。鼓励患者多饮水,以达到清洁尿路的目的。并注意会阴部的清洁,预防交叉感染。如发现尿液混浊、发热,是泌尿系感染的征兆,应及早治疗。瘫痪患者多有便秘,有的可因为用力排便致使脑出血再次发生,因此,应定时定点给便器排便,必要时应用通便药物、灌肠。

(3)加强营养的摄入,注意饮食结构,多给患者吃低脂、高蛋白、高能量饮食及含粗纤维的蔬菜、水果等,并给予足够水分。

(4)注意口腔卫生及护理。

(5)鼓励患者自行功能锻炼的同时配合针灸、理疗、按摩,由完全照顾过渡到协助照顾,直至生活自理,如自行吃饭、穿衣、洗漱、如厕及做一些室外活动,加快康复。

(6)患者常有忧郁、沮丧、烦躁、易怒、悲观失望等情绪反应。因此,护理人员和家属应从心理上关心体贴患者,做好心理护理,多与患者交谈,安慰鼓励患者,创造良好的家庭气氛,耐心解释病情,消除患者的疑虑及悲观情绪,使之了解自己的病情,建立和巩固功能康复训练的信心和决心。

思考题

一、单选题

1. 典型的硬脑膜外血肿的意识改变是:
   A. 持续昏迷　　　　　　　　　　B. 昏迷→清醒
   C. 昏迷→清醒→昏迷　　　　　　D. 浅昏迷

2. 颅底骨折后出现"熊猫"眼征是由于:
   A. 颅前窝骨折　　B. 颅中窝骨折　　C. 颅后窝骨折　　D. 颅盖骨折

3. 颅脑损伤,其观察护理哪项正确?
   A. 颅盖骨折应警惕并发硬膜下血肿的可能
   B. 颅底骨折伴脑脊液漏,应常规应用抗生素以防感染
   C. 昏迷患者应尽量少翻身
   D. 应用甘露醇滴速宜慢

4. 关于颅底骨折的护理,下列哪项是错误的?
   A. 取健侧卧位　　　　　　　　　B. 有脑脊液漏者禁止耳、鼻填塞
   C. 预防性应用抗生素　　　　　　D. 有脑脊液鼻漏者,应避免鼻腔吸痰或插胃管

5. 脑外伤患者,X片示右颅骨骨折,伤时人清醒,半天后出现呕吐,意识不清,左肢体活动较右侧差,瞳孔右>左,诊断应首先考虑:

A. 右急性硬膜下血肿　　　　　　　　B. 右急性硬膜外血肿

C. 左急性硬膜下血肿　　　　　　　　D. 左急性硬膜外血肿

6. 硬脑膜外血肿中间清醒期短,表明:

A. 血肿形成迅速　　　　　　　　　　B. 血肿形成缓慢

C. 损伤很轻　　　　　　　　　　　　D. 中间清醒期短一般为 12～24h

7. 亚急性颅内血肿出现症状,一般在:

A. 3 天内　　　　　B. 3 天至 3 周内　　　C. 1 天内　　　　　D. 3 周以上

8. 格拉斯哥昏迷计分评价颅脑损伤患者,除了哪项以外?

A. 眨眼反应　　　　B. 言语反应　　　　C. 运动反应　　　　D. 睁眼反应

9. 脑外伤患者刺痛时上肢呈屈曲反应,并睁眼及呻吟, 其 GCS 评分为:

A. 4 分　　　　　　B. 5 分　　　　　　C. 6 分　　　　　　D. 7 分

10. 根据颅内血肿的部位可分为三类,除哪项以外?

A. 硬脑膜外　　　　B. 硬脑膜下　　　　C. 脑内血肿　　　　D. 硬脑膜内

二、名词解释

1. 脑损伤　2. "熊猫"眼征

三、问答题

1. 何谓脑震荡?

2. 如何进行 GCS 评分?

3. 如何预防颅底骨折脑脊液漏患者的颅内感染?

4. 如何对脑损伤意识障碍的患者进行护理评估?

5. 对脑损伤患者清理呼吸道无效应采取哪些护理措施?

6. 如何维持颅脑损伤患者的水电平衡?

7. 对脑损伤患者躯体移动障碍应采取哪些护理措施?

参考答案

一、单选题

1. C　2. A　3. B　4. A　5. B　6. A　7. B　8. A　9. D　10. D

二、名词解释:略

三、问答题:略

参考文献

1. 吴在德等. 外科学(第 6 版). 北京:人民卫生出版社,2003,248－256

2. 曹伟新等. 外科护理学(第 6 版). 北京:人民卫生出版社,2002,351－359

(张建民)

第八章 骨肿瘤的治疗与护理

学习目标:

- 能陈述骨肿瘤定义、分类和分期
- 能说明骨肿瘤治疗原则
- 能叙述骨肿瘤围手术期护理
- 明确骨肿瘤治疗方法
- 能描述骨肿瘤切除后手术重建
- 明确骨肿瘤放化疗及其并发症

凡发生于骨内或起源于骨各组织成分的肿瘤,不论是原发性还是继发性或转移性肿瘤,均统称为骨肿瘤。骨肿瘤有良性、中间性和恶性之分,定性根据临床、影象学和病理学(分子生物学)三结合的原则进行诊断。

第一节 骨肿瘤分期与检查

一、骨肿瘤分期

骨肿瘤分期是评估骨肿瘤及其危害程度的基础,与手术指征、辅助治疗结合,可以提供一种医学参数比较相同的肿瘤手术或非手术疗法的选择。分期系统包括外科等级(G)、局部范围(T)、有无局部或远隔转移(M)。

(一)分期的依据

1. 良性肿瘤静止期

指儿童与青少年时期的肿瘤,随年龄的增长保持原态或自愈。病变有很薄、成熟的纤维性包囊。反应区无新生血管,很少有炎性细胞浸润。骨内病变随肿瘤的生长,破骨细胞在骨壳内壁吸收骨;成骨细胞在骨壳外壁再成骨补充,病变不会破出骨壳而形成膨胀性生长。由于病变生长缓慢,骨壳保持成熟的皮质骨。当病变愈合时,破骨性骨吸收消失,由代骨代替。良性的自限性肿瘤,反应区与包囊紧密结合,外科的囊外切除应自正常组织与反应区间进行。

2. 良性肿瘤活动期

病变进行性生长,无自限性,不会静止或自愈。病变结节样突入包囊,边界不规则。反应区厚、成熟度差、细胞增多,有明显的炎性浸润及新生血管形成。在反应区外与正常组织内可见间充质增生。外科治疗应注意:囊内切除不能彻底;反应区内的肿瘤切除容易进入肿瘤;临界切除不能完全切除所有的反应区。

3. 良性肿瘤侵袭期

病变具有局部侵袭性,但没有转移。肿瘤的边界不规则,形成结节状突向包囊,突出部位包囊很薄,有的已突入反应区。反应区厚,有水肿和明显的新生血管。反应区内的血管直接进入肿瘤。突入反应区的肿瘤与瘤体连续。

4. 低度恶性肿瘤

肿瘤在发生转移前已有较长病史,转移可因治疗减少。反应区内有卫星灶,小结节状与肿瘤主体不相连,卫星灶是在局部沿最小阻力部位突入反应区生长而来,镜下偶见与肿瘤主体有联系。卫星灶与肿瘤主体间可有正常肌肉、筋膜及骨组织。卫星灶是恶性肿瘤的标志之一。反应区很厚、不成熟,以间充质细胞成分为主,新生血管很多;在反应区外与正常组织之间,有红褐色的反应性肌组织;肿瘤可突破反应区进入周围正常组织;也可在血管区、筋膜内很快生长。在骨组织中:反应性骨小梁不会发育成成熟的皮质骨;反应性骨小梁间的骨髓组织间会很快生成卫星灶;反应性骨组织周围充满新生血管,周围的骨小梁很快就被新生的反应骨所包裹;邻近病变的反应骨被破骨细胞吸收的速度与外缘的成骨同样快,因此病变不断生长和扩张。外科切除应在反应区外的正常组织中进行。

5. 高度恶性肿瘤

肿瘤自发现到出现转移的时间很短,尽管局部经恰当治疗,仍有很高的远隔转移危险。肿瘤发展很快,周围无包裹。反应区内有很多的卫星灶,间充质成分少。新生血管及炎性成分增多的情况较低度恶性肿瘤严重。血管壁很薄,特异性炎性组织在肿瘤中的含量不一:反应区很厚,水肿更严重,侵入周围正常组织更深。肿瘤侵犯周围血管后,多在反应区外的正常组织中同一间室内很远的部位形成跳跃灶。肿瘤直接破坏正常组织,有破骨细胞作用吸收骨(这与低度恶性肿瘤一样);另外还有高度恶性肿瘤直接侵犯破坏骨。

6. 自然屏障

人体对肿瘤自然抵抗的物质有骨皮质、关节软骨、筋膜、关节囊、腱鞘、神经鞘及韧带等。

7. 间室内涵

肿瘤被自然屏障包裹在间室内的表现形式对肿瘤的临床治疗有重要意义。

8. 局部复发与转移

如果外科治疗不彻底,手术遗留的残存病灶需 6~24 个月才能生长成为临床上可见的病灶。只有很少的患者在 24 个月后复发。治疗后的所谓"局部复发"实际上不是复发,而是新的肿瘤在原来的部位生长的结果。

90% 以上的肉瘤首发转移是肺脏。至少有 1/2 以上的高度恶性肿瘤患者在第一次就诊时就已经存在肺内转移灶。肿瘤细胞进入血循环后,只有少数形成转移灶,这些微小的转移灶在临床上可以存留数周、数月以至数年。

(二) 肌肉骨骼肿瘤外科分期

如表 1-8-1 所示。

表 1-8-1　肌肉骨骼肿瘤外科分期

良　性		静止性;活动性;进行性		
恶性	Ⅰ. 低度恶性无转移		A. 间室内	B. 间室外
	Ⅱ. 高度恶性无转移		A. 间室内	B. 间室外
	Ⅲ. 低度或高度恶性有转移		A. 间室内	B. 间室外

二、骨肿瘤检查

骨肿瘤的诊断要坚持临床-影象-病理学相结合的原则,即围绕每一病例,由相关医生定期联合讨论,以确立诊断和治疗方案。不同的年龄段,骨肿瘤有其好发的病变部位,自发的肢体首次痛或与外伤(常是轻度)有联系的疼痛,步态的改变,最近的感染史,体重减轻等,均是重要信息。描述肿物的部位、大小,测量长、宽、厚度,包括 X 线片上的测量。骨肿瘤能引起周围软组织的反应性炎症,可有轻、中度疼痛及压痛。

(一)影象学检查

1. 常规 X 线片

这是影象诊断的基础,用以分析 4 个问题:①病变的部位;②破坏的形状,如地图形、虫蛀样、渗透浸润状等;③正常组织的反应带;④能否提供组织学及组织发生学的参考资料。平片对早期诊断有局限性,因为每单位体积骨质要有 30% ~ 40% 的破坏才能在 X 线片上显示出来,同时躯干(中轴)骨显象不如肢体骨。

骨肿瘤侵入骨膜下能引起反应,表现为单纯性骨肿瘤或有层(葱皮)状、针状和袖套状(Codman 三角)等反应。细长针状多见于恶性病变,而短钝针状多见于良性者,Codman 三角多见于恶性及侵袭性病变。

2. CT 检查

由于较 X 线平片有分辨率更高和能展示横断面解剖两个特点,CT 对诊断骨骼病变尤其是躯干骨病变极为有用。它能显示骨皮质及小梁、骨肿瘤对软组织侵犯范围和软组织肿瘤,虽然后者不如磁共振(MRI)准确。对比剂增强能判定骨肿瘤的血运和它与软组织肿块及主要血管的关系。CT 显示瘤内钙化比 MRI 好,特别是躯干骨的结构及钙化。CT 还能明确髓内侵犯的范围和骨肿瘤对化疗的反应,测定组织的密度。髓内密度的减弱提示肿瘤的侵入或炎症。在有较复杂解剖的部位,如肩、脊柱、骨盆、髋,CT 能解决平片中影象重叠、看不清或不能发现病变的问题。

CT 的缺点:

(1)评估软组织或骨髓病变不如 MRI。

(2)除非采用螺旋式 CT,不能摄肢体纵轴象。

(3)不能有效地扫描大的解剖区域。

(4)漏诊某些椎体压缩性骨折。

3. MRI 检查

MRI 是评估脊柱、骨髓及软组织肿瘤的首选方法,其不足之处是缺乏特异性和对钙化的相对不敏感。

4.转移病变的诊断

（1）放射闪烁成象（核素扫描）：是扫描骨转移瘤及多发骨肿瘤的首选方法，特别是对早期平片不能发现的病灶，敏感性高，能显示骨折、肿瘤和炎症，但特异性差，边缘不清晰。因此，其诊断能力有限，必须结合其他检查所见。

核素扫描主要有两个目的：①发现肺部有无骨性或骨化转移灶；②化疗的随诊。

（2）胸部平片及 CT 检查：中高度恶性骨肿瘤均会转移至肺部。平片能发现 1cm 直径的病变和肺解剖及功能状态。CT 能显示小至 2mm 的病变，是评估侵袭性骨肿瘤不可缺少的手段。

（二）临床实验室检查

外周血液及免疫学化验对骨肿瘤的诊断，价值有限。血清碱性磷酸酶（ALP）在半数的骨肉瘤患者中升高。

（三）病理学检查

1.活体组织检查

（1）针吸法：针径 0.6 ~ 0.8mm。

（2）套针采取法：此针包括 14 号针管，针芯末端有缺口，抽出时可获取标本。

2.骨肿瘤病理诊断

（1）病理组织学诊断。

（2）免疫过氧化物酶技术。

（3）电镜诊断。

（4）手术切除标本病理学评估。

（5）细胞遗传学诊断。

（6）DNA 指数。

（7）分子生物学检查。

第二节　骨肿瘤的治疗

20 世纪 80 年代，在大剂量联合化疗的基础上，开展了肢体恶性骨肿瘤大段切除、保留肢体的外科治疗。保肢手术局部复发率为 5% ~ 10%，生存率及局部复发率与截肢者相同。

一、化学药物治疗

20 世纪 70 年代，有报道称大剂量甲氨蝶呤加四氢叶酸（HD-MTX-CF）及多柔比星（阿霉素，ADR）治疗转移性骨肉瘤有效。随后，化学药物治疗进展为术前化疗和新辅助化疗（neoadjuvant chemotherapy）。

化疗不单纯是为提高患者生存率，减少局部复发和转移率，同时也是为提高保肢率。"新辅助化疗"的概念，并非"术前化疗 + 手术 + 术后化疗"的简单模式，而是包含：经术前化疗后，注意疼痛减轻和肿块缩小的程度，并在影象学上观察病灶边界是否变得清晰，骨硬化是否增多，新形成的肿瘤血管是否减少。其另一贡献是：提出术前化疗后将切除的肿瘤作病理分级。化疗后的肿瘤坏死率大于90%的患者,5年存活率可达80%~90%,而坏死率小于90%者则低于60%。Rosen(1996)采用T-20方案,包括HD-MTX、异环磷酰胺(IFOS)、ADR加或不加DDP,在74%的病例中瘤细胞坏死率达到100%。

近年形成的化疗新概念有:

(1)多药物联合化疗可以控制处于细胞周期中各期的瘤细胞,消灭局部或远隔微小瘤灶,并减少耐药细胞的出现。

(2)使用患者可耐受的最大剂量强度的化疗可以保证疗效。剂量强度(dose intensity)是疗程中单位时间内的化疗药物剂量,以$mg/(m^2 \cdot 周)$表示(Hryiuk,1988)。

(3)新辅助化疗(如前述)。

(4)缓解化疗药物毒副作用。

(5)耐药肿瘤的处理。

美司纳(Mesna)与异环磷酰胺合用,能预防后者引起的出血性膀胱炎。人粒细胞集落刺激因子能刺激中性粒细胞增生并恢复其吞噬,产生过氧化物、趋化性及抗体依赖细胞毒性等功能,对缓解化疗的中性粒细胞减少很有用。化疗中的呕吐可由药物本身,以及刺激呕吐中枢或第四脑室底部的化学受体触发带引起。近年发现,5-羟色胺及其受体$5-HT_3$对呕吐起重要作用,昂丹司琼(枢复宁)是良好的止吐剂。

二、放射治疗

近20余年来,放射治疗的技术方法有了下列进展:

(1)应用高能射线(4~25MV)治疗:穿透力强,放射线诱发骨肿瘤的发生率低于低能射线的0.03%。放疗剂量主要是吸收剂量,过去以拉德(rad)为单位,1980年国际上改用戈瑞(Gy)为单位。1Gy=100rad,1cGy=1rad。

(2)快中子放疗:杀伤作用强,对细胞含氧量依赖性低,对不同期细胞放射敏感性差别小。与X线放疗相比,其对局部骨肉瘤的控制由20%提高到55%,对软骨瘤的控制由33%提高到49%。国内已开始使用。

(3)近距离照射:这是一种将放射源(^{192}Ir)直接插植在肿瘤组织内进行治疗的方法。对肢体软组织肿瘤有较好疗效。

尤文氏肉瘤、骨淋巴瘤、软组织肉瘤是放射敏感的肿瘤,放疗可作为一线治疗或结合外科治疗及化疗。

三、手术治疗

1. 手术方式

外科分期是为了更好地选择手术方式。过去只把手术分为局部切除与截肢两类。目前认为,治疗的关键在于选择适当的手术边界。肿瘤的手术边界有4种,其"切除平面"表示范围和边界。保留肢体的切除或截肢,都可采用这4种手术边界。肿瘤手术方式也有4种(见表1-8-2)。

表1-8-2　骨肿瘤手术方式

种　类	切除平面	组织学所见
囊内切除	肿瘤内手术	边界有肿瘤组织
边缘切除	在反应区内囊外	反应组织可有显微卫星灶
广泛切除	超越反应区在正常组织内	正常组织可有跳跃病灶
根治性切除	正常组织间室外	正常组织

（1）囊内切除：囊内手术最常用于诊断性切开活体组织检查，主要是刮除或碎除，以减少病变体积。囊内截肢是姑息手术，但常因不察觉的微小延伸病变导致不良结果。

（2）边缘切除：经过反应区做囊外整块切除，可残留卫星结节或跳跃的病灶，主要发生在 G_1 及 G_2 病变中。作为局部手术，常被称为切除活体检查或"剥壳"（shell-out）手术。边缘截肢常作为姑息手术或解剖难到达部位的确切性手术，或辅助性手术。

（3）广泛切除：经反应区之外 2cm 以上，将病变、假囊、反应区包括正常组织整块切除，剥离完全在间室内的正常组织，不切除有关肌肉的全长（即起点到止点）或者从一个关节到另一个关节的全部骨骼。这种切除不留任何卫星灶。

（4）根治性切除：是在自然屏障之外把病变所在整个间室切除，包括病变、假囊、反应区、整个肌肉、骨与关节。纵向看，剥离的平面超过受累骨骼的上下各一个关节或者超过一条肌肉的起止点；横向看，剥离超过包含病变的筋膜间室或包含骨内病变的骨骼的骨膜。根治的间室外手术，去除包括原发灶、反应区的卫星灶和受累间室中正常组织的跳跃灶。理论上说，不留任何微细的病变。

2. 手术原则

骨肿瘤的手术治疗原则依据 Enneking 的外科分期（见表1-8-3，1-8-4）。

表1-8-3　良性肿瘤分期与手术种类

分期	分级	部位	转移	能控制的手术
1	G_0	T_0	M_0	囊内切除
2	G_0	T_0	M_0	边缘切除或囊内切除加有效辅助治疗
3	G_1	$T_{1\sim2}$	$M_{0\sim1}$	广泛切除或边缘切除加有效辅助治疗

表1-8-4　恶性肿瘤分期与手术种类

分期	分级	部位	转移	能控制的手术
Ⅰ A	G_1	T_1	M_0	广泛性切除
Ⅰ B	G_1	T_2	M_0	广泛切除或截肢（累及关节或神经血管时）
Ⅱ A	G_2	T_1	M_0	根治性切除或广泛切除加有效辅助治疗
Ⅱ B	G_2	T_2	M_0	根治性切除
Ⅲ A	$G_{1\sim2}$	T_1	M_1	根治性切除原发灶，手术处理转移灶或姑息
Ⅲ B	$G_{1\sim2}$	T_2	M_1	根治性切除原发灶，手术处理转移灶或姑息

四、骨恶性肿瘤治疗原则

以手术治疗为主,辅以化疗、放疗、免疫和中医中药治疗的综合治疗。手术治疗包括肿瘤的切除和切除后骨与软组织缺损的重建。软组织缺损的重建原则较简单,保留肢体的活力,恢复功能,缝合皮肤。外科重建骨缺损,应该对材料和方法作仔细而全面的考虑。

外科手术重建可分为三类:动力学重建,空腔填塞的重建和皮肤屏障的重建。

1. 动力学重建

指组织的植入和转移,目的是使软组织切除后重获动力学功能,包括稳定性、能量、血运及神经传导。稳定性的丧失常由于韧带和关节急性剥离,如膝关节正中副韧带的剥离。重建的方法是自体移植、同种异体移植或人工置换。血管的重建可以恢复血运;神经移植技术可以使患者恢复保护性的感觉和活动能力;肌腱转移或者肌肉转移可以恢复失去的活动能力。

2. 空腔填塞重建

指通过转移软组织或者重新安排软组织,对手术造成的缺损进行填补。这些组织不一定能够重建患处的功能,但一定可以缓解伤口处的张力,促进组织的快速愈合,减少伤处的感染,填补死腔。

3. 皮肤屏障的重建

这是手术的最后一步。因为放疗和化疗都会延缓伤口的愈合,故精确的伤口闭合很重要。一个很差的皮肤缝合会在皮肤之间留下空隙,导致持续的引流和皮肤细菌进入皮下组织。皮下脂肪层血管化程度很差,很容易使皮肤细菌病原体在那里聚居繁殖。手术切口的破坏容易导致深部感染和继发的肢体功能缺失,或者阻止和延缓化疗与局部放疗的进行。外科切口处理不好,会失去治疗和局部肿瘤控制的最好机会。

合理地进行外科引流是缺损重建的一个有效手段。引流可以减少和消灭死腔,防止液体积聚。在皮肤屏障重建时,可以将坏死物质排出,但沿筋膜层的皮肤血肿的扩散也会将肿瘤细胞带离切口处,因此要明确引流通道的轨迹,这样未被累及的区域以后就不会被累及。通道要沿着皮肤切口,在局部有复发时再次予以肿瘤的进一步切除。重要的引流管可以与皮肤缝合在一起,但应使缝合部位尽可能靠近,以便以后一并切除。引流处是皮肤细菌进入的唯一的一个点,只要引流仍存在,就一直有抗菌敷料的覆盖,直到引流量很少,并且皮肤屏障完整的时候,才能去除引流。患者活动时引流量会增加,因此一般建议直到患者可以站立才可以拔除引流管。引流的时间很少超过3d。如果引流量一直很大,并且时间延长,应考虑是否是淋巴液、尿液或脑脊液进入手术部位。

五、骨缺损重建

肋骨、锁骨、髂骨翼、腓骨的切除可不重建缺损,但对切除结构或功能很重要的骨骼肿瘤后遗留的缺损应进行重建。理想的重建是恢复切除部分的功能和稳定性,不增加感染的危险,不会断裂、松动或疲劳,也不影响术后的后续治疗。但目前所有的重建方法都不能全部满足以上条件,主要的重建方法有异体骨、金属和塑料假体、自体骨、异体骨加假体、异体骨加带血管的自体骨。

现代材料和制造工艺可以生产出个体化的假体来替代身体的任何骨骼。模块假体可以拼接在一起替换从髂骨翼到胫骨远端的整个下肢，它使医生切除的范围更有弹性，并且在假体出现磨损、破碎等情况时不必整体更换。多孔的长入垫、环、孔、聚合物编制套等更有利于软组织的附着。假体通过骨水泥、多孔的长入垫或螺丝与宿主骨连接，重建中的重要问题是假体松动、聚乙烯衬垫磨损、金属离子释放。近来已经有大块假体重建的远期疗效报道。

1. 异体骨重建缺损

现在常用的是从异体上获取结构性异体骨修复骨缺损。由于异体骨没有血管，因此受体不必免疫抑制。但是异体骨可以使宿主产生抗体，患者以后就不能再做移植了。

2. 自体骨

自体骨重建可以分成四类：

（1）带血管或不带血管的自体骨移植，尤其是腓骨和髂骨。

（2）局部骨转移，从切下来的骨上切一半骨干塞入缺损并固定加植骨和促生骨材料。

（3）高压蒸汽灭菌自体骨移植。将切下来的肿瘤标本经高压蒸汽灭菌，细胞全部杀死后植回原处，并按异体骨移植固定方法固定。

（4）撑开牵引接骨，即将重建的骨逐渐转移桥接骨缺损。

3. 术中联合辅助治疗

辅助治疗可以杀灭肿瘤，所以可以和手术联合使用。最简单的方法就是切除肿瘤骺后，用过氧化氢冲洗肿瘤床和创面，再采取其他辅助治疗方法。体外试验中，过氧化氢能杀灭肿瘤细胞但对正常组织没有损伤。电刀烧灼、热枪或骨水泥释放的热量，或用液氮冷冻治疗，都可以产生 1～10mm 的组织坏死。激光也可以通过热效应引起不同深度的组织坏死。一些病例中，采用这些方法既杀灭了肿瘤细胞又保留了相关组织，但所有这些方法都会引起一定深度的骨坏死，并降低骨的修复能力，增加骨折的危险性。应采取保护性负重措施，如石膏外固定或用支架。

20 世纪 70 年代刚开始使用冷冻疗法时，骨折率很高，现在常规使用钢筋骨水泥或 Steinmann 钉加强后，骨折率降为 2%～4%。但很难判断到底是冷冻治疗，还是切除肿瘤后的缺损引起此类骨折。术后骨折只需制动即可愈合，几乎不用手术固定。

对于切缘很靠近的高度恶性肿瘤，常需术中放疗，以提高局部控制率。神经、血管等重要组织要用小铅片保护好。

为了提高局部控制率，可对高度恶性肿瘤使用近距离放疗。切除肿瘤后关闭切口前放置导管。这些管子必须无菌操作，以免污染手术。手术医生应处理好肿瘤扩散与放疗控制局部复发的利弊问题。另外，管子作为一个皮肤入口，只能放置在肿瘤的软组织床内；当使用异体骨或金属植入物时，则不能使用放疗管子。管子的放置还要考虑到以后可能的手术。为减少正常组织的暴露，最好将管子放在一个间室内。

4. 保肢手术失败后的翻修

力学、肿瘤、生物学等原因都可以导致保肢手术失败，处理这种情况时，要考虑到失败的本质原因、对患者生存和肢体重建的影响以及距离最早手术的时间。

第三节　骨肉瘤

骨肉瘤(osteosarcoma)是起源于间叶组织的恶性肿瘤,以能产生骨样组织的梭形基质细胞为特征。虽然在肿瘤中也可以见到纤维或软骨组织,或两种都有,但只要见到肉瘤基质细胞直接产生的骨样组织,无论数量多少,都决定了其性质为骨肉瘤。骨肉瘤占原发骨肿瘤患者的 10%,占原发恶性骨肿瘤患者的 20%,年发病率为 $(10 \sim 30)/1 \times 10^5$,75% 的患者年龄在 10~30 岁,平均 17 岁,是严重影响青壮年心身健康的恶性肿瘤。近年来,患者年龄又有下降的趋势,10 岁以下儿童的发病率增加。发病部位主要在四肢骨,最常发生于骨骺生长最快的股骨远端、胫骨近端和肱骨近端,约 50% ~60% 的患者发生在膝关节周围,还可发生于腓骨上端、桡骨远端、髂骨、脊柱、胸骨和肋骨等。90% 的肿瘤侵袭最具生长潜能的长骨干骺端,只有 10% 发生在骨干,多是股骨或胫骨。骨干是尤文肉瘤好发部位,应避免误诊。绝大多数骨肉瘤为单发,极少数为单肢体或多肢体两个病灶以上。骨肉瘤很少发生于脊柱、骨盆,尤其是儿童,但有时与骨母细胞瘤鉴别困难。骨母细胞瘤多发生于椎体后部附件,向椎体延伸,而骨肉瘤多发生于椎体,向后方侵入附件。男女发病比为 $(1.5 \sim 2):1$。骨肉瘤可沿关节周围组织或经关节软骨及骨皮质交界处长入关节。

一、分类

骨肉瘤是原发骨肿瘤中突出表现为多相性的影象学所见、解剖学部位、组织学类型、细胞学分级和生物学行为的唯一肿瘤。按照其生物学行为准确地分类,对诊断治疗有重要意义。骨肉瘤分原发与继发,原发骨肉瘤是指没有先前的病损直接发生者;继发骨肉瘤是有先前的病损或放射治疗后出现者。儿童和青少年的骨肉瘤约 93% 为原发,6 岁以上的骨肉瘤患者,1/4 为继发。骨肉瘤分类以 1993 年 WHO 骨肿瘤分类为依据。

二、临床表现

长骨骨肉瘤侵犯邻近软组织常见,就诊时此类患者约 90% 肿瘤组织已侵到骨外或间室外,需要截肢;75% 有肺部微小转移灶。疼痛是最早的症状,持续性局部钝痛,很快发展为持续性剧痛、夜间痛。疼痛难以忍受,一般止痛药无效。数周后,局部可扪及肿块,生长快,且有轻度压痛。骨盆及大腿深部的肿瘤,较难扪到,要防止漏诊。肿瘤表面皮温增高,静脉曲张,体表红肿。部分患者出现病理性骨折。极少数病例中,肿瘤侵及或穿透骨骺,出现关节积液。骨骺板不是骨肉瘤进入骨骺的屏障,有些病例可经骨骺穿入关节。肿瘤晚期可有局部淋巴结肿大,一般为吸收所致的淋巴结炎,个别见于淋巴结转移或受侵。早期一般状态较好,消瘦、精神萎靡及贫血常在出现肺转移以后发生。

三、影象学检查

影象学是早期诊断骨肉瘤的重要手段,是其他诊断方法的基础。一部分病例结合发病年龄、部位,通过 X 线平片可以作出诊断。

早期 X 线平片不典型,有时只有轻度的骨膜反应,很容易漏诊。随着病变的发展,X 线平片可见干骺端出现斑点状溶骨(破坏)、边缘不清的高密度(成骨)影象,或两者结合的影象。典型的骨肉瘤溶骨性或(和)硬化性改变,边界不清,呈虫蚀状,骨皮质被破坏。肿瘤突入软组织,呈现骨外生长的软组织阴影,其基质多有钙化和明显的骨膜反应。但是,常有多样和不典型的 X 线表现。

1. 多种骨膜反应

(1)Codman 三角:是在 X 线平片上肿瘤生长边缘部三角形的骨膜反应,由骨膜下方逐渐形成的新生骨所致。平片上看呈现三角形,三维立体状态下,呈骨表面的圆锥形隆起。

(2)日光照射:这是很少发生在其他恶性肿瘤上的一种骨膜反应。与骨的长轴垂直的针梳状影象,由与骨长轴垂直的新生骨所致。

(3)葱皮样变:为与骨纵轴平行的分层状骨膜反应。在骨肉瘤诊断中,特异性次于前者,常见于尤文氏肉瘤,也见于骨髓炎。

(4)骨膜增厚。引起骨膜增厚的原因很多,应密切随诊,因其很可能是骨肉瘤的早期所见。

2. 多种影象学方法比较

(1)X 线断层:对不同深度肿瘤的定位及骨破坏范围有帮助,但因其影象不如 X 线平片清晰,对定性诊断帮助较小。

(2)CT 扫描:可以更清晰地显示肿瘤骨的病变范围、软组织侵袭情况,以及肿瘤与主要血管的关系,是外科手术界限定位的重要依据之一。

(3)MRI:在观察骨肉瘤软组织侵袭范围方面起到积极的作用,是显示骨髓腔内浸润范围的最好方法。在保肢手术中,对瘤骨扩大切除长度定位有关键的指导作用。

(4)同位素骨扫描:表现为放射性浓集,浓集范围往往大于实际病变。在骨肉瘤的定性或定位诊断方面,只起到一定的参考作用。对肿瘤有无其他骨的转移、是否多发病变以及有无跳跃灶的判断,很有帮助。

(5)血管造影:在骨肉瘤诊断上的意义为:

①了解肿瘤的血管丰富程度,观察肿瘤的软组织浸润范围。

②判断肿瘤的血管来源,是动脉插管化疗必需的检查。

③由于肿瘤内部的血管分布与肿瘤坏死程度直接相关,化疗前后血管造影的对比可以作为评价化疗效果的重要指标。

④判断血管是否被肿瘤推压移位或被肿瘤包绕。

⑤决定切除肿瘤时是否需要切除血管并做修复的准备。

四、生化检查

血清碱性磷酸酶(ALP)与骨肉瘤发展程度密切相关。临床上约 70% 以上的骨肉瘤患者,碱性磷酸酶升高,而且手术及化疗后明显下降。复发或转移时,又可再次升高。因此,可以作为观察病情转归的重要参考指标。儿童及青春期患者要具体分析,其正常

ALP 水平比成人高 1 倍以上。

五、病理学特征

如影象学的多样化一样,骨肉瘤的病理学所见,不同的病例表现差异很大。肿瘤位于髓腔内,向外侵犯皮质,进入骨膜,继而至软组织。皮质缺损和骨膜反应的形式可以不同,随着肿瘤穿出皮质,软组织被挤压,后被侵犯,部分血管神经束移位。肿瘤进入关节,常见于关节软骨和皮质骨结合部。该处骨皮质很薄,滑膜可能是有效的屏障,如果没有病理性骨折,很少在关节内见到。

骨肉瘤依据基质细胞和梭形细胞的数量分为成骨细胞型、成软骨细胞型、成纤维细胞型和混合型等。其中,成骨型最常见,具有典型的恶性梭形成骨细胞瘤的组织学特征。肿瘤骨可以从骨组织网状结构到矿化管状骨成纤维细胞亚型,常为发生在骨盆的骨肉瘤,可见梭形细胞和产生的骨性纤维。

观察骨肉瘤的大体标本发现:肿瘤组织致密、较硬,呈灰白色或玫瑰色。中心坏死区有陈旧性血,呈黄褐色,多囊状;在软骨成分较多的区域,呈白色半透明状或黏液状;硬化区坚硬如象牙,呈乳白色,少见血管。

显微镜下,肿瘤组织细胞多种多样,如梭形或不规则形;细胞体积较大;核深染,核浆比例增加,核分裂。病理学诊断依赖于肿瘤基质细胞产生的骨样组织(嗜酸性透明物质)的存在。

六、治疗

1970 年以前,主要的治疗方法是单纯手术,最常用的手术是截肢和关节离断术。在目前多采用新辅助化疗。

1. 术前化疗

一般有两种途径,即静脉化疗和动脉化疗。目前常用的化疗药为甲氨蝶呤(MTX),多柔化星(阿霉素,ADM),顺铂(CDDP)和长春新碱(VCR)。术前化疗的意义在于:

(1)控制肿瘤的局部发展和全身亚临床病灶的扩大;

(2)由于局部肿瘤得以控制,使保肢手术成为可能;

(3)通过手术中肿瘤坏死率的评估,为术后化疗药物的选择提供依据。

术前化疗效果的评估依据为临床反应(包括疼痛的减轻或缓解,肿块减小、变硬程度等),生化检查(ALP 的降低及影象学上反映出的肿瘤的硬化以及肿瘤体积缩小),影象学检查(血管造影时肿瘤周围血管的减少,骨扫描同位素吸收下降)。

术后切除肿瘤的坏死率是最客观和直接的评估方法。

2. 手术方案

应根据术前化疗的效果及肿瘤的外科分期而定。此外,还要参考患者、家属的意愿,患者的年龄、心理状态,肿瘤的部位、大小,软组织、神经血管束的情况,可预见的术后功能等。

手术主要分两大类,即保肢和截肢。保肢手术包括瘤段骨灭活再植术、人工假体置换术、异体骨移植术、临时骨胶塑形及 Salzer、Tikhoff-Linberg 成形术等。

高度恶性骨肉瘤的标准治疗程序是:根据治疗前外科及 X 线分期、活检明确诊断、术前化疗、对化疗的临床反应及 X 线改变、肿瘤对化疗的敏感程度,决定手术计划,包括广泛切除、重建(关节假体、关节固定、截肢)。然后对切除标本进行组织学评估,确定术后化疗反应的药物程度及效果,包括给药方法、治疗剂量和延长时间。

3. 预后因素

影响预后的因素如下:

(1)肿瘤病变的范围:包括有无区域淋巴系统的扩散和纵隔、肺、骨转移,有无跳跃灶或多发灶。

(2)肿瘤的恶性度:低度恶性肿瘤 5 年存活率可达 75% ~ 90%。

(3)肿瘤的大小:总体看,大的肿瘤预后差。

(4)解剖部位:肢体远端肿瘤优于近端,肢体优于躯干。

(5)病理性骨折者预后差。

(6)化疗、手术(以及放疗)结合的多手段治疗优于单一治疗。

(7)术前化疗后肿瘤坏死情况:坏死 >90% 者,5 年存活率达 80% ~ 85%。

(8)原发性肿瘤优于继发性肿瘤。

第四节　骨肿瘤的护理

一、手术前护理

1. 焦虑

与疾病预后有关

护理目标:减轻焦虑。

护理措施:

(1)向患者作有关疾病手术的意义、预后的解释,使患者保持良好、乐观的情绪,能够客观地对待疾病,树立生活的信心,以利于疾病的康复。

(2)告诉患者多进高蛋白、高糖、维生素丰富、清淡易消化的食物,以补充营养,增强自身抵抗力。

(3)对将行截肢术者,要劝慰其面对现实。劝导其术前学会使用拐杖,进行手臂拉力训练,以便术后早日扶拐下地行走。

2. 疼痛

与神经末梢刺激有关。

护理目标:减轻疼痛。

护理措施:

(1)疼痛评估。轻度可用听音乐、读书、聊天分散注意力,也可做深呼吸,想象以往愉快的事情,以达到减轻疼痛的目的。中度或感觉疼痛稍明显者,可按医嘱给予镇痛药。

(2)避免损伤。下肢肿瘤患者应避免下地行走,预防病理性骨折。脊柱肿瘤应卧床休息,防止瘫痪,翻身时头、肩、腰、臀保持水平线,以防脊柱扭曲,加重病情。

(3)肿瘤及其周围不能用力按摩、挤压、热敷和理疗,以免肿瘤细胞扩散;不能自涂药物、外敷及使用刺激性药膏,以免加重对肿瘤细胞的刺激。

二、手术后护理

除一般常规护理外,尚需注意以下问题。

1. 躯体移动障碍

与肢体手术损伤有关。

护理目标:肢体能进行适当活动。

护理措施:

(1)采用平卧位,抬高患肢,目的是促进血液循环,防止肿胀。如果有肢端麻木、疼痛、青紫等不适,应及时报告医生作出处理。

(2)术后 1~2d 内可进行患肢的肌肉舒缩锻炼,如股四头肌收缩,平时要配合翻身、拍背、抬臀等活动。注意清洁卫生。

(3)为防止伤口出血,一般对伤口采用加压包扎,不应自行松解。如果出现疼痛,可按术前方法减轻疼痛。

(4)行肿瘤切除术的患者因骨缺损大,术后要保护患肢,不要急于下床行走。站立和练习行走时应有人保护,以免跌倒。

2. 体象改变

与失去肢体有关。

护理目标:正确面对伤残。

护理措施:

(1)关心患者,多与患者交流,让患者发泄、诉说,逐步度过否认、退却、承认期,做好心理护理。

(2)关心尚存肢体残端并对其进行护理。截肢术后,肢体残端疼痛较剧烈,应采取必要的止痛措施。在适当的时候,指导患者进行适当的残肢活动和早期下地行走。

(3)大腿截肢患者要防止髋关节屈曲、外展挛缩,不垫枕头;小腿截肢也不垫枕头。可用特制的石膏帽避免膝关节屈曲挛缩,以便术后装义肢。

三、化疗患者护理

1. 化疗与手术治疗同样重要,虽然有副作用,但劝勉患者一定要坚持化疗。

2. 化疗前必须配合检查血常规、肝功能和肾功能,这些指标正常时才可进行化疗。

3. 化疗开始时,输液必须一针见血,若有穿刺失败,不能在同一静脉网再行穿刺,以免化疗药物漏出血管,引起局部组织疼痛、红肿、坏死。一旦发生药物外漏,可作局部封闭、药物涂敷或冰敷,冰敷时间为24h,目的是减轻局部反应,防止皮肤坏死。

4. 化疗过程中,观察化疗药物的副作用,如恶心、呕吐、脱发、白细胞减少、肝功能损害等。告知患者应大量饮水 3d,每天至少 3000 ml,目的是减轻化疗药物的毒性。并记录3d 的尿量及尿 pH 值,目的是观察尿液碱化效果和肾功能改变。

5. 保持口腔清洁,如有口腔溃疡可用口灵或苏打水漱口。冬天注意保暖,避免感冒,预防呼吸道感染。

6. 加强营养,多吃高蛋白、高维生素食物,如鸡鸭鱼肉、牛奶、蛋类、蔬菜、水果,不需忌口。对一些刺激性的食物原则上要少吃,但有时为了能促进食欲,也可适当摄入。

7. 化疗期间要减少陪人,最好无陪人,定时定期探望,以防交叉感染。

8. 鼓励病友之间聊天,交换书籍。

四、良性骨肿瘤患者护理注意事项

1. 术前

(1)告诉患者良性肿瘤生长缓慢,预后好,以消除其顾虑。

(2)告诉患者患肢不可负重和用力过猛,不可用力挤上公共汽车,以免发生病理性骨折。肿瘤巨大时,应摆好体位,防止肿瘤受压。

(3)告诉患者学会床上大小便有利于术后排尽尿液,以免下床上厕所跌倒。

2. 术后

(1)一般取平卧位,抬高患肢,以利于减轻肢体肿胀。观察肢端情况,如有发麻、青紫、疼痛剧烈、肿胀加重,及时向医生反映并处理。

(2)告诉有石膏固定的患者保持石膏清洁、干燥、完整,如果感觉石膏内搔痒,不可用利器往里抓,以免刺破皮肤造成感染。

(3)对有引流管的患者,要避免其引流管受压、扭曲、滑脱,一般引流管在术后 2~3d 拔除。术后 12~14d 伤口可拆线。

(4)术后 1~2d,协助患者进行患肢肌肉的伸缩锻炼,劝导主动进行健肢关节和肌肉的功能锻炼。告诉患者出院后加强功能锻炼、避免患肢过早下地负重、按照医生指导,告诫需定期门诊拍片复查。

思考题

一、单选题

1. 下列哪项不符合"新辅助化疗"概念?

　　A. "术前化疗 + 手术 + 术后化疗"

　　B. 经术前化疗后,要注视疼痛的减轻

　　C. 经术前化疗后要观察肿块缩小程度

　　D. 经术前化疗后,影像学病灶是否骨硬化减少

2. 下列哪些药物不是骨肉瘤的常用化疗药物?

　　A. 大剂量甲氨蝶呤加四氢叶酸　　　　　　B. 阿霉素

　　C. 顺铂　　　　　　　　　　　　　　　　D. 紫杉醇

3. ⅡB 期骨肉瘤是指:

　　A. 低度恶性、间室内、有转移　　　　　　B. 高度恶性、间室外、无转移

　　C. 低度恶性、间室外、有转移　　　　　　D. 高度恶性、间室内、无转移

4. 骨肉瘤的发病常见于下列哪一部位:

　　A. 长骨干骺端　　　B. 骨干　　　　　　C. 脊柱　　　　　　　D. 骨盆

5. 在骨恶性肿瘤的化疗期间,每天的输液量应在:

    A. 3500ml 以上   B. 3000ml 以上   C. 2500ml 以上   D. 2000ml 以上

6. G_2、T_2、M_0 的恶性骨肿瘤患者的临床外科分期为:

    A. ⅡA   B. ⅡB   C. ⅢA   D. ⅢB

7. 骨肿瘤分期中的 T1 是指:

    A. 不超越间室的天然屏障   B. 扩展到原有间室屏障以外

    C. 有转移   D. 无转移

8. 骨恶性肿瘤的治疗,以手术治疗为主,另辅以:

    A. 放射治疗   B. 化学治疗   C. 免疫治疗   D. 综合治疗

9. 最常见的恶性原发性骨肿瘤:

    A. 软骨肉瘤   B. 骨肉瘤   C. 纤维肉瘤   D. Ewings 肉瘤

10. 骨肿瘤根治性切除的切除平面是指:

    A. 经反应区 2cm 以上   B. 在反应区内囊外

    C. 超越反应区在正常组织内   D. 正常组织间室外

二、名词解释

1. 新辅助化疗   2. Codman 三角脑损伤

三、问答题

1. 骨恶性肿瘤治疗原则?

2. 骨软骨瘤的外科手术指征?

3. 骨巨细胞瘤的主要治疗方法?

4. 化疗患者的护理?

5. 骨肿瘤患者的术后护理?

参考答案

一、单选题

1. D 2. D 3. B 4. A 5. B 6. B 7. B 8. D 9. B 10. D

二、名词解释:略

三、问答题:略

参考文献

1. Wolden S L , Anderson J R, Crist W M, et al. Indications for radiotherapy and chemotherapy after complete resection in rhabdomyosarcoma : A report from the Intergroup Rhabdomyosarcoma Studies I to Ⅲ. *J Clin Oncol*, 1999;17:3468 – 3475.

2. Brigman B E, Hornicek F J, Gebhardt M C, et al. Allografts about the Knee in Young Patients with High-Grade Sarcoma. *Clinical Orthopaedics & Related Research*, 2004, 1(421):232 – 239.

3. Bacci G, Forni, Cristiana R N, Ferrari S, et al. Neoadjuvant Chemotherapy for Osteosarcoma of the Extremity: Intensification of Preoperative Treatment Does Not Increase the Rate of Good Histologic Response to the Primary Tumor or Improve the Final Outcome. *Journal of Pediatric Hematology/Oncology*, 2003,25(11):

845 – 853.

4. Mittermayer F, Krepler P, Dominkus M et al. Long-Term Followup of Uncemented Tumor Endoprostheses for the Lower Extremity. *Clinical Orthopaedics & Related Research*,2001,1(388):167 – 177.

5. 吴阶平,裘法祖主编. 黄家驷外科学. 北京:人民卫生出版社,2000.

6. 刘智鹏,张长青主编. 骨科疾病诊断与治疗. 北京:军事医学科学出版社, 2006.

7. 曹伟新,李乐之主编. 外科护理学(第4版). 北京:人民卫生出版社,2006.

8. 冯传汉,张铁良主编. 临床骨科学(第2版). 北京:人民卫生出版社, 2004.

9. 娄湘红,杨晓霞主编. 实用骨科护理学. 北京:科学出版社, 2006.

（叶招明）

第九章　儿童遗传性疾病的治疗与护理

学习目标：

- 能识别儿科遗传性疾病的分类和护理。
- 明确各类儿科遗传性疾病中常见的代表性疾病名称。
- 能叙述 21 - 三体综合征的临床表现和护理。
- 明确 21 - 三体综合征的可能病因、发病机理和预防要点。
- 能叙述 PKU 的定义、早诊断的方法、治疗和护理要点。
- 能解释 PKU 预防要点。

　　遗传性疾病简称为遗传病，是指生殖细胞或受精卵的遗传物质在数量、结构或功能上发生改变所引起的疾病，通常具有垂直传递的特征。儿科较常见的几类遗传病包括：染色体病、单基因病（常染色体显性遗传、常染色体隐性遗传、伴性 X 连锁隐性遗传、伴性 X 连锁显性遗传和 Y 连锁遗传）和多基因病。

　　在人群调查中，染色体病约 120 种，占所有疾病种数的 0.5% ~ 1.0%；单基因病 4000 余种，每种发病率不高，总体占 3% ~ 5%；多基因病仅 100 余种，但发病率则高达 15% ~ 20%。即使未受累的人，也并非无遗传方面的问题。据了解，每个人都可能带有 5 ~ 6 个隐性的有害基因（或称遗传负荷），本人虽不发病，却可向后代传递，对人类发展不利。现代社会的工农业及环境污染，又增加了新的畸变、癌变和突变的机会。

　　儿童遗传病常见临床表现为：生长发育落后，智力低下，面容、四肢或脏器畸形，皮肤、毛发或五官改变。如出现长期腹泻、持续呕吐、肝脾肿大、低血糖、酸中毒、高氨血症、电解质紊乱、抽搐、体臭、尿臭等，常提示代谢异常。疾病的辅助诊断常借助于细胞遗传学检查，生化检查（如血糖、血气分析、电解质测定、氨基酸分析、有机酸测定等），X 线检查，脑电图，血、组织、羊水、绒毛细胞、成纤维或骨髓细胞中酶活性测定以及基因诊断等方法。

第一节　染色体病的治疗与护理

　　染色体病是染色体遗传病的简称。主要是因细胞中遗传物质的主要载体——染色体的数目或形态、结构异常引起的疾病。通常分为常染色体病和性染色体病两大类。常染色体病由常染色体异常引起，临床表现为先天性智力低下、发育滞后及多发畸形。性染色体病由性染色体异常引起，临床表现为性发育不全、智力低下、多发畸形等。在自然流产胎儿中有 20% ~ 50% 是由染色体异常所致；在新生婴儿中染色体异常的发生率是 0.5% ~ 1%。染色体病患者通常缺乏生活自理能力，部分患者在幼年即夭折。所以，染色体病已成为临床遗传学的主要研究内容之一。

一、21－三体综合征

21－三体综合征(21-trisomy syndrome)又称先天愚型、唐氏综合征,是最早报道也是最常见的一种染色体病。主要特征为智能低下、体格发育迟缓和特殊面容。在出生婴儿中发病率为1.45‰左右,最高的报道为1/600。其可能的病因和发病机制与下列因素有关:①母亲妊娠时年龄过大,卵子老化;一般认为染色体不分离的发生与双亲的生育年龄、特别是母亲的生育年龄有关。出生先天愚型患儿的比例在20岁的母亲中约1/2000,30岁的母亲中约1/1000,40岁的母亲中约1/100,在45岁以上的母亲中则高达1/50。②放射线辐射;③受传染性单核细胞、流行性腮腺炎、风疹和乙肝等病毒感染;④化学因素,如化学药物、抗代谢药物和毒物;⑤遗传因素。

（一）临床表现

1. 智能障碍,体格发育迟缓。

2. 特殊面容:眼距宽,眼外侧上斜,鼻根低平,外耳小,硬腭窄,口半张,伸舌、流涎多。

3. 四肢短,韧带松弛,关节过度伸展,手指粗短,小指向内弯曲。

4. 通贯手,atd角增大(>58°),小指只有一条指褶纹。

5. 可伴有其他畸形:先天性心脏病、脐疝、膈疝、十二指肠闭锁、隐睾、小阴茎。

（二）实验室检查

染色体检查:①90%~95%为21-三体型:47,XX(或XY),+21;②2.5%~5%为易位型:D/G易位46,XX(或XY),-14,+t(14q21q)、G/G易位46,XX(或XY),-22,+t(21q22q);③2%~4%为嵌合型:46,XX(或XY)/47,XX(或XY),+21。

（三）治疗

目前尚无有效治疗方法,主要是对症治疗。

1. 药物治疗:患肺炎、尿路感染等须及时应用抗生素治疗,如气急、发绀、血压下降、精神萎靡、抽搐等,需住院治疗。

2. 外科治疗:对伴有先天性心脏病、消化道畸形者,应考虑手术治疗。

（四）护理

1. 护理诊断:焦虑

护理目标:减轻焦虑

护理措施:

（1）心理疏导和精神干预　对病儿及其家属要同情和理解,有的父母刚开始面对缺陷儿时,常有严重的震惊反应,可能还会出现失落、哀伤、罪恶感等负向情绪,此时医务人员应及时提供心理支持,不让他们感到孤立无助,并可适时介绍成功的医疗个案,使家长对病儿增加责任心、爱心,并有极大的耐心和毅力去亲近、关心、照顾他们。

（2）加强训练　从小就开始进行抬头、翻身、坐位、爬行、站立、行走及手的功能训练,可适当采用一些运动康复器材,如充气球、爬行辅助器、学步车、手推椅等进行训练;同时也要进行自己进食、控制大小便、穿脱衣服、梳洗等的训练;还可利用图片、音乐、积木、各种玩具开发他们的智力,同时进行语言训练,读、写训练,尽量培养其独立生活的能力。

2. PC:感染

护理目标:防止发生感染

护理措施:

(1)保持皮肤清洁干燥　患儿因长期流涎,应及时擦干,保持下颌及颈部清洁。

(2)预防感染　患儿免疫功能较差,须注意预防感染。家中有呼吸道感染者,应戴口罩、勤洗手,患儿尽量不接触感染者。

(五)健康教育

本病关键在于预防。针对上述染色体病起因的预防措施是:对已娩出过染色体病患儿的经产妇及反复发生自然流产和死产的孕妇施行宫内诊断:注意环境保护,加强职业性防护监测,开展遗传咨询,积极推行优生法,做好婚姻和生育的医学遗传知识指导,提倡适龄生育和计划生育等。近年来,对本病的产前筛查和诊断的研究一直受到医学界的重视,通过超声筛查、对母体血清标志物及尿中 β-HCG 亚单位的降解片段等的筛查,阳性检出率可高达 80% 以上。对高危孕妇筛查:三联法(孕 15 – 21 周)甲胎蛋白(AFP)、游离雌三醇(uE$_3$)及游离 β 绒毛膜促性腺激素(F-βHCG),单联法(孕 11 – 13 周)二聚体抑制素 A 等。在明显健康的群体中,对筛查出处于 21-三体综合征胎儿妊娠的高危个体,予诊断试验,如羊膜囊穿刺检查或早期绒毛膜活检,对胎儿的染色体核型进行分析或用荧光原位杂交技术来诊断胎儿细胞的染色体异常,对早期预防染色体病和及时终止妊娠有积极意义。相关的健康教育如下。

1. 母亲在妊娠前后应避免 X 线照射,勿滥用化学品,预防病毒感染。

2. 母亲妊娠年龄不要太大,35 岁以上的妇女孕后应参加产前筛查。

3. 子代有先天愚型,或其姨母、姨表姐妹中有先天愚型者,亲代(父、母)应检查染色体核型,如为 D/G 易位,应参加产前筛查;如为 21/21 易位,不能生育,因子代将均为患者。

4. 检查证实胎儿为先天愚型者,应终止妊娠。

二、先天性卵巢发育不全综合征(Turner syndrome)

本征在 1959 年被证实系因性染色体畸变所致,大多数患者的卵巢组织被条束状纤维组织所取代,缺乏女性激素,导致第二性征发育不全和原发性闭经,它是人类唯一能生存的单体综合征。异常核型:45,X(多见);45,X/46,XX;45,X/47,XXX;46,Xdel(Xp);46,Xdel(Xq)等。

(一)临床表现

典型 Turner 综合征的临床表现为:女性表型,矮小,智力一般正常,但常低于其同胞,面呈三角形,后发际低;50% 有颈蹼、盾形胸、乳头间距增宽、肘外翻、第四、第五掌骨短而内弯和多痣等;性器官发育差;35% 有心脏畸形,尚可有肾脏畸形和指甲发育不良等。婴儿期脚背有淋巴样肿,十分特殊。泌尿生殖系统的异常主要是卵巢发育差(索状性腺),无滤泡形成,子宫发育不全,常因原发性闭经来就诊。由于卵巢功能低下患者的阴毛稀少,无腋毛,外生殖器幼稚。

(二)染色体

Turner 综合征的核型除典型的 45,X0(约占 55%)外,还有各种嵌合型和结构异常的核型。

最常见的是嵌合型 46,XX/45,X0 和 46,X,i(Xq)。一般说来,嵌合型的临床表现较轻,而有 Y 染色体的嵌合型可表现出男性化的特征、身材矮小和其他 Turner 症状。主要是由 X 短臂单体性决定的,但卵巢发育不全与不育则更多与长臂单体性有关。

(三)治疗和护理

改善成年期终身高和性征发育是保证患儿心理健康的重要措施。诊断明确后即可用基因重组人生长激素 0.15U/kg,每晚皮下注射,改善身高。当骨龄达 12 岁以上时再加性激素治疗,改善第二性征。

三、先天性睾丸发育不全综合征

先天性睾丸发育不全综合征(Klinefelter Syndrome)的病因是多了一条染色体,常见核型为 47,XXY(占 80%),其他有 48,XXYY,48,XXXY,49,XXXYY,47,XXY/ 46,XY,48,XXYY/46,XY 等,无论核型中有多少条 X 染色体,只要有一条 Y 染色体,患儿总是男性表型。

1. 临床表现

患儿出生时正常,其身材在儿童期已较高,呈瘦长型。皮肤细嫩,音调高尖,阴毛及脂肪分布呈女性型,阴茎较小,睾丸小且较硬,并可有乳房发育。大多数患儿性格内向、智力低下、精神异常、第二性征发育障碍、畸形及皮纹异常。血清卵泡刺激素(floticle-stimulating hormone,FSH)、黄体生成素(Luleinizing hormone,LH)在青春期增高,但睾酮水平低下。睾丸活检可见曲精管玻璃样病变。

2. 治疗和护理

在年龄达 11～12 岁时,可采用长效睾酮制剂。可存活至成年,但易并发恶性肿瘤。心理疏导和精神干预对本病儿成长比较重要(详见 21-三体综合征)。

第二节　基因病的治疗与护理

一、单基因病

它是指一对主基因突变造成的疾病。按遗传方式的不同可分为:①常染色体显性遗传病(AD)。基因型 AA 或 Aa,由于 AA 显性纯合子常不能存活,故患儿多是 Aa。有多指(趾)、并指(趾)、先天性成骨不全、结肠多发性息肉、肾性糖尿病、遗传性出血性毛细血管扩张症、神经纤维瘤病、先天性眼睑下垂等,约 1660 多种。②常染色体隐性遗传病(AR)。基因型 aa,常见的有苯丙酮尿症、先天性肾上腺皮质增生症、胰腺囊性纤维化、Fanconi 综合征、白化病、半乳糖血症、肝豆状核变性、糖原代谢病等约 1230 多种。③伴性 X 连锁隐性遗传(XR)。隐性基因位于 X 染色体上,常见的有血友病甲、红绿色盲、肾性尿崩症、假性肥大型进行性肌营养不良症、G-6-PD 缺乏症等约 280 多种。④伴性 X 连锁显性遗传(XD)。显性基因位于 X 染色体上,有低血磷性抗 D 佝偻病、遗传性肾炎等10 余种。⑤Y 连锁遗传。病理基因位于 Y 染色体上,特征:父传子,全男性遗传、男性发病,临床少见,如刺猬皮症、外耳道长毛症等。

二、多基因病

它是指由两对以上基因突变或多对微效基因的累积效应及环境因素的共同作用所致的遗传性疾病。

遗传因素所产生的影响称遗传度,用%来表示。>60%遗传度高,则环境因素影响小;反之,遗传度低,环境起主要作用。多基因病的发病率随亲属级别的疏远而相应降低。

小儿较常见的多基因病有:哮喘(遗传度 80%,群体发病 4%,一级亲属发病 20%);精神分裂症(遗传度 80%,群体发病率 1%,一级亲属发病率 10%);原发性高血压(遗传度 62%,群体发病率 4%~8%,一级亲属发病率 20%~30%);其他还有兔唇、腭裂、马蹄内翻足、无脑儿 – 脊柱裂、先天性髋关节脱位等 100 多种。

三、苯丙酮尿症

苯丙酮尿症(Phenylketonuria,PKU)是由于苯丙氨酸代谢途径中酶缺陷所致,因患儿尿中排出大量苯丙酮酸等代谢产物而得名,是氨基酸代谢障碍中较常见的一种疾病,属常染色体隐性遗传。我国发病率约为 1/16500。PKU 分为典型和非典型两类。前者占绝大部分,根源是肝细胞缺乏苯丙氨酸羟化酶;后者是由于苯丙氨酸代谢所需要的辅酶——四氢生物蝶呤(BH$_4$)合成障碍,两者均使苯丙氨酸及其旁路代谢产物苯丙酮酸、苯乙酸、苯乳酸等在血液、脑脊液、各种组织液和尿液中的浓度极高,导致脑细胞受损;同时由于酪氨酸来源减少,致使甲状腺素、肾上腺素和黑色素等合成不足。

(一)临床表现

患儿出生时都正常,一般生后 3~6 个月出现症状,1 岁以后越来越明显。

1. 神经系统　智能发育落后,行为异常,腱反射亢进,抽搐;非典型 PKU 症状出现早且较严重。

2. 外观　毛发、皮肤、虹膜色泽变浅,常有湿疹。

3. 其他　尿、汗有霉臭味,生长迟缓。

(二)实验室检查

1. 新生儿筛查　出生 3 天,喂足 6 次奶的新生儿在足跟内外侧采血,滴在特制的滤纸片上,干燥后送筛查中心检测。

2. 较大儿童疑似病例作尿三氯化铁试验筛查。

3. 确诊须做血清苯丙氨酸浓度检测。正常人 < 0.12mmol/L,患儿均超过 2 倍(>0.24mmol/L),甚至可高达 1.2mmol/L 以上。

(三)治疗和护理

本病为少数可治性遗传病之一,治疗越早开始越好。典型症状出现以后,诊断并不困难,但为时已晚,已失去预防脑损害的时机。未经治疗者,95%的智力呈重度损害,而这种脑损害又是不可逆的。如果在生后 1 个月内接受治疗,可不出现智力损害;半岁开始治疗,智力部分受损。由于患儿早期不出现症状,因此必须借助实验室检测,开展新生儿筛查,筛查阳性者做血清苯丙氨酸浓度检测,确诊后早期治疗,以避免神经系统的不可逆性损害。由此可见,新生儿疾病筛查对出生人口素质提高的重要意义。

1. 治疗

(1)饮食治疗　对确诊者立即开始饮食控制,婴儿给予特制的低苯丙氨酸奶粉或无苯丙氨酸奶粉加适量母乳,添加辅食时应以淀粉类、蔬菜和水果等低蛋白质食物为主(参见表 1-9-1),肉类中以鸭肉、羊肉、肥猪肉苯丙氨酸含量较少,可参考少量选用。经常测血清苯丙氨酸浓度,控制在 0.12 ~ 0.6mmol/L 为宜。饮食控制应持续到青春期,但女性妊娠期为防止对胎儿的影响,亦需饮食控制。

(2)药物治疗　对非典型 PKU,除饮食控制外,需要转专科医生给予止惊药物及 BH_4、5-羟色胺、L-DOPA 等药物治疗,以控制神经系统症状。

2. 护理

除配合药物治疗外,主要做好健康教育。

(1)做好家长的宣教工作,提高治疗的顺应性。

(2)饮食护理,提供低苯丙氨酸食谱和特殊食品制作方法,低苯丙氨酸蛋糕制作法(烤制,36 个/次)和 100 克常用食物中苯丙氨酸含量见表 1-9-1 和表 1-9-2。

(3)对出现症状后才诊断的患儿要加强教育、训练,提高智力(详见 21-三体综合征)。

(4)加强皮肤护理,由于高浓度的苯丙酮酸和汗液刺激,皮肤完整性受到损害,易患湿疹。要勤换尿布,保持皮肤干燥、清洁。

(5)本病为常染色体隐性遗传性疾病,所以要开展遗传咨询,避免近亲婚配。苯丙氨酸羟化酶的编码基因位于 $12q^{22} - q^{24.1}$,目前已有 cDNA 探针供作产前基因诊断。有本病家族史的夫妇,必须采用 DNA 分析或检测羊水中蝶呤等方法对胎儿进行产前诊断。

表 1-9-1　低苯丙氨酸蛋糕制作(烤制,36 个/次)

成分	重量(g)	蛋白质(%)	苯丙氨酸(mg)	热卡(kCal)
小麦粉	150	16.4	771	516
维思多淀粉	500	0	0	2000
鸡蛋	120(2 个)	15.5	746	165.6
白糖	450	0	0	1800
油少量	25	0	0	225
泡打粉	约 15	0	0	0
合计		31.9	1517	4706.5
平均		0.9	42.1	130.7

表 1-9-2　100 克常用食物中苯丙氨酸含量

食物名称	水分(%)	蛋白质(%)	苯丙氨酸(mg)	热卡(kCal)
籼米(标一)	13.4	8.7	394	351
晚米	13.9	7.5	401	345
小麦粉	12.8	10.9	514	344
豆腐	85.5	5.5	266	57
豆浆	95.0	2.1	130	13
豆奶	95.0	2.3	88	30
黄豆	10.2	36.3	1912	359
毛豆	75.5	13.5	611	123
甘薯	78.2	1.0	51	99
白萝卜	92.8	1.0	20	20
马铃薯	79.2	2.1	70	76
藕	80.5	1.8	31	70
大白菜	95.6	1.2	45	15
冬瓜	96.1	0.4	14	11
黄瓜	94.2	0.8	19	15
南瓜	91.0	1.0	24	22
西瓜	93.8	0.6	14	32
番茄	94.6	1.0	22	19
橘	86.8	0.9	19	47
梨	86.7	0.2	7	32
苹果	86.2	0.2	11	52
香蕉	75.3	1.4	46	91
牛肉	74.8	19.9	817	190
羊肉	73.6	19.5	758	198
猪肉(瘦)	71.3	20.5	898	143
猪肉(肥)	36.8	8.4	295	395
鸡	69.4	20.0	754	167
鸭	60.4	41.7	591	240
鸡蛋	73.8	12.9	622	138
母乳	87.6	1.3	36	65
牛乳	88.9	2.9	113	54

摘自:中国预防医学科学院营养与食品卫生研究所编著的《食物成分表》1995 年 5 月第 1 版

第三节　遗传病的护理

一、心理疏导和精神干预

有遗传病的孩子和父母面对种种缺陷难免会有失落、哀伤,严重者还会有震惊反应,甚至有罪恶感等负向情绪。因此,对病儿及其家属要同情和理解,应提供必要的心理支持,不让他们感到孤立无助,更可适时介绍成功的个案,使家属增加信心,增加父母对病儿责任心和爱心,并有极大的耐心和毅力去亲近、关心、照顾他们。对智能不足的孩子给予情绪的支持,有一点进步即给予鼓励,在家庭、幼儿园、学校均使其有平等的感觉。

二、指导家长开展早期教育

早期教育是指有计划、有目的、有利于促进小儿智力发展的环境宽松的教育活动。一般6岁以前的教育均可称为早期教育,2岁以前的教育更为重要。早期教育的主要内容为育儿刺激和玩耍。很多遗传病影响智力发育。这些儿童特别需要感受丰富多彩的外界环境,即各种颜色、多样形状、气味和声音等。母亲哺乳时的眼神、声音和微笑可以提高小儿对人们面容和声音的辨别能力。父母在日常生活中不断和孩子对话、交流、一起唱歌、对孩子微笑,均可以促进其对社会的适应和交流能力的发展;还可利用图片、音乐、各种玩具开发智力,训练患儿坐、爬、立、行、跳及手的精细动作的发育,多到室外活动。通过和患儿玩耍,发展其知觉辨别能力、精细动作和大动作的控制能力以及好奇心和自信心。

三、饮食指导

由于酶和其他物质缺陷,很多遗传病影响了蛋白质、脂肪、半乳糖、铜等的代谢。根据疾病指定食谱,避免摄入有害物质(禁其所忌),也包括避免摄入经体内代谢后会产生过多无用或有害产物的物质。如半乳糖血症应在新生儿期即禁食含半乳糖、乳糖的人乳和牛乳,代之以谷类食品;苯丙酮尿症应在出生后就给予低苯丙氨酸饮食(详见苯丙酮尿症);遗传性果糖不耐受症避免食用水果;肝豆状核变性应限制铜的摄入;葡萄糖-6-磷酸脱氢酶缺乏症应避免食用蚕豆、菠萝、氨基比林、抗疟药等。

四、有症状及时就医

因遗传病种类繁多,临床表现各种各样,故应告知家属及时就医。针对不同的临床症状、体征提供相应的护理。如腹泻时应进行饮食管理,严格消毒隔离,防止继发感染;注意观察大便的变化,防止脱水,加强臀部皮肤和女性会阴部的护理;对血友病患儿的护理主要是防止外伤,如有关节腔出血,需要注意局部冷敷,及时补充凝血因子。

思考题

一、单选题

1. 儿科遗传性疾病一般分类为：

    A. 染色体病、常染色体显性遗传、多基因病

    B. 常染色体隐性遗传、伴性 X 连锁显性遗传、多基因病

    C. 单基因病、常染色体显性遗传、伴性 X 连锁显性遗传

    D. 染色体病、单基因病、多基因病

2. 关于早期教育，下列哪项是错误的？

    A. 是 6 岁以前的教育   B. 随意性、不需要有计划的

    C. 玩耍为其主要内容之一   D. 对 2 岁以前的儿童尤其重要

3. 下列哪个病不属于单基因病？

    A. 血友病甲   B. 红绿色盲   C. 先天愚型   D. 肾性尿崩症

4. 苯丙酮尿症的治疗、护理方法下列哪项是错误的？

    A. 治疗越早开始越好

    B. 婴儿可喂给特制的低苯丙氨酸奶粉或无苯丙氨酸奶粉加适量母乳

    C. 添加辅食时应选用鸡蛋、鱼、肉

    D. 经常测血清苯丙氨酸浓度，以控制在 0.12～0.6mmol/L 为宜

5. 下列哪个属于性染色体病？

    A. Turner 综合征   B. 猫叫综合征

    C. r(1)综合征   D. 13-三体综合征

6. 下列哪个不是 21-三体综合征高危孕妇？

    A. 妊娠 2 月时接受了心导管检查   B. 40 岁孕妇

    C. 20 岁孕妇   D. 第一胎为先天愚型

7. 唐氏综合征就是：

    A. 13-三体综合征   B. 18-三体综合征

    C. 21-三体综合征   D. 5P-综合征

8. 关于苯丙酮尿症（PKU），下列哪项是错误的？

    A. PKU 患儿未经治疗，95％的智力呈重度或极重度损害

    B. 如果在生后 1 个月内接受治疗，可不出现智力损害

    C. 半岁开始治疗，智力部分受损

    D. 通过饮食控制智力低下可以逆转

9. 对经典型苯丙酮尿症的护理，下列哪项是错误的？

    A. 做好家长的宣教工作，提高治疗的顺应性

    B. 坚持服药比饮食控制重要

    C. 对出现症状后才诊断的患儿要加强教育、训练，提高智力

    D. 加强皮肤护理

10. 21-三体综合征最基本的护理措施是：

    A. 按时服药   B. 按时打针

C.加强生活护理,培养自理能力 D.保持安静环境

二、名词解释

1.遗传性疾病 2.染色体病 3.21-三体综合征 4.先天性卵巢发育不全综合征

5.苯丙酮尿症

三、问答题

1.根据发病原因可将遗传性疾病分为哪几类?你能在各类常见的儿科遗传病中举出几例?

2.最常见的染色体病是什么?其可能的发病机制与什么有关?如何预防?对本病如何护理?

3.PKU属什么类型遗传病?其发病主要与什么有关?为什么说此病越早诊断、越早治疗,预后越好?如何早诊断?主要的治疗方法是什么?

4.在全国范围内,目前主要开展的2种新生儿疾病筛查项目的病名是什么?

参考答案

一、单选题

1.D 2.B 3.C 4.C 5.A 6.C 7.C 8.D 9.B 10.C

二、名词解释:略

三、问答题:略

参考文献

1. 颜纯,王慕逖.小儿内分泌学(第2版).北京:人民卫生出版社,2006

2. 胡亚美,江载芳主编.诸福棠实用儿科学(第7版).北京:人民卫生出版社,2002

3. 梁黎主编.儿童生长与发育(第1版).杭州:浙江大学出版社,2004

4. Nicolaides K H, Wegrzyn P. First trimester diagnosis of chromosomal defects. *Ginekol Pol*, 2005,76(1):1-8.

5. Heyerdahl S, Oerbeck B. Congenital hypothyroidism: development outcome in relation to levothyroxine treatment variables. *Thyroid*, 2003,13(11):1029-1038.

(梁 黎、傅君芬)

第十章　儿童内分泌系统疾病的治疗与护理

学习目标：

- 能叙述先天性甲状腺功能减低症的定义、临床表现、早诊断的方法和护理
- 明确先天性甲状腺功能减低症的病因和预防
- 知道先天性甲状腺功能减低症流行病学与实验室检查方法
- 能说明性早熟的定义，熟悉其分类、临床表现和治疗、护理要点

内分泌系统的主要功能是促进和协调人体的生长、发育、性成熟和生殖等生命过程。人体重要的内分泌器官有下丘脑、垂体、松果体、甲状腺、甲状旁腺、胰腺、肾上腺和性腺等。激素是内分泌系统调节机体生理代谢活动的化学信使，由各种内分泌细胞合成、贮存和释放，在细胞间传递信息。在生理状态下，各种激素在下丘脑－垂体－靶腺轴的条件反馈机制及相互调控下处于动态平衡。儿童因内分泌功能异常而引起的常见临床表现有生长迟缓、性早熟和性分化异常等，有些疾病如不及早发现和治疗，可严重影响智力和体格发育，甚至造成残疾和夭折。

第一节　先天性甲状腺功能减低症的治疗与护理

先天性甲状腺功能减低症(Congenital hypothyroidism, CH)是由于先天性缺陷致甲状腺激素合成不足或生物效应低下所引起的、以智能和体格发育障碍为特征的疾病。发病率约为 1/7000～1/2600。大多为散发，少数有家族史。其病因有 5 个方面：①甲状腺先天发育缺陷(甲状腺缺失、异位或发育不良)，约占所有病因的 90%；②甲状腺激素合成途径缺陷(如酶的缺乏)；③促甲状腺激素缺乏；④甲状腺或靶器官反应性低下；⑤碘缺乏。甲状腺激素的主要生理作用是：促进新陈代谢，促进蛋白质、脂肪、糖的代谢，促进小儿生长发育，促进钙磷在骨质中的合成代谢，促进中枢神经系统的生长发育，维持肌肉、循环、消化系统的功能。因此，当甲状腺功能低下时，可引起代谢缓慢，蛋白质合成障碍，脂肪和糖分解缓慢，中枢神经系统的发育和功能受抑制，从而导致各种生理功能低下及发育迟缓。

一、临床表现

一般出生 3～6 个月出现症状。如果是甲状腺缺失或酶的缺乏，则新生儿期就出现症状。

1. 新生儿期症状　患儿常为过期产，出生体重大于 4000g，孕期胎动少，生后少哭，

少动,喂养困难;体温不升,胎便延迟排出,腹胀,黄疸延迟消退。

2. **典型表现**　常在出生 3 ~ 6 个月后症状渐渐明显,生长发育迟缓,智能低下,各种生理功能低下。有特殊面容和体态:面部黏液性水肿,眼睑浮肿,眼距宽,鼻梁塌,唇厚舌大;身材矮小,头大,躯干长,四肢短,腹部膨隆。毛发枯黄、稀少,皮肤粗糙,有的呈现难治性贫血表现。

二、实验室检查

1. **骨骼 X 线检查**　骨龄落后于实际年龄,新生儿和小婴儿膝部摄片,1 岁以上摄左手骨片。

2. **甲状腺功能检查**　血清 T_3、T_4、TSH 测定首先表现 TSH 上升,然后 T_4 下降,最后 T_3 下降。

3. ^{99m}Tc 甲状腺 γ 显像可显示甲状腺的缺失、异位或发育不良。

4. **新生儿筛查**　CH 患儿体内激素的变化一般先于临床表现,故早期诊断主要依据实验室检查。出生 3 天的新生儿在其足跟内、外侧缘取末梢血,滴在滤纸片上,干燥后送筛查中心检验,筛查阳性者召回复检血清 T_3、T_4、TSH 以确诊。对于早产儿、小于胎龄儿和极低体重儿需在 1 - 2 周左右复查 T_3、T_4、TSH 检查,以防漏诊。

三、治疗

CH 愈早治疗愈好。调查发现:3 个月内开始治疗,约 80% 患儿可维持正常的发育和智能;6 个月后才治疗,则难有好的智能;若延至 1 岁后治疗,则大多数 CH 无法获得正常的智能;CH 如不治疗,则智力低下而且矮小。鉴于本病在遗传、代谢性疾病中的发病率最高,我国于 1995 年 6 月颁布的"母婴保健法"已将 CH 列入法定的新生儿筛查内容之一。作为医务人员应该宣传新生儿筛查的好处和本病的严重性,提高人们对 CH 的认识及参加新生儿筛查的自觉性,降低 CH 的漏诊率。

药物治疗　诊断确立后,立即服用甲状腺制剂,以维持正常生理功能。药物可选择左甲状腺素(每日 4 ~ 8μg/kg)或甲状腺片(5 ~ 10mg/d),宜从小剂量开始,每 1 ~ 2 周增加一次剂量,直至临床症状改善,血清 T_3、T_4、TSH 恢复正常,并以此作为维持量。推荐剂量:< 1 岁:15 ~ 30mg/d;1 ~ 5 岁:30 ~ 60mg/d;6 ~ 10 岁:60 ~ 90mg/d。一定要注意患儿的个体差异。不同地区药厂生产的甲状腺片含量不尽相同,应仔细辨认。治疗期间,应注意补充维生素 A、D 和 B,补充一些钙、铁、锌元素。

优甲乐或甲状腺素片可以碾碎后与母乳、配方奶和水一起服用,但是不可以跟豆浆、铁剂及纤维化食物一起服用,以免影响疗效。

服药后如出现烦躁、多汗、腹痛、腹泻、消瘦,提示药物用量过大,应及时调整药物剂量。

四、护理

护理诊断:知识缺乏:与对本病一无所知有关。

护理目标:对本病有所认识

护理措施:

1. 新生儿期护理:注意喂养,防窒息;注意保暖,防体温不升、硬肿症。

2. 心理疏导和精神干预:给予一些接受治疗较晚(>3月)、智能不足的 CH 患儿情绪的支持,有一点进步即给予鼓励,在家庭、幼儿园、学校均使其有平等的感觉。

3. 指导家长对患儿进行早期教育(详见第一节遗传病护理)。通过早期教育,挖掘 CH 患儿的最大潜能,减低或预防智力低下。

4. 饮食指导:药物治疗开始后,小儿生长发育速度加快,必须进食营养丰富的食物才能满足生理需要。除强调给予高蛋白食物外,还需给予完全平衡饮食。注意:①预防贫血:铁质需要量增加,给高品质之肉、鱼、家禽和蛋。②促进骨骼发育:因维生素 D 需要量增加,鼓励患儿每天喝 2~3 杯牛奶。③改善便秘:给予较多纤维素之食物,如生水果和蔬菜。

5. 做好家长的宣教工作,提高治疗的顺应性,使家长和孩子了解按时服药的必要性。对永久性 CH,要坚持终身服药,注意观察药物的过量反应(甲亢症状)。对暂时性 CH,一般也要服药至 2~3 岁再进行重新评估。

6. 告知家属,需定期检查

(1)时间 开始每 2 周检查一次,若血清 T_4、TSH 正常,改为 3 月 1 次,1 岁后每半年 1 次,6 岁后每年 1 次。

(2)检查内容:①血清 TSH、T_4、T_3 复查。②生长发育指标,如身高、体重、坐高、头围、骨龄等监测。③智商测定:按不同年龄段,选择相应的智商测定方法进行智商评估。

(3)检查期间要特别注意让家长了解治疗和定期监测的重要性,从而和医生密切合作。

五、健康教育

1. 本病一部分有家族史,遗传方式有 X 连锁显性、常染色体隐性或显性遗传,故避免近亲婚配可减少遗传性 CH 的发生率。

2. 缺碘地区孕妇使用碘化食盐,可防止地方性 CH 发生。

3. 新生儿筛查,可避免 CH 患儿神经精神发育的严重缺陷,是减轻家庭和国家负担的极佳防治措施。

4. 孕母如有甲状腺疾病(甲减或甲亢),必须在专科医生指导下服药,以维持甲状腺功能正常,以防对胎儿造成不良影响。

第二节 性早熟的治疗与护理

性早熟(precocious puberty)是指在正常青春期性发育之前出现第二性征的情况。凡女孩在 8 岁之前出现乳房增大、阴毛或腋毛生长等任何一项或多项者,或月经初潮于 10 岁以前;而男孩在 9 岁之前出现阴茎、睾丸增大、阴毛生长等任何一种性征者即为性早熟。

影响青春期发育的因素很多,包括遗传、营养、情绪、环境和社会因素及疾病等。青春期发育受一系列内分泌激素影响,其中中枢神经参与调控的下丘脑－垂体－性腺轴(H-P-G)起着决定性作用,其功能状态直接影响和控制青春期发育。青春期发育的启动可能与青春期促性腺激素脉冲性释放量增加、垂体对促性腺激素释放激素(GnRH)敏感性增强或性腺对促性腺激的敏感性增强等密切有关。

一、分类

根据病因的不同,性早熟分中枢性、周围性和部分性三类。

1. 中枢性性早熟(GnRH 依赖型、真性)　由于下丘脑－垂体－性腺轴提前发动、功能亢进所致,可导致生殖能力提前出现。

(1)特发性　无器质性病变,80%以上女孩属特发性,男孩则为40%左右。

(2)继发性　可由下列因素引起:①颅内肿瘤(错构瘤、星形细胞瘤、室管膜瘤、神经胶质细胞瘤等);②颅内压增加的中枢神经病变(脑积水、脑外伤等);③中枢神经系统炎症、病变(如结节性硬化)等。

2. 周围性性早熟(非 GnRH 依赖型、假性)　因周围组织或肿瘤自律分泌大量性激素或不慎摄入含有性激素类物质所致。可分为同性或异性性早熟两种。可为肾上腺、性腺病变或外源性、医源性原因,如误服避孕药等引起。

3. 部分性(变异型)性早熟　又细分为单纯乳房早发育、单纯阴毛早发育及单纯初潮早现。

二、临床表现

1. 特发性中枢性性早熟(ICPP)　以女性多见,占80%以上,大多在 4~7 岁出现,发育顺序与正常青春期相似。大多女孩首先出现乳房增大,男性患儿常出现阴茎或/和睾丸增大,随之出现阴茎勃起、阴毛发育和声音低沉现象,5~6 岁可有精子生成并有夜间遗精现象。除出现第二性征外,同时生长加速、骨龄提前。由于性激素提前分泌,骨骼成熟加速,最终身高落后于正常人,约1/3 女性患儿最终身高 <150cm。应该指出其发展速度的快慢有较大的差异,少数病例经 1~2 年可自行缓解。男性可有家族史。促性腺激素释放激素(LHRH)激发后 LH 峰值明显增高,LH 峰值/FSH 峰值比值大,对中枢性性早熟具重要诊断意义。

2. 继发性脑部病变所致的中枢性性早熟　许多中枢神经系统病变可以引起性早熟,但颅内肿瘤是最常见的原因,颅内肿瘤引起的真性性早熟占男性的40%~50%,占女性的10%左右。常见肿瘤有松果体瘤、视神经胶质瘤、神经纤维瘤、星形细胞瘤、室管膜瘤及下丘脑错构瘤,其表现有头痛、呕吐、惊厥、视力障碍、多饮多尿、发热、肥胖或消瘦(值得注意的是有相当一部分患儿其颅内肿瘤生长缓慢,先出现性早熟表现,而后才逐渐有颅内压增高及神经系统受损的临床表现)。头颅 CT 和 MR 检查有助于鉴别特发性和继发性。

3. 周围性性早熟(非 Gn 依赖型,假性)　仅有部分性征提前发育而无性功能的成熟,其性早熟症状是某种基础疾病的临床表现之一,并非是一种独立疾病。

(1)卵巢肿瘤　患儿不仅有乳房发育、阴道分泌物增加,还可有不规则阴道出血或先见阴道出血,伴有乳晕及小阴唇色素沉着。可为恶性的颗粒细胞瘤及卵膜细胞瘤,也可以是良性的卵巢囊肿。

(2)睾丸肿瘤包括间质细胞瘤、含有睾丸组织的畸胎瘤或胚胎上皮瘤,因分泌大量睾酮可引起男性同性性早熟(第二性征提前出现、生长加快、骨龄提前等),女性男性化表现(如阴蒂肥大、体毛增多、痤疮等)。

(3)先天性肾上腺皮质增生症在男孩引起同性早熟、女孩表现为异性早熟(同上)。CT 可发现增大的肾上腺,"B"超发现肾上腺增大较困难,须要仔细探查才能发现。

(4)外源性 大多由误服长效避孕药引起,男女童表现为乳房肿大,伴色素沉着于乳晕,女童可有阴道出血。

(5)McCune-Albright 综合征(多发性骨纤维发育不良综合征) 几乎均为女性,常先有阴道出血后乳房发育,平均初潮年龄为 3 岁左右。皮肤可见褐色色素沉着,绝大多数在骨病变一侧,其色素斑亦称牛奶 – 咖啡斑,多见于口唇、颈、背、腰臀、大腿等部位,骨片示骨损害为多囊状,或毛玻璃状或硬化型改变 – 浓烟状改变。多见于颅骨及四肢骨。"B"超检查卵巢有暗区,提示有自主性性功能亢进,血 17β-雌二醇(E_2)增高,尿中 17-酮类固醇、FSH、E_2 增高。本病可同时患有甲状腺功能亢进或低下、库欣氏综合征。

B 超或 CT、MR 检查肾上腺、性腺,LHRH 激发后 LH 峰值、FSH 峰值升高不明显,有助于对周围性性早熟的诊断。

4. 部分性(不完全性、变异型)性早熟

(1)单纯性乳房早发育 是一种良性单侧或双侧乳房发育,可自行消退,可见于 2 ~ 3 岁小儿。除乳房增大伴有触痛外,不伴有身高加速增长,肿大的乳房历经数月后自行消退,次年重现。血中 E_2 部分病例稍有增高。但不论是单纯性乳房早发育或真性性早熟,其发育多以乳房发育为首发症状,早期难以截然划分,前者中 14% 左右病例可以发展到真性性早熟。婴儿发生单纯性乳房早发育可能与"围产 – 婴儿期"下丘脑 – 垂体 – 性腺轴处于暂时性活化状态(微小青春期)、副反馈调节尚未健全有关。

(2)单纯阴毛早发育 仅表现阴毛早现,不伴其他性征发育,也无生长加速和骨龄提前。

(3)单纯初潮早现 仅表现月经初潮的提前(仅 1 ~ 2 次),不伴其他性征发育。

无生长加速,骨龄不提前,LHRH 激发后以 FSH 峰值增高为主,LH 峰值/FSH 峰值比值小,对部分性性早熟具重要诊断意义。

三、治疗

(一)药物治疗

1. 促性腺激素释放激素类似物(GnRHa) 是目前特发性中枢性性早熟的首选药物,能改善成年期终身高,副作用少,但价格昂贵。这是一类将 GnRH(10 肽)分子中第 6 个氨基酸即甘氨酸换成 D-色氨酸、D-丝氨酸或 D-组氨酸而成的合成激素,其作用机制是通过使垂体脱敏而使其对自然分泌的 GnRH 无反应,引起垂体 – 性腺轴选择性和可逆性抑制。首剂为 $3.75\mu g$,以后根据情况调节剂量,一般为 $60 \sim 80\mu g/kg$,每月一次。治疗后要监测 H-P-G 轴的抑制指标,3 个月时重复简易 LHRH 激发试验,6 月后复查骨龄。观察生长速率,如生长速度过慢,可以考虑减少 GnRHa 剂量或加用基因重组人生长激素。

　　2.甲羟孕酮(或称安宫黄体酮,Medroxyprogestorone acetate,Provera)用药后可使中枢性性早熟女童乳房回缩、月经停止;对男童可抑制血中睾酮水平,抑制睾丸的发育和精子生成;但对骨龄的发育无影响,不能改善身高。口服每日 10~20mg,也有报告每日 20~60mg,连续用药。肌注,每次 100~150mg,每周一次或每两周一次。出现疗效后减量并逐渐停药。主要副作用为因其有轻度糖皮质类固醇激素作用,可出现轻度肾上腺皮质功能受抑,还有诱发糖尿病和高血压倾向,长期用药也可因加速骨骺闭合而导致身材矮小等。

　　3.醋酸氢化可的松和醋酸可的松主要用于先天性肾上腺皮质增生症引起的周围性性早熟的治疗,需要长期终身替代治疗。

(二)手术治疗

　　适用于下丘脑、垂体部位肿瘤引起的继发性中枢性性早熟,由脑外科行肿瘤切除术。也适用于睾丸、卵巢、肾上腺等部位肿瘤或囊肿引起的外周性性早熟,由普外科或妇科行肿瘤或囊肿切除术。

四、护理

　　1.心理护理　小儿体格发育加速、第二性征提前出现,但其心理状态落后于性发育年龄。指导父母应首先充分了解这种变化,给予孩子各方面的关心和爱护,并适当进行青春期教育。教育孩子了解自己疾病的真实情况,防止女孩成为性摧残受害者,防止男孩早恋及过早的性行为发生。

　　2.饮食指导　应提倡平衡膳食,不能以蛋白质为主要成分。长期高蛋白饮食会导致促性腺激素和性激素脉冲式分泌增多,引起性早熟。不应盲目服用滋补品。

　　3.随访　部分性(不完全性、变异型)性早熟大多临床症状和体征可自行消退,一般不需要治疗,但需要随访,约 1/3 左右的患儿可转变为中枢性性早熟。

思考题

一、单选题

1. 下列哪个不属于内分泌腺体:

　A.甲状腺　　　　　　B.肾上腺　　　　　　C.睾丸　　　　　　D.唾液腺

2. 引起中枢性甲状腺功能低下的病因是:

　A.甲状腺不发育或发育不全

　B.甲状腺激素合成途径障碍或母体存在抗甲状腺抗体

　C.甲状腺激素合成途径障碍

　D.促甲状腺素(TSH)缺乏

3. 下列哪项不是先天性甲状腺功能减低症的临床表现:

　A.表情呆滞　　　　B.生长落后　　　　C.通关手　　　　D.便秘

4. 下列哪个激素属于类固醇激素:

　A.肾上腺激素　　　B.甲状腺激素　　　C.胰岛素　　　　D.维生素 D

5. 下列那一项不是外周性性早熟的病因：
    A. 肾上腺皮质增生症　　　　　　　B. 卵巢畸胎瘤
    C. 原发性甲状腺功能减低症　　　　D. 摄入含外源性性激素的食物、补品等

6. 男性性发育一般首先表现为：
    A. 胡须生长　　　　　　　　　　　B. 睾丸增大，容积超过 4ml；阴茎增粗
    C. 声音变低沉、喉结出现　　　　　D. 遗精

7. 下列哪项叙述与苯丙酮尿症有关？
    A. 三角脸　　　　B. 通贯手　　　　C. 鼠臭味尿　　　　D. 眼睛内眦赘皮

8. 患儿，20 天，出生体重 4 公斤，嗜睡，吃奶少，便秘。查体：皮肤黄染，前囟 4.3 厘米，心肺听诊无殊，腹略胀，脐疝，肝、脾肋下未及，神经系统（－）。该患儿可能的疾病是：
    A. 苯丙酮尿症　　　　　　　　　　B. 新生儿溶血症
    C. 先天性甲状腺功能低下症　　　　D. 粘多糖 1 型

9. 患儿，男，7 岁，身高 100 厘米，学习成绩差，查体：表情淡漠，反应迟钝，舌外伸，躯体长，四肢短，心肺听诊无殊，腹略胀，肝、脾肋下未及，神经系统（－）。该患儿可能的疾病是：
    A. 21-三体综合征　　　　　　　　 B. 甲状腺功能减低症
    C. 先天性软骨发育不良　　　　　　D. 苯丙酮尿症

10. 有关苯丙酮尿症叙述错误的是：
    A. 可分为经典型和恶性型
    B. 若不治疗，对中枢神经系统的打击是致死性、不可逆性的
    C. 低苯丙氨酸饮食非常重要
    D. 一个月内及时治疗预后良好

二、名词解释

1. 先天性甲状腺功能低下症　2. 染色体疾病　3. 遗传性疾病　4. 苯丙酮尿症
5. 中枢性性早熟　6. 部分性性早熟

三、问答题

1. 简述散发性先天性甲状腺功能减低症的病因。
2. 先天性 CH 的治疗和护理原则有哪些？
3. 简述甲状腺激素的生理作用。
4. 新生儿期 CH 的主要临床表现有哪些？
6. 常见 21-三体综合征的核型表现。
7. 21-三体综合征的特征脸部有哪些表现？
8. 简述本病酮尿症（PKU）的临床表现。
9. 先天性甲状腺功能减低症的病因有哪些？最主要的病因是什么？有哪些临床表现？如何早诊断？对本病如何治疗和护理？
10. 什么是性早熟？有哪些类型？治疗性早熟的主要目的是什么？

参考答案

一、单选题

1.D 2.D 3.C 4.D 5.C 6.B 7.C 8.C 9.B 10.D

二、名词解释:略

三、问答题:略

主要参考文献

1. 颜纯,王慕逖.小儿内分泌学(第2版).北京:人民卫生出版社,2006

2.胡亚美,江载芳主编.诸福棠实用儿科学(第7版).北京:人民卫生出版社,2002

3. 梁黎主编.儿童生长与发育(第1版).杭州:浙江大学出版社,2004

4. Nicolaides K H, Wegrzyn P. First trimester diagnosis of chromosomal defects. *Ginekol Pol*, 2005,76(1):1-8.

5. Heyerdahl S, Oerbeck B. Congenital hypothyroidism: development outcome in relation to levothyroxine treatment variables. *Thyroid*, 2003,13(11):1029-1038.

（梁　黎、傅君芬）

■第二篇 临床新技术与护理

第一章 冠心病的介入性治疗与护理

学习目标：

- 明确经皮冠状动脉腔内成形术(PTCA)的适应证与禁忌证及成功标准。
- 能陈述经皮冠状动脉腔内成形术(PTCA)的并发症。
- 能说明冠状动脉内支架术临床应用的适应证、禁忌证、并发症,强化抗血小板聚集治疗方案。
- 能叙述 PCI 术的术前护理、术中监护及术后护理要点。
- 能复述 PCI 的步骤和方法,急性心肌梗死的 PTCA 及支架术。
- 理解 PTCA 再通血管的作用机理,PTCA 术后再狭窄机制及治疗。
- 知道 PCI 与冠状动脉旁路移植术(CABG)各自优缺点及选择指征。

1977 年 9 月, Gruentzig 成功地完成国际上首例经皮冠状动脉腔内成形术(percutaneous transluminal coronary angioplasty, PTCA)。PTCA 的成功是介入性心脏病学发展史上重要的里程碑。此后 30 余年, PTCA 经历了初期、发展和成熟等各个阶段。随着各种新的介入治疗技术应运而生,经皮冠状动脉介入治疗(percutaneous coronary intervention, PCI)拓宽了冠心病介入治疗适应证,尤其是药物洗脱支架(Drug eluting stent, DES)的广泛应用,明显地减少了因再狭窄而造成的再次血管重建,成为 PCI 技术发展的一个新的里程碑,使冠心病介入治疗日臻完善,为冠心病的积极治疗提供了广阔的前景。

第一节 经皮冠状动脉腔内成形术(PTCA)

PTCA 是通过 Seldinger 法经皮穿刺周围动脉(股动脉、桡动脉)逆行送入球囊扩张导管,对冠状动脉狭窄病变进行机械扩张,造成血管内膜撕裂,重新塑形管腔,使病变处管腔扩大,血流通畅,心肌血液供应改善,从而缓解症状,降低心肌梗死的发生率。1992 年其应用的病例数已超过外科冠状动脉旁路移植术(coronary artery bypass graft , CABG),如今 PTCA 已被广泛应用于临床,成为治疗冠心病的主要手段。它具有血管再通完全、简便、安全、损伤小、恢复快的优点。

一、PTCA 再通血管的机理及 PCI 术式

PTCA 发展 30 余年,其作用机理是结合离体组织学检查及活体冠状动脉硬化内超声检查研究来阐明,Waller 等认为 PTCA 后即刻血管腔扩大的机理有以下 5 种可能:①局限性斑块浅表性撕裂。②斑块破裂伴局限性内膜撕裂(为 PTCA 的主要机理,属"有控制的损伤")。③ 斑块压缩及重建,粥样物质和水分被挤出(被认为不占主要地位)。④未受斑块累及的血管壁的扩张。⑤斑块压缩不明显而整个血管腔的扩张。也可能是上述一种或多种机制共同参与的结果,但不同程度斑块破裂是主要机理。

PTCA 还存在术后急性冠状动脉硬化闭塞、慢性完全闭塞和弥漫病变等 PTCA 治疗效果不理想及 PTCA 术后再狭窄等问题。为解决这些问题,新的介入治疗技术应运而生,主要方式有如下几方面:

(1)冠状动脉内支架术(intracoronary stenting, ICS)。

(2)定向冠状动脉斑块旋切术(directional coronary atherectomy, DCA)　主要适用于大的非迂曲血管的高度偏心性病变,尤其是左前降支开口处病变。但已证实,DCA 在再狭窄及并发症方面不比 PTCA 优越,因而限制了其临床推广。

(3)高速冠状动脉旋磨术(rotablator)　主要用于冠状动脉钙化病变、中小血管弥漫性病变及支架内再狭窄等不适宜 PTCA 的情况。

(4)冠状动脉斑块旋切抽吸术(transluminal extraction catheter atherectomy, TECA)主要用于含血栓病变和退化的大隐静脉桥(SVG)病变,有严格的适应证。

(5)激光冠状动脉成形术(laser coronary angioplasty, LCA)　主要用于长段狭窄、支架内再狭窄和慢性闭塞性病变。由于该装置价格昂贵,再狭窄发生率比较高(>55%),且冠状动脉穿孔和冠状动脉壁夹层等合并症的发生率高,故应用不普遍。其作用机制是:激光通过热降解或光化学效应气化斑块,使狭窄管腔扩大。

(6)切割球囊术(cutting balloon)　切割球囊上附有三翼刀片,球囊扩张时有切割和扩张双重作用。因其在 PTCA 中的应用,尤其在小血管和支架内再狭窄的介入治疗中显示再狭窄率低,故已成为对冠状动脉支架内再狭窄的主要治疗手段之一。

(7)血管内近距离放射治疗(brachytherapy)　能有效地防止术后再狭窄的形成。其作用机制是:电离辐射效应能抑制血管成形术后血管壁修复过程中所发生的细胞的增殖、分泌以及功能的改变,从而达到防止再狭窄。

(8)药物涂层支架(coated stent)　药物涂层支架主要分为两类:抗凝药物、抑制细胞生长(或杀细胞生长)药物。抗凝药物涂层支架以肝素膜为代表,其主要作用是降低血栓的发生率,无明显预防再狭窄的作用。抑制细胞生长或杀细胞生长药物涂层支架(Rapamycin Taxol 等)预防和降低再狭窄的机制是抑制内膜增生,目前临床相继应用成功。

二、PTCA 的设备及器材

需要一个装备齐全的心导管室,至少应具备以下主要设备:

影像设备:比冠状动脉造影要求更精密的 DSA 设备及大型心血管造影机。

心电监护及压力监测系统。

导管系统:如各种类型的导引导管、球囊导管、血栓抽吸导管、导引导丝、压力导丝、压力泵、冠状动脉支架等。

急救设备:包括心肺复苏设备、除颤器、临时起搏设备,吸痰装置、主动脉内球囊反搏装置(Intra-aortic balloon pump,IABP)及各种急救药品,如溶栓剂、硝酸甘油、肝素、钙拮抗剂、阿托品、利多卡因、吗啡、多巴胺、肾上腺素等。

器材:手术敷料包、气管切开包、手套等。

三、PTCA 的适应证与禁忌证

1. 适应证

临床适应证:①各种心绞痛(稳定型,不稳定型,CABG 术后);②急性心肌梗死;③合并左室功能不全。

血管适应证:①多支血管病变;②CABG 术后血管桥;③有保护的冠状动脉硬化左主干病变。

病变适应证:所累及血管除近端,向心性、局限,长度 <10mm 等病变外,远段,管状、长节段病变、偏心性、不规则、钙化,位于血管分叉处,完全闭塞病变及冠状动脉口病变等均可施行 PTCA。

2. 禁忌证

绝对禁忌证:无保护的冠状动脉硬化左主干病变。

相对禁忌证:①冠状动脉硬化血管慢性闭塞病变,尤其是时间超过 6 个月,解剖学判断成功的可能性极小时。②多支血管病变且为其他重要冠状动脉提供侧支循环的血管病变。③左心功能严重不全者(LVEF <30%)。④急性心肌梗死病程中非梗塞相关血管的狭窄病变。⑤凝血机制障碍,包括出血性疾病和高凝状态者。⑥冠状动脉硬化病变狭窄程度小于 50% 且无临床心肌缺血证据者。

近年来,PTCA 成功率的上升,其适应证也随之扩大。PTCA 冠状动脉病变形态学适应证已从 PTCA 初期的单支简单(A 型)病变拓宽到多支血管病变、复杂(B、C 型)病变、有保护左主干病变。PTCA 临床指征也从 PTCA 初期的稳定型心绞痛拓宽到不稳定型心绞痛、急性心肌梗死、左心室功能不全、冠状动脉旁路移植术后等。1988 年美国 ACC/AHA PTCA 专家组总结了过去 10 年的经验,将冠状动脉病变分为 A、B、C 三型,并将 PTCA 成功率和危险性与冠状动脉病变特征相关联,作为 PTCA 适应证选择的指南(表 2-1-1)。B 型病变又分为两个亚型:B_1 型指仅有 1 个 B 型病变特征,B_2 型有 2 个或 2 个以上的 B 型病变特征。由于经验的积累,设备的改进尤其是冠状动脉内支架和血小板膜糖蛋白 $IIb/IIIa$($GPIIb/IIIa$)受体拮抗剂的应用,冠状动脉介入的成功率大为提高,并发症明显下降。根据 1988 年冠状动脉病变特征分型方法,预测 PTCA 成功率和并发症的价值有所下降,但仍有实践意义。2001 年,美国 ACC/AHA 专家组修订的适用冠状动脉内支架时代的冠状动脉病变分类方法,仅以冠状动脉介入的危险性进行了分类(表 2-1-2)。

表 2-1-1　冠状动脉病变的分型

（ACC／AHA　美国心脏学会／美国心脏病学学院 PTCA 专家组,1988 年）

血管病变特征	A 型病变 PTCA 成功率 >85% 低危险性	B 型病变 PTCA 成功率 60%~85% 中等危险性	C 型病变 PTCA 成功率 <60% 危险性较大
病变范围	局限性,长度<10mm	管状,长度 10~20mm	弥漫性,长度 >20mm
病变性质	向心性	偏心性	偏心的钙化斑块
PTCA 导管插入的 可能性	容易	可能、近端血管弯曲	难、近端血管很弯曲
病变血管段弯曲度	<45°	45°~90°	>90°
病变血管外形和轮廓	光滑	不规则	全闭塞
有无钙化	无或轻度	中度	重度
血管是否完全闭塞	不完全	完全闭塞<3 月	完全闭塞>3 月
病变与冠状动脉硬化 开口和血管分叉的 关系	远离	位于此	位于此
分支血管有无病变	无	有,但可保护	有,无法保护;退化 的大隐静脉桥病变
有无血栓	无	有	有

表 2-1-2　冠状动脉病变分类

（ACC／AHA　美国心脏学会／美国心脏病学学院 PTCA 专家组,2001 年修订）

低危险性	中等危险性	高危险性
局限性狭窄,长度<10mm	管状狭窄,长度 10~20mm	弥漫性狭窄,长度 >20mm
向心性狭窄	偏心性狭窄	近端血管很扭曲
病变容易通过	近端血管中度弯曲	重度成角病变 >90°
非成角病变<45°	中度成角病变 45°~90°	完全闭塞>3 月或已有桥状侧
血管壁光滑	血管壁不规则	有重要分支血管,无法保护
无或轻度钙化	中度钙化	重度钙化
不完全闭塞	完全闭塞<3 月	退化的大隐静脉桥病变
病变远离冠状动脉硬化开口	病变位于冠状动脉硬化开口	有大量血栓病变
病变无累及主要分支血管	有血管分叉病变,需要双导丝保护	
无血栓	有少量血栓病变	

四、PTCA 成功标准

1. 造影成功

术后冠状动脉狭窄程度较术前减少 20% 以上且术后残余狭窄 <50%(在支架应用时,PCI 术后残余狭窄应 <20%);同时心肌梗死溶栓试验(TIMI[注])显示 3 级血流。

2. 操作成功

达到造影成功标准,并且无急性心肌梗死及无需急诊 CABG,无死亡。

3. 临床成功

(1)术后冠状动脉狭窄程度较术前减少 20% 以上且术后残余狭窄 <50%(在支架应用时,PCI 治疗后残余狭窄应 <20%);同时 TIMI 显示 3 级血流。

(2)无急性心肌梗死及无需急诊 CABG,无死亡。

(3)心肌缺血相关的临床表现缓解或消失。

PCI 近期临床成功:指操作成功并且患者恢复以后心肌缺血症状和征象缓解。

PCI 远期临床成功:要求长期维持近期临床成功的效果,心肌缺血症状和征象缓解持续至 6 个月以上。

五、PTCA 术后再狭窄机制及治疗

PTCA 术后再狭窄严重影响其远期疗效,主要发生于术后 3~6 个月。PTCA 术后再狭窄评价方法不统一,定量冠状动脉造影法的判断标准有:

(1)随访时狭窄程度比术后增加 30% 以上;

(2)PTCA 后管腔狭窄 <50%,而随访时 >50%;

(3)PTCA 所获得的管径随访时丧失至少 50%。

再狭窄指的是 PCI 后冠状动脉硬化造影法,显示血管内径再次狭窄达到或超过 50%,伴或不伴临床症状、不良心血管事件(指死亡、心肌梗死、再次血管重建等)。在球囊扩张时代,PTCA 后 6 个月靶血管再狭窄率为 32%~40%;在冠状动脉硬化内支架时代,再狭窄率也高达 17%~32%;在药物洗脱支架时代,再狭窄率依然达到 10% 左右。

再狭窄机制认为可能与:①血小板聚集、黏附和生长因子的释放,血栓形成;②炎症反应;③平滑肌细胞移行和内膜增生及细胞外基质大量增加;④血管弹性回缩及血管重塑等有关。

尽管许多药物应用于临床试验,但均未证明对再狭窄有效,包括阿司匹林、双嘧达

注:心肌梗死溶栓试验(TIMI)血流分级标准:

(TIMI Study Group. The Thrombolysis in Myocardial Infarction (TIMI) Trial: phase I findings. *N Engl J Med*. 1985, 312: 932~936.)

TIMI 0 级:远端闭塞血管无前向血流灌注。

TIMI 1 级:病变远端闭塞血管有前向血流灌注,但不能充盈远端血管床。

TIMI 2 级:经过 3 个以上心动周期后,远端病变血管才完全充盈。

TIMI 3 级:在 3 个心动周期内,造影剂完全充盈病变远端血管床。

莫、噻氯匹定、低分子肝素、凝血酶抑制剂、华法林、糖皮质激素、血管紧张素转换酶抑制剂、降脂药等。而 PTCA 再狭窄的冠状动脉支架术已明确能降低再狭窄率。抑制细胞生长或杀细胞生长药物(Rapamycin、Taxol 等)洗脱支架能抑制内膜增生,预防和降低再狭窄,取得了明显的成功,已广泛应用于临床。冠状动脉内放射疗法也初步显示其能降低再狭窄率,但对其放射剂量、照射时间、照射部位的范围确定仍在摸索阶段。

第二节　经皮冠状动脉的治疗与护理

经皮冠状动脉(PCI)治疗冠心病疗效好,成功率高,手术创伤小,无须全麻,恢复快,方便快速,易重复进行,但仍然有一些并发症,甚至危及患者的生命。护理是保证 PCI 成功的关键环节之一。因此,必须掌握冠状动脉介入治疗的理论知识,熟练掌握除颤器、临时起搏器、监护仪等各种仪器的使用,能快速正确地识别常见心律失常。具备高度的责任心,严密监测患者情况,发现问题,分秒必争地进行处理。

一、术前准备

1. 向患者及家属介绍手术的目的和意义、手术的一般过程及手术的安全性,使患者情绪稳定,减轻患者的紧张、恐惧、焦虑等不良心理反应。简要向患者介绍术中需要配合的要领,充分发挥其主观能动性,使其积极配合治疗,并指导患者训练床上排便、深吸气、有效咳嗽等。

2. 术前需三大常规化验、生化全套、乙肝三系、HIV 等检查,碘过敏试验,手术区皮肤清洁准备,术前 3 日及手术日晨口服阿司匹林片 100~300mg;以往未服用阿司匹林的患者应在 PCI 术前至少 2 h,最好 24 h 前给予 300 mg 口服。目前绝大多数患者术中植入冠状动脉内支架,需强化抗血小板治疗,除口服阿司匹林片外,术前三日开始口服氯吡格雷 Clopidogrel(波立维)75 mg,每日 1 次;或在术前 6 h 给予 300mg 负荷剂量氯吡格雷顿服。

3. 检查所需仪器设备,如监护仪、除颤器、吸引器、输氧器等设备处于正常状态。备好临时起搏器、各种急救药品,硝酸甘油、利多卡因、阿托品、多巴胺、肾上腺素及各种型号的导引导管、球囊、支架及各种性能的导丝等有关 PCI 材料。

二、操作步骤

1. 局麻后穿刺股动脉或桡动脉,留置动脉鞘。对扩张较大的优势右冠状动脉或左优势的回旋支病变,有病态窦房结综合征,房室传导阻滞患者以及心绞痛时有心动过缓、房室传导阻滞的患者,必要时可预先留置股静脉鞘放置临时起搏导管至右心室备用。

2. 经静脉注入肝素 100 U/kg,以后每小时追加 2000 U,根据激活凝血时间(activated clotting time,ACT)调节肝素用量。应用普通肝素剂量的建议:与血小板糖蛋白 IIb/IIIa 受体拮抗剂合用者,围手术期普通肝素剂量应为 50~70 U/kg,使 ACT >200 s;如未与血小板糖蛋白 IIb/IIIa 受体拮抗剂合用,围手术期普通肝素剂量应为 60~100 U/kg,使 ACT 达到 250~350 s (HemoTec 法)或 300~350 s (Hemochron 法)。

3. 根据多方位冠状动脉造影时明确的冠状动脉病变情况，经动脉鞘逆行插入合适的导引导管（Judkins、Amplatz、XB、EBU 等）至冠状动脉口，行冠状动脉造影，充分显示病变，以选择最佳方位。

4. 将 0.014 英寸导引导丝缓慢推送过狭窄病变部位并达其远端。

5. 沿导引导丝送球囊导管至狭窄处，使球囊中点恰好位于狭窄中点。然后连接压力泵用稀释的造影剂（1:1）充盈球囊，由 4 个大气压（405.3kPa）开始，逐步加压至球囊完全扩张。每次连续 10～30 s，回抽造影剂；可反复数次。一般压力 < 10 个大气压（1013.25kPa），时间 < 120 s 较安全。

6. 每次扩张后均由导引导管注射造影剂观察狭窄程度，如有残余狭窄可换大一号球囊重复扩张；如有明显内膜撕裂、夹层，则可植入支架。若狭窄消失即撤出球囊导管，必需保留导引钢丝，行冠状动脉造影。如狭窄处再通达到成功标准而又无明显撕裂，则可保留导丝观察 5 min 后重复造影；如再通效果仍理想，则撤除导丝及导引导管，保留动脉鞘。

三、术中监护

1. 心电监护

术中由于导管及造影剂刺激、球囊充盈堵塞冠状动脉及再灌注等可引起各种心律失常，包括室性早搏、室性心动过速或心室颤动，以及窦性心动过缓、房室传导阻滞等。

处理：多数室性早搏以及窦性心动过缓呈一过性，可勤观察而不必处理。如当心率下降至 <50 次/min，应立即嘱并指导患者咳嗽，以提高心率，必要时给予阿托品 0.5～1 mg 静注。持续室性心动过速或心室颤动者需除颤复律，严重心动过缓、房室传导阻滞致长间隙心室停搏者需心室临时起搏治疗。

2. 压力监测

PTCA 时导引导管阻塞冠状动脉硬化等可引起冠状动脉硬化内压力的明显下降或压力曲线不正常，应及时提醒施术者，避免严重心律失常的发生。动脉血压下降常是各种严重情况的先兆，须及时处理。

3. 患者临床症状的护理判断性思维（critical thinking）

球囊扩张时，常有一过性胸痛，但持续胸痛可能由于有冠状动脉硬化痉挛、内膜严重撕裂夹层、血栓形成等，必须及时处理。通过护理程序定出护理诊断及措施，必要时硬化冠状动脉内注入硝酸甘油 200μg。造影剂反应可表现如组胺释放反应（喷嚏、麻疹、口唇或眼睑血管性水肿）、气管痉挛，严重者因全身血管的扩张而出现过敏性休克，须及时静注地塞米松、肾上腺素等治疗。

4. 肝素的应用

PTCA 术中每小时追加 2000 U，提醒术者注意追加肝素。

5. 止血

PTCA 术后尚保留静脉和股动脉鞘，而患者处于肝素化状态，拔管不利于穿刺部位止血，可留待必要时迅速再次进行冠状动脉造影和急诊 PTCA。术后止血方法很讲究，也有采用穿刺点血管壁缝合止血装置直接封闭穿刺点的，但所需费用较高。另外，动脉鞘包扎时一定要注意将鞘管包扎好,防止脱出导致出血。

四、术后护理

术后应按护理程序确定护理诊断、潜在并发症等进行逐个细查,具体定出应对措施。术后常规送患者到 CCU 监测心电和血压 2 h。观察有无心绞痛、心电图心肌缺血或心肌梗死改变及心律失常。观察局部创口及足背动脉搏动强度等情况。

1. 拔鞘管的护理

PTCA 术后肝素静脉注入 600～1000 U/h,并保留股动脉鞘 12～24 h,以备处理冠状动脉硬化紧急情况。次日停肝素 2～4 h,当 ACT 降至 150～180 s 以下时,可拔除鞘管。如稳定型心绞痛患者,PTCA 效果理想,无并发症,可于术后停肝素 2～4 h 拔鞘管,之后仍给肝素静脉注入 600～1000 U/h,维持 12～24 h。对冠状动脉硬化内支架术后停肝素,并在术后 3～4 h 拔除股动脉鞘(如为桡动脉径路,术后即刻拔除动脉鞘加压包扎止血)。拔鞘前注意监测血压,若血压≥160/100 mmHg(21.3/13.3kPa),须高度重视,及时给予降压治疗。通常,PTCA 拔鞘后 2 h 重新静滴肝素 600～1000 U/h 至次晨或低分子肝素皮下注射。如为急性冠状动脉硬化综合征术后,则低分子肝素皮下注射 3d;但对无并发症的冠状动脉硬化内支架术后,目前不主张手术后常规使用肝素或低分子肝素。

拔除股动脉鞘管时的关键是预防可能发生的血管迷走神经反应,拔动脉鞘管反应与术后拔股动脉鞘管时的紧张、疼痛及血容量低有关。拔股动脉鞘管前使用 2% 利多卡因作鞘管周围局部浸润麻醉,拔动脉鞘管后立即压迫股动脉穿刺点近心端,维持 15～20 min,压力以能触摸到足背动脉搏动为准。用宽胶布固定加 0.5～1kg 沙袋压迫 8h,持续平卧 24 h。拔动脉鞘管后肢体制动 8 h,沙袋加压时,应注意沙袋的压迫点,注意出血情况。密切观察足背动脉及肢体皮肤颜色、温度情况。嘱患者或家属在患者打喷嚏或咳嗽时,用手按压沙袋,对穿刺部位施加压力,以免突发血压增高引起穿刺部位出血。拔鞘管时应避免用力过度或双侧股动脉伤口同时拔动脉鞘管按压。如拔动脉鞘管时有心率逐渐减慢至 60 次/min 以下,血压下降至 90/60mmHg(12.0/8.00kPa)以下,出现面色苍白,出汗、恶心和呕吐,可立即分别应用静注阿托品 0.5～1mg 和/或多巴胺 5～10 mg 及补液治疗,同时减轻按压伤口力度,以上措施均能使大多数病例症状缓解。

2. 伤口护理

经股动脉途径,较为常见的并发症穿刺部位的出血,表现为出血、血肿、腹膜后出血或血肿、假性动脉瘤、动静脉瘘及股动脉阻塞,多由于穿刺部位过高或过低、血管损伤、过度抗凝和压迫止血不当所致。对鞘管周围出血或血肿的治疗,可换大一号鞘管和压迫止血或拔除鞘管并长时间压迫止血。拔鞘后,因肝素抗凝,压迫止血后的穿刺部位可再次出血或血肿,必须及时发现,重新压迫止血。为此,要求患者在拔动脉鞘管 8h 内手术肢体完全制动,并绝对平卧 24h,严密观察足背动脉情况,以免股动脉阻塞出现。术后几天内也应观察局部创口,由于假性动脉瘤一般多在术后数天内形成,它可不断长大甚至最终破裂。所以,一经诊断就应积极处理,加压假性动脉瘤的颈部压迫包扎 24～48 h,包扎时松紧度应适中,以包扎后不影响足背动脉搏动而血管杂音消失为度。经压迫处理无效时,可在超声指导下瘤体内注射小剂量凝血酶或巴曲酶(立止血)治疗,少数需请外科行假性动脉瘤切除和动脉修补术。预防假性动脉瘤的关键是准确的股动脉穿刺和拔除鞘管后的有效压迫止血和加压包扎。经桡动脉途径,前臂出血、血肿是较常见的并发症,须腕部制动,前臂抬高,局部加压包扎止血均有效。前臂血肿,早发现进行局部加压包扎,停或减抗凝药物,一般不会引起后果,严重者必要时行减压治疗。

3. 心电监护护理

PTCA 及冠状动脉硬化支架术后仍可出现各种心律失常及心肌缺血 ST-T 改变,可因冠状动脉硬化痉挛、内膜夹层、血栓形成或支架内急性和亚急性血栓形成而致心肌缺血甚至急性冠状动脉硬化血管闭塞;也可因冠状动脉硬化再灌注损伤所致,须严密监测。术后护理措施为常规做全导联心电图,以观察有无心肌缺血改变。

4. 血压监测护理

对照其基础血压及脉压,综合分析整体状况,准确判断早期低血压,按护理程序判断血压及提出相应措施。术后低血压的原因有:

(1)低血容量:是术前禁食、摄入量不足、术中造影剂渗透性利尿和失血的结果。要检查有无腹膜后出血(左、右下腹部疼痛)及穿刺部位出血。

(2)心输出量下降:与心肌缺血、瓣膜反流、冠状动脉破裂或穿孔致心包压塞和心律失常有关。

(3)血管过度扩张:见于血管迷走反应,术后应用血管扩张剂、钙通道阻滞剂过量所致。护理措施为术后及时补足血容量,恢复进食,严密调控血管扩张剂输入速度。若术中失血过多或并发腹膜后血肿,表现为有贫血貌、血红蛋白降低伴穿刺侧下腹部疼痛或压痛,则需止血、输血治疗。不明原因的低血压,需考虑冠状动脉破裂或穿孔致心包填塞。床旁超声检查有确诊价值。一旦证实应立即行心包穿刺引流,或外科行心包切开引流。此外,还需考虑消化道等出血情况。有出血并发症时,需立即调整抗凝剂剂量并处理。

5. 患者临床症状观察及监测血清心肌酶谱、肌钙蛋白 TnT 或 TnI 及血肌酐

患者各种症状,如胸闷、胸痛、出汗、恶心和呕吐、气急等,均应充分警惕。如急性心包填塞时,患者出现胸痛、恶心、呕吐、冷汗、脉细弱、血压下降,应及时心包穿刺,开通静脉通路,停肝素。监测血清心肌酶谱、肌钙蛋白 TnT 或 TnI 及血肌酐的水平,提早发现隐藏的危机。

6. 抗凝及抗血小板聚集治疗药物的应用

PCI 术后重新静滴肝素(根据激活凝血时间调节肝素用量)或低分子肝素皮下注射,但对无并发症的冠状动脉硬化内支架术后,目前不主张术后常规使用肝素或低分子肝素。如为急性冠状动脉硬化综合征术后,则低分子肝素皮下注射 3 d。PTCA 术后阿司匹林肠溶片 150～300mg/d,三月后改 100mg/d 长期服用。若植入支架还需强化术后抗血小板聚集治疗,阿司匹林加用氯吡格雷 75 mg,每日一次至少 1 个月,最好 12 个月。若植入药物(Rapamycin 或 Taxol)洗脱支架则需双重抗血小板聚集治疗,阿司匹林加用氯吡格雷 75 mg,每日 1 次至 12 个月以上,以防支架内急性、亚急性血栓形成及晚期支架内血栓形成而致心肌缺血甚至冠状动脉硬化急性血管闭塞。术后指导患者坚持按医嘱服阿司匹林、氯吡格雷,注意复查血常规及注意皮肤黏膜有无出血倾向和其他脏器出血情况,如消化道出血。

第三节 PTCA 并发症与护理

PTCA 的并发症的发生与术者的技术水平,装备、器械的因素及 PTCA 技术本身的缺陷有关外,还与冠状动脉病变特征及患者状况有关。

一、冠状动脉硬化急性血管闭塞或濒临闭塞

冠状动脉硬化急性血管闭塞是指 PTCA 术中或术后原来通畅的血管又狭窄加重致闭塞,血管远端血流分级为 TIMI 0 ~ 1 级。濒临闭塞是指 PTCA 术中或术后发生急性血管闭塞高危的一种血管造影表现,包括内膜夹层或新的血栓形成,其远端血流分级为 TIMI2 ~ 3 级。常发生在操作过程中或术后 2 ~ 3 h 或停用肝素后 2 ~ 3 h,表现为胸痛,心律失常,ST 段移位和血流动力学紊乱。急性血管闭塞是 PTCA 最严重的并发症,发生率为 2% ~ 8.3%。可造成急性心肌梗死和死亡,主要原因有冠状动脉硬化痉挛、内膜严重夹层撕裂、血栓形成或栓塞等,或是三者合并存在的结果。高危患者(病变) PCI 前和术中应用血小板糖蛋白 Ⅱ b/Ⅲ a 受体拮抗剂有助于预防血栓形成导致的急性冠状动脉闭塞。

以上情况决定采取不同的方法尽量缩短心肌缺血的时间,尽快恢复心肌血流灌注是治疗急性血管闭塞的关键。

1. 造影观察阻塞血管,冠状动脉硬化内注射硝酸甘油 200 ~ 300μg,以减少冠状动脉硬化痉挛因素。

2. 应用血小板糖蛋白 Ⅱ b/Ⅲ a 受体拮抗剂或溶栓治疗,冠状动脉硬化血栓形成者可进行冠状动脉硬化内溶栓治疗,尿激酶 25 万 ~ 50 万 U 用生理盐水 20ml 稀释,15 ~ 30min 注入。但血栓形成常由冠状动脉硬化痉挛、内膜严重撕裂夹层所致,须结合其他措施。

3. 再次 PTCA,以球囊导管长时间低压力充盈来黏合被撕裂的内膜夹层,尤以灌注球囊导管长时间充盈来黏合被撕裂的内膜夹层为优。

4. 冠状动脉硬化内支架术,此为目前治疗冠状动脉硬化夹层所致的急性血管闭塞最有效的手段。

5. 冠状动脉旁路移植术 CABG,适用于介入治疗无效。

6. 支持性治疗,IABP。

二、冠状动脉穿孔

冠状动脉穿孔是指造影剂从局限撕裂的血管壁持续外渗。可分为两型:Ⅰ型导致严重并发症,如死亡、心肌梗死或需 CABG。Ⅱ型用辅助球囊成形术治疗后无临床后果者。冠状动脉穿孔可由导丝穿透血管壁或 PTCA 内膜撕裂扩展至外膜引起。一旦发生冠状动脉穿孔,先用球囊长时间扩张封堵破口,必要时应用适量鱼精蛋白中和肝素,这对堵闭小穿孔常有效。导致心包填塞、心肌梗死等,心超是诊断心包积血的最敏感和可靠的方法。Ⅰ型冠状动脉穿孔需心包穿刺、心包切开、置入冠状动脉带膜支架(大血管)或栓塞

剂(小血管或血管末梢),必要时行紧急 CABG 等治疗。

三、心律失常

包括室性早搏、室性心动过速或心室颤动以及窦性心动过缓、房室传导阻滞等,原因为缺血及再灌注等。对呈一过性室性早搏以及窦性心动过缓可不必处理;持续室性心动过速或心室颤动者需除颤复律;严重心动过缓、房室传导阻滞致长间隙心室停搏需心室临时起搏治疗。

四、PTCA 术后血管并发症

1. 股动脉穿刺部位出血、血肿、假性动脉瘤、动静脉瘘及股动脉阻塞等,多由于穿刺部位过高或过低、反复穿刺致动脉损伤、拔动脉鞘管压迫止血不当等有关。

2. 经桡动脉途径 PCI 的优势是:损伤小、穿刺并发症很少;立即拔除鞘管,避免强迫卧床之苦,无须卧床休息;减少了医护人员工作负担;减少了患者的住院时间和费用;是股动脉途径困难者的 PCI 替代途径;推动"微创化"理念及门诊经桡动脉 PCI。但也不能忽视经桡动脉路径的 PCI 治疗的并发症,甚至严重外周血管并发症。桡动脉途径并发症出血、假性动脉瘤、动静脉瘘类似于经股动脉途径,但发生率极低。独有并发症为:①桡动脉痉挛、桡动脉闭塞;②桡动脉、内乳动脉、腋动脉破裂出血血肿;③无名动脉破裂导致纵隔血肿可压迫气道引起呼吸困难甚至窒息;④前臂挤压综合征发生率很低,但未及时减压处理,可终身致残。桡动脉术后有一定的非闭塞性损伤和桡动脉闭塞发生率,与操作、穿刺部位和使用 >6F 鞘有一定的关系,女性更易发生。因桡动脉经掌深弓及掌浅弓与尺动脉沟通,桡动脉穿刺前应行"Allen 试验",以保证术前患者尺动脉血供良好,即使桡动脉闭塞,多数患者无症状,极少发生手部缺血的情况;术中充分抗凝,术后及时解除包扎,可预防桡动脉血栓性闭塞和 PCI 术后手部缺血的发生;⑤前臂出血、血肿是较常见的并发症,应腕部制动,前臂抬高,局部加压包扎止血均有效,一般不会引起后果,严重者必要时减压治疗;⑥前壁筋膜综合征:在肢体骨和筋膜形成的间隔区内,因各种原因造成组织压上升,致血管受压,血液循环障碍,肌肉、神经组织严重供血不足,甚至发生缺血坏死,最终导致这些组织功能损害。通常缺血 30min,即发生神经功能异常;完全缺血 12 ~ 24h 后,则发生肢体永久性功能障碍,出现肌肉挛缩、感觉异常、运动丧失等表现。应尽早诊断,在停用抗凝治疗基础上,并立即行外科筋膜切开减压术。各相应原因的血管并发症见前述。

五、PTCA 术后血管迷走反应

表现为血压下降至 90/60mmHg(12.0/8.00kPa)以下,心率逐渐减慢至 60 次/min 以下,面色苍白、出汗、恶心和呕吐。常与血管穿刺时紧张和疼痛、术后拔动脉鞘管时紧张和疼痛、血容量低有关。可用阿托品和多巴胺及补液体治疗。

六、对比剂(造影剂)肾病

CIN(contrast induced nephrapathy,CIN)是指排除其他肾脏损害因素后使用对比剂后

24～72 h 内发生的急性肾功能损害。通常以血清肌酐(SCr)水平较使用对比剂前升高25％以上或 SCr 绝对值增加 44.2μmoL/L(0.5 mg/dl)以上作为诊断标准。临床多表现为非少尿型急性肾功能衰竭,故使用对比剂后 2～5 d 忽略检查尿及肾功能时易造成漏诊。多数患者,肾功能可于 7～10 d 恢复。CIN 的主要危险因素为原有肾功能障碍、糖尿病和使用对比剂的剂量过多,其他可能危险因素有心力衰竭、高血压、并用肾毒性药物和高龄患者等。

CIN 的防治:

1. 水化疗法:水化疗法是使用最早、目前被广泛接受的、可有效减少 CIN 发生的治疗方法。目前提倡使用等渗盐水静脉水化疗法。方法:从造影前 6～12 h 至造影后 12 h,应用生理盐水持续静脉点滴适当补液,保持尿量 75～125 ml/h。但对心功能障碍的患者要注意补液速度,以免加重心力衰竭。

2. 药物治疗:目前研究较多的有 N-乙酰半胱胺酸(NAC)、抗氧化剂(抗坏血酸)、他汀、前列腺素 E1、腺苷受体抑制剂(茶碱)、多巴胺-1 受体激动剂、小剂量多巴胺、钙离子拮抗剂等,但尚无证据表明上述药物的预防和治疗 CIN 的效果。应在术前至少 24 h 停用双胍类、非甾体类抗炎药等药物,尽量不用襻利尿剂。总之,目前尚无一种理想的 CIN 预防药物,重视术前对患者肾功能的评价,选择适合的对比剂剂型(等渗对比剂),并严格限制对比剂剂量是预防 CIN 的有效手段。对已经发生的 CIN 也没有特效治疗药物,故足量有效的水化疗法仍是预防和治疗 CIN 的主要措施。

七、PTCA 术后无血流(No-flow)现象

按照冠状动脉硬化造影的结果,冠状动脉无血流定义为:PCI 后在冠状动脉硬化原狭窄病变处无夹层、痉挛、血栓及严重残余狭窄的情况下,冠状动脉硬化前向血流急剧减少,表现为 TIMI 0～1 级血流;而慢血流则表现为 TIMI 2 级血流。发生率为 1％～5％。临床上常见于急性心肌梗死急诊冠状动脉介入治疗、冠状动脉粥样斑块切除术、冠状动脉粥样斑块旋磨术、大隐静脉移植桥血管及含血栓病变的 PTCA 及支架术等。无血流的机制可能与严重微血管功能障碍有关。无血流与临床并发症的发生率升高及不良预后有关,包括心力衰竭、心肌梗死、心源性休克、死亡等。采取以下措施:

1. 冠状动脉硬化内应用硝酸甘油 200～400μg,以排除心外膜下冠状动脉硬化痉挛可能。

2. 选择性冠状动脉硬化内应用维拉帕米(verapamil),每次 100～200μg,总量 1～1.5 mg 或冠状动脉硬化内应用硫氮卓酮(diltiazem,)每次 0.5～2.5 mg,总量 5～10 mg。

3. 冠状动脉硬化内应用硝普钠(sodium nitroprusside),每次 10～50μg,总量 50～1000μg。

4. 快速推注腺苷(adenosine),每次 10～20μg,总量 50μg。

5. 阿昔单抗(reoPro),首剂 0.25mg/kg,然后 10μg/min 维持 12 h。

6. 对血流动力学不稳定的患者,使用主动脉内球囊反搏及升高血压的药物。

7. 预防性措施:远端保护装置、血栓吸引和溶解装置。在粥样斑块旋磨手术之前,

使用阿昔单抗;旋磨系统联合使用维拉帕米(10μg/ml)、硝酸甘油(4μg/ml)和肝素(20U/ml)冲洗。

第四节　冠状动脉内支架术

冠状动脉内支架术(intracoronary stenting,ICS)是在 PTCA 的基础上将金属支架置于冠状动脉硬化病变处,可有效防治急性血管闭塞,并能降低 PTCA 术后的再狭窄。Sigwart 等于 1986 年首先应用于临床,现在它已成为冠心病介入治疗中的一个重要手段。目前通常采用术中用高压球囊扩张植入支架,术后应用强化抗血小板治疗。必要时以血管内超声指导,确保支架完全贴壁。药物(Rapamycin、Taxol 等)洗脱支架能抑制内膜增生,预防和降低再狭窄。美国食品与药品监督管理局(FDA)于 2003 年 4 月及 11 月先后批准 Cypher 和 TAXUS 两种药物洗脱支架临床应用于冠状动脉介入治疗以来,现已广泛应用于各种冠状动脉病变,取得显著临床效果。冠状动脉内支架的安全性和疗效均优于单纯 PTCA,但术后仍由于内膜增生,支架内再狭窄,导致再次血管重建率高,在小血管、长病变、冠状动脉慢性完全闭塞和分叉病变以及糖尿病患者尤其明显;而药物洗脱支架可显著抑制内膜增生,从而大大降低支架术后再狭窄率和再次血管重建率(5%~10%)。无保护左主干(指未做外科冠状动脉旁路移植术,也无侧支循环供血)是冠状动脉硬化旁路移植术(CABG)的适应证,冠状动脉内支架术在一定条件下也可考虑。无球囊预扩张的直接植入支架术(direct stenting)是对冠状动脉狭窄病变不进行球囊预扩张而直接植入支架,可降低球囊扩张时内膜撕裂的发生率,缩短手术时间,减少造影剂剂量和 X 线量,降低费用,减少心肌缺血和减少术后栓塞的发生,减少急性冠状动脉硬化综合征术后的无血流(No-reflow)现象及降低再狭窄率。

一、适应证和禁忌证

1. 适应证

(1)PTCA 并发血管急性闭塞或濒临闭塞时作紧急支架植入术,为 PTCA 术中急性血管闭塞的补救措施之一,能有效地避免急性心肌梗死、紧急 CABG 和死亡。

(2)改善 PTCA 不理想(suboptimal)效果。

(3)预防再狭窄,对未经治疗的冠状动脉硬化病变放置支架(De nove)及 PTCA 术后再狭窄者。

(4)SVG 大隐静脉桥病变。

近年来适应证得到更大地拓展。未保护的左主干病变、慢性完全闭塞病变及急性心肌梗死的急诊冠状动脉硬化内支架术的发展,已取得了明显临床疗效。冠状动脉硬化内支架术进一步拓宽了 PTCA 的适应证。

2. 禁忌证

(1)对不锈钢过敏者。

(2)有出血性疾患或出血倾向不适合抗凝治疗者。

(3)对各种抗血小板药物过敏者。

（4）有下列情况者也不适合支架植入：①血管直径小＜2.0mm；②远段血管；③前向血流不好；④严重钙化病变球囊未能进行充分扩张的病变；⑤大量血栓存在；⑥单纯冠状动脉痉挛；（7）心肌桥。

二、支架类型

根据输送方式的不同，分为球囊膨胀性支架和自体扩张支架。理想的支架应具有以下特性：①柔韧性（flexibility）；②生物相容性（biocompatibility）；③可视性（visibility）；④可靠的伸展性能（reliable expandability）；⑤较高的伸展比（expansion ratio）。

1. 自体扩张支架（self-Expanding stent）

支架达病变处可自动打开，撑在血管内壁。有 Wallstent、记忆支架 Nitino 等。

2. 球囊扩张支架（balloon expandable stent）

支架包饶在球囊上，达预定病变处后充盈球囊打开支架，并撑在血管壁上。主要有：Bx velocity 、Express 等。目前临床常用药物洗脱支架：Cypher 西罗莫司（雷帕霉素）洗脱支架和 Taxus 紫杉醇洗脱支架。还有聚合生物降解（polymeric biodegradable）支架、生物吸收（bioabsorbable）支架、内皮细胞捕获支架等新材料支架，旨在减少再狭窄的发生。

由于支架的设计不同，可以分为网状支架（wallstent）、管状支架、缠绕型支架、带膜支架等。

三、操作方法

1. 术前准备

同 PTCA 术前，术前 3 日及术日当天加氯吡格雷 75 mg，每日 1 次，或术前当天 6 h 前氯吡格雷 300 mg 顿服。急性心肌梗死行急诊 PCI 或术前 6 h 以内服用氯吡格雷者，为更快达到高水平的血小板抑制，可给予 600mg 负荷剂量。

2. 操作步骤

同 PTCA。先用小球囊（直径 2 ～ 2.5mm）预扩张病变，然后将球囊预装支架（支架与血管内径之比为（1 ～ 1.1）∶1）送抵病变部位，再造影以确定位置后，迅速加压充盈球囊，可以高压 12 ～ 16 个大气压（（1215.9 ～ 1621.2kPa））充盈，透视下见球囊完全张开即可（10 ～ 20s），回抽造影剂，撤出球囊，重复造影。支架完全打开后，撤除导丝及导管，保留动脉鞘。

3. 注意事项

（1）了解患者对病变血管完全闭塞的反应，以使在置入支架前采取适当的预防措施，如出现严重心绞痛者，可进行抗心绞痛治疗；明显心动过缓者，放置临时起搏器；出现明显血压下降者，考虑用升压药或考虑放 IABP；出现严重心律失常者，使用抗心律失常药物。

（2）核对无菌包包装上支架参数与所需要支架参数一致。

（3）牢记扩张支架的常规压力和球囊爆破压。

（4）不要随意超过规定的球囊常能耐受的充盈压，以免球囊破裂。球囊扩张时应持续观察球囊的膨胀情况。

4. 术后处理

术后患者送 CCU 监测血压、心电情况。目前术后停肝素,在术后 3～4h 拔除股动脉鞘(如为桡动脉径路,术后即刻拔除动脉鞘加压包扎止血)。拔鞘后 2h 重新静滴肝素 600～1000U/h 至次晨或低分子肝素皮下注射,但对无并发症的 PCI,目前不主张手术后常规使用肝素。若为急性冠状动脉硬化综合征术后,则可低分子肝素皮下注射 3d。

术后双重抗血小板聚集治疗方案为:

(1)氯吡格雷 75 mg,每日 1 次至少 1 个月,最好 12 个月。如用药物洗脱支架则需氯吡格雷 75 mg,每日 1 次至 12 个月以上。

(2)阿司匹林肠溶片 100 ～300mg/d,3 月后改为 100 mg/d 长期服用。

四、支架术的并发症

1. 支架血栓形成是一种少见但又严重的并发症,常伴 MI 或死亡。急性期(＜24h)和亚急性期(术后 1～30 d)支架内血栓致冠状动脉硬化完全闭塞,引起急性心肌梗死。随高压球囊技术和氯吡格雷＋阿司匹林强化抗血小板治疗及必要时在冠状动脉内超声(IVUS 指导下)行支架置入术,冠状动脉硬化内支架血栓已明显下降至 1% 以下。支架血栓形成可能与临床情况、冠状动脉病变和 PCI 操作等因素有关。急性冠状动脉硬化综合征(ACS),合并糖尿病、肾功能减退、心功能障碍或凝血功能亢进及血小板活性增高的患者,支架血栓形成危险性增高。弥漫性、小血管病变、分叉病变、严重坏死或富含脂质斑块靶病变是支架血栓形成的危险因素。PCI 时,支架扩张不充分、支架贴壁不良或明显残余狭窄及 PCI 后持续夹层,可能是造成支架血栓形成的原因。晚期和极晚期支架血栓形成发生率增高是由于药物洗脱支架抑制内膜增生而延迟内皮修复,需氯吡格雷＋阿司匹林长期强化抗血小板治疗,以预防晚期(术后 1 个月～1 年)支架内血栓形成,甚至极晚期(＞1 年)支架内血栓。一旦发生支架血栓形成,应立即行冠状动脉造影;对血栓负荷大者,可用血栓抽吸导管做负压抽吸。PCI 时,常选用软头导引钢丝跨越血栓性阻塞病变,并行球囊扩张至残余狭窄 ＜20%,必要时可再次置入支架。通常在 PCI 同时,静脉应用血小板糖蛋白 Ⅱb/Ⅲa 受体拮抗剂如替罗非班静脉滴注 36 h。对反复、难治性支架血栓形成者,则需外科手术治疗。

2. 支架脱落、栓塞。常因支架绑载不牢、病变预扩张不完全、支架跨越狭窄或钙化病变阻力过大且推送支架过于用力时、支架置入失败回撤支架至导引导管时、因管腔内径小、支架与导引导管同轴性不佳等,均可引起冠状动脉栓塞和移植血管的栓塞。仔细选择器械和严格操作规范,可预防支架脱落。一旦发生支架脱落,可操作取出,但需防止原位冠状动脉撕裂。也可沿引导钢丝送入小剖面球囊将支架原位扩张,或置入另一支架将其在原位贴壁。

3. 分支受压或闭塞。

4. 支架的近段或远段夹层。

5. 感染。

6. 支架断裂。

7. 支架内再狭窄。主要是血管内膜增生的结果。术后再狭窄处理包括再次 PTCA,

Cutting Balloon，Stent，Rotoblater， LCA 等。冠状动脉硬化内放射性治疗及基因治疗可能有望进一步降低再狭窄率，目前通过药物洗脱支架已获明显预防及降低再狭窄的作用。

第五节　急性 ST 段抬高心肌梗死的 PCI

一、PTCA 治疗急性 ST 段抬高心肌梗死

ST 段抬高急性心肌梗死（STEMI）是 PTCA 适应证的新领域，STEMI 的 PTCA 按进行时间和原因不同可分几种情况：直接（direct）或原发（primary）、补救性（rescue）PTCA、立即（immediate）和延迟（delayed）PTCA。STEMI 直接 PTCA 以早期使梗塞相关血管再通，改善左室功能，减少再梗塞，并改善成活率的疗效较溶栓治疗有益而得到公认。临床试验已证实，PTCA 治疗急性心肌梗死的效果肯定，开通率提高，病死率下降，左室功能改善，缩短住院时间等方面优于溶栓治疗。但上述结果出自具有较高 PTCA 基础和丰富抢救急性心肌梗死经验的单位，故急性心肌梗死的 PTCA 应谨慎开展。

1. 直接 PTCA 。对所有发病 12h 内的 STEMI 患者采用介入方法直接开通梗死相关血管（IRA），但是尽可能缩短进门 - 球囊扩张（door-to-balloon，D-to-B）时间是关键，不能因延缓或等待 PCI 而失去尽早再灌注治疗的时间。直接 PCI 是降低 STEMI 死亡率最有效的方法，在有条件的医院应大力提倡。及时（< 12h）、有效（PCI 后 TIMI 血流 3 级）和持久（较低的再闭塞率）是成功的关键。不进行溶栓治疗，直接进行 PTCA 作为冠状动脉硬化再通的手段。与溶栓治疗比较，直接 PTCA 死亡率降低，再通率高，残余狭窄轻，再闭塞率低，缺血复发率低，且无溶栓副作用，可用于有溶栓禁忌的患者，并减少出血并发症，尤其是高危患者有溶栓并发症，以及并发左心功能不全、低血压、心源性休克时，宜首选直接 PTCA。

2. 补救性 PTCA。溶栓治疗失败后进行，目的是使血管再通，挽救心肌，有助于缩小梗塞面积，或改善梗塞区愈合，防止梗塞区扩展和左室重构，改善心功能。近年报道对其价值已有肯定，尤其对于早期有休克、心力衰竭或恶性心律失常患者获益更为显著。

3. 立即 PTCA。指成功溶栓后立即对残余狭窄病变进行 PTCA，以防再闭塞并进一步改善左心室功能。目前几个随机试验表明，其并发症及病死率增加。

4. 延迟 PTCA。溶栓后 1 ~ 7d 对有残余狭窄的血管进行选择 PTCA，预防缺血复发，改善左心室功能。目前认为，对成功溶栓后有自发性或诱发性心绞痛或心肌缺血时，尤其既往有心肌梗死史或多支血管病变者，延迟 PTCA 有益。

5. 易化 PCI（facilitated PCI）。易化 PCI 是指发病 12 h 内拟行 PCI 的患者于 PCI 前使用血栓溶解药物，以期缩短开通 IRA 时间，使药物治疗和 PCI 更有机结合。易化 PCI 一般使用溶栓剂或血小板糖蛋白 Ⅱb/Ⅲa 受体拮抗剂或它们的不同组合。尽管理论上存在获益的可能性，但目前临床试验尚未证实，甚至全量溶栓剂后立即易化 PCI 结果劣于直接 PCI。而非全量溶栓剂和（或）其他抗栓药物及不同组合的易化 PCI 研究仍正在进行中。

二、急性 ST 段抬高心肌梗死冠状动脉内支架术

尽管直接 PTCA 在 AMI 患者中的作用非常明显,但仍存在不足之处。已经证实,支架可以创造更大、更光滑的血管内膜表面,可以避免内膜的撕裂和弹性回缩。而且,最初的管腔扩大可以为组织提供更大的空间从而预防再狭窄的发生。急性心肌梗死直接 PTCA 急性血管闭塞并发症仍然相对较多,并且可由于再闭塞或再狭窄而致缺血复发,从而限制其治疗的效果。近年来支架置入术已广泛用于急性心肌梗死。

在过去十几年内的证据已充分显示,支架可以弥补 PTCA 的局限性。资料表明,原发性支架植入明显优于 PTCA。表明原发性支架植入术治疗急性心肌梗死有更安全、更好的疗效。急性 ST 段抬高心肌梗死患者支架的植入使再梗塞率和需要再次介入治疗的比例与直接 PTCA 相比显著下降。最近 TAPAS 研究结果表明,在急性心肌梗死直接 PCI 中,血栓抽吸能改善临床预后,提示支架置入前血栓抽吸可能是处理血栓病变一种有发展前景的治疗策略。

第六节　PCI 与 CABG 的比较

PCI 与 CABG 各有优缺点。CABG 的优点是成功率高,完全血运重建,移植桥长期通畅率高,但手术创伤大,住院时间长、恢复慢,神经系统并发症;大隐静脉桥血管后期闭塞率高,不易重复进行。PCI 成功率高,不用开胸,手术创伤小,无须全麻,恢复快,方便快速,易重复进行;但再狭窄率高,需再次血运重建率高,多支病变不完全血运重建率高,复杂或完全闭塞病变治疗困难。

单支病变患者血运重建术的选择,根据 RITA 研究结果,单支血管病变患者若症状明显,缺血心肌范围大者应考虑血运重建;若病变形态、部位适宜应首选 PTCA。由于 LAD 开口近端病变容易再狭窄,故 CABG 应予以考虑。

多支病变患者,根据 RITA、BARI 等 PTCA 与 CABG 的随机对照研究,在无既往 PTCA 或 CABG 史,左心功能良好,无左主干病变及新近心肌梗死,病变既适于 CABG 又适于 PTCA 的多支病变患者,两者近期与远期(1~7年)无心肌梗死生存率相似,但合并糖尿病者 PTCA 组死亡率高于 CABG。PTCA 组患者心绞痛复发多,需重复血运重建多为 CABG 的 3~10 倍。对于病变既适于 CABG 又适于 PTCA 的二支病变为主的非糖尿病患者,可以选择 PCI,但需重复血运重建多,选择 PTCA 并不影响远期生存率。

对多支病变合并左心功能失调的患者,CABG 与 PTCA 比较,住院期间病死率相似,围手术期中风发生率 CABG 大于 PTCA 组,但远期随访 5 年结果表明,5 年无事件生存率 CABG 组显著高于 PTCA 组。有资料表明,对多支病变伴有左心功能失调的患者,特别是并发糖尿病、不稳定性心绞痛、高危病变形态和(或)LAD 近端病变者,如果 PTCA 不能达到完全性血运重建,最好行 CABG。

随着药物支架在多支冠状动脉硬化病变中应用,ARTS Ⅱ 试验将 607 例置入药物洗脱支架的多支病变患者与 ARTS Ⅰ 试验中 600 例接受普通支架和 602 例接受 CABG 治疗的患者进行非随机比较。结果表明,药物洗脱支架与 CABG 的 1 年无事件生存率和总不

良事件发生率均相当,药物洗脱支架至少与 CABG 的效果相当,两者均优于普通支架。

CABG 是无保护左主干病变的首选治疗,但近年来药物洗脱支架逐渐用于有选择的无保护左主干病变的患者。韩国的 MAIN-COMPARE 注册研究表明,PCI 与 CABG 比较,死亡、心肌梗死及卒中发生率相似,但 PCI 组靶血管重建术明显高于 CABG。

总之,冠心病治疗方案的选择应结合冠状动脉造影的结果、左心室功能、患者的症状和心肌缺血的范围、病变风险评分等综合判断。合并糖尿病、多支血管病变、左心室功能减退、左主干远端以及伴有前降支近段病变的多支血管病变以及通过 PCI 不能达到完全血管重建的患者,选择 CABG 的得益可能更大。PCI 高速进展(目前药物洗脱支架几乎解决了再狭窄问题),而且 CABG 微创外科技术也有飞速的发展(小切口 Port-access 技术,无体外循环 MIDCAB 技术,机器人辅助下的 CABG),支架术及与 CABG 效果的比较,尚待进一步充分评价。

思考题

一、单选题

1. 冠状动脉介入治疗术后低血压的主要原因除下列哪项以外?

  A. 心收缩力下降   B. 低血容量

  C. 血管迷走反应   D. 心输出量下降

2. 为预防冠状动脉内支架术后形成支架内血栓,目前主要通过下列哪项措施?

  A. 阿司匹林片   B. 溶栓剂

  C. 术中大剂量肝素   D. 阿司匹林片加用氯吡格雷

3. PTCA 后即刻血管腔扩大的最重要机理:

  A. 斑块浅表性撕裂   B. 斑块破裂伴局限性内膜撕裂

  C. 斑块压缩   D. 未受斑块累及的血管壁的扩张

4. 下列哪项不是 PTCA 的适应证?

  A. 不稳定型心绞痛   B. 急性心肌梗死

  C. 无保护左主干病变   D. CABG 术后血管桥

5. 下列哪项是治疗冠脉痉挛所致的急性血管闭塞最有效的手段:

  A. 冠脉内注射硝酸甘油   B. 溶栓治疗

  C. PTCA   D. 冠脉内支架术

6. 拔鞘管的护理下列哪项是错误的:

  A. 拔管前 2% 利多卡因作鞘管周围局部麻醉

  B. 用宽胶布固定加沙袋压迫 8h

  C. 压迫股动脉穿刺点远心端

  D. 双侧股动脉伤口时不应同时拔管按压

7. PTCA 未解决的最主要的问题是:

  A. 冠状动脉穿孔   B. PTCA 术后再狭窄

  C. 血管迷走反应   D. 心律失常

8. 冠状动脉介入治疗发生血管迷走反应的治疗手段是:

A. 及时静注地塞米松　　　　　　　　B. 静注硝酸甘油

C. 静注阿托品和/或多巴胺　　　　　　D. 静注利多卡因

9. 下列哪项不是冠状动脉内支架术的适应证：

A. 为 PTCA 术中急性血管闭塞的补救措施之一　　B. 预防再狭窄

C. 冠状动脉肌桥　　　　　　　　　　　D. 改善 PTCA 不理想效果

10. PTCA 治疗术后出现低血压且有贫血貌、血红蛋白降低伴穿刺侧下腹部压痛,需考虑：

A. 冠状动脉破裂或穿孔致心包填塞　　B. 腹膜后出血

C. 血管迷走反应　　　　　　　　　　　D. 急性心肌梗死

二、名词解释

1. 冠脉濒临闭塞　　2. 冠状动脉内支架术　　3. PTCA 术后无血流(No-flow)现象

4. 冠脉急性血管闭塞　　5. PTCA

三、问答题

1. 经皮冠状动脉腔内成形术(PTCA)有哪些并发症?

2. 什么是冠状动脉内支架术强化抗血小板聚集治疗方案?

3. 如何实施 PCI 术的术前护理、术中监护及术后护理要点?

4. PCI 有哪些步骤和方法?

5. PTCA 再通血管的作用机理是什么? PTCA 术后再狭窄机制是什么?

6. 简述冠心病的介入性治疗术后低血压的原因及处理。

参考答案

一、单选题

1. A　2. D　3. B　4. C　5. A　6. C　7. B　8. C　9. C　10. B

二、名词解释:略

三、问答题:略

参考文献

1. 胡大一,马长生主编. 心脏病实践—2001(第 1 版). 北京:人民卫生出版社,2001,231 ~ 480

2. 马长生,盖鲁粤,张奎俊等主编. 介入心脏病学(第 1 版). 北京:人民卫生出版社,1998,124 ~ 443

3. Serruys P W, Kutryk M J, Ong AT, et al. Coronary-artery stents. *N. Engl. J. Med*, 2006, 354: 483 - 495.

4. Grines C L, Cox D A, Stone G W, et al. Coronary angioplasty with or without stent implantation for acute myocardial infarction. *N Engl J Med*, 1999, 341: 1949 ~ 1956

5. Topol E J. ed. Textbook of Interventional Cardiology (3 ed). *Science Press Harcourt Asia*, WB Saunders, 2001, 125 ~ 700

6. 经皮冠状动脉介入治疗指南(2009). 中华心血管病杂志,2009,37: 4 ~ 27

7. Serruys P W, Morice M C, Kappetein A P, et al. Percutaneous Coronary Intervention versus Coronary-Artery Bypass Grafting for Severe Coronary Artery Disease. *N Engl J Med*, 2009, 360: 981 ~ 972

(张芙荣)

第二章 消化道内镜的治疗技术与护理

学习目标:
- 能说明消化道出血内镜下止血术应用、方法及注意事项。
- 能陈述消化道出血内镜下止血术前准备及术后护理。
- 能叙述内镜下息肉摘除术前准备及术后护理。
- 能陈述内镜下食管狭窄扩张治疗及食管支架放置术前准备及术后护理。
- 能叙述内镜下异物摘除术前准备及术后护理。
- 能说明内镜下十二指肠乳头括约肌切开术前准备及术后护理。

随着现代科技的发展,消化道内镜已趋于集光学、电子、机械、声象和化学等科技为一体的综合技术。为满足临床诊疗的需要,近年来消化道内镜设备和技术都有了很大改进:镜体向长、细、软方面改进,镜身的延长使观察范围延伸;镜体柔软,既可减少对器官的刺激和损伤,又能使镜身灵活,可塑性好,从而进入复杂腔隙。设备在机械灵活性和窥视精密度方面的提高,可最大限度地减少盲区,而冲洗、吸引等辅助装置为观察者提供了明亮可辨的清晰视野;图像大而清晰,动态记录方便有效,能够进行图像的传输和贮存,便于准确地诊断和治疗。内镜治疗时使用的各种钳镊、网篮、支架、扩张器、止血夹、圈套器等辅助器械,大大拓宽了内镜的应用领域。随着内镜技术的不断成熟和发展,除了诊断性内镜外,许多消化系统疾病不仅可以通过内镜介入治疗达到根治的目的(如消化系统息肉摘除、消化道异物和胆道结石的摘除),还可经内镜介入治疗消化道良、恶性狭窄、食道静脉曲张等疾病。随着人们对健康意识的增强,已经由原来的恐惧转而主动要求做内镜,内镜诊疗患者也逐年增加。新的内镜护理模式强调以患者为中心,在关注患者疾病的同时,也要关注患者的心理需求和人格。因此为保证内镜治疗顺利进行,避免并发症的发生,切实做好内镜治疗的护理是开展这项微创治疗技术成败的关键之一。不同内镜治疗方法有不同的术前准备和术后处理事项,但是无论采用何种治疗方法都应向家属和患者讲清手术的利弊和可能出现的并发症等,术前需签署告知及知情同意书。

第一节 内镜下消化道出血止血术的治疗与护理

消化道出血主要由炎症、溃疡、肿瘤、曲张静脉破裂、血管畸形、憩室或血液病等引起。当前,通过内镜下治疗不但能够迅速有效地控制急性出血,具有创伤小、处理快、疗效确切等优点,而且对防止再出血也具有预期判断的意义。临床上,内镜下止血术主要适用于药物治疗无效、不具备手术条件者,其次是内镜诊疗过程中出血以及具有再次出血危险的患者。

常用的内镜下止血的方法有止血药物病灶喷洒法、高温凝固止血法、药物注射法、生物蛋白胶止血法、结扎法、放置金属钛夹止血法、热探头止血法等。

一、治疗方法

1. 喷洒止血法

主要适用于局限性静脉涌血、小动脉喷血的紧急止血。如消化性溃疡、急性胃黏膜病变、胃肠道糜烂出血等。常用止血药物包括低温 1∶20000 去甲肾上腺素液（或 6～8mg/100ml NS）、5％孟氏液、凝血酶液（100IU 溶于 3ml NS）和巴曲酶（5～10U 加 10～20ml NS）等。

2. 高温凝固止血法

常见的有高频电凝、微波止血法、热探头止血法和冷冻止血法，目前临床应用最多的是高频电凝固止血法。高频电通过人体时会产生热效应，使组织凝固、坏死达到止血目的，适用于溃疡病出血、局限性胃黏膜出血、息肉切除术后出血、小血管畸形出血。禁忌用于弥漫性胃黏膜糜烂出血、深溃疡底部出血。其主要并发症有穿孔、出血和电灼伤。

3. 药物注射止血法

注射止血法主要用于食管与胃底曲张静脉破裂和其他各种原因引起的胃肠道急、慢性出血者。方法是在内镜下将某些止血药或硬化剂注射于出血灶内而止血。其止血机制是通过溃疡局部黏膜下层液体浸润、压迫及药物引起的血管收缩、栓塞的凝血作用达到局部止血的目的。常用的注射药物有：高渗钠－肾上腺素液（HS-E）、凝血酶、巴曲酶、无水乙醇。硬化剂有：1％乙氧硬化醇、5％鱼肝油酸钠。其主要并发症有疼痛、穿孔、栓塞、溃疡等。

Hs-E 中的肾上腺素具有血管收缩作用，高渗盐水造成的高渗环境可延长肾上腺素的作用时间；同时高渗盐水还可使组织肿胀、压迫血管形成血栓。HS-E 的配制方法：1mg 肾上腺素加入 2.5ml 氯化钠 20ml 成为 A 液；1mg 肾上腺素加入 20ml 蒸馏水成为 B 液。将 A 液和 B 液按 1∶1 或 1∶3 进行混合配制。由于注射 HS-E 后，部分患者有上腹痛，有人将 HS-E 加以改良，在 HS-E 中再加入利多卡因，称为 L-HS-E，可减轻腹痛，并起到良好的止血效果。

4. 生物蛋白胶止血术

医用生物蛋白胶是一种新型止血药，是从生物组织中提取的多种可凝性蛋白质组织，含有纤维蛋白原、凝血酶、第Ⅷ因子、钙离子等。各成分均匀混合后，形成一层乳白色凝胶，能有效地制止组织创面渗血和小静脉出血，封闭缺损组织，促进组织创伤愈合。适用于消化性溃疡出血、局限胃黏膜出血、息肉切除术后出血和贲门黏膜撕裂综合征等。

5. 结扎法

结扎法主要用于食管静脉曲张破裂时的止血和预防。通过结扎，闭塞曲张静脉腔，使曲张静脉纤维化，从而达到止血、减少再出血和减少曲张静脉的目的。

6. 金属钛夹止血法

金属钛夹止血法是近年开展一种有效的内镜下止血方法，其基本原理是利用特制金属小止血夹，经内镜活检孔插入内镜，对准出血部位，直接将出血的血管或撕裂的黏膜夹持住以起到机械压迫止血及缝合的作用,对非曲张静脉急性活动性出血及可见血管残端是一种特别简便而有效的立即止血和预防再出血的方法。适用于急慢性消化性溃疡出血、直肠孤立性溃疡出血、恒径动脉瘤、非门脉高压性胃底静脉曲张瘤并急性大出血。

7. 热探头止血术

热探头(heater probe,HP)是一种接触性探头,可以压迫出血的血管阻断血流,然后供热闭塞血管,起到压迫和凝固血管的双重止血作用。热探头为一中空的铝制圆锥体,内有线圈,顶端表面涂有聚四氟乙烯层,探头将电能转变为热能,温度可达150℃,传导到组织表面,使组织脱水、蛋白凝固、血管萎陷而止血。探头上带有间歇水喷头,可同时灌洗,以清除血液和其他组织碎屑。

热探头止血方法简单,疗效确切、安全,有效率高达90%,尚未发现穿孔及其他严重并发症,而且仪器价格低廉,应用广泛。

二、内镜下止血法的护理

内镜下治疗消化道出血的方法较多,以下重点介绍内镜下硬化剂治疗食管曲张静脉出血的术前准备及术后护理。

内镜下静脉曲张硬化疗法(endoscopic variceal sclerosis,EVS)的原理是使注射局部黏膜和曲张的静脉发生化学性炎症,曲张的静脉内血栓形成,2周后肉芽组织逐渐取代血栓,3个月后肉芽组织逐渐机化,静脉周围黏膜凝固坏死形成纤维化,增强静脉的覆盖层,从而防止曲张静脉破裂出血,同时可以消除已经出现的曲张静脉。

1. 术前准备

准备好内镜机器各种辅助设备,注射器、硬化剂和其他各种喷洒止血剂及止血夹等以备用。对急性出血患者,应建立良好的静脉通道,纠正低血容量,正确给予输血、输冻干血浆及血小板浓缩制剂,争取4～6h内稳定血流动力学指标。为了尽快止血,可在硬化剂治疗之前,使用三腔二囊管压迫和垂体后叶素或奥曲肽静脉滴注等止血方法,改善患者情况,以利于硬化剂治疗。

2. 术后护理

(1)密切监测患者的血压、脉搏及一般情况的观察。

(2)禁食、补液一天,此后温良流质饮食2d,一周内半流饮食,逐渐在8～10天内过渡到软食。

(3)术后卧床休息1～2d,然后可起床进行轻微活动,原则上多卧床,少活动。

(4)酌情使用抗生素,特别对于一般情况差、有严重全身疾病者。

(5)口服黏膜保护剂,也可服用云南白药、黏膜保护剂等加强止血效果,促进创面修复愈合。

第二节　内镜下食管、贲门狭窄的治疗与护理

胃肠道狭窄患者中,食管狭窄的发病率最高。引起狭窄的原因很多,主要包括先天性畸形,炎性,肿瘤,食管腐蚀伤后疤痕狭窄,放、化疗后和手术后吻合口狭窄,贲门失迟

缓症,周围器官占位病变压迫等因素。这些病变即为扩张支架术的适应证。

一、治疗方法

1. 狭窄扩张术

主要包括探条扩张治疗和气囊或水囊扩张治疗。

探条食管扩张术主要是通过内镜直视下机械性的扩张作用,使狭窄食管腔扩张、撕裂而发挥治疗作用。机制是应用适当材料制成的探条,通过物理方法强力扩张狭窄环周的纤维组织和其他增生组织,引起狭窄部一处或几处的劈裂,使局部扩开,管腔扩大。探条扩张后常观察到局部有纵行撕裂,深部活检病理显示纤维组织增生,肌组织结构紊乱。对于不同原因引起的狭窄,应针对形成狭窄的可能机制进行不同程度的扩张,如贲门失迟缓症的扩张要求达到食管下端括约肌肌层的撕裂,而反流性食管炎并发的炎性狭窄主要是伸张或断裂增生的纤维组织。

气囊或水囊扩张治疗与探条扩张治疗的机制是相同的。理论上,气囊或水囊扩张的优点是应用辐射状压力来产生其扩张效果,这与其他扩张器的轴向压力不同,有人认为这种辐射状的压力更安全,更适用于动力性障碍所引起狭窄。

一般来讲,食管腔直径小于 1.3cm 时将出现吞咽固体食物困难的表现,各种原因所致的食管、贲门狭窄而出现吞咽困难均有扩张指证。①食管、贲门急性梗阻:有贲门失迟缓、腐蚀性食管炎的良性病变所致梗阻和食管、贲门肿瘤的恶性病变所致梗阻;②食管贲门慢性梗阻。

2. 食管支架置入术

食管支架置入术通过在狭窄处放置支架产生持续扩张、支撑的作用,形成人工食管腔道。其适应证主要有中、晚期食管、贲门部癌性狭窄不能手术和不愿手术者,食管、贲门癌术后复发狭窄,食管狭窄伴气管瘘,食管外压性狭窄和吻合口狭窄,各类食管炎性狭窄经扩张治疗无效者。经内镜食管支架置入术主要有全程内镜法和内镜加 X 线法。

食管扩张术和支架置入术中或术后可出现胸痛、异物感、胃食管反流、出血、穿孔、支架阻塞、支架移位、胸膜炎、肺炎、支气管炎、肺脓肿和支气管压迫等并发症。

3. 狭窄切除术

对由于局部组织增生(包括良性和恶性)所造成的消化道狭窄,如外科手术后吻合口瘢痕组织肥厚、假息肉形成或瘢痕体质患者以及良、恶性肿瘤组织过度生长所造成的狭窄,可以使用内镜下息肉摘除术的方法,用圈套器将局部肥厚增生的组织摘除一部分,使狭窄的消化管腔获得一定程度的通畅。适用于食管、贲门急性梗阻恶性病变所致梗阻:食管、贲门肿瘤;食管、贲门慢性梗阻。

狭窄切开治疗可能引起的并发症与扩张治疗基本相同,但出现出血、穿孔及继发感染的几率要高一些。对于这些并发症要及时发现,尽快处理。

狭窄切开术方法简单,操作比较容易,成功率高,尤其适用于吻合口瘢痕狭窄者,但此法比扩张治疗并发症多,安全性较差。

4. 凝固疗法

微波的波长为 0.1mm ~ 1m,是属于电磁波中的一个特定频段,常用波段为 915MHz

和 2450MHz。微波作用于物体时，能使极性分子或阴阳离子产生振动而产生热能，这种热效应即为微波热能。微波热能作用于生物组织，使组织中水分子、蛋白质分子及各种离子在微波作用下产热，诱使机体产生各种生理反应。内镜治疗即利用热效应作用于消化道狭窄的局部增生组织，导致可控的局限性凝固坏死，使狭窄管腔得到一定程度的通畅。

5. 注射疗法

对于晚期癌症导致的狭窄，可于内镜下局部注射化疗药物，使癌组织直接接触高浓度的化疗剂，机体其他部位可以不受或极少受影响。它一方面使堵塞管腔的癌组织发生部分坏死、脱落，使狭窄的管腔得以部分通畅；另一方面可以直接杀伤肿瘤细胞，抑制肿瘤细胞 DNA 的复制和生物合成，阻碍肿瘤的生长，起到局部化疗的作用而无全身化疗的副作用。

注射疗法治疗晚期癌肿引起的消化道梗阻作用比较缓慢，是一种暂时缓解梗阻症状的姑息疗法，短期内可使梗阻减轻，缓解患者痛苦，有一定的近期疗效。其优点是方法简单，操作方便，没有严重的并发症和全身化疗的副作用。

二、内镜下食管狭窄扩张治疗及支架置入术后的护理

1. 术前准备

了解狭窄部位、特点及病因，查对必要的术前检查资料，包括食管钡餐及胃镜。做好患者的解释工作并取得患者的配合，向家属交代扩张的必要性及可能的并发症。扩张术前至少 7 天嘱患者停服影响凝血功能的药物（如阿司匹林等），常规检查患者的凝血酶原时间、血常规，保证患者能正常止血。扩张前至少禁食 12h。按术前医嘱于术前半小时选用肌注安定 10mg 或溴化丁基东莨菪碱 20mg，其余术前准备同胃镜检查。

2. 术后护理

术后禁食、禁水 6h，如无不适可改为半流质。注意观察并发症的发生，主要并发症有食管出血及穿孔。在术后连续 3 天，指定护理人员重点巡视，密切观察血压、全身情况及有无胸痛、发热、咳嗽、排黑便等。安装金属支架者术后进食必须做到坐位进饮，细嚼慢咽，避免冷冻食品，食毕可饮用温开水以清洁口腔。扩张治疗可造成轻度食管、贲门黏膜的损伤，术后可常规应用消炎、止血及黏膜保护剂。认真观察有无术后感染、出血、穿孔等并发症。

第三节　内镜下消化道息肉的治疗与护理

一、消化道息肉内镜下摘除术

息肉原本为肉眼所见的一个名词，主要是指黏膜隆起、局限性增生而形成的肿物。1967 年日本临床药理学者经过反复讨论，将胃息肉定义为：胃黏膜的局限性病变且向胃腔内突出者。消化道息肉是临床常见的疾病，以结肠息肉最为常见，胃息肉次之，食管、十二指肠及小肠息肉相对较少见。组织学上主要分为增生性和腺瘤性息肉等。临床表现为消

化道出血、梗阻和癌变。过去，由于监测手段不够，往往不能早期发现，以致许多病例并发癌变、出血等并发症才发现。自内镜问世以来，全面更新了消化道疾病的概念，尤其是息肉的治疗水平，使其得以早期发现、早期诊断、早期治疗，从而避免了癌变、出血等恶果。

息肉摘除术的适应证包括各种大小的有蒂息肉、直径小于 2cm 的无蒂息肉和多发性息肉（数目较少、散在分布）等。目前消化道息肉内镜下摘除术的方法主要有药物注射法和高频电摘除法，可根据息肉的部位、大小、数目、是否带蒂等选用不同的治疗方法，临床上普遍采用的是高频电摘除法。该法是利用高频电通过人体时产生的热效应，使组织凝固、坏死，从而达到息肉切除、止血的治疗目的，对心脏和神经系统等无影响。各类高频电发生器均可产生电凝、电切和凝切混合电流，输出功率为 20~80W。

高频电摘除又分多种方法，主要有圈套器摘除、热活检钳咬切和电凝灼除术三种方法。圈套器摘除术适用于直径大于 0.5cm 的息肉和小于 2cm 的无蒂息肉的摘除，热活钳咬切法适用于小于 0.5cm 的无蒂息肉，电凝灼除术适用于更小的无蒂息肉和多发性无蒂息肉。

息肉摘除术可发生出血、穿孔、电灼伤和气体爆炸等并发症。

二、内镜下息肉摘除术的护理

1. 术前准备

术前应了解患者的全身脏器功能，尤其是检查凝血机制、出凝血时间等，如有凝血机制障碍，应该纠正后才施行。内镜下息肉摘除切除一般无需住院治疗，但对于无蒂较大息肉或多发者，估计有较大可能出现出血或穿孔并发症的患者，宜住院治疗为好。

（1）同一般胃镜检查，术前及晚饭后禁食，如下午施行手术可术前禁食 6h，术前 30min 咽喉部用 1% 丁卡因表面麻醉。

（2）检查出凝血时间、凝血酶原时间及血型，如有凝血异常应纠正后再施行。

（3）必须向患者说明手术情况，解除患者恐惧心理。

（4）若患者术前紧张，可注射安定 10mg。

（5）电极板敷以湿纱布，捆绑于患者右侧大腿或小腿部位。

（6）通常患者取左侧卧位，依息肉生长部位可调整体位，以易于观察、圈套电切为原则。

（7）取掉患者所有的金属物品，以免导电造成损伤，如项链、戒指、手表等。

2. 术后护理

（1）摘除后残段无出血，应尽可能吸净腔内气体，再回收息肉。

（2）术后一周避免剧烈运动，小息肉时间适当缩短，大息肉时间适当延长。

（3）术后禁食、卧床休息 6h。

（4）留院观察 24h，如 0.5cm 以下小息肉可回家随访观察，大的无蒂息肉需住院延长观察期。

（5）若发现腹痛或黑便等现象，应及时急诊处理。

（6）术后流质饮食 1 天，以后即可半流质或普食，如为食管息肉要适当延长禁食和流质饮食时间，行大肠息肉摘除术者可不必严格要求。

（7）上消化道息肉摘除术者术后需按溃疡病处理,用药2～4周。

（8）大肠息肉摘除者,术后保持大便通畅2周,有便秘者需用缓泻剂。

（9）术后1～3月复查胃镜,一般术后1～3月息肉切除处黏膜均修复正常。

第四节　内镜下消化道异物摘除术的治疗与护理

一、上消化道异物摘除术

上消化道异物系指各种原因造成的潴留于上消化道内的非自身所固有的物质。小而光滑的异物对机体影响不大,可自行排除;较大和锐利的异物会对消化道黏膜造成一定伤害,严重者导致消化道穿孔。在内镜检查和治疗开展以前,主要依靠外科手术剖胸或剖腹取异物。内镜下取异物具有方法简单、并发症少、成功率高等优点。目前,多数异物可以通过内镜取出,减少了患者的痛苦和医疗费用。

异物的取出方法主要通过内镜,采用各种辅助器械包括圈套器,各种抓取钳、网篮以及根据异物形状、质地不同而自制的一些附件来帮助取出异物。内镜下消化道异物摘除术可分为紧急内镜取异物和择期内镜取异物两类。前者主要用于各种估计排除有困难的锐物或带有毒性的异物,后者则指一般估计可能有自行排出机会而对患者不会引起严重后果的异物。行内镜取异物前,首先应通过检查明确异物的性质、形状、大小和部位,确定进行紧急内镜取异物或择期内镜取异物,然后决定采用内镜的型号和应附的辅助器械,在取异物时应注意体位方式和操作方法。经内镜消化道取异物术的并发症有出血、穿孔、窒息或吸入性肺炎等。

二、内镜下异物摘除术的护理

1. 术前准备

首先了解病史及异物性质,查对X线检查等资料,了解异物所在部位及基本性状,选好器械并做术前体外模拟实验。

2. 并发症及护理

（1）消化道黏膜损伤及出血:较大而锐利的异物或结石,一般操作时或取出不顺时,或轻或重会造成消化道黏膜损伤、出血甚至穿孔。凡证实有消化道黏膜损伤、出血者应禁食,给予制酸、减少消化腺分泌及保护黏膜的药物,数日内可治愈;出血较多者应立即行内镜下止血,有穿孔者应紧急外科手术治疗。

（2）消化道化脓性炎症及溃疡:异物吞下或去异物过程中若有黏膜损伤,可发生急性炎症、糜烂及溃疡,同时胃肠道细菌可引起化脓性炎症,患者可出现高热、剧烈疼痛等症状。除禁食、制酸及减少消化液分泌外,应给予足量广谱抗生素及支持疗法,必要时应手术治疗。

（3）窒息及吸入性肺炎:常发生于全麻下取异物的婴幼儿,由胃内容物吸入或较大异物在喉咙部堵塞引起。一旦发生,应紧急处理。圆形球状异物取出时,在咽喉部偶有脱落误入呼吸道,急需气管镜取出,必要时需紧急外科手术。

第五节 十二指肠乳头括约肌切开术的治疗与护理

一、十二指肠乳头括约肌切开术、取石术

十二指肠乳头括约肌切开（endoscopic sphincterotomy，EST）及取石术是治疗胆道结石的非手术方法，是内镜治疗学上的重大进展。目前，绝大部分胆管结石均可采用此方法得到治愈。采用EST方法治疗胆管结石具有安全、有效、患者痛苦少、住院时间短、费用少以及并发症发生率低等优点，许多胆总管残留或复发性结石患者，尤其是年老体弱不能耐受手术或反复手术后腹腔广泛粘连者更为适用。

1. 适应证

（1）胆囊已切除后的胆总管结石，包括原发性胆总管结石、残余结石、复发性胆总管结石等。胆囊未切除，但不能或不愿做外科手术的胆总管结石。

（2）胆囊结石，如不考虑或不能作胆囊切除，而有如下情况时：①合并有胆管结石在行腹腔镜胆囊切除术前，先期处理胆总管结石。②胆总管无结石，但胆总管扩张伴乳头壶腹狭窄者。③胆囊结石合并有反复发作胰腺炎。

（3）胆道内死蛔虫需取出者。

（4）胆肠吻合术后胆总管盲端综合征。

（5）胆源性急性胰腺炎。

（6）壶腹部肿瘤导致胆管梗阻，引起急性梗阻性化脓性胆管炎（也可不作切开，行胆管引流术）。

（7）Oddi括约肌功能障碍，经测压证实压力明显升高者。

2. 并发症

（1）出血：少量渗血可行镜下喷药、注射或高频电凝止血。动脉血管搏动出血难以控制时，应迅速调整患者全身情况，输血并果断采取外科止血手术治疗。

（2）穿孔：EST穿孔，应按急腹症处理，予以禁食，有效地胃肠减压、静脉补液、全身应用抗生素等保守治疗，如无效应立即手术治疗。

（3）急性胰腺炎：按常规处理。

（4）胆道感染：禁食，胃肠减压，抗生素治疗，必要时再行鼻胆管引流，减轻胆管内压力。

二、内镜下十二指肠乳头括约肌切开术、取石术的护理

1. 术前准备

（1）术前应测定血、尿淀粉酶，出、凝血时间，血小板计数，血型。阻塞性黄疸或怀疑胆管梗阻或结石者应注意体温和白细胞计数及分类。

（2）术前应对患者详细说明EST术、取石术、机械碎石术的过程，以取得患者的主动合作，向家属言明手术中可能出现的并发症，做好家属签字工作。

（3）询问患者有无碘过敏史，做好碘过敏试验。造影剂一般采用60%泛影葡胺。

（4）先用0.9%生理盐水冲洗已用环氧乙烷（EO）气体消毒好的乳头切开刀,确保管腔内无气泡,再用造影剂冲洗。检查仪器、乳头切开刀、气囊导管、取石网篮、碎石篮等性能是否良好。

（5）术前建立静脉通路,予安定针10mg、哌替啶针50mg、山莨菪碱针10mg静脉推注。给患者喉头麻醉,并予硝酸甘油贴片贴胸前。

2. 术后护理

一般护理

（1）患者术后禁食24~48h,卧床休息,确保充分的睡眠。做好生活护理,调节好病房室温、湿度,保持安静、整洁、舒适的生活环境,预防感染。

（2）做好心理护理,多与患者交谈,重视其主诉,掌握患者的思想状况,了解其对治疗、护理、饮食、生活等方面的需求,尽可能予以解决。尊重、鼓励、安慰患者,取得配合,建立良好的护患关系,以利其早日康复。

（3）做好术后内镜及非一次性器械的清洗、消毒、保养工作,碎石篮使用过后往往变形,在存放时可塞入些适量纱布帮助恢复原形,以增加使用次数。

术后并发症的观察及护理

（1）急性胰腺炎:若术后出现上腹痛,血、尿淀粉酶上升,应禁食,静脉滴注山莨菪碱以抗感染治疗。

（2）急性化脓性胆管炎:主要是残余结石嵌顿所致,表现为术后12h内高热、上腹痛和黄疸加重,重者并发中毒性休克、血胆红素上升、血培养阳性。治疗原则抗休克,早期胆管减压,急症行内镜下鼻胆管引流术。静脉滴注足量敏感性强、能进入胆管的抗生素。

（3）出血:术后观察患者生命体征,若出现呕血、黑便较多时,应立即转外科处理。

第六节　内镜下逆行胆道引流术的治疗与护理

一、内镜下逆行胆道引流术（endoscopic retrograde biliary drainage ,ERBD）

1. 适应证

（1）原发性或继发性恶性肿瘤所致的胆道梗阻,既可用作术前准备,也可作为晚期肿瘤患者的姑息性治疗。

（2）胆管结石有以下情况者:老年或其他手术风险极大、不宜手术者。不宜EST或内镜取石不成功者。预防结石嵌顿或胆管炎发作,可作为术前准备。

（3）良性胆道狭窄可在内镜胆道扩张后应用、硬化性胆管炎及胆瘘。

2. 禁忌证

（1）ERCP禁忌者。

（2）肝门部胆管肿瘤,肝内多级分支胆管受侵,引流范围极为有限者慎用。

3. 并发症

（1）胆管炎和脓毒血症:主要见于引流范围小、效果不佳,或术中注射过多造影剂者,除加强抗生素应用外,必要时应考虑重新置管。

（2）胰腺炎：一般仅为一过性胰淀粉酶升高，多数患者 72h 内逐步恢复正常，应禁食，也可适量给予抗胰酶或抑制胰腺分泌的药物。

（3）内置管阻塞和脱出：通常 7～10Fr 内置管的平均通畅期为 3 月左右，一旦患者黄疸复发或有胆管炎发作，应及时更换失效的内置管，可采用圈套器、取石篮或专用的支架回收器（retrievor）将内置管取出，然后置入新的内置管。需长期内引流者，有条件时宜每 3～4 月更换 1 次。

（4）十二指肠损伤、出血或穿孔较为罕见。

二、内镜下逆行胆道引流术的护理

1. 术前准备

术前常规做碘过敏试验，抽血查凝血时间，告知患者禁食水 6～8h，术前 30min 给予哌替啶 75mg、溴化丁基东莨菪碱 20mg 肌注以达到解痉镇痛的目的。

2. 术后护理

（1）引流管的护理　术后将引流管妥善固定在鼻翼两侧及面颊部，加强巡视保持引流管的完好及引流管的通畅，防止脱落、扭曲、受压堵塞。严格无菌操作，可定时冲洗鼻胆管及注入药物，在医生的指导下每日用庆大霉素生理盐水低压冲洗 bid，冲洗前或注入药物前抽出等量胆汁。一般注入液体量不宜过多，速度均匀，以免升高胆管内的压力加重感染，冲洗滴速控制在 10 滴/min。

（2）病情观察　严密监测生命征、神志的变化，测量体温，重点观察有无发热、恶心、呕吐、腹胀等情况。加强引流物的观察，置管后患者症状可随鼻胆管下段梗阻解除、炎性水肿消退而逐渐减轻，胆汁颜色逐渐减少。通过观察引流物的变化，有利于医生掌握病情及调整治疗方案。

第七节　十二指肠镜逆行胆胰管造影术的治疗与护理

一、十二指肠镜逆行胆胰管造影术

1. 应用范围

①不明原因的梗阻性黄疸。②疑有胆道结石或胆道肿瘤者。③先天性胆囊、胆管、肝内胆管异常者。④胆囊切除术后。⑤或胆道术后再次出现黄疸者。⑥慢性胰腺炎、胰腺囊肿、胰腺管肿瘤。⑦急性化脓性胆管炎。⑧急性胆源性胰腺炎。⑨原因不明的上腹部绞痛。⑩疑有胆道蛔虫症、胰管结石者。⑾其他，如疑有乳头括约肌功能障碍等。

2. 禁忌证

①严重心肺功能不全。②有脑部病变。③如脑卒中、昏迷等。④有碘造影剂过敏者。⑤急性胰腺炎 4 周内，应暂缓作 ERCP。⑥胰腺管阻塞梗阻者。⑦有食管、贲门幽门梗阻者。⑧有胆道梗阻和狭窄，又不具备胆道引流技术者。

十二指肠镜逆行性胰胆管造影术具有成功率高（95％左右），影像清楚，并发症少，不受肝功和凝血机制好坏的影响，在阻塞性黄疸的鉴别诊断中具有极为重要的价值。对胆道术后复发的病例、胰腺疾病以及直接观察胆肠吻合口等都是一项重要手段。

二、十二指肠镜逆行胆胰管造影术护理

1. 术前准备

术前指导患者禁食 8 h,禁饮 4 h,并检查禁食情况。除去义齿及金属饰品,常规做碘过敏试验。遵医嘱术前肌内注射安定 10mg、山莨菪碱 10 mg、哌替啶 50 mg,以达镇静、松弛乳头括约肌、减少腺体分泌的作用,提高插管的成功率。根据观察,术前用药时间少于 30 min 者存在不同程度的 Oddi 括约肌紧张,因此术前用药应严格掌握时间。硝酸甘油舌下含服不仅对胃肠道平滑肌有舒张作用,对 Oddi 括约肌也有明显松弛作用,可使 ERCP 插管顺利。检查前将 X 线屏调试至最佳状态,避免术中不必要的显影,调节好高频电的强度,防止电弧过高烧伤胰管。术前严格消毒所有内镜和器械,仔细检查器械有无带钩现象,防止损伤胰管与感染。

2. 术后护理

鼻胆管引流的管理:留置鼻胆管不仅能直接引流出感染的胆汁,消除胆胰反流,而且便于胆道冲洗和术后胆道造影。应妥善固定鼻胆管,同时反复告诫患者在活动及睡觉时,保护好导管,以防意外脱出。在鼻胆管出鼻腔处用胶布做一记号,以便及时发现有无脱出,如怀疑导管有少许脱出,不宜强行往里输送导管,应固定好导管,观察胆汁引流情况,并报告医生处理。保持充分引流,每日观察并记录引流液的量、颜色和形状。一般每日引流量在 200~800 ml,如若引流量减少或无胆汁引出,应疑为导管堵塞或脱出,经 X 线透视证实,予冲洗通畅或重新置管。冲洗时应严格无菌操作,控制冲洗速度和压力。切忌用力过猛、冲洗速度过快或压力过大,造成胆道内压力骤然增高,引起患者不适,发生逆行感染或毒血症等不良后果。置管期间注意维持水电解质和酸碱的平衡。引流数日后,临床症状改善,各种指标恢复正常可拔除鼻胆管。

饮食护理:术后患者卧床休息,禁食 24 h。术后 2 h 及次日凌晨分别查血、尿淀粉酶。若淀粉酶正常,无腹痛、发热、黄疸等情况方可进食。由清流质过渡到低脂流质,再到低脂半流质,避免粗纤维食物摄入,防止对术后十二指肠乳头的摩擦导致渗血,一周后可进普食。重症者可适当延长禁食和卧床时间,建立静脉输液通路,予支持治疗。

第八节　消化道其他内镜的治疗

一、胃镜下胃癌治疗技术

胃肠道恶性肿瘤的内镜下治疗主要包括早期和进展期癌。早期癌肿病变浅表、病灶小、淋巴结转移率低,对部分年老体弱或伴有其他器质性疾病不能耐受外科手术、不愿手术者,内镜下根治术是最理想的方法。胃癌是我国最常见的恶性肿瘤,其发病率和死亡率均居各种恶性肿瘤的首位,严重影响人们的身体健康。在内镜治疗开展之前,早期胃癌和无远处转移的进展期胃癌一般是通过外科手术治疗达到根治目的的;对于不能手术者仅全身化疗,以延长患者的生命。随着内镜治疗的开展,部分早期胃癌患者因高龄、多

脏器功能损害不能耐受手术者,经过内镜下治疗亦能达到根治;不能手术的进展期胃癌可在内镜下进行姑息治疗,减少了全身化疗的不良反应。

1. 经内镜药物注射法

在内镜直视下将抗癌药、无水乙醇、免疫调节剂等药物注射至局部肿瘤内,可使肿瘤组织坏死、脱落而起治疗作用。局部注射抗癌药可使注射部位肿瘤组织及区域淋巴结内有高浓度的药物含量,能直接杀伤癌细胞。与全身化疗相比,局部注射抗癌药具有疗效大、不良反应少等优点。

常用的化疗药有氟尿嘧啶、丝裂霉素、博来霉素、阿霉素和平阳霉素等。局部注射无水乙醇可使肿瘤组织凝固、坏死,其疗效与抗癌药相似。近年来有人试用 OK-432、卡介苗等免疫调节剂进行局部注射,亦取得一定的疗效。

2. 高频电黏膜切除术

局限于黏膜层内的早期胃癌可用高频电进行电凝摘除达到根治,治疗效果优于其他方法。少数患者可采用与息肉摘除法相似的方法,多数患者需要用改良的方法进行套切。方法有:①单纯息肉摘除法。②注射生理盐水套切法。③双圈套器息肉摘除法。④剥脱活检法。⑤负压吸引切除法。

3. 微波疗法

利用微波的热效应使癌肿组织凝固、坏死。对于早期胃癌可以达到根治,进展期胃癌亦可缓解症状,延长生命。

4. 冷冻疗法

用导管将液氮输送至冷冻杆,使肿瘤组织的温度骤降至 -30 ~ -60℃ 而坏死、脱落。由于需要特殊装备,临床上使用较少。

二、内镜下食管疾病的诊治

1. 反流性食管炎

食管镜检查结合活检可明确食管炎的诊断,活检还可排除是否并发 Barrett 食管或恶性变。Barrett 是长期反流的并发症,其下段食管的鳞状上皮被柱状上皮化生替代。Barrett 食管是癌前病变。

内镜下食管炎分为 4 级。Ⅰ级食管炎为黏膜弥漫性发红或在远端 3 ~ 10cm 的食管处有线状条纹;Ⅱ级食管炎炎症更为严重,可见表面溃疡,其表面有一薄层白色或灰色坏死纤维膜,活检钳接触易出血。病变可累及食管纵形折叠脊至整个食管周径。活检中可见早期黏膜下纤维化;Ⅲ级食管炎食管壁部分纤维化和早期狭窄,有表面溃疡;Ⅳ级食管炎则表现为食管壁全层纤维性狭窄或深溃疡。Ⅲ级食管炎的狭窄易于扩张,且经抗反流治疗其病情可缓解。Ⅳ级食管炎食管狭窄扩张困难.很快再狭窄,需作切除及食管重建。

2. 真菌性食管炎

真菌性食管炎主要临床症状为吞咽疼痛、吞咽困难、胸骨后疼痛及食管出血。食管镜检查可见食管镜黏膜弥漫性充血、糜烂、溃疡和结节形成,黏膜质脆,可有广泛性坏死。有时可见成片的黏膜上皮乳白色的伪膜斑块,其下为红斑状质脆黏膜,斑块相连成片,一般直径不超过 1cm。有时内镜所见与食管癌、食管结核、真菌感染等食管炎难以鉴别。

食管镜下取活体组织作病理学检查或刷取细胞检查可确诊本病。

3. 食管良性肿瘤

食管良性肿瘤比较少见，分为上皮性和非上皮性。上皮性起源于黏膜腺上皮，称为息肉；非上皮性包括平滑肌瘤、脂肪瘤、神经纤维瘤、血管瘤以及消化道异位组织和炎性肉芽肿等。食管良性肿瘤以平滑肌瘤最常见，占 50%～80%；其次为食管息肉。

4. 食管息肉

食管息肉少见。有报道 102 例上消化道息肉中，食管 9 例（8.8%）、贲门 12 例、胃体 21 例、胃窦 55 例、球部 1 例、吻合口 4 例、球部 1 例、吻合口 4 例。食管息肉多见于男性，女性少见。息肉大多数发生在食管近端。食管息肉症状为吞咽困难、胸骨后疼痛及体重下降等。

食管镜检查及活检可确定息肉部位、大小、数量、形态及性质。息肉可以无蒂或有蒂，但少有长蒂者。息肉表面覆盖上皮，含有纤维基质、黏液样物质或混杂脂肪组织以及血管等。多数息肉可经食管镜电凝、电切摘除，小的息肉由热活检钳咬除即可。

5. 食管癌

（1）早期食管癌的内镜表现　早期食管癌是指癌局限于黏膜下，不管有无淋巴结转移。食管镜下早期食管癌病变分为充血型、糜烂型、斑块型和乳头型 4 种。

（2）中晚期食管癌的内镜表现　中晚期食管癌内镜下分为 5 种类型：肿块型、溃疡型、肿块浸润型、溃疡浸润型、四周缩窄型。

（3）食管癌的内镜治疗　①早期食管癌的内镜高频电切除术包括：早期食管癌剥离活检法切除术（esophageal early-stage cancer biopsy, SB）、内镜高频电息肉样切除术（endoscopic high frequency electric resection of polyps, ESP）及局部高渗盐水及肾上腺素注射后内镜切除术（endoscopic resection with local injection of HSE, ERHSE）。②食管癌的内镜激光治疗。③食管癌的内镜微波治疗。④食管癌的内镜注射治疗。

6. 食管静脉曲张

食管静脉曲张破裂出血为肝硬化、门静脉高压症常见的主要并发症。起病急，出血量大，病死率高，占上消化道出血的第 2 位。伴有肝功能损害者首次出血的死亡率高达 50% 以上，复发出血发生率约为 80%；过去采用的药物止血和三腔管压迫治疗方法，病死率仍高达 35% 左右。

多年来许多学者为治疗该病做了大量的基础及临床研究，其中包括门静脉分流术、脾切除加分流或断流术、口服 β 受体阻滞剂降低门脉压力等，但疗效均不理想。传统应用三腔管压迫止血效果可达 60%，然而半数以上的病例在拔管 72h 内再出血，且可引起较多并发症。自从采用内镜下治疗食管静脉曲张破裂出血这一新技术后，病死率下降至 10% 左右。

目前，国际上被推荐的内镜治疗食管静脉曲张破裂出血有两种主要方法：①经胃镜食管静脉曲张结扎术（esophageal variceal ligation, EVL）。②经胃镜食管静脉曲张硬化剂治疗（esophageal variceal sclerosing, EVS）。它适用于食管静脉曲张破裂出血经药物和三腔管压迫后近期内仍再次出血者；食管静脉曲张非出血期有严重肝功能障碍伴腹水、黄疸；有反复出血不宜作分流、断流手术或手术后再次出血者。

三、内镜下引导下经皮胃造瘘术

经皮内镜下胃造瘘术(percutaneous endoscopic gastrostomy, PEG)是借助于内镜经皮置入人造瘘管作为胃肠减压的一种新方法,又可以作为肠内营养或替代鼻饲的一种治疗方法,避免了剖腹手术。

这项技术由 Ponsky 等于 1979 年首先开展,在国外已广泛应用。近几年,我国也有许多医院开展此项技术。由于 PEG 技术不断改进、成熟,而且所需材料已商品化,使操作更加方便、简单,是内镜治疗技术的经典之作。

四、小肠造瘘术

经皮内镜下小肠造瘘术(percutaneous endoscopic jejunostomy, PEJ)是目前解决胃肠外营养最好的方法,可以避免剖腹手术。患者可以自己控制食入量,粗一点导管还可以进入稀糊状饮食,长期使用接近正常的食物消化吸收和体内代谢,患者不会发生营养不良及水电解质失衡。

PEJ 自 1980 年开始用于临床以来,目前已被广泛接受使用。从方法上看,与传统的外科小肠造瘘相比,内镜放置小肠造瘘管具有操作简便、快捷(20～25min)而安全等特点。从用于营养供给上看,与全静脉营养供给相比,营养物价格低廉,易于广泛使用。因此,PEJ 已成为长期非经口营养供给患者的首选方法。

五、腹腔镜检查术

腹腔镜用于临床诊断近百年,已成为内、外、妇、儿科腹部疑难病症的重要诊查手段,腹腔镜由诊查工具发展为镜下手术设备是一大飞跃。腹腔镜下胆囊切除术已被医学界广泛应用。目前,经腹腔镜还可行迷走神经切除术、膈疝修补术、阑尾切除术、胃造瘘术、脾切除术、肝脓肿引流术、肾切除术,以及子宫、卵巢切除术等,这些腹腔镜下微创手术以其创伤小、痛苦轻、恢复快等优点深受欢迎。

思考题

一、单选题

1. 内镜下息肉摘除术后的护理措施除下列哪项以外?
    A. 1 周内忌粗糙饮食   B. 鼓励早活动多活动
    C. 保持大便通畅   D. 儿童患者应住院观察 1～2 天

2. 内镜下喷洒止血法主要适用于:
    A. 动脉性出血   B. 食管曲张静脉破裂出血
    C. 内镜诊治过程中的出血   D. 血管畸形出血

3. 内镜下结扎法止血术主要用于:
    A. 恒径动脉破裂出血   B. 胃溃疡出血
    C. 胃黏膜糜烂出血   D. 食管静脉曲张破裂出血

4. 内镜下息肉摘除术的适应证不包括:

　　A. 大于 3cm 的有蒂息肉　　　　　　　B. 小于 2cm 的无蒂息肉

　　C. 直径 2.5cm 的无蒂息肉　　　　　　D. 多发性息肉

5. 目前临床上普遍采用的息肉摘除法是:

　　A. 高频电摘除法　　B. 药物注射法　　　C. 冷冻法　　　　　D. 结扎法

6. 胃肠道狭窄发病率最高的部位是:

　　A. 食管　　　　　　B. 幽门　　　　　　C. 十二指肠　　　　D. 直肠

7. 内镜下取异物最严重的并发症是:

　　A. 大出血　　　　　B. 穿孔　　　　　　C. 吸入性肺炎　　　D. 窒息

8. 消化道出血内镜下止血术主要适应于:

　　A. 应激性溃疡　　　　　　　　　　　　B. 药物治疗无效,不具备手术条件者

　　C. 内镜诊治过程中的出血　　　　　　　D. 预计有再次出血危险者

9. 高频电凝固止血法的下列并发症中,哪项不常见?

　　A. 穿孔　　　　　　B. 心律失常　　　　C. 出血　　　　　　D. 电灼伤

10. 内镜下对于喷血性病灶的最佳止血方法是:

　　A. 结扎法　　　　　B. 注射止血法　　　C. 钛铗止血法　　　D. 热探头

二、名词解释

1. 食管扩张术　　2. 食管支架置入术　　3. 上消化道异物摘除术　　4. EST

三、问答题

1. 消化道出血内镜下止血术临床有哪些应用和方法?

2. 消化道出血内镜下止血术如何实施术前准备及术后护理?

3. 内镜下息肉摘除术如何实施术前准备及术后护理?

4. 内镜下食管狭窄扩张治疗及食管支架放置术如何实施术前准备及术后护理?

5. 内镜下异物摘取术如何实施术前准备及术后护理?

6. 内镜下十二指肠乳头括约肌切开术如何实施术前准备及术后并发症的观察及护理?

参考答案

一、单选题

1. B　2. C　3. D　4. C　5. A　6. A　7. D　8. B　9. B　10. C

二、名词解释:略

三、问答题:略

参考文献

　　1. 程留芳. 食管静脉曲张破裂出血内镜下治疗的评价与展望. 中华消化杂志,2007,27(4):255~256.

　　2. 刘运祥,黄留业主编. 实用消化内镜治疗学. 北京:人民卫生出版社,2002

　　3. 中华医学会消化内镜学分会. 食管胃静脉曲张内镜下诊断和治疗规范试行方案(2003 年). 中华消化内镜杂志,2004,21(3):149.

4. 杨云生,令狐恩强. 食管胃曲张静脉破裂出血的内镜治疗. 中华消化内镜杂志,2004,21(3):152.

5. 汪芳裕,朱人敏. 食管胃静脉曲张内镜治疗的最新进展. 中华消化内镜杂志,2004,21(4):215.

6. 沈云志,茹佩英,赵建林等. 食管静脉曲张破裂大出血的急诊硬化治疗. 中华消化内镜杂志, 2004,21(3):161.

7. 王志军,张 颖,孙远杰等. 食管静脉曲张硬化治疗与套扎加硬化治疗的对比研究. 中华消化内镜杂志,2004,21(2):124.

8. Kato H, Fukuchi M, Miyazaki T, et al. Surgical treatment for esophageal cancer. Current issues. *Dig Surg*, 2007;24:88 – 95.

9. Liu J F, Wang Q Z, Hou J. Surgical treatment for cancer of the esophagus and gastric cardia in Hebei, China. *Br J Surg*, 2004, 91:90 – 8.

10. 邵令方,高宗人,李章才等. 204 例早期食管癌和贲门癌切除治疗的远期效果. 中华外科杂志,1993,31:131 – 3.

11. Tada M, Shimada M, Murakami F. Development of the strip-off biopsy. *Gastroenterol Endosc*, 1984, 26: 833 – 9.

(陈春晓)

第三章 肾功能的支持治疗与护理

学习目标：

- 知道肾功能支持治疗的方法。
- 确定血液净化技术的有关概念和种类。
- 明确血液透析的原理，分子量、半透膜的含义与应用。
- 描述透析反应及对应处理和预防。
- 陈述内瘘定义及注意事项。
- 知道现代腹膜透析改良技术。
- 识别腹膜转运功能测定和判断。

肾脏是人体重要脏器之一，具有重要的排泄代谢产物，调节水钠、酸碱平衡和血浆渗透压，维持机体内环境稳态、内分泌及羟化维生素 D_3 等功能。由各种原因造成的急、慢性肾功能衰竭，在人体内蓄积和产生大量毒素，而呈现氮质血症、代谢紊乱和各系统受累等一系列尿毒症症状及并发症，严重威胁生命，影响生活质量。慢性肾脏疾病已成为继心脑血管疾病、肿瘤、糖尿病之后，又一个威胁人类健康的重大疾病。粗略估计，我国的慢性肾脏疾病累计人口有 1 亿左右；现在糖尿病已成为终末期肾病（ESRD）最常见致病原因。因此，肾功能支持非常重要，不仅仅是提高患者的生存率，更为重要的是提高患者的生活质量，提高其社会回归率。它包括非透析支持治疗（药物、饮食营养）、透析支持治疗（血液净化治疗）和肾移植疗法等，其中尤以血液净化疗法为主。

第一节 血液净化技术与护理

血液净化疗法，是指应用各种不同的血液净化技术清除体内过多的水分及血中的代谢废物、毒物、自身抗体、免疫复合物等致病性物质，同时补充人体所需的电解质和碱基，以维持机体水、电解质和酸碱平衡，从而达到净化血液目的的一种治疗方法。它全面概括了现有的各种血液净化技术，有血液透析（hemo-dialysis，HD）、腹膜透析（peritoneal dialysis，PD）、血液滤过（hemo-filtration，HF）、血液灌流（hemo-perfusion，HP）、血浆置换（plasma exchange，PE）；血脂分离、免疫吸附、血浆吸附滤过和连续性肾脏替代疗法（continuous renal replacement therapy，CRRT）等。血液透析迄今已有 80 年的历史，而后续衍生的其他疗法仅出现 20 年左右。所以，血液透析的进展史主要是透析膜和透析器的演变史，近 20 年的发展进程才是真正意义上的血液净化技术的发展史。如膜材料向血液相容性好、超滤性能高、能有效清除 15000 道尔顿（Dalton，Da，D）或（15kDa）左右的溶质，因而出现了高通量透析、短时高效透析、高流量透析滤过，也因此有了血液净化形式的多样化(如透析时间、频率的新变化、夜间透析的实用性)。最近家庭透析又有了新的进展,可携带式小型人工肾和个体化透析一直是血液净化医生所追求的目标。

需要指出的是,肾功能支持疗法只是部分替代,远不能与正常肾脏功能相比,认识这一点对患者的相关依从性非常重要。目前已从尿毒症患者血液中提出了 200 多种异常物质(毒素),分别由自身、潴留和透析产生[1],对全身各系统产生影响,尤以肾性骨病、心血管系统、周围神经系统淀粉样变为常见,因此辅以各种净化技术、药物和自身饮食控制的整体观理念,对防治并发症,提高生存率和生活质量,尤其提高维持性血透患者的长期存活率,是非常重要的。

一、基本概念

1. 分子扩散(diffusion,简称扩散或弥散)

分子扩散指溶液中膜两侧的溶质从高浓度向低浓度处的运动,是溶质本身分子运动的结果,即布朗运动。如一滴蓝墨水滴入一杯清水中,静置一定时间,清水会变为颜色均一的带色水。

2. 半渗透膜(简称半透膜)

半渗透膜指允许直径小于膜孔径的分子通过,而机械截留直径大于膜孔径分子的带孔薄膜。由于免疫学、生物工程、基因组织工程的发展,根据膜孔径、数目、膜壁厚度、膜材料等不同可做成面积、功效各异的透析器。如膜结合多黏菌素 B 可以吸附内毒素,结合某种抗原抗体可吸附致病性抗原抗体,结合烷基交联在纤维素珠上,能以疏水性方式吸附 β-微球蛋白。期望能将单种蛋白基因植入膜中,进入表达系统,产生如促红细胞生成素(EPO)、人生长因子、胰岛素等,即生物人工肾。

3. 分子质量(分子量)

血液是一个复杂的溶液,其中含有各种不同分子量的物质,<500 道尔顿的物质,叫小分子物质,500~5000D 的称中分子物质,>5000D 的称大分子物质;如尿素氮(BUN)分子量为 60D,肌酐(Cr)为 113D,葡萄糖为 180D,白蛋白为 6.8×10^4D,球蛋白为 15.0×10^4D,β_2-微球蛋白(β_2-MG)1.18×10^4D,甲状旁腺激素(PTH)9500D。肾小球滤过膜截留的分子量为 8.0×10^4D,血液滤过膜的分子截留量为 $1.0 \times 10^4 \sim 5.0 \times 10^4$D,血液透析的膜孔径很小,截留量为 300D 以下的物质。

4. 渗透和超滤(ultrafiltration,UF)

渗透是指利用膜两侧的渗透压梯度使水分从渗透压低的一侧向渗透压高的一侧做跨膜无能运动。在血液透析中,渗透脱水的作用很轻,而主要靠超滤脱水。超滤是指液体通过膜两侧的压力梯度,使血液中的物质随水的跨膜(半透膜)移动而移动,水移动的叫超滤;而溶质随水的移动,则叫溶质的对流转运;超滤量越大,超滤系数越大。

5. 透析液和腹透液、置换液

透析液指仅可用于血液透析、低钾无磷、用净化纯水配置的、接近或等渗的电解质清洁浓缩液(1:35 倍),常见碳酸氢钠和醋酸透析液。碳酸氢钠透析更符合患者的生理特征,特别在短时高效透析、高通量透析时,必须用此透析液。透析液流速 500ml/min 时作用最好。它与血液流向正好相反,以达到最大的膜两侧溶质浓度差。

腹透液是由电解质、缓冲碱和渗透剂组成的无菌溶液;葡萄糖为最常用的渗透剂,使渗透压略高于血浆,起超滤作用,避免腹透液中的水分被大量吸收;主要缓冲碱有乳酸盐和碳酸氢盐;置换液可与腹透液通用,或按需配用。

6. 水处理装置

血液透析用水水质有严格的标准。将生活饮用水经过沉淀、滤过、软化、吸附、反渗等一系列处理,达到无菌、无热源、软化、几无离子的、透析用水标准。所有装置,称水处理装置,是血透必不可少的条件之一。现在,超纯水已成为透析用水的基本要求,基本测不到内毒素(< 0. 025 或 0. 005EU/ml),电阻率为 0. 1 ~ 0. 5MΩ/cm,细菌培养菌落 < 100CFU/L。

二、血液净化原理

1. 血液透析

借助于透析器(半透膜),使血液在纤维束内,透析液在纤维束外反向流动,从而使血液中高浓度的代谢产物从高到低弥散到透析液中;透析液中有益的碱基,碳酸氢根(HCO_3^-)或醋酸根(CH_3COO^-)等则弥散到血液中。如此的体外循环,达到不断清除代谢产物和补充有益物质的一种治疗方法。这种溶质清除的特点是使血浆渗透压不断降低的过程,由此产生相应透析反应。

2. 腹膜透析

利用自身腹膜作半透膜,将无菌的腹透液输入腹腔内;溶质因膜两侧浓度不同,通过弥散清除;而水分则利用渗透剂反向渗透,超滤去除;从腹透液中补充有益的碱基等,最终达到膜两侧溶质的平衡。这种反复腹透交换的过程,可以清除毒素,纠正水、电解质、酸碱紊乱。

3. 血液滤过

即模仿肾小球的滤过和肾小管的重吸收而设计的一种血液净化方法。其原理是将血液通过滤过器,使截留量 $5 \times 10^4 D$ 以下的溶质及大量水分被滤出;同时从体外回补置换液,即滤过与重吸收。这种通过大量置换,溶质不断随水而清除的过程,临床上称之为对流。等张性溶质清除是对流的特点,有利于稳定血浆渗透压和血流动力学稳定。

4. CRRT

CRRT 技术是在血液滤过时间基础上延续的持续性治疗方法。它是指一组连续、稳定清除体内溶质和过多液体的治疗方式,持续时间每次 ≥ 8 ~ 10h 者,由连续性动静脉血液滤过(continuous arterio-venous hemofiltration CAVH,常称床边滤过)技术衍生出来的一系列治疗方法,包括连续(动)静脉 – 静脉血液透析滤过(continuous arterio/venous-venous dialysis hemofiltration, CAVHDF/CVVHDF)、连续(动)静脉 – 静脉血液透析(continuous arterio/venous-venous hemodialysis, CVVHD)、单纯连续超滤(isolated continuous ultrafitration, SCUF)、连续性高通量透析(continuous high flux dialysis,CHFD)等,是模拟肾脏肾小球的持续滤过模式,更接近生理性;对溶质和液体的清除持续缓慢地进行,血流动力学稳定;合成膜滤器,生物相容性好,可清除某些中、大分子炎症介质,已成为复杂急性肾功能衰竭(ARF)的重要治疗方法。

临床上,血透指的是仅能通过小分子物质的普通透析;中、大分子物质的清除主要依赖 HF 及 CRRT 技术;腹透因腹膜的生理特性,中、大分子物质的清除优于血透。

5. 其他

目前血液净化治疗范围较从前有了明显拓宽,对清除溶质和水分的原理亦在不断深化,还包括吸附和渗透,如各种特异性树脂吸附甲状腺素、血脂、抗原抗体等;活性炭灌流柱吸附药物和中毒物质。

三、适应证

(一)血液透析和腹膜透析

腹透和血透是临床常用的两种不同透析方法,各有利弊,互为补充。除非有着明显的绝对反指征,如腹膜广泛粘连、纤维化,肠系膜切除 50% 以上,致腹膜面积过少,不宜腹透;全身严重肝素化禁忌者,不宜血透。

1. 急性肾功能衰竭(acute renal failure,ARF)

(1) 高分解代谢型 ARF 指每日血 BUN 增高 10.7mmol/L 和/或每日血 Cr 增高 88.4 μmol/L。血清钾每日增高 1 mmol/L 以上,立即进行透析治疗,以 HD 为主。

(2) 非高分解代谢型 ARF 少尿或无尿 2 天以上,并出现下列情况之一时,应接受透析:①尿毒症症状:恶心、呕吐、精神症状;水钠潴留,水中毒,高血压。②高血钾(> 6.5mmol /l),严重的代谢性酸中毒(血浆 HCO_3^- < 15mmol /l)。③血 BUN > 28.5 mmol/L(80mg/dl),血 Cr > 442 μmol/L(5mg/dl)。

2. 慢性肾功能衰竭(chronic renal failure,CRF):

一般以内生肌酐清除率(Ccr)为标准,建议在 10 ~ 15ml/min 时决定开始透析时间,提高长期存活率。如 CRF 患者有下列情况时,应在 Ccr < 15ml/min 时接受透析。①病情进展迅速,有严重的消化道症状、营养不良。②糖尿病、胶原性肾病;高龄或儿童特殊患者。③并发周围神经性病变或严重贫血(HCT < 15%)。

$$内生肌酐清除率(Ccr) = \frac{(140 - 年龄) \times 体重(kg)}{72 \times 血清肌酐(mg/dl)}$$

女性上式所得值应乘以 0.85。

(二)CRRT(含 HF)

1. 血流动力学不稳定,低血压和严重水钠潴留,对 HD 不能耐受者。

2. 伴多脏器功能衰竭(障碍)重症、高分解需静脉营养疗法者。

3. 慢性心衰所致的高血压、容量负荷性心力衰竭和急性肺水肿。

4. 周围神经性病变、尿毒症性心包炎、药物和毒物中毒、高脂血症。

四、血管通路的建立

按病情急缓、有无可逆因素、其他血液净化需要等,行暂时性或永久长期性血管通路。

1. 暂时性径路

它分深部静脉置管术、直接浅表动静脉穿刺法、切开中心静脉经皮置管法。深静脉置管一般选颈内、股静脉放置临时式单针双腔导管。其优点是：一次穿刺，同时提供两条血液通路，且保证血流量充分。

2. 永久性径路

优先次序：自体内瘘—血管移植—隧道式（永久式）中心静脉置管。

（1）内瘘的建立　人为地将相邻动脉与静脉之间吻合，并埋于皮下的通路即为内瘘。建立内瘘的目的是使动脉血分流入静脉，使静脉逐渐动脉化，以满足穿刺和引流所需的足够血流量。

建瘘部位的原则：先上肢，后下肢；先桡侧后尺侧；先远端后近端；由一般部位到特殊部位。腕部戴手表的桡动脉与头静脉吻合是透析患者成功的内瘘第一选择。吻合方式有端－端、端－侧、侧－侧吻合。术后需静待内瘘成熟（一般21d），方可作血透穿刺用。

建立内瘘的优点：因重复穿刺，流量足够，故有较长的使用寿命，并且感染率低，与其他径路相比需要的干预处理最少，是目前最常用、最安全、最有效的血液净化通路。

（2）当内瘘不能建立时，可选择血管移植，或永久式单针双腔导管作深静脉置管（皮下隧道留置带涤纶套的半永久性留置导管）。

3. 内瘘的护理：通畅的血管通路是进行血液透析基础，内瘘更被患者视为"生命线"。

（1）除非紧急情况，内瘘成熟后（约术后2～3周）方可使用。

（2）穿刺部位距离吻合口至少3cm，静脉点最好另选一条血管；需同一条血管穿刺时最好相距7～8cm以上，以减少血液重复循环。

（3）力求一次穿刺成功率，以免血肿压迫和机化而引起内瘘阻塞，并要求经常变换穿刺点部位。

（4）内瘘侧手臂不能输液抽血，避免加压，包括量血压、侧睡、紧衣等。

（5）教会患者自我监测内瘘处杂音（震颤），一旦消失，立即报告医生或护士。

（6）教会患者正确压迫穿刺点止血法（分别压迫血管和皮肤的进针处）。

（7）注意内瘘侧手臂皮肤的清洁，避免瘙抓，以免破溃感染造成静脉炎。

五、常见透析反应（并发症）管理

透析功能只起到单纯、部分替代，因而我们将透析反应（并发症）分为透析即时和远期两种。若能及时发现和处理各种反应，能判断、预防在先，是无症状透析的前提；而对远期并发症的重视，则是提高患者的生活质量和长期存活率的基础。以血透为例，简述之。

1. 损伤性并发症

有局部出血、血肿；空气栓塞，气胸、血胸等，见于穿刺及置管术后。

2. 透析中即时并发症

（1）低血压　是HD中常见的并发症之一。表现为恶心、呕吐、胸闷、胸痛、乏力、出汗、头晕、肌肉痉挛、面色苍白，甚至一过性意识丧失等非特异性反应。可能与有效血容量减少、醋酸根离子对心血管的抑制作用、心功能差、低蛋白血症、膜的生物相容性差等有关。

处理:减慢血泵转速,头低脚高位,立即注入高渗液体(50%GS,20%甘露醇,5%碳酸氢钠等)或生理盐水(可重复使用),必要时使用升压药。

预防:纠正患者的贫血和低蛋白血症,醋酸不耐受者可改苏打透析或无醋酸生物滤过,并使用生物相容性好的透析膜。

(2)失衡综合征(disequilibrium syndrome,DS) 它主要反应在首次透析患者中。由于血脑屏障,使脑脊液中的尿素氮等比血液中下降慢,导致血脑之间的渗透压差,使水分进入脑脊液,引起轻度脑水肿的一系列症状:头痛、恶心、呕吐、高血压、嗜睡、精神异常,甚至惊厥昏迷。一般发生在血透中后期或结束数小时内。

处理:充分合理的诱导透析,高渗溶液、短时透析疗法可预防 DS。

(3)恶心、呕吐 也是一种非特异性症状,发生率约为 10%~15%,由多种因素引起。如低血压、DS、硬水综合征、对醋酸不耐受、高血压、脑出血的前驱症状等均可表现为恶心、呕吐。经处理后持续存在,应寻找病因,采取有效措施。

(4)首次使用综合征(first use syndrome,FUS) 因使用新的透析器所致,常见在血透开始数分钟至一小时内出现胸背痛、瘙痒、咳嗽、流泪,发冷发热,甚至呼吸困难,心搏骤停,这可能与环氧乙烷过敏有关。

处理:肾上腺皮质激素,或抗组胺药物。

防:生理盐水充分冲洗,并选择相容性好的透析膜。

(5)其他 透析时高血压、头痛、心律失常、心肌梗死、消化道或颅内等出血,发冷发热,肌肉痉挛,溶血、透析器破膜等,随单位透析时间的推移,因溶质和水的不断被清除而被诱发或激发。来势快,反应重,需要密切观察,及时发现、判断、处理,严防各种意外发生。

3. 远期并发症

主要为不能被清除的中、大分子物质在体内蓄积而造成的病理生理改变。这些蓄积是缓慢、渐进的,一旦形成,却是致病和致命的。

(1)肾性和透析性骨病 由于高血磷的刺激,致甲状旁腺功能分泌 PTH 亢进;分泌和蓄积使 PTH 过度升高,直接引起肾性骨病:纤维性骨炎、骨质疏松、骨硬化症、骨代谢障碍等肾性骨营养不良等。此外,透析性铝骨病是因含铝拮磷剂和长期透析用水中的铝积累而引起的骨病。

(2)淀粉样变 β_2-MG 在体内的蓄积是导致淀粉样变最主要的原因。在骨和关节的沉积:表现为腕管综合征(CTS)、破坏性关节病(DSA)、软骨下骨破坏和骨囊肿形成;在内脏的沉淀表现为肾结石、皮肤沉着、舌肥大和血管破坏引起出血。它随透析时间的延长而发病率增加,一般在透析 7~10 年以后开始发病。

(3)其他 不能被有效降解和排泄的自身分泌激素,如促皮质激素、胰高血糖素、生长激素等多肽类物质,在体内浓度升高,有可能产生“毒性”作用。另外,长期透析者各种因素相互渗透、作用,可影响机体全身各系统产生相应并发症(如心血管、神经、血液、免疫系统),应予以重视。

预防:充分高通量透析、药物和饮食控制是可行方法之一。

六、CRRT 技术

1. 血管通路

泵的参与,使通路的建立更为顺畅,只要能提供足够的动脉压力差,并允许足够体外血液循环量的任何通路,均可认为合适。保证血流量 200～300ml/min,高通量血液滤过时要求达 500ml/min 或以上。

2. 特点

模拟肾脏肾小球的持续滤过,更接近生理;对溶质和液体的清除持续缓慢地进行,血流动力学稳定;合成膜滤器,生物相容性好,可清除某些中、大分子炎症介质。

3. 置换途径

(1)前稀释法　在体外封闭的循环血路中,将置换液从血滤器前输入(即动脉端)的方法,称前稀释法。血液进入滤器之前已被置换液稀释,使滤器内的血流阻力小;但血液稀释后物质清除率降低,为达到相同的清除率,需增加置换液量的 10%～18% 或更多。

(2)后稀释法　置换液从血滤器后(静脉端)输入法,称后稀释法。此时稀释是全身的血液,滤器中血流阻力较前稀释大,易发生凝血;但物质的清除率与滤过液的流量相当,故无需增加置换量。

4. 置换液液量(filtrer replacement fluid,FRF,ml/h)的设定

FRF = 超滤量(URF)＋液体排出量(OFO)－总静脉输液量(TIV)±需要液体平衡(DFB)。除按上述公式设定 FRF 外,还应考虑残余肾功能(按尿素生成率计算)。

5. 注意事项:由于截留分子量大,在清除溶质时,CRRT(包含 HF)比 HD 更易丢失多种营养物质,如 HF5h 可丢失蛋白质 10g、氨基酸 6g、葡萄糖 20～30g。此外还有某些激素、水溶性维生素等(称丢失综合征),应注意及时补充。

6. 并发症:详请参考血透。

七、透析患者的饮食管理和健康教育

合理规律的饮食是保证终末期肾病(end stage renal disease,ESRD)患者营养、减少和延缓并发症的有效措施之一。如低磷饮食有助于减少 PTH 的分泌;膳食热量过高过低,导致心血管的并发症和营养不良;透析患者因其特殊性,往往成为营养不良的高危人群。所以除保证热量外,蛋白质的合理摄入,保持氮平衡也是重点管理的内容。

1. 营养不良的评估指标

可通过某些客观生化:如白蛋白、前白蛋白、转铁蛋白、血清胆固醇水平、低肌酐指数、低血清肌酐浓度及主观参数,综合营养评估法(subjective global assessment,SGA),饮食访问和日记法等进行性评估。评估时应全面考虑有无感染、水肿、铁缺乏、甲亢、甲旁亢及全身情况等。营养不良程度评定一般分轻度、中度和重度。

2. 健康教育

(1)纠正患者的透析和非透析的保守治疗阶段饮食习惯和观念,从主观上配合改善营养。

（2）在积极治疗潜在可逆的或可治疗的合并症,配合充分透析,加强营养。

（3）在保证优质蛋白质、能量摄入的同时,要求做到四限:限水、限钠、限钾、限磷补钙。

（4）学会自我调配最佳食谱。透析患者的蛋白质和能量摄入推荐量:每日蛋白质 1.2~1.5g/kg（3次/周 HD）,或 1.0~1.2g/kg（2次/周 HD）,每日热量≥146.5kJ/kg（35kCal/kg·d）,脂肪占总能量的 30%~40%。考虑残肾功能、身高、劳动量和个体化,可为患者初拟一份个性化膳食单,应尽可能避免书面化语言,避免抽象（表2-3-1）。

表 2-3-1　每 100g 食物中蛋白质等含量

名　称	蛋白质含量（g）	钾（mg）	磷（mg）	名称	蛋白质含量（g）	钾（mg）	磷（mg）
蛋	14.7	60.0	210.0	鲫鱼	13.0	276.0	203.0
全鸡	21.5	340.0	190.0	枣（干）	3.3	430.0	94.0
牛乳	3.3	157.0	93.0	大米	6.9	172.0	200.0
瘦猪肉	16.7	330.0	103.0	苹果	/	110.0	9.0
牛肉	20.1	489.0	170.0	黄豆	36.3	150.3	571.0

第二节　腹膜透析护理

腹膜透析（简称腹透）,是利用自身腹膜作半透膜,将无菌的透析液（腹透液）输入腹腔内,借助腹膜两侧的溶质浓度差和渗透压梯度,高浓度一侧的溶质向低浓度一侧移动（弥散作用）;水分则从低渗一侧向高渗一侧移动（渗透作用）,通过腹腔透析液不断地更换,以达到清除体内代谢产物、毒性物质及纠正水、电解质平衡紊乱的目的。腹透属于血液净化技术中的一种,是有效保护残肾功能的一线透析选择。

腹透远比血透应用早,其与血透相比的优势是:血流动力学稳定;病毒性肝炎发生机会少;对中、大分子的清除是血透的 5~8 倍[1];保护残肾功能优于血透;无需穿刺,操作简单、安全,容易掌握;家居透析省时省费用;便于旅行,独立性强,生活自主等。但由于过去腹透在连接系统及腹膜失超滤方面的原因,影响长期存活率,使之一度成为第二方案。直到现代腹透技术的发展,使连接系统、腹透液和置管术等得到充分改进和优化,腹透才又重新被人们认识。但腹膜透析仍然存在某些方面的问题,如在腹透治疗 2~3 年,残肾功能完全丧失后,腹透的退出率很高。近年来的研究表明,联合透析（血透和腹透联合交替治疗）可有效降低腹透退出率,提高透析质量。

一、腹膜作为腹透的生理基础

1.腹膜面积和腹腔容量

腹膜总面积为 2.2m²,大于两肾的总滤过面积 1.5m²;正常成人能容纳 2L 液体而无明显呼吸困难。

2.丰富的毛细血管

毛细血管是进行溶质交换清除的主要场所;丰富的淋巴管相互形成网络,也构成一个调节回流系统。

3.腹膜组织结构

腹膜组织由间皮细胞、间皮下结缔组织(基膜、间质、血管和淋巴管)组成,它们共同构成了透析膜屏障,具有基本的生理功能。包括分泌功能、吸收功能、再生功能、防御调理功能和调节微循环功能;能防止纤维蛋白在腹腔内沉积;防止腹膜硬化;通过弥散和超滤,将溶质和水分转运清除的转运功能。因此,改变了膜屏障(急性腹膜炎,腹膜纤维化),也改变了腹膜的转运功能。

4.超滤、失超滤

当每吸收1g葡萄糖至少可产生5.5ml超滤液,可认为超滤充分;每日腹膜净引出液量连续减少(并在4.25%高渗葡萄糖情况下),即为失超滤。失超滤与腹膜长期受非生理性腹透液刺激有关。

二、现代改良腹透技术概念

制约腹膜透析发展的影响因素主要有:腹腔感染和技术失败;腹膜功能衰竭(失超滤)。腹透液的渗透剂和缓冲碱的生物相容性是引起腹膜纤维化(硬化)最重要的因素之一,即高糖、低pH值、高渗透压及乳酸盐。抗纤维化的研究,如腹透液中加中药或扩血管药,应用7.5%的多聚葡萄糖透析液等,可防止失超滤的发生。

1.缓冲碱

缓冲碱常用有乳酸盐、碳酸氢盐、醋酸盐。由于醋酸盐可引起硬化性腹膜炎,现已不用;乳酸盐的显著缺点是非生理性的低pH值(4.5~6.5),对腹膜细胞活力及功能有损害作用;需经过肝脏代谢,加重肝脏负担及抑制心血管系统等;碳酸氢盐最具生物相容性。双腔透析袋的研制解决了碳酸钙、镁盐沉淀问题。渗透剂目前尚无满足临床需要的理想产品。近来学者致力于渗透剂的混合应用研究,如氨基酸腹透液中加入碳酸氢盐缓冲液,0.6%的氨基酸和1.4%的甘油腹透液混合、或保持pH值、或抵冲在体内的蓄积,或达到较好的超滤率等朝着更安全、副作用更小、更经济实用的方向研究。

2.腹透导管

标准的慢性导管为改良双Cuff曲管和软管两种。双Cuff设计,方便了成纤维细胞的长入,有助于导管固定,防止微生物沿管壁入侵构成屏障。导管分别置于腹内段(植于腹腔内侧段,为第1 Cuff处)和皮下隧道段(相距第1 Cuff 3~6cm处);曲管的设计,既减少了管子的移动、漂浮和网膜的包裹,还可通过改变出口的位置,减少感染。

3.连接系统

连接系统指连通腹腔内部(无菌)和外部(有菌)的装置,主要部件为钛接头(有预防感染和电解作用)和腹透液交换进出管(包括直型、"O"型和"Y"型管)。一次性"Y"型管由于摒弃了反复使用的连接管和消毒液,越来越受到重视。它将连接口数目降至最低,使感染率明显下降。

4. 置管术的改良

(1)采用皮肤切开法不用穿刺法。

(2)新法处理双 Cuff 腹膜内荷包结扎第 1 Cuff,第 2 Cuff 穿越皮下隧道,种植于距皮肤 0.5～1cm 内。

(3)出口的处理 有人甚至采用将出口埋在皮下隧道内 4～6 周后,才重新穿出皮肤,开始透析。据称,这种方法能有效降低腹膜炎发生率。

三、改良腹透置管护理要点

1. 术前护理要点

防治腹内压增高。注意术前有无鼻腔感染和携带金葡菌,及时纠正便秘。

2. 术后短期护理要点

(1)术后 1 小时进行腹腔冲洗。

(2)保持伤口干燥、清洁 如无过多出血、渗液,1 周内不要更换敷料或处理伤口。

(3)导管制动 在术后 3～4 周内尽量不要移动导管,并减少对导管及出口的操作。

(4)减少腹腔内压,防止渗漏。置管至少 2 周后才能开始 CAPD。

3. 出口处的长期护理要点

(1)每天清洗出口并擦干,保持清洁;定期淋浴洗澡,更要避免导管出口被浸泡。

(2)每天检查导管出口处,完全愈合可不用纱布覆盖,但需保持出口干燥。

(3)固定腹透管,动作要轻柔,不要随意牵拉并避免损伤腹透管。

四、腹膜透析处方

1. 持续性不卧床性腹透(CAPD):这是最常用的一种腹透形式,一般 4 次/d,每次 2 或 2.5L,夜间一次保留。大多数患者都能得到每天最小透析建议值(即充分性)。

2. 持续循环性腹透(CCPD):白天留置 2L,夜间接循环机。

3. 间断腹透(IPD):用于治疗期,与腹腔排空交替,每天多次(10～20 次)、短时(保留 45min),每周 3～4 次。根据目前建议的每周最小清除量,无尿患者很难达到。

4. 间歇性腹透:有白天放空,晚上接腹透机 8～12h 的夜间间歇腹透(NIPD)和与此相反的白天不卧床腹透(DAPD)。该法用于腹膜平衡试验高转运或高平均转运的患者。

5. 潮式腹透(TPD):循环机反复注入小量的透析液,然后每次只放出 50% 的透析液,停留 4～6 min 后重复透析,这样可使透析液与腹膜一直保持接触。每 8～10 h 用透析液 26～30L,透析后全部放空。

五、腹膜转运功能评估

因不同患者或同一患者在腹透的不同阶段,其腹膜特性均可不同,需对每个腹透患者的腹膜转运功能进行跟踪评估,了解其腹透前后生物膜的功能状态,指导调整透析方案。

1. 腹膜平衡试验(peritoneal equilibration test, PET),将患者腹膜功能分为:

(1)高转运 腹膜通透性增加,对葡萄糖(渗透剂)吸收快,腹膜平衡快;水超滤下降,肌酐清除能力仍强;可调整为短时(＜3 h)透析,选用 DAPD 或 NIPD。

（2）高于平均值　说明腹膜对肌酐及脱水作用适中,继续标准 CAPD。

（3）低于平均值　腹膜平衡作用慢,水超滤高于平均值,肌酐清除则低于平均值,根据残肾功能改大剂量(高容量)CAPD。

（4）低转运　能维持较大超滤量,但肌酐清除能力低;可增加透析剂量、灌注量或改为血透。

2. 标准腹膜透析分析(SPA)

SPA 是在 PET 基础上发展、改进而来。应用 SPA 可以得到很多有关腹膜功能的相关信息,有助于发现引起超滤衰竭或失超滤的原因。

六、常见腹膜透析并发症的观察

1. 急性并发症

除腹痛、出血、腹透液渗漏、高血糖等代谢性并发症外,常见的导管功能障碍有:皮下隧道内导管扭曲、荷包过紧、导管移位、大网膜包裹、纤维蛋白堵塞等,需及时处理。

2. 慢性并发症

远期并发症如透析性骨病和淀粉样变、透析性慢性丢失综合征、全身各系统慢性病变等,与所有长期透析者同;其他可见腹膜炎、腹膜硬化、腹膜三型失超滤,以及特有的背痛、腹疝(背负腹透液之故)等。

Ⅰ型腹膜失超滤:指在炎症、葡萄糖、消毒剂作用下,促某些炎症介质的释放,使腹膜:

通透性增加——对葡萄糖吸收过快,浓度梯度消失。此种超滤率降低称为Ⅰ型,可逆。

Ⅱ型腹膜失超滤:是指因腹膜硬化、粘连及钙化导致有效的腹膜面积减少,腹腔容量减少,腹膜转运功能降低,超滤率下降。此型不可逆。

Ⅲ型腹膜失超滤:指超滤衰竭和溶质无改变或平均转运。这类超滤衰竭倾向于置管不正、液体漏出或过度淋巴回吸收所致。此型问题解决后为可逆,可继续腹透。

七、透析患者的饮食管理和健康教育

见血液透析。腹透患者的饮食可适当放开。

八、对患者及家属的培训

严格操作规程,目前腹膜炎发生的主要原因是操作不规范的接触性污染。住院期间对患者开展教育,通过教育→培训→考核→再教育的手段,提高他们的认识和操作技能。

思考题

一、单选题

1. 高分子膜通常指能以清除何种物质为标准?

　A. TGH　　　　　B. PTH　　　　　C. β_2-MG　　　　D. BUN

2. 什么是唯一已知的 β_2-MG 排泄的主要途径?

　A. 皮肤　　　　　B. 肾脏　　　　　C. 汗腺　　　　　D. 肺脏

3. 非高分解代谢型 ARF,高血钾 6.6 mmol/L,少尿无尿多少天以上应接受透析?

    A.1 天   B.2 天   C.3 天   D.4 天

4. CRF 透析的早期指征,一般以哪项指标决定开始透析时间?

    A. HCT   B. BUN   C. 血 K^+ D. Ccr

5. 内瘘比其他径路干预处理少,但内瘘术后需多少天成熟后才可有效使用?

    A.19 天   B.21 天   C.25 天   D. 28 天

6. 导致 CRF 患者肾性骨病的主要原因为:

    A. 血磷   B. 低钙   C. 高 PTH   D. 高 β_2-MG

7. 失衡综合征是由于哪项作用引起两侧的渗透压差?

    A. 渗透压   B. 血脑屏障   C. 首次透析   D. 脑水肿

8. HD 透析液中的碱基主要指:

    A. Na^+ B. HCO_3^- C. $NaHCO_3$ D. H_2CO_3

9. 引起透析性淀粉样改变的物质是:

    A. 高磷   B. 高钙   C. PTH   D. β_2-MG

10. 超滤充分是指每吸收 1g 葡萄糖至少可产生多少超滤液?

    A. 3.5ml   B. 4.5ml   C. 5.5ml   D. 6.5ml

二、名词解释

1. CRRT 2. 血液滤过 3. 腹膜透析 4. 血液透析冠脉 5. 失衡综合征

三、问答题

1. 一个酒精中毒者,应用何种血液净化方法?为什么会产生淀粉样变和肾性骨病?

2. 现代腹透改良技术概念有哪些? 双 cuff 导管的改良有何意义?

3. 比较血液透析与肾脏功能的部分替代含义(从血透的次数、清除毒素的种类、肾脏功能等考虑)。

4. PET 是临床上监测腹膜转运功能好坏,并用来指导、调整腹透常用的指标,试解读它的含义。

参考答案

一、单选题

1. C 2. B 3. B 4. D 5. B 6. C 7. B 8. B 9. D 10. C

二、名词解释:略

三、问答题:略

参考资料

1. 陈香美. 现代慢性肾衰治疗学(第 1 版). 北京:人民军医出版社,2001

2. 马鸿杰,刘梅. 临床血液透析学. 天津:科学技术出版社,2001

3. 陈灏珠. 实用内科学(第 10 版),北京:人民卫生出版社,1997

4. 孙世澜,姚国乾主编. 血液净化理论与实践. 北京:人民军医出版社,2008

（盛清娅）

第四章　器官移植与护理

学习目标：

- 陈述器官移植的定义。
- 能识别器官移植的排斥反应。
- 说出移植器官的保存方法。
- 能说明常用免疫抑制剂的作用和副作用。
- 叙述器官移植术后监测与护理。
- 能说出器官移植术后并发症护理。
- 叙述肾移植围手术期护理及并发症的处理。
- 能说出肝移植术主要的手术术式。
- 简述肝移植术后并发症的处理。

目前,器官移植已作为一种公认的治疗终末期脏器疾病不可替代的医疗方法,正处在一个飞跃的发展时期。按照国际上最新的观点,在 21 世纪,随着相关技术上的不断突破,将有 1/3 疾病的治疗与器官移植有关。

第一节　器官移植概论

一、器官移植的定义与分类

1.定义

器官移植是指将一个有活力的器官,用手术完整地移植到身体的某处。被移植的器官称移植物,献出移植的个体称供体,接受者称受体或宿主。

2.分类

（1）按照供、受体的性质,移植可分为:自体移植、同质移植、同种异体移植、异体移植。

（2）将供体器官移植到受体体内该器官的原来解剖位置,叫原位移植;移植到另一部位,叫做异位移植或辅助移植;如这位置就在原位附近,就叫原位旁移植。

（3）器官移植属于活体移植,而不是支架移植。支架移植物的作用是提供支持性的基质和解剖结构,同时刺激受体,产生同类细胞长入而实现定居,如血管、软骨、腱或筋膜等。

（4）以手术的操作分类,器官移植属于吻合移植,区别于游离移植及细胞输注移植。

（5）以移植器官数量分类,分为单、双及多脏器移植。多脏器移植指一次同时移植 3

个或更多脏器,其中包括器官簇移植。器官簇移植(cluster transplantation)指多个器官保持原有的解剖关系整块移植,它拥有一个总的血管蒂。

二、移植器官的保存

经手术切取的、已无血液供应的移植器官,在 35～37℃ 常温的状态下,由于热缺血会短期内死亡,目前遵循"低温"保存原则,来延长移植脏器存活时间。移植器官经过特制的器官灌洗液(0～4℃)快速灌洗,尽可能将血液冲洗干净。然后将其保存在 2～4℃低温灌洗液的容器中,直至移植,这一时段称为冷缺血时间。因此在移植手术中要尽快将移植器官由热缺血状态变为冷缺血状态。目前通用冷贮存法,也称单纯低温灌洗保存法。例如肝移植术中原位重力灌注,即先将切取的供者脏器以特制冷溶液(0～4℃)进行短时冲洗,使其中心温度降到10℃以下,再保存于 2～4℃溶液中,直到移植。灌注液与保存液可以相同,关键是保存液。目前最常用的灌注液和保存液是 Collins 液与UW 液。

三、排斥反应

同种异体器官移植术后必然会发生排斥反应,临床上一般将其分为三类:超急性、急性和慢性排斥反应。该分类并非单纯时间上的概念,它包含不同发生机制、临床和病理组织学的差异与特点。病理检查是区分排斥反应的唯一金标准。

1. 超急性排斥反应(hyperacute rejection) 发生在移植术 24h 以内,甚至在手术中吻合血管完毕、血流恢复灌注移植器官后的几分钟、几小时内。它是一种体液性的免疫排斥反应,由于移植物的抗原和受体的血液循环中预先存在的抗体之间发生对抗所致。病理表现为移植器官广泛的急性小动脉炎伴血栓形成及缺血性坏死。临床表现为移植肾迅速变紫绀色、肿胀、功能很快衰竭,患者突然血尿、少尿或无尿。

2. 加速血管排斥反应(accelerated vascular rejection) 又称血管排斥反应,罕见。体液免疫为主,有免疫球蛋白、补体和纤维蛋白沉积。通常发生在术后 3～5d。病理体现在小动脉纤维蛋白样坏死和明显的血管内血栓形成。临床表现为移植物功能迅速减退和衰竭。在激素冲击治疗加血浆置换,去除血中的抗体,有逆转可能。

3. 急性排斥反应(acute rejection) 在移植器官功能恢复后,往往在移植术后几日或1～2 周内首次发作,经免疫抑制措施予以逆转后,仍然可以在术后半年后多次重复间隔出现。此属于细胞免疫,是移植器官细胞的 HLA 抗原和受者的致敏 T 淋巴细胞之间发生特异性免疫对抗所致。组织学上表现为间质水肿,圆细胞浸润。肾移植临床表现:尿量减少,体重增加,发热,肾区肿痛,血压升高。

4. 慢性排斥反应(chronic rejection) 一般发生在移植术几个月以后,但也有在几周内发生的个别病例。病因尚有争论。病理为血管内皮损伤以及组织器官的退行性变。主要症状是进行性的移植器官的功能缓慢减退,以至丧失。肾移植慢性排斥反应主要的症状是渐进性肾功能损害,血肌酐逐渐升高,并伴有蛋白尿、高血压、贫血等 3 个主要症状。

四、供、受者的选择

1. 免疫学选配

引起移植物受到排异反应的这些抗原称为组织相容性抗原,也称移植抗原。人类移植抗原主要由 ABO 血型抗原与 HLA 抗原组成。机体各类组织细胞含有不同类别的组织抗原,以白细胞、血小板含量最丰富。为了提高移植物存活效果,在施行同种异体器官移植术前,对移植物进行严格的免疫学选配是至关重要的。最理想的移植物为同卵孪生的同胞间,其次依次为异卵孪生兄弟姐妹、父母、血缘相关的亲属,再次为无血缘关系的尸体供者。常用的免疫学选择方法有以下几种:

(1)ABO 血型相容试验　在移植术前,首先要检测移植物与受者的红细胞血型是否相容。最佳选择是供、受者血型相同,但也可以根据输血的原则要求施行。

(2)微量淋巴细胞毒交叉配合试验　淋巴细胞毒交叉配合试验如同 ABO 血型相容试验同等重要,若移植物与受者淋巴细胞毒试验为阳性,应视为移植术的禁忌证。

(3)HLA 配型　HLA 配型在器官移植中有很重要的作用。肾脏移植的长期存活与供、受者 HLA 抗原,特别是 HLA-DR 抗原相容程度密切相关。

2. 供体的选择

供者不宜超过 55~60 岁,没有高血压、血管性疾病、血液病、肝炎或恶性肿瘤等疾病,无全身性感染或局部化脓性疾病。心、肝、肾功能良好,体重与身体、移植器官体积与患者相仿或略小等。

五、免疫抑制治疗

没有现代免疫抑制剂的应用与发展,就没有器官移植发展的今天。

1. 常用免疫抑制剂

(1)硫唑嘌呤(azathioprine,Aza,1961)曾经是实质性器官移植中抗免疫排斥的主药。但它的副作用主要是骨髓抑制与可逆的肝脏毒性及中毒性肝炎多见,以及其他毒性作用而影响目前的使用。

(2)皮质类固醇激素(1963)是实质性器官移植中抗免疫排斥最先使用的药物,现在依然是许多免疫疗法的基础药物。最常用的有:泼尼松(prednisone,Pred)、泼尼松龙(prednisolone)、甲基强的松龙(methylprednisone,Mp)。

(3)环磷酰胺(cyclophosphamide,CPA,1971)常作为骨髓移植的术前准备用药。

(4)环孢素 A(cyclosporine A,CsA,1978)及赛思平(cyspin,1990)　Cyspin 与 CsA 在体外和体内的对照研究结果表明,Cyspin 的药物动力学、免疫抑制作用以及毒副作用均与 CsA 相同。

(5)霉酚酸酯(mycophenolate mofetil,MMF;商品名 Cellcept,注册名骁悉)　Cellcept 是一种新型的免疫抑制剂,与 CsA 和 FK-506、泼尼松等联合应用具有抗排斥反应的效果,而无明显的肝、肾及骨髓毒性作用。与 CsA 合用呈正相关,而未增加毒副作用。联合用药可减少 CsA 的用量,保持足够的免疫抑制治疗效应,又可避免高剂量 CsA 所引起的肾毒性作用及其他并发症。由于其为可复性细胞抑制剂,且可逆转排斥反应,动物实验具致突变、致畸的作用,随着应用经验的积累,已逐步取代 Aza。

(6)普乐可复(FK-506, Prograf, 1989)　普乐可复是从土壤放线菌(streptomyces tsukubaensis)酵解产物中提取的一种大环内酯抗生素,在体外研究所显示的多种生物活性中,最突出的是免疫抑制的作用。与 CsA 相同,FK-506 作用于 T 细胞活化的 G_1 期初期,抑制 T 细胞受刺激后伴随而来的 Ca^{2+} 依赖性信号传递。1989 年,Starzl 首次将 FK-506 用于临床肝移植。普乐可复与 CsA 不能同时使用。与 CsA 相比,FK-506 具有有效剂量小,即可预防又可治疗免疫排斥反应,特别是对常规免疫抑制治疗无效的正在发生的排斥反应,同时对抢救性治疗及顽固性的排斥有效等优点。如今,同种肝移植领域中,FK-506 已成为应用最多、效果最佳的免疫抑制剂。

(7)抗胸腺细胞或抗淋巴细胞球蛋白(antithymocyte globulin, ATG 或 anti-human T lymphocyte immunoglobulin, ALG, 1966)　是将人的胸腺细胞或淋巴细胞去致敏马、羊、猪或兔而制作的,属于多系抗淋巴细胞抗体。ALG 的过敏反应不常见,但为防止与减轻使用过程中出现的发热与寒战反应,一般还是在给药前静注异丙嗪。

(8)抗人淋巴细胞及其亚群(表面抗原决定簇)的单克隆抗体　其中最先使用的是单一抗人 T 淋巴细胞表面 CD_3 的鼠 IgG_2a 单克隆抗体 OKT_3。OKT_3 能阻断全部 T 细胞的功能,用于治疗顽固性排斥反应或预防排斥反应。

(9)赛尼哌(zenapax)　一种重组并人源化的 IgG_1 抗 Tac 抗体。对移植后 6 月内的急性排斥反应效果好。

(10)舒莱(simulect)　即巴利昔单抗。预防肾移植术后的早期排斥反应。

2. 免疫抑制剂临床用药原则与方法

各类免疫抑制药物的联合应用,以期获得最大抑制效能而又最大限度地减少其有害的副作用。目前各器官移植中心多采用二联或三联免疫抑制剂治疗方案。常用的二联用药是环孢素 A 和皮质类固醇激素联合应用,如再加抗淋巴细胞球蛋白,习惯称为三联用药。目前,环孢素 A、普乐可复已成为主要的免疫抑制剂,短期内常加上小剂量激素和(或)骁悉,在难治性排斥反应时多联用 OKT_3,成为新三联或四联用药。

根据用药和排斥反应发生的时间,可分为预防用药、冲击用药和维持量三种。目前,大多主张免疫抑制药物应终身服用,以防止移植术后处于稳定状态的患者再发生排斥反应。一般主张维持量应控制在最小的有效剂量。

CsA 与 FK-506,都需定期检测其谷值浓度,并根据临床表现和术后时间来调整其剂量。此外,部分抗生素、抗真菌药物、抗结核药物等能影响两者在人体内的吸收、代谢,从而影响其血浓度,加重其肾损害。所以,器官移植患者最好能在专科医生的指导下用药。

六、器官移植术前准备与护理

1. 患者准备

(1)密切观察患者言行,予以心理护理。患者长期患病,面对即将进行的器官移植产生的心理反应不尽相同,在和患者的接触过程中,应细心观察,亲切交谈,并根据患者的文化水平、气质、性格及家庭、社会环境等,因势利导,使其减少恐惧感,增强手术信心。

（2）对术后监护治疗予以说明。有条件者,可请移植后的患者现身说法;让待移植的患者参观术后监护室的环境。

（3）术前预防各种感染,采取必要的隔离措施,遵循无菌操作的原则。

（4）术前常规的检查包括体格检查与辅助检查。了解患者全身情况,注意有无感染病灶。

（5）加强患者营养。增加高蛋白的饮食,适当限钠,纠正贫血与低蛋白血症。

（6）予以术前的皮肤准备,配血、肠道准备、术前灌肠,准确、及时地给予术前的围手术期用药(麻醉前用药、免疫抑制剂、术前抗生素)。

2. 监护病房与仪器准备

按监护室要求,布局仪器设备与具有层流装置的房间。

3. 护理人员配备

配备相对固定的护理人员,了解治疗护理全过程,制订完善的护理计划,明确职责,确保术后护理治疗工作的开展。

七、移植术中监护与护理

1. 手术室及其移植手术器械的准备。
2. 一套相对固定的手术室护理人员班子。
3. 移植手术相关的独特的药品与用品的准备。
4. 术中的心理护理。
5. 术中生命体征的监测,对多功能电脑输液泵、电热毯、降温毯的熟练应用。
6. 及时、正确地执行医嘱。

八、移植术后监护与护理

1. 术后患者的交接

准备好监护仪器的电极、探头和换能器,接好各种管道和引流设施,做好收治患者的准备。交接患者后,迅速连接各种监测设备,立即实施多项监护,并按医嘱及时采集血、尿等标本送检。组织特别护理,对循环系统、呼吸系统和内环境稳定状态(内稳态)进行重点系统监护。

2. 呼吸系统监护与护理

（1）术后对呼吸系统的支持是机体移植术后维持心血管系统功能稳定的前提。大多脏器移植术后离不开呼吸机的支持。

（2）术后血气分析和同步电解质测定,判断酸碱失衡、缺氧、二氧化碳潴留程度,据此选择呼吸机治疗的模式和给氧的浓度。结合病情脱机,直至拔管。

（3）呼吸机支持期间,予以吸痰,保持气道通畅。鼓励患者咳嗽排痰。

3. 循环系统监护与护理

（1）严密监测血流动力学指标。

（2）移植患者(除肾移植患者),均应放置中心静脉置管,通过测定中心静脉压(central venous pressure,CVP),估计右心功能和有效循环量,对调节输液量和输液速度、指导强心剂和利尿药的应用有很大价值。甚至利用肺动脉漂浮导管(Swan-Ganz 管),对患者的循环状态作出全面的评价。

(3)掌握基本血管活性药物的使用要求与注意事项。

4. 泌尿系统监测与护理

(1)记每小时尿量,尿液每小时不少于 30ml,直至病情稳定。

(2)早期每天的尿常规、尿培养及肾功能的检查,必要时尿比重检测。

(3)妥善固定导尿管,尿道口每天予以二次的清洁护理。

5. 对于病程较长的患者,要考虑静脉营养支持,及时恢复肠内营养。

九、术后并发症及护理

1. 感染

感染是导致移植患者死亡的主要原因之一。术前的感染、术后免疫抑制剂的应用、大量的广谱抗生素的应用及医源性的操作,均是感染的因素。医务人员对患者防止感染的护理应贯穿术后全过程。

(1)严格执行病室消毒隔离及遵循无菌操作原则。

(2)严密检测感染征象,一旦患者出现感染的迹象,如发热及分泌物的变化,及时予以血常规检查,血、尿、大便、咽拭子、痰及切口分泌物细菌及真菌培养加药敏试验,同时排除病毒的感染。

(3)预防肺部感染,协助翻身、叩背,予以雾化吸入,鼓励咳嗽,观察痰液变化。

(4)定时口腔护理,观察口腔黏膜的变化,每周 1 ~ 2 次的咽拭子、痰细菌及真菌培养。

(5)重视术后的肺部 X 线检查。

2. 排斥反应

同种异体器官移植术后必然会发生排斥反应。不同的排斥反应有不同发生机制及病理组织学差异,加上脏器的不同,在临床上有不同的表现。因此护理人员首先要加强自身的理论学习,了解与掌握不同脏器各个排斥反应的主要临床症状与体征,加强对术后患者的观察,及时发现,及时处理。1968 年芬兰 Pasternack 首次进行了同种异体移植肾细针抽吸活检(fine needle aspiration biopsy,简称 FNAB)术。细针穿刺活检术能帮助临床及时证实排斥反应。

3. 移植术后血管并发症

血管并发症是移植术后预后最差、处理棘手的并发症。最终会导致移植物功能丧失,甚至死亡。由于其临床表现不典型,最后需靠多普勒超声波检查、磁共振、血管造影、同位素等检查来帮助诊断,根据病情而制订治疗方案。

4. 消化道出血

引起胃肠道出血的原因很多。既往的消化性溃疡、胃炎等是常见的原因,还有术中、术后的大剂量激素的应用与治疗急性排斥反应时激素的冲击的不可控制的应激反应,凝血功能的障碍以及移植术后吻合口出血等,因此术后应常规应用胃黏膜保护剂与抗酸类药物。观察胃肠减压引流液与大便的性状、颜色的变化,了解血色素的变化,有助于尽早确诊,及时处理。

5. 高血压

许多因素与术后高血压有关,免疫抑制剂(包括激素)的应用是主要原因。可使用钙离子通道阻滞剂,合适的免疫抑制剂剂量浓度,以及通过降低体重、锻炼、低盐饮食等方法控制血压。

6. 肾功能不全

与术前、术后肾功能的低下,术中休克,术后移植物无功能、排斥,及免疫抑制剂的肾毒性等有关。定期检测肾功能很重要。

7. 恶性肿瘤

器官移植术后发生的恶性肿瘤以淋巴瘤最多,与未作器官移植患者发生的淋巴瘤的临床表现不同,孤立的或多发的病灶发生在淋巴结以外的部位,如脑、肺和软组织,而发生在淋巴结的情况非常少见。有提到在肾、肝、心和心肺移植的患者采用减少或停用免疫抑制剂获得治疗淋巴瘤成功的个别报告。也有提到对局部肿块采用切除或放疗的方法治疗。

8. 神经系统并发症

在患者术前肝脏功能障碍的影响、术中麻醉的作用、术后的焦虑及大剂量免疫抑制剂应用造成的神经毒性共同作用下,患者会出现神经精神症状。轻微的如感觉过敏、头痛、失眠及震颤等,严重的包括癫痫发作、震颤、昏迷、精神病和脑病等。在排除器质性或代谢性脑病的基础上,予以心理的疏导与护理,加强看护,防止意外。

9. 代谢性并发症

与术后免疫抑制剂(包括激素)的应用有关,如高血压、高脂血症、糖尿病等。改变饮食与生活方式是主要方法。

十、出院指导

针对移植术后患者面临的感染、药物并发症及排斥反应这三个最棘手的问题,移植患者痊愈出院后复诊、随访工作已为国内外同行共同关注的课题。加强术后复诊与随访,在心理因素、工作、学习、生活、饮食、婚姻、生育等多方面加强指导,不断改善移植术后患者的生活质量和生命质量,已作为移植全过程的一个重要环节。

第二节　肾移植术与护理

一、肾移植(renal transplantation)适应证与禁忌证

1. 适应证

尿毒症患者。其中最常见原发病是:慢性肾小球肾炎、慢性肾盂肾炎、慢性间质性肾炎、囊性肾病、高血压性肾硬化、继发性急性肾功能衰竭等。以上疾病占全部接受肾移植总数的95%。

2. 禁忌证

(1)绝对禁忌证　全身情况极差,不能耐受手术者;有急性感染病灶存在的患者;活动性结核病;未治愈的溃疡病患者;肝炎或肝功能不全的患者。

(2)相对禁忌证　乙型肝炎表面抗原阳性;严重贫血未纠正之前;心功能不全,常以心胸比≥0.55 为界,心功能代偿在三级以下(含三级);下尿路梗阻未纠正以前;肺功能不全、严重肺部疾病未纠正以前。

二、肾移植手术技术

1. 手术步骤:供肾的摘取、灌洗、修整和植入。

2. 取肾方法:由于供肾的来源不同,需采用不同的取肾方法,通常分为活体取肾法及尸体取肾法两种。但是,由于对"死亡"观念上的不同,实际上又可分为三种取肾方法:

(1)亲属或活体献肾者的肾脏切取,这种活体取肾法只取一只肾脏。

(2)脑死亡情况下取肾。

(3)心跳停止情况下取肾,由于呼吸和循环停止,要求迅速切取两只肾脏。后两种均称为尸体取肾法,但方法不同。

3. 肾植入术方式:原位肾移植;异位肾移植(无论左右供肾,首次移植选放右侧髂窝);下腰部肾移植。最常见的异位植肾术分三个步骤:切口及髂窝血管显露,血管的吻合及输尿管的再植。其中先行肾静脉与髂外静脉端侧吻合,再行肾动脉与髂内动脉端端吻合。

三、围手术期的处理

1. 肾移植术前准备

(1)肾移植患者的准备:①透析。②输血。③移植前的手术。④组织配型的其他要求:分为亲属供者及尸体供肾两种。

(2)活体供者的术前准备:活体供者多为受者的亲属,严格按照相同的组织配型的要求;系统的体格检查;实验室检测;特殊的检查(排泄性尿路造影;肾动脉造影);首选供者的左肾。

2. 肾移植术后监护与护理

术后安排在消毒隔离病室内,除一般的护理外,应予以下的处理:

(1)患者平卧,患肢髋、膝关节各屈曲 15°～25°,术后 5d 内禁止下床活动,上下床动作应慢,不要长时间坐及蹲。

(2)监测体重每日 1 次。

(3)检查尿常规、比重;取中段尿予以细菌、真菌培养,每日 1 次。如无特殊情况,导尿管于术后 72h 内拔除。导尿管放置期间,需每日清洗尿道口分泌物,拔除导尿管后要用消毒药水浸泡阴茎,女性患者要清洗会阴,并常规服用诺氟沙星以预防尿路感染。拔除留置导尿管之前计每小时尿量,并记录 24h 出入量。

(4)按医嘱予以环孢素 A 浓度水平测定,根据浓度的变化调整用药情况。

(5)辅以温和泻剂,确保大便通畅。早期可给予少许饮食,以清淡、高蛋白为主,并多进流质。

（6）切口引流管的处理：观察引流液的性质、量，排除患者出血倾向、创伤渗出、淋巴液积聚、尿外渗等情况。有利于及时了解术后创口的变化并及时处理。一般可于术后48～72h可拔除引流管。切口分泌物及时细菌培养。

（7）尿量观察与处理：尿量是观察移植肾功能的重要指标。由于患者术前有不同程度的水钠潴留、血尿素值增高引起的渗透性利尿、术中使用甘露醇和利尿药物，以及供肾因低温保存受损而影响肾小管重吸收作用等因素，在术后24h内患者大都出现多尿现象，每小时尿量可达800～1200ml以上，钠、钾排出增多。因此，要注意水电解质平衡，特别注意肾移植术后有无少尿或无尿。移植术后倘若患者尿液少于每小时30ml，则首先应考虑到全身血容量问题。此时可在短时间内增加输入液量，若尿量随之增加，则可认定为输液不足。调整输液速度，待血容量补足后再予以呋塞米等利尿剂。若经以上处理后，尿量仍不增加，而且血压有上升趋势，则应减慢输液速度，甚至暂停输液，并进一步寻找少尿或无尿的原因。如：

肾后性梗阻：可能由于输尿管－膀胱吻合口水肿、狭窄；输尿管扭曲或受压等引起。可通过放射性核素扫描、B超或大剂量排泄性尿路造影等检查得以诊断，并采取相应措施予以尽快纠正。

尿外渗：出于输尿管－膀胱吻合口有渗漏，或因输尿管过短，输尿管—侧吻合口因张力过大而致撕裂；或因输尿管血供障碍致使输尿管坏死而发生尿渗漏。可通过局部穿刺液的实验室检查、B超以及排泄性尿路造影等检查而得以证实。宜采用积极的手术探查。

移植肾动、静脉栓塞：需经放射性核素肾图、彩色多普勒血流显像仪或经皮穿刺肾动脉造影检查。如果诊断明确，手术探查处理及时，移植肾可能得以保留。

急性肾小管坏死：常因取供肾技术失误、供肾保存不良、温缺血时间过长等因素而造成，通过细针穿刺或肾穿刺活检得以确诊。一旦诊断成立，患者需经血透或腹透过渡。

急性排斥反应：临床表现以及有关实验室检测数据均有助于急性排斥的诊断。诊断需采用细针穿刺、肾穿刺活检组织学以及免疫荧光检查。逆转急性排斥反应可首先使用大剂量激素冲击治疗，也可根据病情演变而使用ALG、OKT$_3$。

五、术后并发症的观察与护理

除了第一节概论所叙，尚有以下外科并发症：

1. 切口感染：三大诱因为伤口血肿、尿漏与淋巴囊肿。尽可能及时发现切口的红肿热痛，对症处理。

2. 淋巴囊肿：囊肿液的实验室检查有蛋白质含量高，乳糜试验阳性。

3. 移植肾自发性破裂：术后早期严重并发症之一，Lord提出的移植肾区的疼痛、低血压和少尿三联症，可作为诊断依据。急性排斥、早期的起床活动及腹压增加是主要诱因。

4. 伤口血肿：术后伤口渗血较多，或局部肿胀，有必要B超检查。

5. 尿外渗与尿路梗阻，通过对尿量及伤口渗出的观察来帮助诊断。静脉注入靛胭脂后伤口引流液或渗液呈蓝色，可帮助诊断尿外渗。

六、摘除移植肾的适应证

1. 超急性排斥反应。
2. 治疗不能逆转的加速性和急性排斥反应。
3. 慢性排斥反应丧失肾功能而尚有血液供给的移植肾。
4. 并发致命的肺部感染、肝功能障碍和移植肾自发性破裂出血。
5. 肾动脉狭窄及移植肾结石梗阻治疗无效者。

第三节　肝移植术与护理

一、肝移植(liver transplantation)适应证、禁忌证及危险因素

1. 适应证

①肝硬化;②静脉引流性病变(Budd-Chiari 综合征、肝小静脉闭塞症);③代谢性疾病(Wilson 病糖原累积症型、α-抗胰蛋白酶缺乏症);④肝脏肿瘤;⑤暴发性肝功能衰竭;⑥其他(成人多囊肝病、原发性硬化性胆管炎、胆管闭锁、自身免疫性肝炎)。

2. 合并以下疾病为肝移植绝对禁忌

①HIV 阳性;②肝外恶性肿瘤;③严重的心肺疾病;④未控制的全身感染;⑤其他脏器功能衰竭;⑥心理学方面的不适应;⑦伴有明显黄疸、大量腹水及远处转移的原发性肝癌。

3. 危险因素

年龄偏大,肌营养不良,昏迷,腹水,活动性出血,既往腹部手术史。

二、目前肝移植方法与肝移植手术技术

1. 肝移植方法:①原位肝移植;②辅助性肝移植;③肝细胞移植;④异种肝移植。
2. 肝移植手术技术

原位肝移植(orthotopic liver transplantation)指切除受体病肝,将供肝植入受体原肝部分。其中标准式肝移植术包括供肝切取及修整;受体的体外静脉转流术、病肝切除及供肝的植入等步骤。除了经典原位肝移植术外,近年来新的适用性肝移植术式常用有以下几种:

(1)减体积性肝移植术(reduced-sizer liver transplantation,RLT)受者多系儿童。移植部分肝于解剖原位,常用的是为带血管蒂的左半肝(Ⅱ～Ⅳ段)、左外叶(Ⅱ～Ⅲ段)和右半肝(Ⅴ～Ⅷ段)。

(2)活体部分肝移植(livingrelated liver transplantation)是减体积性肝移植的一种,区别点在于供肝来自活体亲属。从伦理学来说,供体的安全至关重要。因此,切取的肝段限于肝左外叶。活体部分供肝多移植于肝原位旁。

(3)劈离式肝移植(splitting liver transplantation,SLT)　将一个尸体供肝分割成两半,同时分别移植给两个不同的受者,简称:"一肝二受"。

（4）背驮式原位肝移植（piggyback orthotopic liver transplantation，POLT）　即保留受者下腔静脉的全部及肝静脉共干的原位全肝移植。特别适宜于受者无肝期没有下腔静脉－腋静脉转流泵设备的医院。术中，利用供肝肝上下腔静脉和受者所保留的同名共干作端－端吻合，供肝的肝下下腔静脉远端予以缝扎。移植完毕后，看起来受者下腔静脉背驮着新的植入肝，故取该名。此术式因为保留了受者肝后下腔静脉，因此更适用于原发性胆汁性肝硬化、硬化性胆管炎等良性肝脏终末期患者。

（5）辅助原位部分肝移植术（orthotopic auxiliary liver transplantation）　此术式适应于某种特定的肝功能缺陷，其优点是保留了患者自身肝的右三叶，有足够其他的肝功能，移植的肝左外叶只承担补偿某种特定的肝功能及某种代谢障碍。

三、围手术期的护理

1. 肝移植术前准备

（1）常规的器官移植术前护理与准备。

（2）特殊的移植术前护理与准备：①支持肝脏的功能，直至有合适的供体。②必要时予以人工肝支持。③保护其他脏器的功能，尤其肾、胃肠道功能。④纠正低蛋白血症与凝血功能障碍，维持水、电解质平衡。⑤常规的免疫抑制剂治疗。

2. 肝移植术后护理与处理

（1）术后常规监测与护理。

（2）术后特别的观察：①胆汁的颜色、量的变化，早期予以每小时计量。②肝功能的变化与凝血功能的变化，每天至少一次，严重时一天二次监测。③引流管引流液的量与性状的变化。④尿量的变化，早期予以每小时计量，并计24h 进出量。⑤监测各项监护仪的指标，注意水、电解质、酸碱平衡及血糖变化。

四、术后并发症的处理

1. 肝活力损害或无功能

发生率约6%～8%，与供体情况差、供肝的热缺血、灌注伤、血管并发症有关。临床上表现为无胆汁分泌，渗血不止、肝昏迷、肾功能衰竭。再移植是唯一出路，但效果差。

2. 腹腔内出血

多见于术后48h。凝血功能变化的监测尤为重要。如考虑血管出血，需急诊手术探查。

3. 感染

早期的肺部感染可伴有肺不张、支气管炎及肺水肿。第2～12周常发生巨细胞病毒（CMV）感染。临床表现为发热、咳痰与肺部 X 线异常表现。痰培养与血的 CMV 抗体的检测有助于诊断。

4. 血管并发症

如肝动脉或门静脉栓塞：往往发生在移植术后5～7d，发生率3%～12%。临床上表现为胆汁分泌少、高热、轻度的转氨酶的升高。血管造影与 MRI 有助于诊断。需再次移植。

5. 胆道并发症

胆道并发症：包括术后胆管内胆泥形成、胆漏、胆道吻合口狭窄和胆道感染。临床表现为胆道感染，B 超、ERCP 有助于诊断。非手术的介入技术如内镜、气囊扩张等已作为首选治疗方法。

6. 排斥反应

移植肝发生急性排斥反应程度轻、较易控制。临床表现主要为发热、移植肝区疼痛、（如有 T 管）每小时胆汁量减少。实验室检查提示肝功能异常受损，确诊需靠细针穿刺活检。治疗上，20 世纪 80 年代应用环孢素 A（CsA）为主，联合小剂量皮质类固醇与硫唑嘌呤的三联用药；1989 年最新的免疫抑制剂 FK-506 逐渐代替了 CsA。

思考题

一、单项选择题

1. 同种异体器官移植术后必然会发生排斥反应，临床上一般将其分为三类：超急性、急性和慢性排斥。下列不正确的表述是：

　　A. 单纯时间上的概念　　　　　　　B. 包含不同发生机制

　　C. 临床差异　　　　　　　　　　　D. 病理组织学差异

2. 关于免疫抑制治疗中，不正确的表述是：

　　A. 目前环孢素普乐可复已成为主要的免疫抑制剂，常加上小剂量激素和/或骁悉，在难治性排斥反应时，多联用 OKT$_3$，成为新三联或四联用药

　　B. 霉酚酸酯（MMF；商品名骁悉 Cellcept）：无明显的肝、肾及骨髓毒性作用，已逐步取代硫唑嘌呤

　　C. 根据用药和排斥反应发生的时间，可分为预防用药、冲击用药和维持量三种

　　D. 全身照射目前用于作器官移植前的术前准备

3. 移植脏器术后对以下哪项情况需予以注意：

　　A. 长时间不来院复查　　　　　　　B. 应用损害肝、肾功能的药物

　　C. 过度地作不正确体位的工作和劳动　D. 以上均是

4. 器官移植排斥反应最明确的诊断方法是：

　　A. 放射性核素显像　　　　　　　　B. 彩色多普勒超声检查

　　C. 采用细针穿刺活检术　　　　　　D. T 细胞亚群

5. 器官移植中目前国际应用最广泛的一种保存液是：

　　A. UW 液　　　B. 5%GS　　　C. 林格液　　　D. 5%GNS

6. 术后早期可用于观察移植肝功能的重要指标是：

　　A. 切口引流物　　　　　　　　　　B. 手术区局部的体征

　　C. 胆汁的量与颜色　　　　　　　　D. 尿量

7. 肾移植术后少尿或无尿，首先应考虑的原因是：

　　A. 全身血容量问题　　　　　　　　B. 肾后性梗阻

　　C. 尿外渗　　　　　　　　　　　　D. 移植肾动、静脉栓塞

8. 下列哪项不是肝移植危险因素？

    A. 昏迷   B. 腹水

    C. 活动性出血   D. 既往消化道出血史

9. 容易发生中毒性肝炎的免疫抑制剂是：

    A. 霉酚酸酯   B. 环孢素 A   C. 硫唑嘌呤   D. 赛思平

10. 将供体器官移植到原解剖位置附近，称为：

    A. 原位移植   B. 异位移植   C. 原位旁移植   D. 辅助移植

二、名词解释

1. 器官移植。

2. 热缺血。

3. 冷缺血。

4. 背驮式肝移植。

5. 超急性排斥反应。

6. 急性排斥反应。

三、问答题

1. 常见的免疫抑制剂有哪些？

2. 器官移植术后监测与护理。

3. 器官移植术后并发症及护理。

4. 肾移植术后无尿的处理。

5. 肾移植术后的护理。

6. 肝移植术主要的手术术式。

参考答案

一、单项选择题

1. A   2. D   3. D   4. C   5. A   6. C   7. A   8. D   9. C   10. C

二、名词解释（略）

三、问答题（略）

参考资料

1. 吴阶平,裘法祖,黄家驷. 外科学(第 5 版). 北京：人民卫生出版社,1994

2. 夏穗生主编. 器官移植学. 北京：人民卫生出版社,1995

3. 苏泽轩,于立新,黄洁夫主编. 现代移植学. 北京：人民卫生出版社,1998

4. 何长民,张训主编. 肾脏替代治疗学. 上海：上海科学技术文献出版社,1999

5. 曹伟星主编. 外科护理学(第 3 版). 北京：人民卫生出版社,2002

（周 凡）

第五章　人工髋关节置换术与高位截瘫患者的护理

学习目标：

- 知道人工髋关节置换的类型。
- 说出人工髋关节置换的定义。
- 能说出人工髋关节置换术的适应证和禁忌证。
- 能说明人工髋关节置换术术前术后护理。
- 能解释人工髋关节置换术后的康复锻炼的重要性。
- 叙述人工髋关节置换术后主要并发症及预防。
- 能识别截瘫的病因、损伤机制、分类、诊断、治疗。
- 能说明截瘫和高位截瘫的定义。
- 熟悉截瘫的临床表现。
- 叙述创伤性高位截瘫患者的围手术期护理。
- 简述创伤性高位截瘫患者术后常见并发症的护理。

本章节重点讨论的内容是由于各种原因导致骨关节疾病，需要用人工材料行人工股骨头置换术和人工全髋关节置换术，以帮助患者重建关节功能，以及高位脊髓损伤伴截瘫的护理。

第一节　人工髋关节置换术的护理

人体髋关节是由股骨头、髋臼和周围的软组织构成。人工髋关节置换术就是利用生物相容性与机械性能良好的人工材料将人体的股骨头和髋臼置换，是帮助患者消除疼痛和重建关节功能，以提高生活质量的一种重要手段。

一、人工髋关节置换的类型

（一）股骨头置换术

人工股骨头置换术是用人工材料将病变的股骨头置换。

1.适应证

（1）75岁以上髋臼无病变的股骨颈头下型骨折。

（2）老年移位明显的股骨颈骨折，一般情况较差且活动量小，需要尽早下地活动者或老年患者因长期卧床而引起并发症。

（3）股骨颈骨折患者合并有偏瘫、帕金森病或精神障碍等疾病，不能很好配合治疗者。

（4）股骨头颈部位的良性肿瘤,不能行刮除植骨术者。

（5）股骨近端恶性肿瘤髋臼未累及者。

2.禁忌证

（1）老年体弱,不能耐受手术者。

（2）有严重的内科疾病,如糖尿病、高血压、心脏病、肝肾肺功能不全者。

（3）关节及临近部位有未治愈的感染病灶者。

（4）髋臼软骨已有破坏或伤前已有病理性改变者。

（二）人工全髋关节置换术

人工全髋关节置换术是利用人工材料将人体的股骨头和髋臼置换。具有解除关节疼痛,保持关节活动度、关节稳定性和不影响或修复肢体长度的综合优点。

1.适应证

（1）原发性或继发性骨关节炎。

（2）类风湿性关节炎。

（3）强直性脊柱炎引起的髋关节强直。

（4）成人股骨头无菌性坏死。

（5）创伤性骨关节炎。

（6）股骨颈骨折有移位的头下型或经颈型,年龄 > 55 岁。

2.禁忌证

（1）各种炎症,包括有全身或局部的化脓性感染灶。

（2）神经性病变,术后不能恢复运动功能。

（3）臀部肌力不足。

（4）骨骼发育未成熟。

（5）严重冠心病,未控制的高血压或糖尿病,心、脑、肺、肾功能不全不能耐受大手术。

（6）严重骨质疏松。

（三）髋关节表面置换术

髋关节表面置换术于 20 世纪 70 年代重新兴起。优点是创伤小、出血少、恢复快、疗效好、费用低,股骨头颈不用切除,保留了较多的骨质,不影响未来行全髋关节置换术。

1.适应证

（1）创伤性、医源性或继发性股骨头缺血性坏死年龄较轻。

（2）髋关节骨性关节炎、关节疼痛,活动受限。

2.禁忌证

（1）股骨头颈破坏缺损较多。

（2）髋关节有化脓性感染。

（3）类风湿关节炎、强直性脊柱炎引起的髋关节强直。

二、护理

（一）术前护理

1. 心理护理　患者大多数需要家属的照顾,生活质量明显下降,容易产生沮丧、自卑、绝望心理;再加上对疾病知识的缺乏,对手术治疗的顾虑,容易出现焦虑、恐惧感。应根据患者的年龄、职业、文化程度针对性地做好患者的精神安慰和心理疏导,讲解关节置换术的有关知识,介绍同种病例康复期患者的现身说法,以增加患者对手术的认识和信心。同时倡导尊重和关爱护理,寻求社会支持系统的帮助,对于患者来说,家庭和社会的关心无疑是一副良药。护士要充分利用和发挥家庭及社会支持系统的功能,鼓励家属多陪伴患者,减少孤独感,争取社会、家人的支持,做好家属的思想工作,不在患者面前流露出厌烦的情绪。并告诉家属不要在患者面前表现不快,避免患者情绪波动,使患者顺利度过围手术期,尽早康复。

2. 特殊准备

（1）患者身体状况的准备　糖尿病、心脏病、高血压等经系统的内科治疗,病情平稳;类风湿性关节炎的患者,血沉和C反应蛋白检测指标较好,停用非甾体药物,如阿司匹林、芬必得、双氯芬酸(扶他林)、戴芬、英太青等以防止出血或对肾功能的影响;全身隐匿性感染病灶,如龋齿、中耳炎、鼻窦炎等经治疗已控制。

（2）患者心理状况的准备　向自愿接受人工髋关节置换术患者提供有关手术及康复训练的资料,使其了解手术的意义、结果,帮助树立信心。一般患者入院后即可发给"人工髋关节置换术科普宣教与康复指导手册"供阅读。让患者了解术前各项准备工作,使其产生一种参与感,以缓解紧张心理。

（3）制订功能锻炼计划　要使患者认识锻炼的重要性,指导患者进行功能训练,包括关节活动、肌力、步态的训练及拐杖或助行器的使用方法。

（4）术前训练　帮助患者训练体位、深呼吸、有效咳痰、床上大小便等,有助于避免术后髋关节脱位、坠积性肺炎、尿潴留、便秘等并发症的发生。

3. 一般准备

（1）根据患者的年龄、全身情况,评估患者对手术的耐受情况,术前做好各项常规检查,包括血,大小便,肝、肾功能,血电解质,空腹血糖,出凝血时间,心电图,胸片,骨盆正位片,髋关节正侧位片,以及根据内科病史所需要的特殊检查。

（2）常规术前准备　备皮、备血,做好青霉素和普鲁卡因皮试。

（3）围手术期用药　根据医嘱术前半小时使用抗生素一次。

（二）术后护理

1. 生命体征的观察　由于手术创伤较大,术后24h内应密切观察患者意识、生命体征的变化,有条件时使用床边心电监护仪,0.5～1h监测血压、脉搏、呼吸、经皮血氧饱和度一次,持续吸氧4～6L/min,防止窒息、失血性休克、心律失常的发生。

2. 切口引流管的观察　由于手术创口大,术后要密切观察切口敷料的渗血情况和引流液的色、质、量。为了达到术后创腔既充分引流又避免过多失血,采用手术当天非负压引流,术后一天改为持续负压引流。在引流过程中要保持引流管的通畅,防止扭曲、折叠和堵塞,定时挤压记录一次,如发现引流液流速过快(>100ml/h时),应通知主刀医生,必要时予夹管30min后放开,并要注意观察腹股沟、髋部和大腿外侧有无肿胀,防止引流液积聚在创腔。术后24h引流量<10ml即予拔管。要保持切口敷料的清洁干燥,一旦污染及时更换;按医嘱正确及时使用抗生素,防止手术切口感染。

3.体位护理　术后予去枕平卧6h,在双腿间放置一个三角形垫防止髋部内收及外旋,并可减轻疼痛,患肢保持外展15°~30°中立位,膝部垫一薄软枕,防止髋关节脱位和避免皮肤、神经的不必要的压迫。6h后可适当摇高床头15°~30°。术后1天,可半卧位休息,但屈髋不能大于90°;避免患侧卧位,健侧卧位时两腿间置枕定位,保持患肢外展位,避免过度屈髋内收。术后3~5天,可扶步行器或双拐下地部分负重走;术后1月可用单拐行走,至逐步弃拐行走。

4.患肢肢端血循的观察　密切注意观察患肢感觉、活动和肢端皮温、肤色,出现异常及时通知医生处理。

三、术后并发症的护理

髋关节置换术后并发症按出现时间的先后可以分为早、中、晚期并发症。早期并发症是指发生在术中或术后3周以内,如术中血管、神经的损伤,出血及血肿的形成,肢体不等长等;中期并发症是指发生在术后3周至3月之间,如转子不愈合和移位等;晚期并发症是指发生在术后3个月以后,如异位骨化、假体松动等。有一些并发症可发生于早、中、晚各期,如感染、脱位和股骨骨折,还有一些并发症可见于早期和中期,如血栓栓塞等。

(1)全身并发症的观察和护理　肺部并发症在老年患者围手术期很常见,包括肺不张、肺水肿和肺炎,表现为一定程度的肺功能不全,如呼吸急促、发热、咳嗽和心动过速,而且年龄越高发生肺部并发症的危险性越高;心脏并发症常见为心绞痛、心肌梗死、充血性心力衰竭和心律不齐。应用与甲基丙烯酸甲酯有关的骨水泥植入综合征主要表现为术中低血压,严重的可出现心搏停止;胃肠道并发症最常见是术后麻痹性肠梗阻,应激性胃出血;肾和尿道并发症主要由电解质紊乱(最常见的是低钠血症)、尿潴留和尿道感染。要密切观察患者的体温、呼吸、心律变化;按医嘱正确及时使用抗生素;做好饮食护理,根据个体差异选择食物,一般应清淡宜消化,适当增加蛋白质、维生素、粗纤维食物,注意有无腹胀、恶心、呕吐及呕吐物的性质和量;要鼓励患者多饮水(2000~3000ml/d),对老年患者要严格掌握和控制液体量、速度,记录24h尿量,动态监测血电解质的变化,保持进出量和电解质的平衡。

(2)血管和神经损伤的观察和护理　在髋关节置换术中,发生血管损伤十分罕见,但可发生坐骨神经、股神经、闭孔神经和腓神经损伤。原因有手术的直接损伤、肢体延长时的牵拉伤、骨水泥的灼热伤和血肿的压迫伤等。术后要密切观察患者的肢体感觉、活动情况,尽早通知医生给予营养神经等对症处理,必要时手术探查粘连松懈,一般预后较好。

(3)骨折的观察和护理　骨折的并发症可发生在髋关节置换术中或术后,如髋关节脱位、股骨髓腔准备和股骨假体插入、髋关节复位操作中均可发生股骨劈裂或骨折,发生率为 3.4% ~ 8.2%。股骨干骨折也可发生在髋关节置换术后数月至数年,如术后肢体活动量增加引起的应力性骨折、失用性骨质疏松、外伤引起的骨折。术后要密切观察患肢肢端血运、活动、感觉情况,有异常及时汇报医生,尽早摄片明确诊断,及时处理。对近端假体周围骨折,骨折若无错位,稳定性良好,患者可早期下地,但避免负重,一般 8 ~ 12 周后骨折自行愈合;对不稳定性近端假体周围骨折,需解剖复位钢丝捆绑环扎,将骨折部位固定;对远端假体周围骨折或假体远外骨折,一般采用长柄假体。对术后发生的骨折,治疗的关键在于预防,平时要多做户外活动,预防骨质疏松的发生,日常生活要注意安全防外伤。

(4)出血和血肿形成的观察和护理   髋关节置换术后出血常发生在术后 24h 内,血肿形成发生在术后第一个 48 ~ 72h 内。原因有患者凝血功能下降、术中止血不彻底和创口各层间隙内引流不畅。所以对于出血和血肿形成的关键是预防,术前要仔细询问患者有无家族出血倾向,既往有无出血病史、肝病史及最近有无水杨酸类药物、激素、抗凝药物的应用等,遵医嘱停用非甾体类抗炎药至少 2 周,控制肝病,对血小板减少及贫血患者应与血液科会诊治疗后才考虑手术;术中要预防损伤大血管,止血要彻底;术后创口引流要通畅,尽可能将创口内血液引出。要密切观察患肢腹股沟及大腿外侧有无肿胀、波动感、皮肤发紧、发紫等,有异常情况及时通知医生处理。必要时行穿刺引流和手术切开引流,穿刺引流通常在术后第 8 ~ 15 日进行,穿刺后用髋人字弹性绷带加压包扎 24h。当怀疑为感染性血肿或出现继发性血色素下降、并出现大腿紧张和疼痛时,一般采用手术切开引流,在原手术切口切开并开放关节,清理血肿,彻底引流。

(5)肢体不等长的护理   肢体不等长多发生在手术侧肢体被延长,患者主诉较多,一方面要做好解释和心理安慰,使患者克服心理障碍;另一方面建议其加高短侧患肢鞋垫,以矫正残留的双下肢不等长,训练正确的步态,随着步态的熟练、骨盆倾斜的矫正,患者的症状也随之改善。

(6)脱位的观察及护理   其处理关键是找到原因。Bernasek 等分析一组因脱位而需翻修的病例后发现,37% 由于假体撞击,30% 由于软组织张力因素,28% 是因为假体的位置改变。多位学者发现后路手术入路与脱位的发生存在一定的关系。因此强调后侧软组织及关节囊(保留者)的修复非常重要。至于用大直径的股骨头假体是否可以降低脱位的发生率还存在争议。

搬运患者及使用便盆时要特别注意,应将骨盆整个托起,切忌屈髋动作。指导患者翻身、取物、下床的动作应遵循一个原则——避免内收屈髋。注意观察双下肢是否等长、肢体有无内旋或外旋、局部有无疼痛和异物突出感,如有上述异常情况应及时报告医生,明确有无脱位,及时给予复位。

(7)深静脉血栓形成的观察及护理   为最常见的并发症,发生率为 50% ~ 70%。在欧美国家这是 THA 最常见的并发症。关于它的争论主要集中于何种预防或治疗方法是最有效的。Freedman 等的研究结果显示华法林和低分子肝素具有一定的优势,但是使用低分子肝素有较高的出血并发症,并且认为定剂量的肝素(fixed-dose heparin)风险最高。对于具体给药方法尚未达成共识,新药的研究也在开展。Pitto 等通过改进手术技巧(植入假体时采用 bone-vacuum 方法)降低髓腔压力来降低静脉血栓的发生,取得了较满意的效果。

　　术后应积极预防深静脉血栓的形成,应注意观察肢体有无肿胀情况,肢端皮肤颜色、温度及有无异常感觉、有无被动牵拉足趾痛,有无胸闷、呼吸困难,发现以上情况应警惕下肢深静脉血栓形成或继发肺栓塞。高龄、肥胖、心功能不全、长期制动等是血栓形成的危险因素,对此类患者可使用下肢静脉泵、足底泵或口服阿司匹林、华法林、低分子右旋糖酐、肝素等药物预防。同时要密切观察皮肤黏膜的出血情况,定时检测凝血酶原时间,预防突发性出血。

　　(8)感染的观察和护理　感染是髋关节置换术后最严重的并发症,发生率为0.5%~1%。根据患者首发症状出现的时间和感染的临床原因分为3期:Ⅰ期感染发生于术后急性期,包括典型的暴发性切口感染、深部血肿感染及表浅感染扩散形成的深部感染;Ⅱ期感染为深部迟发性感染,病情发展缓慢,手术后6~8个月症状逐渐明显;Ⅲ期感染为晚期感染,发生在术后2年以上,一般认为是血源性感染。研究表明:近来此类患者中HIV感染者的情况受到广泛的关注。Lehman等在他们进行的29例HIV阳性或静脉吸毒的THA或TKA患者中18%发生深部感染,患者感染的危险性明显增加。THA感染的患者最常用处理原则为两步再植入法(two-stage reimplantion),先行抗生素骨水泥旷置约3个月,复查血常规,CRP正常后再次手术,术中组织冰冻切片确认无感染征象后再植入假体。

　　术后要密切观察切口有无红、肿、热、痛等局部感染症状,保持伤口敷料的清洁干燥,避免被大小便污染。如术后体温持续升高,3天后切口疼痛加剧,血实验室检查提示白细胞、中性粒细胞百分比升高,虽胸部X线正常,也应考虑切口感染。预防术后感染要严格手术操作和手术室环境,围手术期正规使用抗生素,尽量避免或缩短插导尿管时间;出院时要告知患者防止髋关节的远期感染,及时治疗牙周炎、扁桃体炎、呼吸道感染、泌尿生殖系和皮肤感染。术后感染的治疗措施包括:抗生素治疗、髋部切开引流、清创和改良关节切除成形术、一期或分期全髋关节翻修术。

　　晚期并发症还有假体松动、异位骨化、骨吸收、骨溶解、假体柄损坏等。

四、健康宣教

(一)功能锻炼

主要以肌力、关节活动度和步态训练为主,分三个阶段进行。

1. 第一阶段:为了促进血液循环,防止下肢深静脉血栓的形成,术后1~2天,主要以患肢肌肉的静力收缩运动和远端关节的活动为主,包括如下活动:

　　(1)踝关节主动背伸、跖屈运动　患者仰卧位,最大限度地进行踝关节背伸及跖屈活动,每个动作保持10s后,再放松。

　　(2)股四头肌、腘绳肌训练　患者仰卧位,患肢外展30°保持中立位,膝下可垫以软枕,主动下压膝关节,足跟尽量向前,保持大腿肌肉收缩状态10s,然后放松。

　　(3)臀肌收缩运动　患者平卧位伸直腿,上肢舒适地放在身体的两侧,收缩臀部肌肉,保持10s,放松。以上每组动作持续做10~15min/次,2~3次/d。

2. 第二阶段:为了增强股四头肌和腘绳肌的肌力,改善关节活动范围,使患肢在不负重或部分负重的情况下借助步行器开始行走，术后 3~5 天，主要以患肢肌肉力量和髋、膝关节活动度的训练。包括如下活动：

（1）直腿抬高运动　患者平卧位，患肢伸直向上抬起，要求足跟离开床面 20cm 以上，在空中能滞留 5~10min，以患者不感到疲劳为宜。

（2）屈髋、屈膝运动　患者平卧位，移去膝下软枕，医护人员一手托在患者膝下，一手托住足跟，在不引起患者疼痛的情况下行屈髋、屈膝活动，幅度由小到大，活动量由少到多，逐渐过渡到主动屈髋、屈膝锻炼，但屈髋不能 >90°。

（3）髋关节伸直练习　患者平卧位，屈曲健侧髋、膝关节，做患肢髋关节主动伸直动作，充分伸展屈髋肌及关节囊前部。

（4）髋部外展练习　仰卧位，使患肢向外滑向床沿，然后慢慢恢复原位。以上动作 10~20 次/组，2 组/d 为宜。

3. 第三阶段：为了增加患者身体的平衡性和肢体的协调性，防止意外的发生，术后 6 天~3 个月，在锻炼髋关节活动度和加强股四头肌力量训练的同时做好下床和步态的训练。包括如下活动：

（1）从卧位到坐位的训练　嘱患者双手拉住床上拉手或用力在床上撑起，屈健肢伸患肢，移动身体至健侧床沿，护士在健侧协助，拖住患肢移至床边让小腿自然下垂。注意屈髋不能 >90°，患肢外展。

（2）坐位到站位训练　护士站在患侧扶住患者，让其健肢用力着地，递给拐杖或步行器，利用双手和健肢的支撑力站起，患肢根据个体差异可不负重或部分负重，负重的力量逐渐递增，从开始的 20~30kg（不超过自身体重的 50%），直到可以完全负重。

（3）站位到行走训练　行走时健肢在前先行，患肢跟上，再移动步行器向前。

（4）平衡能力训练　为了患者的安全，在行走前让患者在床尾或用两手扶步行器站立，两腿分开与肩同宽，护士在患者身后左右摇晃其腰部，以了解患者的平衡能力，然后借助步行器行走。整个过程速度要慢，应防止体位性低血压和休克的发生。

（5）上、下楼梯拐杖行走法　上楼梯时健肢先上，拐杖和患肢留在原阶；下楼梯时患肢和拐杖先下，再则是健肢跟下，但不宜登高。

（6）训练日常生活自理能力　指导患者独立完成各项日常生活所必需的动作，如穿裤、穿鞋、穿袜、上下床等，增强患者日常生活的自理能力。

值得注意的是：在指导患者康复训练过程中不可操之过急，要注意幅度、强度和整体协调性，防止强硬牵拉，避免引起患者的疼痛和骨折，以免影响手术治疗效果和术后康复。尤其对有骨质疏松、强直性脊柱炎和发育性髋关节脱位行股骨粗隆下截骨术的患者，建议术后第 1~2 个月内使用步行器或双拐，第 3 个月使用单拐，第 3 个月后可弃拐或用手杖行走。负重的力量逐渐递增，从开始的 20~30kg（不超过自身体重的 50%），直到可以完全负重。此阶段许多患者术侧膝关节在站立位时始终处于伸直状态，随着步态的熟练，步伐的加快，术侧膝关节的活动多能自然过渡到正常。

（二）出院指导

1. 休息　术后 2~3 个月内以平卧或半卧为主，避免患侧卧位，向健侧卧位时，需用外展垫或两个普通枕头分隔双下肢；屈髋不宜大于 90°，避免两下肢交叉动作、髋后伸时外旋肢体和髋屈曲时内收肢体。不坐低矮沙发和凳子;坐在椅子上时不要将身体前倾;一次连续坐位时间宜<45min,不要弯腰捡地上物品或屈膝坐在床上。

2.饮食　指导患者加强营养,多进含蛋白质、维生素、钙、铁丰富的食物,增加自身抵抗力,但要控制体重的增加,以减少对关节的负重。

3.复查　术后3个月内每月复诊一次;6个月内每3个月复诊一次,以后每6个月复诊一次,按时去医院复查。患肢出现胀痛,肢体位置异常或感觉髋关节脱臼,局部切口出现红肿、热、痛等情况应及时就诊。

第二节　创伤性高位截瘫患者的护理

由于脊髓是支配人体感觉、运动等的低级中枢,脊髓损伤后患者大多合并有不同程度的四肢或双下肢、马尾的功能障碍,临床上称为"截瘫"。颈椎骨折、脱位合并颈髓1～4节段损伤,脊髓断裂造成损伤平面以下一切感觉、运动及自主神经功能消失,称高位截瘫。

一、病因及发病机制

(一)病因

脊髓损伤是脊柱骨折或者脱位直接导致的后果,脊髓损伤的程度取决于椎体受伤移位压迫的情况。当椎体骨折脱位或附件骨折时,移位的椎体、碎骨片、椎间盘等组织突入椎管,可直接压迫脊髓引起局部水肿和缺血变性等改变。根据不同程度的损伤,可造成不完全性瘫痪和完全性瘫痪。重度损伤,可发生硬脊膜外血肿,随着血肿的被吸收,大部分功能可恢复,仅留有少部分后遗症。极严重的损伤,可发生脊髓完全横断,神经细胞受损,神经纤维断裂,造成不可恢复的终身瘫痪。据估计,全世界每年新发生脊髓损伤约50万人,其中交通伤40%～50%、运动和娱乐意外10%～25%、坠落伤20%、工作意外伤10%～25%、暴力伤10%～25%。

(二)脊髓损伤机制

脊髓损伤根据发生的急缓可以分为急性脊髓损伤和慢性脊髓损伤,前者主要是各种急性脊柱创伤引起的,包括脊髓神经组织的出血、水肿、挫裂伤、牵拉伤,甚至脊髓连续性完全中断;后者主要有脊髓慢性压迫或缺血性损伤,包括脊柱退变、肿瘤及炎症破坏引起的慢性压迫,缺血性损伤是由于局部血供的中断或者血管栓塞等原因造成。

脊髓损伤包含脊髓组织原发损伤和一系列组织代谢障碍所致的继发性损伤,原发性损伤是指脊髓组织遭受机械性外力损伤后瞬间引起的组织损害;继发性损伤在原发性损伤后较长一段时间内起作用,是一种细胞和分子水平的主动调节过程,具有可逆性,其组织破坏程度甚至超过原发性损伤。目前研究较多的参与机制有:血管机制、自由基学说、氨基酸学说、钙介导机制、电介质失衡、炎症及细胞凋亡等。

二、脊髓损伤分类和分级

(一)脊髓损伤分类

脊髓损伤早期很难确定损伤分类及判断预后,在伤后 24~48h 内可以表现为脊髓休克。在脊髓休克期后,再次神经学检查可以确定损伤程度和病理类型。

1.脊髓震荡与休克 脊髓震荡为轻度脊髓损伤,脊髓功能处于生理停滞状态,脊髓实质无损伤,损伤平面以下感觉、运动及反射消失,于数小时内开始恢复,至 6 周可完全恢复。脊髓休克是脊髓与高级中枢的联系中断后,断面以下脊髓处于无反应状态,损伤后不久也可逐渐恢复,脊髓休克很少超过 24h,但也有持续数天至数周不等。在恢复过程中,原始简单的反射先恢复,复杂高级的反射后恢复。球海绵体反射阳性或肛门反射的恢复是脊髓休克的标志。

2.完全性脊髓损伤 脊髓实质完全性横贯性损害,损伤平面以下感觉、运动完全丧失,包括骶段感觉和运动(括约肌收缩)丧失。

3.不完全脊髓损伤 损伤平面以下感觉、运动不完全丧失,骶段感觉存在,可分为:

(1)前脊髓损伤 脊髓前侧受损,多见于椎体爆裂骨折,骨折块移位进入椎管,损伤或压迫前部脊髓,表现为受伤平面以下大多数运动功能丧失,而下肢深感觉和位置觉存在。

(2)后脊髓损伤 见于椎板骨折下陷压迫脊髓后部,受伤平面以下感觉障碍较运动障碍严重。

(3)中央脊髓损伤 见于脊柱过伸性损伤,因上肢的皮质脊髓束的躯干纤维组成近中央,故特征是上肢功能丧失重,下肢功能丧失轻,肛门周围感觉存在,括约肌可无障碍或轻度障碍。

(4)脊髓半切综合征(Brown-Sequared 综合征) 损伤平面以下同侧运动障碍,对侧感觉障碍,括约肌功能多存在。

(5)混合性脊髓损伤 临床上脊髓不完全性损伤并不具有上述损伤的典型表现,临床表现可能是多种不完全损伤的综合。

4.圆锥损伤 脊髓圆锥属于骶髓部分,位于胸 12~腰 1 水平,脊髓终端位于腰 1~2 椎间隙。圆锥损伤发生于胸腰段脊柱损伤,可以单独发生或者合并马尾损伤,圆锥损伤表现为马鞍区感觉丧失、会阴部肌肉弛缓性麻痹,直肠、膀胱和性功能障碍。如果球海绵体反射和肛门反射消失,说明损伤是不可逆的。单纯的圆锥损伤容易被忽略。

5.马尾神经损伤 可分为完全性和不完全性马尾神经损伤,完全性马尾神经损伤表现为平面以下感觉运动丧失,肛门反射和跟腱反射消失,病理反射不能引出,阴茎勃起也有障碍;不完全性马尾神经损伤则仅表现为损伤的神经根支配区的肌肉运动和感觉区功能障碍。应该明确的是,圆锥损伤无再生能力,遗留永久功能障碍,而马尾作为周围神经具有一定再生能力,只要神经根丝未完全断裂或毁损,就有功能恢复的可能。

(二)脊髓损伤分级

对治疗前脊髓损伤程度和治疗后神经功能恢复情况进行准确、科学的评估仍是脊髓损伤临床研究中必不可少的,神经损伤功能评价、Frankel 分级或 ASIA 分级是国际公认的脊髓神经功能损伤评价标准。

1. Frankel 脊髓损伤分类法　Frankel 分类方法由 Frankel 在 1969 年提出的,一直沿用至今。Frankel 脊髓损伤分类法对脊髓损伤程度进行了粗略的分级,对脊髓损伤治疗前后的神经功能评估和比较有重要价值,在临床上广为使用(见表 2-5-1)。

表 2-5-1　Frankel 脊髓损伤分类法

分级	特　　点
A	损伤平面以下感觉运动功能完全丧失
B	损伤平面以下只残留部分感觉(包括骶区感觉),但随意运动消失
C	损伤平面以下感觉存在,并保留一些运动功能,但无实用价值(2-3 级肌力)
D	损伤平面以下感觉存在,且存留了部分有用的运动功能(肌力 4 级),可扶拐行走
E	感觉运动功能正常,既无神经损伤的症状和体征,但可有病理反射

2. ASIA 脊髓损伤分级系统　ASIA 分级系统是 1982 年由美国脊髓损伤协会提出的脊髓损伤分类方法,并在 1997 年进行修订,是目前国际上最为精确和全面的脊髓损伤分类方法,可以进行量化分析和比较,包括损伤水平和损伤程度的评价,见表 2-5-2。

表 2-5-2　ASIA 脊髓损伤分级系统

分级	特　　点
A 级(完全性损伤):	在脊髓损伤神经平面以下,包括骶段 S4~S5(鞍区)无任何运动及感觉功能保留。
B 级(不完全性损伤):	在脊髓损伤神经平面以下.包括骶段 S4~S5 区有感觉功能保留,但无任何运动功能保留。
C 级(不完全性损伤):	在脊髓损伤神经平面以下有运动功能保留,但脊髓损伤神经平面以下有一半以上的关键肌肌力等于 3 级。
D 级(不完全性损伤):	在脊髓损伤神经平面以下有运动功能保留,且脊髓损伤神经平面以下至少有一半的关键肌肌力等于或大于 3 级。
E 级(正常):	感觉和运动功能正常。

三、临床表现及诊断

(一)临床表现

严重外伤后,脊髓损伤平面以下的感觉、运动、反射、括约肌和自主神经功能均出现障碍。脊髓损伤的部位与所造成的残障程度有着密切的关系,如第三颈椎和第四颈椎损伤后表现为四肢瘫痪,会影响到呼吸功能而导致死亡;颈椎$_5$平面以下损伤,由于膈神经未受累,所以仍可维持呼吸,而上肢活动功能丧失;颈椎$_6$平面损伤,肩部能活动,能屈肘,但不能伸肘、伸腕,手指不能活动。颈椎$_7$平面损伤,则颈$_8$胸$_1$神经受累,该神经支配的小鱼际肌肉瘫痪,能伸肘、伸腕,不能屈无名指、小指和对掌。

(二)诊断

诊断脊髓损伤的严重程度是确定治疗方案和判断预后的重要依据,对评价各种治疗方法的实际价值也有重要意义。

1. 神经学检查　包括截瘫指数法,Frankel 分级法,国际脊髓损伤神经分类标准等。

2. 影像学检查　在所有影像学检查中,MRI 能准确评价损伤范围,对脊髓损伤提供最直接的、有价值的资料。脊髓损伤后 MRI 信号变化可分为出血型、水肿型、混合型。

3. 诱发电位检查　包括体感诱发电位、运动诱发电位、皮层体感诱发电位等检查。

四、治疗原则

根据脊髓损伤病理改变,目前认为伤后 6h 内是治疗黄金时期,24h 内为急性期,故应遵循尽早治疗的原则,根据病史,查体以及影象学检查,确定脊柱和脊髓损伤程度,结合药物及手术等综合方法治疗脊髓损伤,并预防和治疗并发症,后期行功能重建。

1. 全身治疗　对减少早期病死率非常重要。在全身治疗中保持呼吸道通畅、保证供氧、预防并发症、维持血液循环和水电解质平衡是早期应重视的处理。

2. 药物治疗

(1)皮质激素　损伤 8h 内应用可明显改善完全性和不完全性脊髓神经损伤的功能。常大剂量应用甲泼尼龙,首次剂量可达 30mg/kg 体重,15min 内静脉滴入,隔 45min 后采用 5.4mg/kg 静脉点滴,维持 24h。

(2)渗透性利尿　可排除脊髓损伤后细胞外水肿。常用 20% 甘露醇或 50% 葡萄糖。

(3)神经节甘酯　在颈脊髓损伤 48～72h 后给予 100mg/d,持续 3～4 周。

(4)其他　如神经营养因子、氧化剂和自由基清除剂、钙离子阻滞剂等。

3. 高压氧治疗　在损伤早期 4～6h 为治疗黄金期。可提高组织含氧量,促进脊髓中胶原形成。

4. 手术治疗　有颈椎前路减压植骨融合术、脊椎后路手术、胸腰段骨折前路手术、胸腰段骨折后路手术等。手术目的是解除脊髓压迫,重建脊椎稳定性、生理曲度及其高度,为恢复脊髓功能创造条件。

五、护理

(一)术前护理

1. 现场急救　要注意防止脊髓损伤加重。搬动前首先检查肢体活动及感觉有否异常,如无异常,可在头颈部固定位置下搬运患者,平卧于硬板上,头颈部两侧加垫避免摆动;如检查有神经症状,固定并轻轻牵引头颈纵轴方向移至硬板上,迅速转送。

2. 病情观察　损伤早期生命体征变化很大,需密切观察体温、脉搏、呼吸、血压,对 C_4 平面以上的脊髓损伤尤其注意呼吸和血氧饱和度的变化;观察患者的神志、情绪,注意有无烦躁不安和淡漠等异常状态;评估瘫痪肢体活动及感觉变化、运动及反射等功能的恢复情况,并详细记录对照。观察瘫痪肢体的功能位及皮肤的颜色、温度。

3. 心理护理　颈椎外伤合并高位脊髓损伤伴截瘫是一种严重的创伤性损伤,伤情常较严重而复杂,导致患者恐惧、悲哀、绝望的心理。因此,护士应多巡视病房,用鼓励性的语言,多与之交谈,给予安慰和必要的病情解释,稳定其情绪,使他们树立战胜疾病的信心。

4.并发症的护理 多数患者并非死于颈椎骨折本身,而是由于各类并发症所导致。因此,并发症的护理极其重要,很大程度上决定了颈椎外伤的治疗结局。

(1)中枢性高热的护理 颈椎骨折脱位造成高位截瘫时,可引起体温调节中枢障碍,且植物神经功能障碍影响出汗散热,故可发生中枢性高热,常在伤后一周内出现。应保持病室通风,调节室温20～23℃,鼓励多饮水,补充足够的水、电解质。温水擦浴或酒精擦浴,头部置冰帽,腋窝、腹股沟等大血管部位放置冰袋。综合物理降温时注意密切观察病情变化及降温效果,注意观察是否有面色苍白、口唇发绀、四肢冰冷、皮肤发花、寒战等寒冷反应症状,出现症状应暂停物理降温。使用冰袋不得置于前胸、腹部及后颈等部位,因这些部位对冷刺激敏感,以防发生冻疮及反射性心率减慢、腹泻等并发症。

(2)呼吸道梗阻和感染 呼吸道梗阻和感染是截瘫患者早期死亡的主要原因。高位截瘫患者因呼吸肌麻痹,长期卧床,呼吸道分泌物不易排出而易发生肺部感染。因此需要保持室内空气新鲜、对流、温湿度适宜,定期进行室内空气消毒,采用湿式打扫。鼓励患者进行有效的深呼吸、咳嗽、咳痰,每2h协助患者翻身拍背,以助排痰。对于气管切开患者应正确吸痰、湿化气道、清洁口腔等护理,用双层湿纱布覆盖气管口,雾化吸入2次/d。

(3)应激性溃疡 脊髓损伤后,胃肠道的交感和副交感神经支配失调,受患者紧张及抑郁情绪的影响,以及医源性因素如大剂量激素的应用,易发生应激性溃疡。因此,应重视患者主诉,密切观察有无腹痛、恶心、呕吐物及大便的颜色、量、性状的变化,及早发现出血症状,及时处理。

(4)深静脉血栓 脊髓损伤后,患者长期卧床静脉血液淤滞,血液处于高凝状态,以及外伤同时使静脉血管内膜损伤,血小板黏附发生聚集并释放生物活性物质,促进血栓形成。药物预防的应用:①间接凝血酶阻滞剂如普通肝素或未分级肝素。②直接凝血酶阻滞剂如水蛭素、华法林及阿司匹林等。③其他如低分子右旋糖酐。机械性预防措施有早期运动、等级弹力袜、间歇气体加压装置、足底静脉泵等。注意早期观察双下肢有无色泽、皮温改变、水肿、浅静脉怒张,必要时测量比较两下肢周径,若相差0.5cm以上及时通知医生。一旦血栓形成,患肢应制动,禁止热敷、按摩、膝下不垫枕,下肢垫不要太硬。饮食宜进低脂、富纤维素食物,保持大便通畅。进行溶栓治疗的同时应监测生命体征,尤其注意呼吸,以防发生肺栓塞;定时检查身体其他部位出血情况,患肢情况,定期复查凝血功能。

(5)低钠血症 颈髓损伤后出现低钠血症多尿原因:颈髓损伤后使视丘脑下部受到刺激或轻微损伤,植物神经调节发生障碍,迷走神经支配占优势,截瘫平面以下血管张力低下,有效循环血量减少,使抗利尿激素分泌增加;住院期间使用呋塞米、甘露醇脱水治疗发挥利尿作用;受伤后进食量减少导致钠的摄入量减少。低钠血症多于伤后2～15天发生,尿钠在低钠血症前6～12h就明显上升。因此,颈髓损伤后患者入院后立即予血钠和尿钠的检测。尿的检查包括24h尿钠、尿密度的测定,记24h尿量。发现患者有倦怠、淡漠、恶心呕吐,就应疑为低钠。出现低钠血症颈髓损伤后患者多表现为头晕、烦躁、易激惹,夜间重,白天轻,有时镇静剂也难控制。血钠在130mmol/L以下时,会出现脉搏细速、血压不稳定或下降、脉压变小等症状。低钠血症程度与脊髓损伤程度及发热明显相关,血钠在 125～135mmol/L 时,可口服补钠,喝含盐汤类,少喝白开水,每日入水量少于 1000ml;血钠＜125mmol/L,应限制饮水,采用静脉输液补钠。一般预防剂量的静脉补钠 4～8g/d。如发生低钠血症者,根据血钠降低的严重程度,静脉补钠 12.5～21.08g/d。补纳速度不宜过快,一般用 3％氯化钠注射液,速度为 5ml/min。

(6)泌尿系感染与结石 高位截瘫患者因神经系统受损,膀胱失去收缩功能,逼尿肌麻痹,内括约肌收缩,外括约肌松弛而发生尿潴留,长期留置导尿易造成泌尿系感染与结石。鼓励患者多饮水,不输液的患者每日饮水达 3000～4000ml,清洗会阴部 2 次/d,保持局部清洁、干燥,并用 5％PVP-I 消毒尿道口 2 次。男性患者清洗后可用 1 块纱布缠绕龟头以避免被褥污染。集尿袋每周更换 1～2 次,每月更换导尿管并妥善固定,定时开放导尿管,训练膀胱括约肌舒缩功能,开始间歇时间可为 2～3h,逐渐延长至 4～6h 开放 1 次。观察记录尿液的性质、量、颜色,定期做尿常规检查,发现问题及时处理。

(7)压疮 截瘫患者由于全身抵抗力下降,皮肤弹性降低,局部组织长期受压缺血缺氧而易发生压疮。翻身是预防压疮的根本措施。保持床单位干燥、平整无皱折。每 2h 翻身一次,避免拖、拉、拽而损伤皮肤,患者可卧特制翻身床、气垫床、明胶床等。慎用热水袋,勿用热水浸泡手脚以防烫伤。同时给予高蛋白、高热量、高维生素饮食,增加机体免疫力。已发生褥疮应分析原因,避免继续受压,定时用周林频谱仪照射,改善局部血供,使创面干燥早日愈合。

5. 功能锻炼 截瘫患者由于损伤平面以下的躯体运动功能丧失,易发生肌肉萎缩、关节强直或屈曲挛缩等。功能锻炼应与治疗同时进行,可行推拿、按摩、被动活动四肢各个关节,向心性按摩下肢,3～5 次/d,30min/次。四肢各个关节置于功能位,保持踝关节 90°位,预防足下垂畸形。根据患者的肌力水平、截瘫平面,与患者家属共同制订锻炼计划,逐渐增加锻炼强度,增加肌肉力量和神经系统的协调锻炼。

(二)术后护理

1. 生命体征监测 术后入复苏室待完全清醒后回病室,持续心电监护 72h,每 15～30 min 监测血压、心率、心律、呼吸和血氧饱和度,每小时观察呼吸频率、深浅度及呼吸的音调有无异常,有无憋气、呼吸困难、血氧饱和度下降等症状。重视患者的主诉,夜间加强巡视,警惕呼吸睡眠暂停综合征;当呼吸≤10 次/min,及时唤醒患者。并要注意创面有无渗血、出血及引流量,记录尿量评估出入量是否平衡,观察患者有无血容量不足早期征象,如面色改变、烦躁、哈欠、头晕等。

2. 脊髓神经功能观察 术后要重视观察患者截瘫平面、四肢感觉、运动及肌力情况,评估手术减压效果。多数患者术后脊髓压迫症状有不同程度改善,也有患者术后四肢肌力、感觉、运动有所减退,多与术后脊髓水肿有关。可于术后 3 天内预防性静脉使用 20％甘露醇 250ml,2 次/d,或用甲泼尼龙 40mg 微泵静推 2 次/d。如发现有麻木加重、活动障碍及时通知医生,以免脊髓受压过久造成不可逆的损伤。

3. 切口引流管的护理 颈椎术后为避免创面渗血对脊髓、气管造成压迫,常规放置引流管行负压引流。引流管一般放置 24～48h。应严密观察切口有无红肿、渗液、渗血等情况,检查切口周围皮肤张力有无增高,当发现张力增高时应通知医生,给予脱水消肿治疗。保持负压引流有效,防止堵管及逆行感染。记录引流物量、颜色和性状,如血性引流液每小时＞100ml、持续3h提示有出血可能,需立即报告医生并去负压引流;如引流物颜色为淡血性或洗肉水样,24h引流量超过500ml,应考虑有脑脊液漏。

4.体位护理 由于颈椎手术的解剖特殊性,尤其颈椎减压术后,以及内固定不确切者,术后尤其要重视体位护理。

(1)正确搬运 协助患者佩戴颈围,搬运时至少有三人以保证头颈中立位。由一名医生专门负责患者头部,其他人员将患者身体水平抬起,同时用力移至病床,取平卧位,两侧头颈砂袋制动。

(2)术后6h内去枕平卧,颈部沙袋制动,6h后协助仰卧和45°半侧卧,每2小时交替轴向翻身,保持头、颈、胸一直线。术后第1天,可摇高床头15°,或垫薄枕保持颈椎生理前凸。第2天拔除颈部伤口引流管,拍片复查内固定位置良好,可予颈围固定,鼓励患者半坐位活动。按照先90°坐位→床旁坐位→床旁站立→床周行走→病室内行走的顺序进行。起床活动时必须佩戴颈托,确保颈部不扭曲、避免剧烈旋转,以防内固定松动。护士在旁指导和保护。

(3)支具穿戴护理 颈椎骨折行后路寰枢融合术,虽然固定疗效确切,能明显提高寰枢段前后方向的稳定性,但抗侧弯和抗旋转能力较差。为提高植骨融合率并保证内固定的可靠性,仅依靠颈围保护不能达到固定效果,术后5天为患者量身定做头颈胸支具(见图2-5-1),以确保头颈中立位不前屈不旋转,鼓励患者在支具保护下早期离床活动。穿戴支具时必须松紧合宜,并在枕后、下颌、肩胛等骨隆突处加海绵衬垫以免皮肤破损。护士教会患者家属正确的穿戴方法。

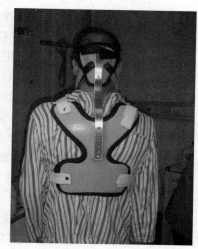

图2-5-1 头颈胸支具

5.饮食护理 颈椎前路手术由于术中牵拉气管食管、或麻醉鼻插管引起鼻咽部黏膜损伤水肿,患者可出现一过性咽喉痛及吞咽困难。因此,术后24～48h内指导患者多食冷饮,以减轻咽喉部的充血水肿;进清淡易消化半流质饮食,避免辛辣刺激食物及甜食,以减少患者呛咳和痰液,同时注意食物温度不宜过烫,以免加重咽喉部水肿,待疼痛减轻后进普食。对于进食少和病情危重的患者应给予静脉营养支持。

(三)术后并发症护理

1.颈部血肿 是颈前路手术较危急的并发症,处理不及时可造成患者窒息死亡。主要由于血管结扎不牢固、止血不彻底、术后引流不畅,或患者凝血功能不良所致的创口出血而引起的血肿。因此在手术后48h,尤其是在12h内,除严密观察生命体征外,应密切注意颈部外形是否肿胀,引流管是否通畅和引流量,有无呼吸异常等,另外要认真听取患者主诉,严密观察,及时巡视。对有高血压病史者,应注意控制血压,预防和减少创口出血。

2.喉上、喉返神经损伤 喉返神经位于气管、食管沟内,在手术暴露过程中,颈部粗短暴露颈椎间盘较困难,或有些患者本身解剖变异、特殊体质等,因为手术暴露过程误夹、误切、牵拉过久所致。表现为声音嘶哑、憋气,应做好解释安慰,解除顾虑。喉上神经损伤表现为术后出现一过性呛咳,不能进水等流质,发现患者进流食出现呛咳,应告知患者暂禁食流质,并报告医生给予增加输液量;根据情况给予固体食物,嘱咐慢嚼细吞,一般都能自行恢复。

3. 脊髓损伤加重和神经根损伤　多见于手术止血不彻底,血肿压迫引起或减压时操作的震动对脊髓的冲击、基础疾病影响;神经根的损害多源于器械的刺激、直接挫伤或对神经的牵引过度引起。该类手术患者妥善安置后,应及时观察四肢的感觉活动及大小便情况,以便及时发现异常,报告医生处理。

4. 脑脊液漏　为后纵韧带与硬膜囊粘连严重,手术分离或切除后纵韧带时损伤硬膜囊所致。发现上述情况后,立即将切口负压引流改普通引流袋引流,去枕平卧,术后采取严格的颈部制动、切口局部用 1kg 砂袋加压。对头晕、呕吐患者,抬高床尾 30°～45°,予头低脚高位。同时报告医生,遵医嘱静脉滴注平衡液,必要时予拔管,切口加密缝合。

5. 植骨块部分滑脱　与术后颈椎前屈后伸幅度较大,挤压植骨块向前移位;植骨块过大、重击后嵌入椎间隙;骨块碎裂后易移位;搬运不当、颈部制动控制不严有关。术后回病房在搬运、翻身时要保持脊柱一条直线,避免颈椎前屈、后伸幅度过大。另外选择合适的颈托或颈部外固定支架固定颈部,固定时间为 3 个月。严格限制颈部活动,平卧时颈部两侧用砂袋制动。严密观察,如影响吞咽及时告知医生,必要时行手术治疗。

6. 供骨处感染及血肿　主要与供骨处为松质骨,容易渗血;患者早期剧烈活动等有关。对于感染患者应加强换药,保持创口敷料的清洁干燥,延长起床活动时间,从 5 天延长至 10 天,以减少活动,指导合理营养。发热者做好发热护理,进行对症处理,遵医嘱全身应用抗生素。血糖偏高者监测血糖,积极进行糖尿病治疗以控制血糖。对于血肿患者,拆除缝线,清除积血并切开引流,积极抗感染治疗。供骨处有引流者要保持引流通畅。

7. 肺部感染　是颈椎前路手术患者死亡的主要原因,发生率高。注意保持呼吸道通畅,及时清除分泌物,予吸氧、雾化吸入、沐舒坦口服或静脉滴注化痰治疗。指导、鼓励患者做深呼吸,有效咳嗽。对于呼吸肌麻痹患者,在患者吸气末用双手从胸廓两侧向内挤压向上推,并指导患者做咳嗽动作,以协助排痰;同时使用抗生素控制感染。预防肺部感染的最好方法是让患者尽早从床上坐起,如戴好颈围或定制的颈部外固定支架支托坐起,有利于患者呼吸道通畅,便于排痰。

（四）康复教育

1. 功能锻炼和重建　近年来人们也用功能重组来解释脊髓损伤后肢体运动功能的恢复问题。即认为在正常情况下脊髓内已经存在的神经网络,在脊髓损伤后通过一定的功能锻炼可以发生功能重组,但应强调,这种功能重组具有"功能依赖性"也就是依赖于功能锻炼,否则就不能出现肢体运动功能的恢复。要做好患者及家属的思想工作,充分调动患者积极性,持之以恒,使患者的功能损害减少到最低限度,早日回归社会。

2. 泌尿系统的康复　脊髓损伤后膀胱括约肌失去神经支配后发生尿潴留、尿路感染,严重者可导致患者死亡。脊髓损伤患者神经性膀胱治疗的最终目的是尽早建立自主排尿节律,不施行或少施行导尿,尽可能提高患者生活质量。目前常采用手法训练,在拔除导尿管后,要定时按摩下腹部膀胱区,由轻到重从上腹部慢慢向下推按,直到膀胱内尿液全部排出为止。在发达国家,普遍采用间歇性导尿,已成为急慢性脊髓损伤患者最常见的方法。间歇性导尿可使患者相对处于不带导尿管,以便膀胱周期性扩张刺激膀胱功能的恢复。

3. 呼吸系统的康复　脊髓损伤患者长期卧床或呼吸肌运动障碍,呼吸道分泌物排出不畅,可引起肺部感染。应每天勤做深呼吸和有效咳嗽。

胃肠功能的康复　可提供足够的热量、蛋白质以恢复细胞免疫功能,增强肌体免疫力,减少伤后感染的发生。如患者无明显腹胀,应尽可能在伤后 1～2 天开始进食,并辅以静脉营养,以维持肠黏膜的完整性和免疫功能。患者因脊髓神经损伤和长期卧床,肠蠕动减慢而易发生便秘,鼓励患者保持每日饮水量在 1500ml 以上、多食富含粗纤维的蔬菜、水果,教会家属以脐为中心顺时针方向环形按摩腹部 3 min,4 次/d;也可给予热敷,养成定时排便的习惯,保证每 2～3 天解大便 1 次,必要时可应用润滑剂或缓泻剂。

4. 心理康复　几乎所有的脊髓损伤患者在伤后均有严重的心理障碍,包括极度抑郁、烦躁,甚至发生精神分裂症。因此必须与家属协同向患者进行细致耐心的沟通,多给予鼓励性语言,帮助患者建立信心。同时加强安全防护,应特别对家属强调截瘫患者因皮肤感觉丧失,加上行动不便,在家中不仅要防止烫伤、冻伤、跌伤、碰伤等意外伤害,而且要预防自伤、自杀等情况。

思考题

一、单项选择题

1. 髋关节置换后患肢应保持:
　　A. 外展位　　　　　B. 中立位　　　　　C. 外展中立位　　　D. 以上都对

2. 有关髋关节置换术后的体位下例哪项是正确的?
　　A. 患侧卧位　　　　B. 健侧卧位　　　　C. 抬高患者　　　　D. 避免患侧卧位

3. 下例哪项是髋关节置换术后最严重的并发症?
　　A. 脱位　　　　　　B. 深静脉血栓形成　C. 出血　　　　　　D. 感染

4. 髋关节置换患者上楼梯训练下例哪项是正确的?
　　A. 健肢先上,患肢跟上　　　　　　　　B. 患肢先上,健肢跟上
　　C. 拐杖先上,患肢跟上　　　　　　　　D. 以上都不对

5. 髋关节置换患者下楼梯训练下例哪项是正确的?
　　A. 健肢先下,患肢跟下　　　　　　　　B. 患肢先下,健肢跟下
　　C. 拐杖先下,患肢跟下　　　　　　　　D. 以上都不对

6. 髋关节置换患者下例哪项不是锻炼的禁忌证?
　　A. 盘腿坐　　　　　B. 跷二郎腿　　　　C. 坐矮凳　　　　　D. 屈髋锻炼

7. 脊髓损伤患者神经性膀胱治疗的最终目的是:
　　A. 尽早建立自主排尿节律　　　　　　　B. 不施行或少施行导尿
　　C. 提高患者生活质量　　　　　　　　　D. 预防尿路感染

8. 引起脊髓损伤患者死亡的主要并发症是:

A. 深静脉血栓形成 B. 压疮
C. 尿路感染 D. 呼吸道感染

9. 脊髓损伤高压氧治疗的目的黄金时间是：

A. 立即 B. 早期 5～6 小时
C. 早期 4～6 小时 D. 24 小时以内

10. 上颈段(颈椎 1－4 段)支配完全损伤,可造成哪项症状：

A. 高位截瘫　　B. 四肢瘫　　C. 偏瘫　　　D. 以上都对

二、名词解释

1. 人工全髋关节置换术　2. 股骨头置换术　3. 完全性脊髓损伤　4. 不完全脊髓损伤

三、问答题

1. 髋关节置换术后最常见的并发症?
2. 人工全髋置换术适应证有哪些?
3. 高位截瘫患者行前路手术后常见的并发症?
4. 脊髓损伤的常见分类?
5. 急性低钠血症的护理措施?

参考答案

一、单项选择题

1. B　2. D　3. D　4. A　5. B　6. D　7. A　8. D　9. C　10. A

二、名词解释(略)

三、问答题(略)

参考文献

1. 贺爱兰, 张明学主编. 实用专科护士丛书骨科分册. 长沙:湖南科学技术出版社, 2004.
2. 娄湘红, 杨晓霞主编. 实用骨科护理学. 北京:科学出版社, 2006.
3. 金紫云. 全髋关节置换术后护理与髋关节脱位分析. 护士进修杂志, 2004, 19(4):371－372.
4. 唐泓源, 张黎明. 关节置换术后深静脉形成的预防护理进展. 中华护理杂志,2005, 40(8):631－632.
5. 吴逸炯, 沈明. 14 例介入治疗下肢深静脉血栓术后并发症的观察和护理. 中华护理杂志, 2006, 41(11):984－985.
6. 刘智鹏, 张长青主编. 骨科疾病诊断与治疗. 北京:军事医学科学出版社, 2006.
7. 冯传汉, 张铁良主编. 临床骨科学(第 2 版). 北京:人民卫生出版社, 2004.
8. 吴立东, 严世贵, 杨泉森主编. 临床关节外科治疗学. 北京:科学技术文献出版社,2008.
9. 曹伟新, 李乐之主编. 外科护理学(第 4 版). 北京:人民卫生出版社,2006.
10. 任蔚虹, 王惠琴主编. 临床骨科护理学. 北京:中国医药科技出版社,2007.
11. 童培建, 肖鲁伟主编. 人工关节置换术并发症防治及术后康复. 北京:人民卫生出版社, 2005.
12. 金爱东, 叶国风. 人工髋关节置换术治疗偏瘫侧股骨颈骨折的护理. 护理与康复,2007,6(2):102.

13. 崇林.高压氧治疗脊髓损伤疗效观察.骨与关节损伤杂志,2003,18:336—337.

14. 李志才,宋一平.高压氧治疗脊髓损伤的体会.骨与关节损伤杂志,1990,5:42

15. 吴阶平,裘法祖主编.黄家驷外科学.北京:人民卫生出版社,2000:2011-2023.

16. 贾连顺,李家顺主编.颈椎外科手术学.上海:上海远东出版社,2001:153-159.

17. 赵定麟主编.临床骨科学诊断分析与治疗要领.北京:人民军医出版社,2003:279-288.

18. 刘景发,尹庆水主编.临床颈椎外科学.北京:人民军医出版社,2005:321-327.

19. 于长隆主编.常见运动创伤的护理和康复.北京:北京大学医学出版社,261-262.

20. 姚建华,胥少汀,季新民.颈椎前路减压并发脊髓损伤加重的原因分析.中国脊柱脊髓杂志,1999,9(5):274-275.

21. 陈雄生,贾连顺,曹师锋等.颈椎前路手术的并发症.中华骨科杂志,2003,23(11):644-649.

（汪四花）

第六章　辅助生育技术与护理

学习目标:
- 知道辅助生育技术现状和发展趋势
- 明确 ART 主流技术、主要衍生技术适应证和基本步骤
- 简述 ART 主流技术和主要衍生技术护理要点及其特点

第一节　概　述

广义的辅助生育技术(assisted reproductive technology, ART)是指所有包含着将卵子从卵巢取出,并在体外进行处理,以达到妊娠为目的的一系列技术。目前世界上实施的临床 ART 主要包括人工授精(artificial insemination, AI)、体外受精-胚胎移植(in vitro fertilization-embryo transfer, IVF-ET) 两大部分,以及与这两大部分密切相关的或由此延伸的系列辅助生殖技术。AI 迄今已有 200 多年的历史。实施时只需将处理过的精子注入女性生殖道,技术简单,操作方便,无创伤性,无需特殊设备,因此沿用至今。虽然近年来对 AI 的技术作了一些改进,如对授精部位进行不断的改进和尝试,但作为 ART 的初级阶段,AI 始终存在不可克服的缺陷,即它必须要有至少一条基本正常的输卵管。为解决输卵管性不孕,在妇产科学、生殖内分泌学、胚胎学、生物学及相关学科学者的共同努力下,体外受精-胚胎移植术(IVF-ET)应运而生。IVF-ET 又称为试管婴儿技术,该技术于 20 世纪 70 年代应用于临床,并于 1978 年 7 月在英国剑桥诞生了世界上第一例试管婴儿。

目前所指的 ART 一般是指 IVF-ET 及其衍生技术。早期 ART 主要用于输卵管性不孕的患者,随着 ART 技术的不断创新和成熟,包括 ART 基本步骤如药物促排卵、取卵、体外授精和胚胎移植等环节及低温冷冻技术的发展,其适应证范围也不断扩展,除输卵管性不孕外,现已作为原因不明性不孕、男性不育、免疫性不孕和子宫内膜异位症合并不孕等的常规治疗手段之一;也用于时控性和选择性生育;并延伸到赠卵、赠胚胎、代孕、胚胎减灭等方面技术。今后的发展目标有:

(1)解决 ART 的低着床率和高流产率问题,以使 ART 的妊娠率上一新台阶。

(2)未成熟卵的培养,以扩大卵细胞的来源,并使卵巢组织的冷冻保存具有临床意义。

(3)卵细胞冻存技术的难点问题。

(4)卵巢组织的冷冻保存及功能复苏。

(5)囊胚培养及移植已显示出其高着床率和低多胎妊娠率的优越性,前景看好,但

须进一步改善囊胚培养的成功率。

（6）种植前遗传学诊断（preimplantation genetic diagnosis，PGD）技术。

（7）克隆技术的医学价值不可估量，但同时也不能低估其负面影响。

（8）起人造子宫作用的体外胚胎培养系统，在体外培养出新生儿，以产生真正意义上的试管婴儿。

第二节　体外受精-胚胎移植

体外受精-胚胎移植（IVF-ET）是 ART 的主流技术，广泛应用于临床，自 1978 年获得临床成功以来，其各环节都有了很大进展。

一、IVF-ET 指征

1. 输卵管性不孕：为主要指征。
2. 原因不明性不孕，artifical insemination husband（AIH）治疗无效。
3. 男性生育力轻度低下，例如精子过少、精子活力差或精液液化不良等。
4. 子宫内膜异位症。
5. 排卵障碍。
6. 免疫性不孕。
7. 赠卵、赠胚胎、代孕。
8. 生殖储备。

二、方法与过程

1. 超促排卵（controlled ovarian hyperstimulating，COH）

初期的 IVF-ET 采用的是自然周期，即不进行超促排卵。其结果是每个周期只能获得 1~2 个卵子，因而妊娠率低。20 世纪 80 年代初，开始用人绝经期促性腺激素（human menopausal gonadotrophin，HMG）促卵泡发育，而目前应用更广泛的是高纯度卵泡刺激素（follicle stimulating hormone，FSH）和重组 FSH。超促排卵药物的应用，使每个周期的获卵数增加，妊娠率也明显提高，但并未像期望的那么高，主要与超促排卵后激素环境异常有关，如黄体生成素（luteinizing hormone，LH）峰过早出现，雄激素和雌激素增高，而孕激素则相对不足，子宫内膜发育异常，卵子发育不同步等。另外，超促排卵还可引起卵巢过度刺激综合征（ovarian hyperstimulating syndrome，OHSS），并有可能存在使卵巢肿瘤发生率增加的潜在危险性。在超促排卵这一环节上，最有意义的进步当属促性腺激素释放激素类似物（gonadotropic hormone releasing hormone analogue，GnRH-a）的应用，即在超促排卵前先用 GnRH-a 作脑垂体降调节。GnRH-a 的应用不但避免了卵子发育不同步，也防止了 LH 峰过早出现，还可在一定范围内自由安排取卵时间。

一般超促排卵的原则是根据患者年龄、月经情况、基础内分泌检测以及卵巢形态等对卵巢储备的预测及既往超促排卵史，决定超促排卵方案。

目前常用的长方案超促排卵，即嘱患者测基础体温（basal body temperature，BBT），在 BBT 上升第 7 天(黄体中期,即于拟超促排卵的前一个周期第 21 天左右)使用 GnRH-a。长效 GnRH-a 使用方便,每周期仅需应用一次,但用药后即不能改变剂量和疗程,还可能影响早期黄体功能;短效 GnRH-a 可随时调整疗程,必要时还可调整剂量,但每天使用欠方便,而且可能漏用,故而各有利弊。用 GnRH-a 后待月经来潮第 3 天开始进行 FSH 超促排卵治疗,目前多采用下降(step-down)方案,起始剂量 225～375U,2 天后减为150～225U。COH 第 6 天开始定期 B 超检查并结合血清 E$_2$监测卵泡发育,根据卵泡发育情况调整 FSH 用量。其他尚有短方案、超短方案和超长方案超促排卵等。

2. 取卵

B 超引导下经阴道取卵早已替代进腹或腹腔镜下取卵而成为常规方法。当优势卵泡直径≥18mm,或至少 3 个卵泡直径≥15mm 时,停 FSH/GnRH-a,35h 后注射人绒毛膜促性腺激素(human chorionic gonadotrophin, HCG)10000IU,注射后 34～36h 内 B 超下经阴道取卵。

3. 体外授精

体外授精是 ART 领域中研究最活跃、发展最快的部分。ART 派生技术大多与体外授精技术的改良有关。常规的 IVF-ET 是在实验室条件下使经过处理的卵子和精子自然受精,并在体外进行一定时间的培养,形成胚胎,然后将胚胎移植到子宫腔。

虽然 IVF-ET 体外受精率可高达 75%～90%,但胚胎的着床率一直徘徊在 10%～15%左右。为了提高 IVF 的妊娠率,人们企图使配子走生理之路,故将卵子和精子直接注入输卵管壶腹部,称输卵管配子移植术(gamete intrafallopian transfer,GIFT),又称礼物婴儿技术。文献报道 GIFT 的妊娠率比 IVF-ET 高 5%～10%,但 GIFT 至少需有一条正常的输卵管,因此临床应用受到一定限制。合子输卵管内移植(ZIFT)是对 GIFT 的改良。

由于人们担心经 GIFT 方式放入输卵管内的配子是否受精,故而衍化成将体外受精后合子移入输卵管。也有人将卵子在体外先受精并成胚胎后再移植入输卵管,此称为 TET(tubal embryo transfer)技术。此外,还有将卵子与经处理的精子混合直接注入子宫腔内使其受精的配子宫腔内移植术(gamete intrauterine transfer,GIUT)和将经处理的卵子和精子直接注入腹腔内的经腹腔配子移植术(peritoneal oocyte and sperm transfer,POST)。而在体外授精环节,突破性进步是单精子卵细胞胞浆内注射(intracytoplasmic sperm injection,ICSI)技术。

4. 胚胎移植(ET)

即用特制的移植管将胚胎移植到子宫腔内。目前移植时间多在受精后 48～72h,一般认为适当推后 ET 时间可提高胚胎着床率。移植胚胎的数量一般以 2 个为宜,单次移植 4 个以上的胚胎并不提高妊娠率,但多胎妊娠的并发症却明显增加。因此,除非患者年龄较大,或胚胎质量欠佳,或既往 IVF-ET 后未孕,否则不应移植 3 个以上的胚胎。

为了提高胚胎着床率,部分学者对移植前胚胎进行辅助孵出处理。辅助孵出技术是指对胚胎的透明带进行人工处理,以使囊胚易于孵出的技术,主要有机械、化学和物理(激光)三种方法。多用于高龄患者、多次胚胎移植失败者、卵子体外培养时间较长而透明带变硬者,对提高胚胎着床率有一定效果。

第三节　IVF 的护理

一、IVF 术前患者准备

1. 了解不孕不育夫妇的心理状态,向他们介绍 IVF-ET 的操作程序及相关知识,同时告知 IVF-ET 的成功率、费用、可能出现的并发症,以及显微授精技术(ICSI)、种植前遗传学诊断(preimplantation genetic diagnosis,PGD)需在常规 IVF-ET 上增加费用及两者的安全性等,并签署相应的知情同意书,使夫妇双方有充分的心理承受能力,并以积极的态度配合治疗。

2. 一般在 IVF 前一周期第 3 天测基础内分泌,并在药物诱导排卵前,完成肝功能、血常规、白带常规、B 超等检查,以及对肝炎、STD 等筛选,同时行子宫腔探查术或模拟移植,了解患者子宫情况,为胚胎移植做好充分准备。

3. 指导患者测基础体温,协助医师行 B 超检查、子宫颈黏液评分,以确定 HCG 注射日。

4. 指导丈夫在女方月经周期第 5 天左右,自行手淫排精,避免 IVF 时精液不新鲜。

5. 确定 HCG 注射日后,停注射 Gn/GnRH-a,并在当晚肌内注射 HCG 10000IU,并嘱丈夫在行取卵后 2~4h 手淫法排精,同时提供无菌、无毒的收集精液的容器。

6. HCG 注射日起阴道准备,可用 5%PVP 棉球擦洗阴道,每日 2 次,取卵术前 1 天腹部及外阴皮肤准备。

7. 术前 8h 禁食,4h 禁水,并予肥皂水灌肠 1 次。

8. 术前 30min~1h,给予镇静剂,可用安定或东莨菪碱。

二、IVF 术前及术中护理

1. 准备好取卵手术包及其他物品,保持恒定的室内温度(28℃左右)。

2. 取卵穿刺针的准备:一般采用双腔穿刺针,其益处在于抽吸的同时能行培养基冲洗。连接试管时要注意负压端必须高于抽吸端,否则易引起卵泡液逆流入负压吸引器。

3. 准备好 B 超、负压吸引器、热台等器械,负压吸引器必须连接保护滤器,以免卵泡液逆流时损坏负压吸引器。

4. 术前阴道探头于消毒液(如 1/1000 苯扎溴铵)浸泡半小时消毒灭菌后,予生理盐水冲洗,以免消毒液残留;穿刺架予高温高压消毒灭菌。嘱患者排空膀胱,取膀胱截石位。

5. IVF 一般采用静脉麻醉,患者去枕,头偏向一侧,保持呼吸道通畅,低流量给氧。

6. 用生理盐水冲洗外阴,铺无菌巾后,再用生理盐水擦洗阴道,并用生理盐水冲净,手术人员手套上滑石粉或使用无滑石粉手套。取卵过程中,实验室及手术室宜暗室,同时做好卵泡液的保温,维持在 37℃。

7. 术中监测血压、脉搏、呼吸、血氧饱和度,并记录。常规准备急救复苏之药品及器械,以便万一发生麻醉意外及时抢救,确保患者生命安全。

三、IVF 术后护理

1. 取卵术后监测患者的血压、脉搏、呼吸，同时观察有无腹痛、阴道流血。

2. 取卵术后 1d 或 2d 开始按医嘱肌内注射黄体酮，以维持黄体功能。既往有慢性盆腔炎、输卵管积水的患者可预防应用抗生素。

3. ET 导管的准备：ET 导管一般采用外套管及内套管，导管以细为宜，既易通过内口，又不带子宫颈黏液和血入子宫腔。不过导管也应有一定直径和硬度，以便克服内口的机械阻力。导管内外表面要平滑，摩擦力小，不易粘着血和黏液。导管末端宜圆滑，以便于滑行通过子宫颈管和子宫腔而不损伤子宫颈组织和内膜。估计较难移植的患者，可准备另一金属内芯。

4. 根据患者的实际情况，决定是否充盈膀胱，并采用不同的体位，如子宫前倾或前屈患者取截石位；子宫急剧前倾或显著后屈患者，宜分别采用膝胸位或背卧位；子宫后倾患者则采用膝胸位。

5. ET 术后卧床休息 2h，即可起床，无活动限制。

6. ET 术后剩余胚胎予以冷冻，向夫妇双方解释有关胚胎冷冻的事宜，如冷冻费用、保存时间、冷冻对胚胎可能产生的影响等，并签署胚胎冷冻协议书。同时与夫妇双方讨论相应的法律问题。首先，夫妇双方均应对胚胎的命运负责。他们可以选择冷冻保存，以提供生殖保险，或供胚胎给其他的不孕夫妇，或捐献用于相关的实验及研究，或选择销毁。同时对胚胎储存时间也有一定的限制，必要时可以定期延长，以免万一医院与患者失去联系时可能出现的问题。

7. ET 术后 14d 左右测血 HCG，如阳性为妊娠，继续肌注黄体酮至孕 3 个月，并在 ET 术后 30d 左右行 B 超检查。如为三胎以上妊娠，需早期行选择性胚胎减灭术。

8. 患者因 OHSS 或其他原因，不宜进行新鲜胚胎移植。应耐心地做好解释工作，解除其顾虑，保持良好的心态。

9. 对未妊娠的患者提供支持，协助患者应对压力，解答患者提问，使其能面对现实，有信心进行进一步的治疗。

10. 做好随访，协助患者克服困难。

第四节　显微授精技术

为解决男性精少、弱精子不能穿过透明带的问题，1988 年有学者利用生化方法将透明带穿孔，使精子进入卵泡膜授精；亦有学者采用透明带部分切除（partial zona dissection，PZD）法，获得妊娠成功；随后，又有学者将 5～20 个精子直接注入透明带下，以帮助授精，称透明带下授精（subzona insemination，SUZI）。但 PZD 和 SUZI 的受精率低，要求精子数 $>5 \times 10^6$ 个 ml，且无法控制多精受精的问题，现已由显微授精技术（ICSI）取代。所谓 ICSI 即是将单个精子经显微注射的方法直接注入卵细胞浆内。最先的设计用于男性不育症患者，目前已不局限于此。

一、ICSI 适应证

1. 严重少、弱精症者:由于 ICSI 仅需数条精子,因此是严重少、弱精症者最有效的治疗方法。

2. 圆头精子或完全不活动精子:ICSI 是唯一可以治疗的办法。不活动精子可取附睾或睾丸精子进行 ICSI,也可通过低渗试验选择活精子行 ICSI。

3. 阻塞性无精症和部分生精功能障碍患者:也可取其睾丸精子作 ICSI。

4. 常规 IVF 无法受精者,再次 IVF 的受精率不会超过 25%,而改作 ICSI 后,则仍可能获得较高的受精率和妊娠率。

5. 卵子冻存后或不成熟卵经体外培养成熟后,透明带变硬,精子不易穿透,可用 ICSI 辅助受精。

6. 种植前遗传学诊断(PGD):为防止多余精子污染,有必要采用 ICSI。

7. 当次常规 IVF 失败后的卵子,作为补救性辅助授精,用 ICSI 后仍可达到较高的受精率,但胚胎的着床率极低。

二、ICSI 过程

基本过程同 IVF-ET,即超促排卵、取卵、体外授精和胚胎移植。关键的不同点是体外授精通过单精子卵浆内注射来完成。

三、安全性

ICSI 技术对治疗男性不育的意义无可非议,但该技术尚存安全性疑虑。

1. ICSI 的临床应用前缺少足够的动物实验和临床资料验证。由于 ICSI 的发展仅 10 余年,故未能对 ICSI 的生物学特征及生殖行为进行随访和观察。

2. ICSI 采用非自然选择的精子,可将遗传缺陷传给下一代。已有众多的实验发现,患者常伴有基因缺陷,约 13%~29% 的患者在 Y 长臂上有基因碱基区域的缺失,该区域命名为"无精子基因"(azoospermia factor,AZF)家族。30%~40% 有 AZF 的精子行 ICSI 能受精妊娠,故能把 Y 型染色体缺失传给男性后代。除了遗传不育基因外,还遗传病理表型基因如婴儿纤维素腺病等遗传性疾病,该病不能自然受精,但 ICSI 能受精,故遗传疾病至子代。

3. 操作时对配子的损伤:注射过程中将杂质 PVP、纤维素、气泡或硅石蚀液混浮液(percoll)颗粒注入卵子,可导致卵子结构的破坏,如纺锤体、细胞微管等骨结构的破坏,使胚胎存在种植前缺陷。

第五节　胚胎冻融技术

1984 年,世界上第一例冰冻胚胎的婴儿在英国诞生。目前,胚胎的冰冻与复苏已成为 ART 的常规技术之一。将新鲜胚胎移植周期中多余的胚胎冻存,在适当的时候将胚胎解冻再植入子宫,不仅大大减少患者精力、费用的消耗,减轻其精神压力,同时也提高了累积妊娠率。现在主要用于：

1. 保存多余胚胎。

2. 减少或避免卵巢过度刺激综合征（OHSS）的发生：在发现患者有发生严重 OHSS 危险时，该周期应放弃胚胎移植。因 OHSS 是一种自限性疾病，如无妊娠，一般在 10d 左右病情自行缓解；而一旦妊娠，病情会明显加重，如发生严重的并发症甚至死亡。

3. 困难性胚胎移植或取卵时穿过子宫腔，估计移植后胚胎着床的可能性很小者。

4. 等待 PGD 结果。

5. 排除供配子者 HIV 感染。

6. 胚胎捐赠计划的周期同步化。

7. 减少多胎妊娠发生：由于胚胎冻融技术的成熟，可以在每个周期少移植胚胎，既能减少多胎妊娠发生，又不至于浪费胚胎资源。

8. 计划生育：即患者不愿在目前生育，而希望能保留年轻时的胚胎。

卵子和卵巢组织的冷冻虽然在临床上有很大的应用前景，如可以克服由于胚胎冻融涉及的伦理问题，解决未育须切除卵巢患者保留生育功能问题等，但成熟的卵子正处于减数分裂时期，常规冻存时常可导致细胞结构的破坏或导致染色体异常等不可逆改变。至今成功的报道不多，是今后一段时间内需解决的技术难题之一。

第六节　种植前遗传学诊断技术

种植前遗传学诊断技术（PGD）是建立在 IVF-ET 基础上的产前诊断技术的延伸。自 1990 年世界上第一例 PGD 婴儿诞生以来，目前世界上 17 个国家的 40 余个 ART 中心已建立了 PGD 技术，至今已有 400 余例健康婴儿诞生。

PGD 通常是指从获得的卵母细胞取极体或体外授精的胚胎部分细胞进行检测，常用的方法是 FISH 和 PCR 技术。PGD 技术难度较大，如遗传物质来源极其有限；单细胞诊断有一定局限性，如单个卵裂球是否能代表整个胚胎已开始受到怀疑；诊断的准确性难以达到 100%；无法重复实验；种植窗时间短，有诊断时间的要求。因此，PGD 是一项新的挑战性技术，然由于优生的要求，预计将有更广泛的应用前景。目前 PGD 主要用于：

1. 染色体分析，以避免严重性连锁疾病。

2. 非整倍体染色体检测，减少高风险多倍体片段缺失或平衡异位的风险。

3. 单基因疾病诊断，如纤维囊性变、镰刀状红细胞贫血、GM 神经节苷脂沉积病 I 型和珠蛋白生成障碍性贫血。

第七节　其他 ART 延伸技术与护理

一、卵子和胚胎捐赠

1983 年英国的 Hodgen 首先报道了切除卵巢的猴子用激素替代＋异猴卵子捐赠获

得成功。紧接着,1984 年 Lutjen 等首次报道采用卵子捐赠 + 性激素替代为一位卵巢早衰妇女使用转移 IVF-ET 技术,获得正常新生儿。该技术为独立研究性激素、胚胎和子宫内膜相互关系提供了唯一的人类载体模型,带动了从细胞、亚细胞和分子水平对胚胎种植窗、子宫内膜和胚胎发育同步化的机制研究,但同时也引起了伦理方面的争论。1995年,欧盟会议建立了卵子捐赠统一规程,以保证对供卵和受卵者的操作安全性及有效性。目前卵子捐赠的指征为:

1. 卵巢无功能:卵巢早衰,卵巢去势,卵巢抵抗综合征。
2. 卵巢功能减退:绝经前后。
3. 女性遗传性疾病携带者。
4. 反复 IVF-ET 或 ICSI 失败。

胚胎捐赠由于双方染色体均非来自要求生育的父母方,故较少采用,主要适用于男女双方均有遗传性疾病者或女方需受赠卵子而又没有卵子来源者。但自从捐赠胚胎成功分娩以来,胚胎的免疫保护作用备受关注,与器官移植排斥作用之间关系的研究也日益深入。与捐赠卵子一样,同样存在伦理方面的争议。目前我国禁止胚胎捐赠。

二、代孕

代孕是借助 IVF-ET 技术,帮助无子宫、子宫切除、子宫严重病变无法完成妊娠任务,或由于健康原因不宜或不能承受妊娠和分娩过程的女性获得新生儿的技术。在医学上,该技术并无突破性进展,然而在法律和伦理问题上的争论最突出。尤其发生纠纷也较多,一些发达国家已对此立法,国内也由国务院颁布条令,于 2001 年 8 月 1 日起禁止施行代孕技术。

三、胚胎减灭术

多胎妊娠是 ART 的常见并发症。三胎妊娠可以根据孕妇健康状况、身高、家庭经济状况、夫妇意愿等决定是否行胚胎减灭术。四胎或四胎以上多胎妊娠应行胚胎减灭术。胚胎减灭术一般在人工授精或胚胎移植后 4 ~ 6 周,B 超能清晰显示胚胎心搏时进行。目前多选用 B 超引导下经阴道穹隆直接胚囊内穿刺,用机械手段使胚胎心搏停止。术后需用宫缩抑制剂、抗生素和止血剂,以防流产、继发感染和子宫内出血。

四、胚胎减灭术的护理

1. 患者准备和心理护理

(1)一般准备:术前应全面了解心、肺、肝、肾等重要生命器官的功能,检查并记录体温、血压、脉搏、呼吸等生命体征变化;查看心电图、胸片、血、尿、白带常规等检查结果。

(2)术前告之患者及家属此项治疗的过程及可能发生的危险,如术后感染、全部胎儿丢失及 24 周前流产概率、羊水栓塞等,同时签署知情同意书。

(3)肠道准备:为减少对胎儿的影响,选择性减胎术一般采用硬膜外麻醉,麻醉前至少 8h 开始禁食、4h 禁水,以保证胃彻底排空。有关禁食禁水的重要意义,必须向患者及家属交代清楚,以取得合作。

(4)术前 1d 做好外阴皮肤及背部麻醉区的皮肤准备,术前 1d 及手术日晨用 5%聚维酮碘溶液擦洗阴道。

(5)做好术中麻醉用药及术后抗生素的药物过敏试验;并予安定、东莨菪碱等术前镇静剂,以减轻患者术前焦虑水平。

(6)保胎治疗:可以黄体酮肌注及沙丁胺醇(舒喘灵)口服安胎治疗。

(7)心理护理:进行选择性减胎术的患者,往往经历过人工授精、体外受精-胚胎移植等辅助生育技术,不孕及长期的诊断、治疗使患者必须面对巨大的社会、家庭压力,既担心流产、早产的发生,更担心选择性减胎术的高风险性。医护人员必须对患者及家属解释选择性减胎术的必要性,详细介绍操作的具体步骤,关心、体贴患者,让患者说出自己的感受,热情回答患者的问题,以取得患者的信任和配合。

2. 术前及术中护理

(1)准备好 B 超机、穿刺架及减胎针。调节 B 超至图象清晰、大小合适,减胎针可用单腔或双腔。有专门的减胎针用于临床,如 COOK 公司 K-UB-1752 即为专用的减胎针,该减胎针分外套和内芯,可减少术中损伤,同时双腔又有利于抽吸。

(2)患者取膀胱截石位,术中要经常询问患者有何不适,可抚摸其不适处或轻握其手,使患者得到安慰和鼓励,以减轻其失去孩子的"情感疼痛";同时术中监视胎心及孕囊的变化,并观察患者的生命体征。

3. 术后护理

(1)术后监测体温、脉搏、呼吸、血压等生命体征,密切观察有无腹痛及阴道流血,注意出血量、出血时间的长短、血的颜色、有无血块和组织排出,排出前有无腹痛加剧。如有组织排出需保留标本送病理检查。

(2)术后患者需绝对卧床休息,禁止不必要的妇科检查,以减少对子宫的刺激,并使用无菌垫巾,保持外阴清洁,预防感染。

(3)药物治疗:根据药物过敏试验,选择适当的抗生素,并适当给予一些止血剂。

(4)保胎治疗:继续术前保胎治疗,并可用硫酸镁静滴安胎治疗。同时在 B 超、血 HCG、基础体温的测定下,动态监测胚胎的发育。

(5)术后 6h 禁食,适当补液,予高蛋白、高维生素饮食,以增强机体的抵抗力;同时保持大便通畅,如有便秘,可用开塞露等。禁止用肥皂水灌肠。

思考题

一、单选题

1. 超卵排卵前 GnRH-a 的应用,可解决其他药物不能解决的问题,除哪项以外?

    A. 避免了卵子发育不同步　　　　B. 防止了 LH 峰过早出现

    C. 子宫内膜发育异常　　　　　　D. 在一定范围内自由安排取卵时间

2. 临床 ART 主要是人工授精,还有哪一部分?

    A. 基础内分泌检测　　　　　　　B. 体外受精—胚胎移植

    C. 卵巢形态评估　　　　　　　　D. B 超引导下经阴道取卵

3. IVF 取卵前阴道应用下列哪种液体冲洗和擦洗?

A. 碘酒 B. 酒精 C. PVP 液 D. 生理盐水

4. 取卵过程中,卵泡液应保持温度在:

A. 室温 B. 4℃低温 C. 0℃低温 D. 37℃温

5. 胚胎减灭术前一天,阴道应用下列液体擦洗?

A. 碘酒 B. 酒精 C. PVP 液 D. 生理盐水

6. 胚胎移植术后,患者应卧床休息:

A. 6 小时 B. 1 小时 C. 2 小时 D. 4 小时

7. 原因不明性不孕症的治疗首先考虑:

A. 人工授精 B. 促排卵 C. IVF-ET D. ICSI

8. 输卵管阻塞性不孕症的治疗首先考虑:

A. 通液 B. 促排卵 C. 人工授精 D. IVF-ET

9. 胚胎减灭术一般在何时进行?

A. 人工授精或胚胎移植后 2～3 周 B. 人工授精或胚胎移植后 3～4 周

C. 人工授精或胚胎移植后 1～2 周 D. 人工授精或～胚胎移植后 4～6 周

10. ET 术后为妊娠,继续肌注黄体酮需多长时间?

A. 3 个月 B. 2 个月 C. 1 个月 D. 2 周

二、名词解释

1. 辅助生育技术 2. 礼物婴儿技术 3. 显微授精技术 4. 胚胎移植

三、问答题

1. ART 是指哪些技术? 目前的主流技术有哪些? 仍面临哪些问题?

2. 人工授精与 IVF-ET 有什么不同?

3. IVF-ET 的常用适应证是什么? 主要步骤有哪些?

4. IVF-ET 的护理要点是什么?

5. IVF-ET 与 ICSI 技术上的本质区别是什么?

6. ICSI 的适应证有哪些?

7. 胚胎冻融技术有何临床意义?

参考答案

一、单选题

1. C 2. B 3. D 4. D 5. C 6. C 7. A 8. D 9. D 10. A

二、名词解释:略

三、问答题:略

参考文献

1. 徐键. 由 IVF-ET 衍生的技术. 见:黄荷凤主编. 现代辅助生育技术. 北京:人民军医出版社,2003:159 - 179.

2. 邢兰凤. 辅助生育技术及并发症的护理. 见:黄荷凤主编. 现代辅助生育技术. 北京:人民军医出版社,2003:370 - 376.

3. Karande V. IVF in humans: technologies for oocyte retrieval, in vitro insemination and embryo transfer. In: Revelli. A. *Biotechnology of human reproduction*. New york: The Parthenon Publishing Group. 2003: 186 – 203

4. Trounson A. Human pregnancy following cryopreservation, thawing and transfer of an eight-cell embryo. *Nature*, 1983;305:707 – 709.

6. Eiges R. Establishment of human embryonic stem cell-transfected clones carrying a marker for undifferentiated cells. *Curr Biol*, 2001,11:514 – 518.

（徐　键）

第七章　产前诊断

学习目标：
- 明确产前诊断的概念、意义、内容。
- 简述有创性产前诊断技术的护理要点。
- 知道产前诊断的方法及目前开展的技术。

产前诊断是实行优生的重要措施之一。其历史可以追溯到古希腊哲学家希波克拉底,他曾对预测胎儿性别发表过意见。1882 年,德国的 Scharz 第一次提出羊膜腔穿刺的建议,直到 1919 年 Henkel 才对一例羊水过多的病例进行了羊膜腔穿刺。1930 年,Menees 初步报告了羊膜腔穿刺的方法,以及进行各项羊水检查的情况。1955 年,Serr 等第一次报告直接检查羊水细胞的性染色体。此后,绒毛活检、羊膜腔穿刺、脐血穿刺及超声显象技术等不断发展,并在 20 世纪 80 年代以后逐渐被广泛应用于临床。随着分子生物学技术的日益发展,产前诊断出现了飞跃。进入 20 世纪 90 年代,随着医学伦理学及医学生物学技术的不断完善,更早期、更安全、更准确的产前诊断方法备受关注,并已展现出广阔前景。

第一节　概　述

一、产前诊断的概念

产前诊断(prenatal diagnosis) 又称宫内诊断(intrauterine diagnosis)或出生前诊断(antenatal diagnosis),是指在胎儿出生前应用各种先进的科技手段,采用影像学、生物化学、细胞遗传学及分子生物学等技术,了解胎儿在子宫内的生长发育状况,诊断胎儿是否有遗传缺陷及先天畸形,以便早期发现,早期终止妊娠。它是紧密结合细胞遗传学、分子遗传学、影象学和围生医学的一门学科。

二、产前诊断的意义

产前诊断是在遗传咨询的基础上通过产前诊断技术检测胎儿子宫内的健康状况,对患有严重遗传病、严重先天畸形病儿可以及早采取措施,减少人类群体中有害基因的积累;减少患有严重遗传病、严重先天畸形病儿、严重致死性畸形病儿和发育不完全病儿的出生;减少由此给个人、家庭、社会带来的长远负担,提高人口素质。

产前诊断是实行优生的重要措施之一。随着科学的发展,传染病和营养不良的发病率及死亡率显著下降,而遗传病及先天畸形的发病率和死亡率相对上升。据我国的统计资料,先天性残疾占总人口大约 1%(1989),全国 90 万人口的抽样调查中发现,8 万多 0~14 岁的儿童中,智力低下者患病率为 1%。1986－1987 年,我国原 29 个省(市、自治区)945 所医院住院分娩的 124 万例出生一周以内的围生儿调查结果表明,以肉眼可见的出生缺陷发病率为 1.307%,部分地区高达 2%,值得注意的是,这还不包括一周以后才能发现的遗传病及先天性疾病。因此,研究并开展在妊娠早期或中期进行产前筛查,对高危人群产前诊断具有极其重要的意义。

三、产前诊断适应证

根据《产前诊断技术管理办法》的规定,孕妇有下列情况之一者,应建议其进行产前诊断:

1. 羊水过多或过少。
2. 胎儿发育异常或者胎儿有可疑畸形。
3. 妊娠早期接触过可能导致胎儿先天缺陷的物质。
4. 有遗传病家族史或者曾经分娩过先天性严重缺陷的婴儿。
5. 年龄超过 35 周岁。

四、造成出生缺陷的风险因素

1. 胚胎、胎儿期获得性。
2. 遗传性:染色体病、单基因病如 DMD、多基因病如 NTD。

五、当前产前诊断应用的遗传性疾病

1. 染色体病

染色体病是由于染色体数目或结构异常所致的疾病。这类疾病常表现为综合征,如多发畸形、智力低下。虽然大多数染色体异常胚胎在妊娠早期便停止发育,自然流产,但仍有少数可以存活至出生,所以开展染色体病的产前诊断是预防染色体病病儿出生的有力措施。

染色体病产前诊断的适应证是:

(1)高龄孕妇。
(2)染色体异常患者。
(3)夫妻之一是染色体平衡易位或倒位携带者。
(4)以往生过染色体异常病儿者。
(5)曾有原因不明的自然流产史、畸胎史、死产或新生儿死亡史的孕妇。
(6)孕妇有不良接触史。
(7)近亲结婚者。
(8)生过性连锁遗传病病儿或有家族史者。

2. 单基因病

单个基因突变引起的疾病称为单基因遗传病。

（1）分类：

常染色体显性遗传：如短指（趾）症。

常染色体隐性遗传：如 PKU。

性连锁遗传：① X 连锁显性遗传，如抗维生素 D 性佝偻病；② X 连锁隐性遗传，如 DMD；③ Y 连锁遗传，如外耳道多毛症。

（2）诊断适应证：凡生过单基因遗传病病儿者、家庭成员中有遗传病患者经咨询认为有再发风险者。

应注意的是高危孕妇的产前诊断必须建立在第一胎明确诊断的基础上，所以第一胎病儿的确诊非常重要。

3. 多基因病

遗传基础不是一对主基因，而是多对基因，各对基因之间呈共显性，每一对基因的作用微小，若干对基因的作用累加可形成一个明显的表型效应。其特点是：

（1）受环境因素的影响。

（2）生理特性由遗传和环境多种因素共同决定，包括一些常见病和常见的先天畸形。

（3）有家族倾向性。

（4）发病率有种族（或民族）差异，随亲属级别降低，患者亲属的发病风险降低。

（5）患者双亲、同胞和子女的亲缘系数相同，有相同的发病风险。

（6）近亲婚配时，子女的发病风险也增高，但不如常染色体隐性遗传病明显。

4. 各种环境因子所致先天性畸形

（1）生物致畸因子：主要为 TORCH 系列病原体感染。弓形虫、风疹病毒、巨细胞病毒、单纯疱疹病毒及其他病毒等，构成了一组不同来源的病原体，简称 TORCH，是引起胎儿子宫内感染及新生儿出生缺陷的重要原因之一。

（2）非生物致畸因子：在胚胎发育期，某些理化因素如高温、细胞毒药物、化学物质、噪声、射线、吸烟、酗酒等均可导致胎儿先天畸形的发生。

第二节　孕妇血清生化指标筛查

通过产前筛查，可使许多年轻孕妇中的高危者也有机会被筛选出可疑者。再进行羊水细胞检查染色体，国外有的列为产前检查常规，国内尚未普及。

1. 目前产前筛查的主要疾病

（1）21-三体综合征（Down's syndrome，DS）。

（2）18-三体综合征（Edward syndrome）。

（3）神经管畸形（neural tube defect，NTD）。

2. 常用母血清筛查生化指标

（1）甲胎蛋白（alpha-fetoprotein，AFP）。

（2）HCG 和游离 β-HCG（free beta-HCG）。

（3）游离雌三醇（unconjugated E_3，uE_3）。

（4）妊娠相关血浆蛋白 A（pregnant associated plasma protein A，PAPP-A）；

（5）抑制素 A（inhibit A）。

（6）其他：胎盘异铁素（placental isoferrintin P43），尿 β-core HCG。

3. 目前用于妊娠早、中期筛查主要血清标志物

（1）AFP。

（2）游离 β-HCG。

（3）游离雌三醇。

（4）妊娠相关血浆蛋白 A。

4. 产前筛查对象

（1）分娩时年龄＞35 周岁。

（2）所有妊娠 7～20 周的孕妇（除外直接产前诊断的对象）。

5. 筛查步骤

（1）妊娠早期或中期抽取孕妇肘静脉血 2～3ml。

（2）测血清标志物。

（3）风险统计软件计算风险率。

（4）高风险孕妇进一步明确诊断。

第三节　有创性产前诊断技术

一、羊膜腔穿刺术（amniocentesis）

羊膜腔穿刺术是最常用的侵袭性产前诊断技术，羊水细胞培养染色体检查仍为目前基本的产前诊断检查项目。

1. 原理

羊水的来源主要为胎儿尿液、气管支气管分泌液、羊膜上皮分泌液及母血清经胎盘渗出液等。羊水细胞是羊膜和胎儿脱落细胞，主要有胎儿肾细胞和胎儿上皮细胞。羊水细胞由于来自胎儿本身，可培养制片染色体，也可酶测定和 DNA 分析，可诊断胎儿染色体异常及先天代谢病、基因遗传病。羊水细胞培养的常用方法有培养瓶法和盖玻片原位法两种，后者培养时间相对较短。

2. 穿刺时间

以妊娠第 16～21 周为最佳。孕龄太小，羊水量少、子宫未超出盆腔，穿刺不易成功且容易出现并发症。孕龄太大，羊水中细胞较少，不易培养成功。但也有作者报道妊娠第 17～20 周与第 20～27 周的羊水细胞培养成功率无显著性差异。近年来西方不少学者研究报道了在第 10～14 周时作早期羊膜腔穿刺，但对其安全性看法不一，总体来说，其并发症较高而细胞培养的成功率较低，因而，许多中心已不再提倡小于 14 周的早期羊膜腔穿刺术。

3. 穿刺方法

穿刺前孕妇排空膀胱，取仰卧位，在 B 超引导下，先确定胎儿大小、胎儿胎盘位置及

羊水深度,确定进针位置(尽量避开胎盘),然后在严格无菌操作下,先用21号带芯长针头经腹壁、子宫壁进入羊膜腔,拔出针芯抽取2ml羊水后弃之(或作AFP检查),以免混有母体血细胞;再继续抽取羊水20ml左右,无菌下送实验室做培养(见图2-7-1)。

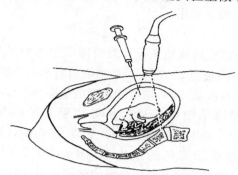

图2-7-1　羊膜腔穿刺

4. 安全性与有关问题

羊膜腔穿刺技术已被广泛应用,总的来说比较安全。主要并发症是:

(1)穿刺失败:文献报道失败率为0.5%～1%,且与医生经验密切相关。一般认为穿刺失败的原因有:子宫太小;羊水过少;穿刺部位太低,误穿了膀胱内的尿液;腹壁太厚,进针不够深;因穿刺了胎盘附着部位,抽出血液后未敢再抽。

(2)羊水带血:文献报道,血性羊水发生率6%～24%,大部分发生在胎盘附着于子宫前壁的孕妇。如血量多,会影响胎儿细胞贴壁,造成培养失败;血量少,一般不影响培养成功。

(3)流产:因刺伤胎盘造成血肿后致流产或穿刺后羊水外流,或感染而造成流产。流产率约0.5%左右。

羊膜腔穿刺技术对孕妇及胎儿的伤害极少,文献有报道针头刺伤胎儿留下小疤。

二、绒毛活检术(chorionic villi sampling,CVS)

1. 原理

绒毛组织是从受精卵发育而成的,位于胚囊之外且又具有和胚胎同样的遗传性,故早孕期绒毛活检被认为是产前诊断的一个突破。获取的绒毛组织可根据需要进行染色体分析或基因及酶代谢的诊断。由于取绒毛可在妊娠早期,如结果提示胎儿异常需要终止妊娠,可作电吸术,手术简便、安全。但取绒毛要求较高的技术,医生的经验至关重要。

2. 绒毛活检时间

多在妊娠第10～13周间进行。早于这个时期,胎盘绒毛太薄,超声下很难将其与包绕的蜕膜组织区分开,不易获取绒毛组织。妊娠第11周之后,由于胚胎迅速发育,经子宫颈途径的导管难以进入胎盘附着部位,而经腹CVS则不受孕期发育的限制。

3. 取材途径

一般来说胎盘的位置决定了取样的途径。

(1)经腹绒毛取样:胎盘位于子宫前壁和底部或阴道感染时采用。国外近几年逐渐以腹部抽吸代替子宫颈盲吸。一方面容易获取足够的绒毛组织,其次可减少经阴道操作可能引起的感染。

(2)经子宫颈绒毛取样:胎盘后位和低位时采用,现较少采用。

(3)经阴道绒毛取样:极少采用。

4. 绒毛活检并发症

CVS后流产发生率及活检所致胎儿肢体发育障碍是人们最为关注的问题。流产发生率,国外报道0~5%,国内报道2%左右。如果取材时进入羊膜腔(吸出羊水或血水)、术前有黄体功能不良及取材次数过多,均增加流产的危险性。CVS导致胎儿肢端异常仍存在争议,曾有研究者报道早期绒毛活检易导致胎儿肢端异常(Firth,1991,1994;Burton,1992;Hsieh,1995)。而Kuliev等(1996)总结了10年妊娠第9周以后的绒毛活检,认为CVS并不会增加肢端障碍的发生率。Bianchia等(1993)、Kalousek和Dill(1983)报道仅在妊娠第9周以前绒毛活检会增加肢端障碍的发生,认为妊娠第9周以后经腹CVS与中期羊膜穿刺一样安全。

5. 绒毛细胞制备染色体的方法

(1)接法:是利用具有自身分裂活跃并可产生原位核分裂相的细胞滋养层细胞制备染色体。取材后不需进行细胞培养或仅经过几小时短期培养后即可进行染色体制备分析。该法具有快速诊断、避免母体细胞污染等优点,但分裂指数低、染色体形态差,并可出现滋养层细胞和胎儿真实核型不一致的现象,即胎盘局限性嵌合体现象。其发生率约2%左右,使其实际应用受到一定的限制。如果CVS诊断为嵌合体核型,应进一步行羊水穿刺或胎血采样来证实胎儿真实核型。

(2)绒毛培养法:采用酶解法将绒毛胚外中胚层间质细胞解离为单细胞悬液之后,在培养瓶内建立单层细胞培养,一般经过6~10d培养后即可收获细胞及染色体制片显带。由于培养法无需经过60%冰醋酸解离细胞,其染色体形态及G-显带质量均明显优于直接法。而且由于培养法所用的细胞为绒毛内层胚外中胚层组织,其出现绒毛与胎儿核型不一致的现象明显少于直接法,因此核型分析结果更能真实反映胎儿的核型。该法主要的缺点是可能发生母体细胞污染。文献报道,培养法母体细胞污染的发生率约为1%~2%,所以取材后挑选绒毛标本时应在解剖显微镜下仔细分离蜕膜组织、血块及黏液,从而避免培养过程中母体细胞污染的发生。

国外一般采用培养法与直接法结合诊断,以避免误诊。

三、经皮脐血穿刺术(percutaneous cordocentesis)

1983年,Daffos首先报道在超声引导下成功进行了脐血管穿刺获取胎血产前诊断胎儿先天性疾病,目前,此项技术在我国用于染色体病、某些基因病、子宫内感染和胎儿血液性疾病等产前诊断及子宫内治疗,并取得了满意的效果。

1. 取脐血时间和方法

可从妊娠第18周开始直至足月,妊娠第18~24周容易穿刺成功。操作时首先用超声定位胎盘、胎儿及脐带位置,确定穿刺点。最常用的穿刺点为脐带进入胎盘根部2cm以内的脐蒂部,此处相对固定,易于穿刺。然后在无菌条件下,用22号穿刺针在穿刺探头引导下经母腹壁及子宫腔内刺入脐血管抽取胎血,取血量可达 6～8ml。

2. 脐血检查内容

(1)快速核型分析:胎血细胞培养只需 48h 即可进行染色体制备,简便、可靠,可对绒毛及羊水培养出现的假嵌合体或培养失败进行矫正或补救诊断。

(2)胎儿子宫内感染的诊断:通过对胎儿血清特异性 IgM 抗体的测定可得出 TORCH 病原体感染的子宫内诊断,也可应用 PCR 扩增病原体 DNA 或 RNA 进行各种不同的诊断。胎儿免疫系统到妊娠第 21～22 周时才发育成熟并发挥功能,故进行胎血免疫抗体的测定应在妊娠第 22 周后进行。

(3)胎儿血液系统疾病的产前诊断与风险估计:如溶血性贫血、自体免疫性血小板减少性紫癜、血友病及 α、β 地中海贫血等。直接用脐血查第八(或第九)因子及进行血红蛋白电泳进行诊断,可省去复杂的基因诊断方法。

(4)确定胎儿血型。

(5)胎儿子宫内生长迟缓的监测及胎儿子宫内状况的评估。

(6)利用脐血管穿刺对胎儿溶血性贫血进行子宫内输血治疗,纠正胎儿心率异常等。

3. 安全性

经皮脐血穿刺术比较安全可靠,偶有报告穿刺引起脐血管痉挛而致胎儿心动过缓,甚至死亡。子宫过度敏感收缩压迫胎盘,使胎儿供血不足而窒息死亡。如果子宫敏感者不要勉强穿刺,文献报道与之有关的流产率为 1.9%～2.7%。

第四节　有创性产前诊断技术的护理

一、羊水穿刺和绒毛活检术护理要点

1. 术前准备

(1)认真核对适应证、妊娠周数、子宫大小、有无妊娠并发症,有出血倾向、盆腔或子宫腔感染、先兆流产者不宜施行。

(2)注意患者体温等情况。

(3)完成、核查血常规及凝血功能检查,有明显异常结果应及时与医生联系,延迟或取消手术。

(4)检查穿刺部位皮肤有无红肿、皮炎、感染等不利于穿刺的情况。

(5)做好羊水穿刺或绒毛活检相关事宜的宣教,帮助孕妇缓和情绪紧张,避免因心理因素诱发宫缩和影响手术。

(6)指导患者排空膀胱,做好准备。

2. 术后护理

(1)及时了解手术经过及患者情况。

(2)根据医嘱及时用药,预防感染和抑制宫缩。

(3)对经腹操作者,指导孕妇按压腹部穿刺点 2 h,定时观察穿刺点有无渗血。

（4）对经子宫颈绒毛取样者应注意阴道流血，做好会阴清洁与护理，防止逆行感染。

（5）嘱孕妇卧床休息，自数胎动，沐浴时注意避免弄湿覆盖针眼的无菌敷料以防感染。腹部穿刺点无渗血者可在 24 h 后去除敷料，用稀碘消毒局部皮肤。

（6）在院内测体温每天至少 2 次，并定时听胎心音及了解有无宫缩，以便及时处理、对症治疗。

二、脐血穿刺的护理

1. 术前准备

（1）环境准备：鉴于脐血管穿刺的并发症有穿刺部位出血、早产、胎儿子宫内窘迫等，因此必须选择在能够对胎儿进行紧急抢救的条件下进行。

（2）患者准备：穿刺前先行胎心监护并根据超声检查推算胎儿体重，确认羊水量、胎位、胎盘及脐带位置等，并根据胎心监护评价胎儿的安危。手术野备皮、术前 4 h 禁食。术前可静脉注射地西潘 10mg，以使孕妇镇静和减少胎动，便于穿刺。为解除患者的恐惧心理，穿刺前由责任护士带着孕妇熟悉穿刺环境，并为孕妇讲解穿刺的步骤及注意事项，以取得其配合。

2. 术中护理

（1）护理人员在术中主要负责配合。

（2）注意观察胎心的变化。

（3）监测孕妇血压、脉搏及血氧饱和度。

（4）由于胎盘附着位置不同，孕妇可能会适当变换体位。当孕妇有呼吸困难表现或血氧饱和度低于正常时，应及时给予吸氧。

3. 术后护理

（1）对脐血穿刺术后的孕妇通常需给予抑制宫缩、预防感染等治疗。

（2）术后 1h 内要注意监测其生命体征，加强对胎心、胎动及宫缩情况的监测。

（3）注意观察穿刺点有无渗血，有条件的应复查 B 超看脐带、胎盘穿刺处有无出血。

（4）脐血穿刺术后 3 天内仍需注意穿刺点发红、体温变化等情况，以及时发现感染征象。

第五节　超声影象诊断

超声由于其无创、操作方便，易为孕妇接受，是目前临床应用最为广泛的产前诊断方法之一。

一、超声影象检查时间

妊娠第 11～13 周做 B 超检查 NT，有助于早期发现 21-三体病儿；妊娠第 22～24 周也应常规做一次 B 超检查，除进一步核对孕龄外，尚能筛查胎儿有无先天畸形。一旦发现胎儿严重畸形应及时终止妊娠。

二、各种畸形

1. 中枢神经系统畸形

占畸形总数的 40% ~ 50%,以无脑儿、脑积水、脊柱裂等为多见。

(1)无脑儿:妊娠第 12 ~ 14 周后,由于胎儿缺乏头盖骨,继而脑组织萎缩,超声检查看不到胎头光环,胎头端呈蛙头状,于妊娠中期见蛙头状回声即可明确诊断。

(2)脑积水:于妊娠第 16 ~ 22 周时,双顶径每周增加大于 3mm,侧脑室无回声区增大,脑室径 > 1.5cm,侧脑室与大脑半球之比超过 0.5,可做出早期诊断。到妊娠后期,由于脑室内外有大量脑脊液潴留,可显示大片液性暗区,脑中线偏移,诊断较容易。

(3)脊柱裂:多发生于腰骶椎。妊娠第 17 ~ 18 周以后,在胎儿躯干纵切声象图上,可见串珠样光带中断或缺损,横切图上脊柱裂部位失去正常椎体的三足鼎立光团,典型者呈"V"字形。如伴有脊膜膨出,于脊柱裂旁可见向外突出的囊样暗区。

2. 消化系统畸形

(1)食管狭窄或闭锁:长时间反复检查胃内容回声不足者可疑食管狭窄,羊水过多而胃囊消失为食管闭锁。

(2)十二指肠闭锁:多数伴有羊水过多,在胎儿腹部见有两个充盈的液性暗区,即含有羊水而扩张的胃囊和十二指肠。

(3)胎粪性腹膜炎:胎儿腹内有圆形包块,并可有钙化形成的强回声光团。

3. 泌尿系统畸形

(1)肾发育不全:妊娠第 20 周后,胎儿肾脏均可清楚显示。单侧肾发育不全可在一侧显示肾脏声象,而另一侧不显示。双肾发育不全又称 Potter 综合征,多伴羊水过少、双肾不显示、胸廓发育不良。

(2)肾积水:一侧或双侧肾集合系统内暗区增宽,轻者为 1 ~ 2cm,重者可达 6 ~ 7cm。

(3)多囊肾:肾体积增大,可见多个大小不一的圆形液性暗区,看不清正常肾结构。

4. 脐疝和腹壁裂

(1)脐疝:腹壁中部有缺陷。超声示脐部腹壁回声中断,肠环由此脱向脐带。

(2)腹壁裂:腹壁真正缺损,从脐区分裂开。超声显示腹壁回声缺如,腹腔内部分或全部脏器漂浮于羊水中。

5. 膜腔积液

(1)胸腔积液:胸腔内出现液性暗区。

(2)腹腔积液:腹腔内出现液性暗区。

(3)心包积液:胎儿心脏外周见液性暗区,并随心脏收缩和舒张有增大和缩小的周期性变化。

6. 联体双胎

可见两个胎头在相同水平,母体运动或推动胎体后其相对位置不变,颈部脊椎有异常的后屈,颈下和胸上间隙非常狭窄。

第六节 产前诊断技术新进展

一、胎儿镜检查

胎儿镜是 1.7mm 的针镜,有纤维光导束,可以直接观察胎儿体表、五官等方面有无畸形;或取脐血进行染色体分析或酶学分析;还可以取胎儿皮肤进行活检,但要求有高超的技术和设备,并发症较多,故国外尚不普及,国内尚未开展。随着高分辨超声显象技术的完善,超声引导下脐血管穿刺术已逐渐取代了胎儿镜下取血及子宫内输血治疗。

二、荧光原位杂交技术的应用

荧光杂交技术(fluoresence *in situ* hybridization,FISH)是以荧光素标记取代同位素标记而形成的核酸探针,依据碱基配对原理,通过免疫细胞化学检测体系在组织切片、细胞间期核或染色体标体上进行 DNA 的定性、定位及定量分析。FISH 具有快速、安全、灵敏度高、特异性强等优点,不仅能显示于染色体中期分裂相,还能显示于间期核细胞。

染色体异常的产前诊断主要依靠细胞分裂中期染色体的分析,但这一常规细胞遗传学方法需要 2～3 周完成。应用生物素标记的染色体特异探针对未经培养的绒毛细胞或羊水细胞进行原位杂交,可快速诊断常见的三体型及性染色体数目畸变。使用这一方法进行染色体数目异常的产前诊断只需 1 天时间,可省去复杂的细胞培养及染色体分析过程。另外,FISH 在染色体结构异常的产前诊断中,不仅对那些易位性重排,而且对重复、缺失或插入性重排都能为确定类型、来源和断裂点提供可靠依据。在对标记染色体、环状染色体来源的研究中,FISH 也具有高度的敏感性和可靠性。

三、胚胎植入前诊断(preplantation genetic diagnosis,PGD)

PGD 指对配子或移入到子宫腔之前的胚胎进行遗传学分析,去除有遗传缺陷的配子或胚胎。它可以有效地避免传统的产前诊断技术对异常的胚胎进行治疗性流产的要求,因而受到广泛关注。进入 20 世纪 90 年代,植入前诊断有了飞速的发展。1994 年,Monne 用荧光原位技术,在植入前诊断染色体非整倍体及胚胎性别获得成功。此后,多重 PCR、荧光 PCR、多色 FISH 等技术,特别是 1999 年以来开展的间期核转换技术、全基因组杂交技术相继用于 PGD,进一步促进了该技术的研究和应用。

四、无创伤性产前诊断技术

在过去的 25 年中,产前细胞学诊断的方法主要有靠绒毛采样和羊水穿刺,均为创伤性检查,临床应用受到限制。孕妇外周血中胎儿细胞的发现和分子生物学技术的进步,为无创伤性产前诊断技术的发展开辟了新途径。这一技术与传统的产前细胞学检查相比,对母亲和胎儿更安全可靠,且更易为孕妇所接受。

1. 孕妇外周血中胎儿细胞

在母血中存在胎儿细胞已无争议,目前为止已分离出四种:有核红细胞、滋养层细胞、淋巴细胞、粒细胞。

（1）滋养层细胞：合体滋养层细胞经过子宫静脉进入肺泡组织形成栓子，只有极少量滋养层细胞进入母体循环，故外周血中含量极低；合体滋养层细胞的多核性和嵌合型，妨碍了其在产前诊断中的应用。

（2）淋巴细胞：产生于妊娠中期，不利于早期产前诊断，而且胎儿淋巴细胞在孕妇外周血中生存期可达数年，干扰了妊娠胎儿细胞的诊断。

（3）有核红细胞：为目前最适合作胎儿产前诊断的胎儿细胞，可能是妊娠早期母血中主要的胎儿细胞。它在孕妇血中生存期短，寿命不超过 5d，不会持续到下次妊娠，因此可排除前次妊娠胎儿细胞的干扰。

（4）粒细胞：这种细胞很少受到关注。

2. 胎儿细胞分离及富集

因母血中胎儿细胞数目极少，须建立有效的方法从母体外周血中分离胎儿细胞，使分选后胎儿细胞与母体血细胞的比率增加而便于检测。目前采用较多的是用荧光活性细胞分选、磁化活性分选、免疫磁珠分离、密度梯度离心、细胞培养等。

3. 胎儿细胞检测及基因分析

目前用于基因分析的有 PCR 及其衍生技术和 FISH，两种方法均可行核型分析。PCR 简单易行，可确定特异性基因序列的存在或缺失，但不能提供有关染色体数目和染色体正常与否的资料，易被污染而出现假阳性。定量 PCR 相当可靠，敏感且准确。FISH 的影响较为广泛，它可将异常染色体相关的细胞直接检测出来。

从母体外周血中分离胎儿细胞已用于无创伤性产前诊断，检测胎儿性别、孟德尔疾病、胎儿 Rh 血型、非整倍体妊娠等，但在临床上广泛应用还存在不少实际的困难。有待解决的问题是要弄清是否每例妊娠都发生母胎细胞互通；如何分离胎儿细胞，何时分离，分离何种细胞，分娩后这些细胞在母体滞留多长时间等。

4. 产前基因诊断

基因诊断的方法，由于近 10 年来飞速发展的重组 DNA 技术，提供了从 DNA 水平对遗传病进行基因诊断的手段。

第七节　与产前诊断有关的几个问题

一、围生期用药

随着现代医学理念的改变，保健意识的提高，围生期用药日益受到重视，常是咨询中最多见的问题。

1. 胎儿发育的时间特征（作用时间的特异性）

<15d：细胞尚未进一步定向分化，少量细胞受损可由细胞分裂以补偿之，如大量细胞被杀死，则可致胚胎死亡。

15~20d：中枢神经系统处于分化发育阶段。

20~30d:头与脊柱的骨骼和肌肉前体发生,肢芽出现阶段。

25~40d:眼、心、下肢分化阶段。

60d 以内:器官分化趋完善。

90d 以内:大的畸形较少见,但可能出现结构上的小畸形。

2. 作用因子的特异性

只有特定的因子才具有致畸性,因其种类不同,所产生的器官损害亦各异,不同种类的致畸原导致不同类型出生缺陷的发生。

3. 遗传因子的影响

致畸发生与胎体的基因型有直接关系,可能是不同种属与品系的动物对致畸原敏感性不同的原因。

4. 母体的生理和病理状态

高龄孕妇、病毒感染及接触有毒物质等。

5. 药物毒性的分类

1979 年美国食品和药品管理局(FDA)根据药物对人类不同致畸危险度分为 5 组:

A 级:对照研究孕妇前 3 个月怀孕时,未见药物对胎儿有危害,并在此后的 6 个月也无危害,这类药物可能对胎儿影响甚微。

B 级:在动物繁殖实验中未见对动物胎儿影响,但有副作用,而在人类未得到证实。

C 级:在动物实验中证实对动物后代有致畸或杀死胚胎作用,但人类未进行研究,孕期用此类药物必须权衡,应在对孕妇的好处大于对胎儿的危害时才使用。

D 级:对胎儿肯定有危害,在孕妇受死亡威胁或患有严重疾病时,使用其他药物无效,而此类药物对孕妇绝对有治疗作用。

X 级:在动物和人体均证实对胎儿有异常,所以肯定不能用于孕妇或准备生育妇女。

二、TORCH 感染与妊娠

已知人类的出生缺陷中大约 10% 是由 TORCH 引起。

T:TOX,弓形虫;

O:OTH,其他;

R:RUV,风疹病毒;

C:CMV,巨细胞病毒;

H:HSV,单纯疱疹病毒。

由于病原体分离有困难,故推荐血清学方法检查特异性 IgM 和 IgG 抗体。TORCH 的干预为:育龄妇女在准备妊娠前进行健康检查;早孕保健工作列入 TORCH 检查。

思考题

一、单选题

1. 在孕 11－13 周作 B 超检查,有助于早期发现:

    A. 21-三体患儿   B. 脑积水   C. 脊柱裂   D. 无脑儿

2. 孕妇血清筛查各项指标中 AFP 异常增高应注意排除胎儿哪种畸形?

A. 21-三体综合征   B. 18-三体综合征

C. 神经管畸形   D. 胎儿脑积水

3. 目前最适合作胎儿产前诊断的孕早期母血中主要的胎儿细胞是：

     A. 核红细胞   B. 滋养细胞   C. 淋巴细胞   D. 单核细胞

4. 绒毛活检时间多在妊娠何时进行？

     A. 15 周   B. 10~13 周   C. 14~18 周   D. 8 周

5. 产前筛查的对象，分娩时年龄不能超过：

     A. 35 周岁   B. 40 周岁   C. 30 周岁   D. 25 周岁

6. 在孕 16~22 周时，作 B 超检查，有助于早期发现

     A. 1-三体患儿   B. 脑积水   C. 脊柱裂   D. 无脑儿

7. 羊膜腔穿刺术的最佳穿刺时间是：

     A. 孕 10~13 周   B. 孕 14~18 周   C. 孕 16~20 周   D. 孕 22~24 周

8. 脐带血穿刺最常用的穿刺点是：

     A. 脐带入胎儿脐部的根部 2cm 以内   B. 脐带中点

     C. 脐带游离部分   D. 脐带入胎盘根部 2cm 以内的脐蒂部

9. 采用孕妇血清生化指标进行产前筛查，主要适用于妊娠哪一阶段的孕妇？

     A. 孕 4~6 周   B. 孕 6~14 周   C. 孕 7~20 周   D. 孕 8~22 周

10. 在羊水穿刺过程中，穿刺针进入羊膜腔后最初抽出的 2ml 羊水应丢弃，其目的是：

     A. 细胞太少   B. 混有母体血细胞

     C. 混有母体体细胞   D. 混有胎儿血细胞

二、名词解释

1. 产前诊断   2. 染色体病   3. 单基因病   4. 无脑儿   5. Potter 综合征

三、问答题

1. 什么是单基因病、胚胎植入前诊断（PGD）、产前诊断的概念？

2. 羊膜腔穿刺术前应要做哪些准备？术后应如何护理？

3. 脐血穿刺应要做哪些准备？术后应如何护理？

4. 产前诊断有哪些适应证？

5. 产前有创性诊断技术有哪些？

参考答案

一、单选题

1. A   2. C   3. A   4. B   5. A   6. B   7. C   8. D   9. C   10. B

二、名词解释：略

三、问答题：略

参考文献

1. Matteo Adinolfi ,Paul E, Polani. Prenatal diagnosis of genetic disorders in preimplantation embryos: invasive and non-invasive approaches. *Human Genetics*,1989,Vol 83,Num 1: 16 ~ 19

2. Rachel M. Schwartz , Janet H. Muri , Mary D. Overpeck , et al. Use of High-Technology Care Among Women with High-Risk Pregnancies in the United States. *Maternal and Child Health Journal*,2000, Vol 4,Num 1: 7 ~ 14

3. Cowan R S. Aspects of the history of prenatal diagnosis. *Fetal Diagn Ther*, 1993 Apr;8 Suppl 1: 10 −7.

4. Wilson D C, Harper A, McClure G, et al. Long term predictive value of Doppler studies in high risk fetuses. *Br J Obstet Gynaecol*, 1992, Jul; 99(7):575 − 8.

5. 孙念怙. 遗传病的产前诊断. 北京:人民卫生出版社,1983.

6. 卫生部科技教育司. 妇儿健康与人口素质研究. 北京:人民卫生出版社,2000.

7. 崔满华,李大鹏. 产前诊断技术研究. 国外医学妇幼保健分册,1998, 9 (2): 57 ~ 60.

8. 许琰,陈飞,戴月等. 无创性产前诊断技术及其应用. 国外医学遗传学分册,2001,24(3):151 ~ 154.

（贺　晶）

第八章　外科营养支持与护理

教学目的：
- 简述常见的营养状态评定方法及营养不良的分类；
- 说出手术、创伤等应激状态下机体的主要代谢特点；
- 陈述代谢支持的概念及原则；
- 识别代谢支持的基本方法；
- 叙述肠内营养的概念、输注方法、常见的并发症及护理；
- 讨论肠外营养的概念、输注途径、输注方法、常见的并发症及护理。

　　临床营养支持作为临床综合治疗的一个重要组成部分，是指利用增减营养素作为防治疾病的手段，通过多种途径供给患者合理的营养，达到减轻脏器负担、恢复组织和器官功能，提高患者免疫力，促进患者康复的目的。近年来，营养学有了很大的发展，有关外科患者营养的研究取得了显著的成果，尤其是肠内和肠外营养的广泛应用，要素饮食配方的不断完善，不仅扩大了外科手术的范围，也为一些复杂患者的后期治疗创造了有利条件。因此，应该重视外科患者营养支持，并把它作为围手术期准备的重要内容。

　　许多外科患者由于疾病本身的影响，术前就存在着不同程度的营养障碍，而术中和术后营养素的丢失，又会加重营养不良。营养不良不仅损害机体组织、器官的生理功能，还会增加手术危险性和术后并发症，延长住院时间，甚至使患者治疗失败而导致死亡。因此，在处理外科患者的过程中，应首先评估患者目前的营养状况，然后结合应激状态下患者的代谢特点，制订合理的营养方案，再选择合理的营养途径，实施营养治疗。

第一节　营养评估

　　营养评估是对患者营养状况的客观评判，在营养治疗中处于基础而重要的地位。只有首先评估患者的营养状态，才能根据患者所处的状态决定营养需求。

一、人体测量指标

1. 身高

　　身高是评定生长发育和营养状况的基本指标之一，尤其对患儿有重要意义。它在一日之内会有波动，因此测量时间应固定，一般每天上午 10 点左右身高约为全日的中间值。身高的测量方法包括直接测量法和间接测量法。常用的间接测量法包括臂距法和膝高法。

　　（1）臂距法：臂长＝上臂距（半臂距×2）

测量方法：上臂向两侧外展，与身体呈90°，测量一侧中指指尖至另一侧中指指尖的距离。

（2）膝高法：屈膝90°，测量从足跟底至膝部表面的距离，用下列公式计算出身高。

男性身高（cm）＝64.19－（0.40×年龄）＋（2.02×膝高cm）

女性身高（cm）＝84.88－（0.24×年龄）＋（1.83×膝高cm）

2. 体重及其有关参数

体重的测量比较简便，因此在临床最为常用。要获得准确的数据，必须注意器材的精确度、测量时间、患者姿势及衣着等。测量体重最好在清晨、空腹、排空大小便、着患者衣裤，被测患者应稳立在体重计中间，婴儿则平躺在专用的体重计上。

（1）理想体重（ideal body weight，IBW）的计算：常用的是以下两个公式，其中公式二的计算结果较公式一略低，但无实质性差异。

平田公式：理想体重（kg）＝［身高（cm）－100］×0.9

Broca法改良式：理想体重（kg）＝身高（cm）－105

（2）理想体重百分率：患者实际体重偏离总体标准的程度，具体关系见表8-1-1。

理想体重百分率（%）＝实际体重/理想体重×100%

表 8-1-1　理想体重百分率的结果评价

结果	体重状况
＜标准体重60%	严重消瘦
60%－80%	中度消瘦
80%－90%	轻度消瘦
90%－110%	正常范围
110%－120%	超重
＞120%	肥胖

（3）近期体重改变率：表示短期内体重损失的程度，具体关系见表8-1-2。

近期体重改变率（%）＝（平时体重－实际体重）/平时体重×100%

表 8-1-2　近期体重改变率和体重损失的关系

时间	重度体重损失
1周	＞2%
1月	＞5%
3月	＞7.5%
6月	＞10%

当体重改变率超过20%时，可视为蛋白质－热能营养不良的证据之一。当体重改变率超过10%，同时血浆白蛋白＜3.0mg%时，可判定患者存在严重的蛋白质营养不良。

（4）体质指数（body mass index，BMI）：也称体重指数，是反映蛋白质－热量营养不良以及肥胖症的指标。BMI 的计算公式为：BMI = 体重（kg）/身高^2（m^2），由 James 等提出的评定标准见表 8-1-3，中国人的 BMI 标准目前正在研制中。

表 8-1-3　BMI 的评定标准

BMI 值	等　级
> 25	营养过剩, 肥胖
18.5 – 25	正常范围
17.0 – 18.4	蛋白质 – 热量营养不良 I 级
16.0 – 16.9	蛋白质 – 热量营养不良 II 级
< 16	蛋白质 – 热量营养不良 III 级

3. 皮肤折褶厚度：可直接反映皮下脂肪厚度，皮下脂肪含量约占全身脂肪含量的 50%，从而可推算体脂储备；同时能间接反映热能营养状况。

（1）上臂三头肌皮肤折褶厚度（triceps skinfold thickness, TSF）

测量位置：上臂背侧肩峰至尺骨鹰嘴连线的中点，最好每次测量都在同一上臂，一般测量以右侧居多。

测量方法：测试者用左手拇指和食指将皮肤连同皮下组织捏起呈皱褶，用皮脂计（压力 10g/mm^2）测量皮褶根部的厚度。一般连续测三次，取平均值。

评定方法：通常计算实测值占理想值的百分比，男性正常参考值一般为 11.3 ~ 13.7mm，女性为 14.9 ~ 18.1mm。实际值占正常值的 90% 以上为正常，80% ~ 90% 为轻度亏损，60% ~ 80% 为中度亏损，小于 60% 为重度亏损。

（2）肩胛下皮褶厚度：测量位置为左肩胛下角下方约 2cm 处，测量方法同 TSF。正常参考值男性为 10 ~ 40mm，女性为 20 ~ 50mm；分别大于上限为肥胖，小于下限为消瘦。

4. 上臂围（arm circumference, AC）和上臂肌围（arm muscle circumference, AMC）：可以反映肌蛋白的储存和消耗程度，是快速而简便的评价指标之一。

上臂围的测量方法：被检查者上臂自然下垂，用软尺测量上臂中点处的周长。

上臂肌围的测量方法：AMC（cm）= AC（cm）– 3.14 × TSF（cm）

正常参考值一般男性为 22.8 ~ 27.8cm，女性为 20.9 ~ 25.5cm。实际值占正常值的 90% 以上为正常，80% ~ 90% 为轻度营养不良，60% ~ 80% 为中度营养不良，< 60% 为重度营养不良。

二、蛋白质测量指标

1. 肌酐身高指数（creatinine height index, CHI）：肌酐是肌肉蛋白质的代谢产物，其排出量与肌肉总量、体表面积和体重密切相关，基本不受输液、运动、饮食和体液潴留的影响。因此，CHI 是衡量骨骼肌亏损程度的一个灵敏指标。

（1）测量方法：连续 3 天收集 24 小时尿液，测定尿液肌酐浓度和计算含量，取平均值，与相同性别及身高的标准值比较所得的百分比。如果无法获得标准值，也可以根据以下公式进行计算。男性正常值为［身高（cm）– 100］× 23，女性正常值为［身高（cm）–

$100] \times 18$。

（2）CHI评定标准:90%~110%为正常,80%~90%表示瘦体组织轻度缺乏,60%~80%表示中度缺乏,<60%表示重度缺乏。

2. 血清蛋白水平

（1）白蛋白:白蛋白与创伤愈合、感染率、并发症等关系密切,常作为外科判定预后的一个指标。白蛋白半衰期为20d,主要代谢部位是肠道和血管内皮,正常值范围是35~50g/L。

（2）转铁蛋白:半衰期为8d,对血红蛋白的生成和铁的代谢有重要作用,其正常值范围是2.6~4.3g/L。

（3）前白蛋白:半衰期为2d,在判断蛋白质急性改变方面较白蛋白更为敏感,其正常值范围是0.2~0.4g/L。但在应激、手术创伤、肝硬化、肝炎、感染等情况下可使前白蛋白迅速下降,所以不适宜作高度应激状态下营养评价的指标。

（4）视黄醇结合蛋白:半衰期为10-12h,因此是反映内脏蛋白急剧变化和膳食中蛋白质营养的最灵敏指标。胃肠道疾病、肝脏疾病等均可引起血清视黄醇结合蛋白浓度的降低。

三、免疫功能测定

1. 外周血中总淋巴细胞计数(total lymphocyte count,TLC):TLC是反映细胞免疫的一项简易参数,但在严重感染、心功能衰竭、尿毒症等时,该指标的参考价值均可受到影响,所以不是营养评估的可靠性指标,目前临床用得较少。

2. 迟发型超敏皮肤试验(delayed hypersensitive skin test,DH):通过DH试验,能基本了解机体的细胞免疫能力。通常选用2~3种抗原于前臂不同部位作皮内注射,24~48h观察注射处硬结直径,硬结直径<5mm提示免疫能力减弱或无免疫反应能力,常存在营养不良。常用的抗原有流行性腮腺炎病毒素、白色念珠菌提取液、结核菌素纯化蛋白质衍生物、双链素等。

3. 外周血T细胞亚群:CD_3、CD_4、CD_8 及 CD_4/CD_8 等,可以判断细胞免疫功能。

四、能量消耗指标

1. 基础能量消耗

基础能量消耗(basic energy expenditure,BEE)是指人体在清醒而又极其安静时的能量代谢率。

Benedic-Harris 公式:（男）:$66.5 + (13.7 \times W) + (5.0 \times H) - (6.8 \times A)$

（女）:$65.5 + (9.5 \times W) + (1.8 \times H) - (4.7 \times A)$

W 为体重(kg)　H 为身高(cm)　A 为年龄(岁)

2. 静息能量消耗

静息能量消耗(resting energy expenditure,REE)是指人体餐后2h以上,在合适的环境温度下,安静平卧或静坐30min以上所测得的能量消耗。

3. 总能量消耗

总能量消耗(total energy expenditure,TEE)指全天的全部的能量消耗,等于静息能量消耗加上食物的特殊动力作用、活动时的能量消耗、体温消耗以及疾病应激状态所增加的能耗,即

全日热能消耗 = BEE × 活动系数 × 应激系数 × 体温升高所需的能量

活动系数:如卧床 1.1,轻度活动 1.2,正常活动 1.3。

应激系数:外科小手术 1.0~1.1,大手术 1.1~1.3,严重感染 1.3~1.6,烧伤 1.2~2.0。

体温系数:体温升高 1℃,BEE 增加约 11%。

五、氮平衡

氮平衡(nitrogen balance,NB)用于初步评判体内蛋白质合成与分解代谢状况。当摄入的氮量大于排出的氮量时为正氮平衡,反之为负氮平衡。

氮平衡的计算公式:NB = 氮入量 − 氮出量(U + F + O)

NB(g/d) = 蛋白质摄入量(g/d)/6.25 − 尿中尿素氮(g/d) − 3.5 或 4

U:尿中排出量　　　F:粪中排出量　　　O:其他途径排出量

六、营养不良的分类

根据上述指标和实验室检查结果进行综合评价,可以确定患者是否存在营养不良。营养不良的患者并非所有指标均异常,根据其结果特点,常见的营养不良主要有以下三类:

1.消瘦型营养不良。为能量缺乏型,以人体测量指标下降为主,蛋白测量和免疫功能指标基本正常,临床表现为脂肪和肌肉的消耗,显得消瘦。

2.低蛋白型营养不良。蛋白测量指标和免疫测量指标均下降,但人体测量指标基本正常。临床表现为毛发易脱落,水肿及伤口愈合延迟等,而脂肪和肌肉储备可在正常范围。

3.混合型营养不良。兼有上述两种营养不良的特征,为蛋白质和热能摄入均不足所致,表现为多种测量指标的异常,属于最严重的一类营养不良,预后较差。

第二节　手术、创伤后患者的代谢特点

一、手术后机体的代谢改变

根据术后内分泌及机体的代谢变化特点,可以分为三期,其中最重要的是在应激情况下分解代谢旺盛期的营养支持。

1.分解代谢旺盛期。由于手术、创伤、麻醉、感染等应激因素的影响,机体会发生明显的内分泌改变。首先是交感神经高度兴奋,肾上腺髓质儿茶酚胺大量释放,胰岛素生成减弱。儿茶酚胺除了引起心血管系统效应外,还引起一系列内分泌的改变,特别是胰高血糖素的释放增多。其次是下丘脑−脑垂体轴的兴奋,血液循环中糖皮质激素、醛固

酮、生长素、甲状腺素及抗利尿激素出现明显的增高。因此,此期也称为"肾上腺能－类皮质激素"期。

2. 转折点期。如果没有手术并发症,在术后 4～5d 就可以进入转折点期,一般持续 3～4d。此时机体的内分泌变化逐渐缓和,去甲肾上腺素和肾上腺素分泌减少,胰高血糖素下降,糖皮质激素逐渐恢复正常,组织蛋白分解和脂肪动员也逐渐减少,负氮平衡降低,出现代谢转折。

3. 合成代谢期。又称康复期,约在术后 8d 左右开始进入此期。促进分解代谢的内分泌激素基本恢复到术前水平,生长激素及胰岛素等促进合成代谢的激素占优势,体内蛋白水平恢复,脂肪开始积累,体重也逐渐恢复正常。

二、应激状态下三大营养素的代谢特点

1. 糖代谢 在应激状态下,肝糖原和肌糖原迅速分解进入血液,糖异生作用增强,血糖出现明显升高。但在应激情况下,机体常出现不同程度的糖耐量降低,葡萄糖的氧化利用发生障碍,这可能与胰岛素抵抗现象(Insulin Resistance,IR) 有关。应激状态下循环中的高儿茶酚胺会直接抑制胰岛素受体,而胰岛素是通过胰岛素受体发挥作用的。当胰岛素受体及其结合力缺陷时,胰岛素作用的靶器官对胰岛素作用的敏感性下降,即使胰岛素的浓度升高,也仍然不能充分发挥其正常的生理功能,这就是胰岛素抵抗现象。这种因创伤应激引起的高血糖倾向,称为创伤性糖尿病。常常与创伤的程度成正比。因此,在这个阶段如果补充过高的能量和糖,有可能引起胰岛细胞受损,胰腺功能障碍。

2. 蛋白质代谢 蛋白质分解增强,尿氮增加,机体处于负氮平衡,这是创伤、感染后机体最显著的代谢特征。蛋白质的丢失常和创伤程度呈正比,其中严重患者可丧失约 20% 的机体蛋白质,其中大部分是骨骼肌蛋白,从而引起骨骼肌萎缩和机体负氮平衡。

3. 脂肪代谢 创伤后脂肪的分解加快,脂肪的储存减少,血中游离脂肪酸和甘油三酯的浓度明显升高。

三、代谢支持

代谢支持(metabolic support) 是给予患者适量的营养底物,以防止因底物不足而影响器官的功能与代谢,甚至发生器官的衰竭。

1. 应激状态下患者代谢支持的意义

外科危重患者除营养不足外,机体本身将释放大量的分解激素,以至分解代谢高于合成代谢,外源性的营养又不能解决这些分解代谢所造成的营养不足。此时过多地输入营养物质常导致更多的代谢紊乱,不但不利于疾病的痊愈,同时还给疾病的治疗和手术带来很大的困难。在这种情况下,营养代谢支持显得尤为重要,它通过调理体内物质代谢过程,减少组织蛋白质分解,在营养支持的基础上,使机体物质代谢朝有利于康复的方向发展,提高患者的营养状况及抗病能力,为临床治疗创造了条件。因此,代谢支持的主要目的是:①保护和支持器官的结构和功能;②清除底物限制性代谢;③推进各种代谢通路;④减少葡萄糖负荷;⑤增加脂肪和氨基酸负荷。

2. 营养代谢支持的方法

（1）支持的底物要由糖、脂肪和氨基酸混合组成。

（2）减少葡萄糖负荷，葡萄糖需要量少于 3~5 g/（kg·d），输入速度小于 5~6mg/（kg·min），剩下的非蛋白热量可以由脂肪乳剂供给，即所谓的"双能源供能"。

3.由于蛋白质大量分解，所以蛋白质的供给量应该适当提高。一般每日蛋白供给量为 1.5-2.0g/kg，在创伤等情况下应进一步增加，可达 2~3g/kg。

4.创伤应激情况下，能量代谢显著提高，特别是静息能量消耗明显增加，因此能量供给量可以适当提高，一般要求能量和蛋白质比值达到 150（kCal）:1（g）。

第三节 肠内营养支持

肠内营养支持（enternal nutrition，EN），简称肠内营养，是指将营养液经口（oral feeding）或通过消化道置管（tube feeding）注入患者胃肠道内，提供人体代谢所需营养素的方法。广义的 EN 还包括住院患者经口摄入的普通饭、软饭、半流质、流质等医院常规膳食，各种治疗膳食、试验膳食和代谢膳食等。

肠内营养对营养素的吸收及利用符合生理，价格低廉。因此，肠内营养近年来越来越受到重视。

一、肠内营养的优点

1.符合生理状态，对循环干扰较小。

2.有助于维持肠黏膜结构和屏障功能的完整性，有效防止肠道细菌易位，减少肠源性感染的发生。

3.营养物质经门静脉吸收输送至肝脏，有利于内脏蛋白质合成和代谢调节。

4.对技术设备和技术要求较低，操作及临床管理便利，同时费用也较低。

5.一般无严重并发症。

二、肠内营养的适应证和禁忌证

（一）肠内营养的适应证

凡有营养支持指征、胃肠道功能存在并可利用的患者都应尽量接受肠内营养支持。包括：①吞咽和咀嚼困难者，如口腔手术、食道黏膜灼伤等；②消化道疾病稳定期，如消化道瘘、短肠综合征后期、炎性肠道疾病和急性胰腺炎等；③意识障碍或昏迷、无进食能力者；④高分解代谢者，如严重感染、手术、创伤及大面积烧伤患者；⑤慢性消耗性疾病，如结核、肿瘤等。

（二）肠内营养的禁忌证

包括完全性肠梗阻、严重肠道感染、活动性消化道出血、年龄小于 3 个月的婴儿、严重腹泻及休克等。

三、肠内营养制剂

肠内营养制剂的特点是易消化吸收或不需消化就能吸收。肠内营养制剂按营养素是否齐全分为完全肠内营养制剂和不完全肠内营养制剂。完全肠内营养制剂又可以按照营养素预消化的程度分为大分子聚合物制剂和要素膳两大类。按临床应用特点,还可分为用于营养支持的平衡制剂、针对某种疾病的特殊制剂以及调节性肠内营养制剂。

1. 大分子聚合物制剂

大分子聚合物制剂是指以整蛋白、脂肪等大分子为主要成分的营养制剂,通常包括自制匀浆膳、混合奶和以整蛋白为氮源的非要素制剂三类,具有渗透压接近等渗、口感好、使用方便及患者易耐受等优点。

(1)匀浆膳　匀浆膳是用鱼、肉、虾、肝类、豆制品、水果、蔬菜、粥、面条等天然食物去刺,去骨,加工成熟食后经捣碎消毒制备成的糊状流体营养膳食。由于其所含营养成分与正常膳食相似,容易消化吸收,又具有良好口感,因此一般可以长期使用。其不足之处在于匀浆膳残渣较多,需经肠道消化后才能被吸收利用;制备时受食品种类限制而不一定能保证营养成分的完整;而且营养素的含量较难精确计算。由于匀浆膳中的蛋白质等营养素系大分子物质,还需在胃酸和消化道酶等作用下才能被完全消化、吸收、利用,故喂养管管端的最佳位置应在胃内。

(2)混合奶　混合奶是以牛奶、豆浆、鸡蛋、白糖等混合而成的液体饮食,配制简便,价格低廉,适合于基层医院应用。混合奶对胃肠道的刺激小于匀浆膳,但营养素不及匀浆制剂全面。

(3)以整蛋白为氮源的非要素制剂　以整蛋白为氮源的非要素制剂是化学成分明确的肠内营养制剂,不但营养素种类齐全、数量充足,而且各种营养素的比例也比较合理,再加上使用方便,是临床上应用最多的肠内营养制剂。肠内营养剂型有粉剂和溶液之分。当调配成液体时,标准能量密度一般为 1kCal (4.18kJ)/ml,非蛋白质能量与氮的比例约为 150kCal (627kJ)∶1g,渗透压为 $300 \sim 450 mOsm/(kg \cdot H_2O)$ 不等,适用于大多数患者。

2. 要素膳

要素膳又称化学配方膳,是以含单分子的水解蛋白产物或氨基酸为氮源,以不需消化或很易消化的碳水化合物为能源,混以维生素、矿物元素、微量元素以及一些经水解易吸收的脂肪制剂而组成的完全膳食。其主要优点是成分明确、营养素比较全面、无渣或残渣极少、不需消化或很少消化即可直接被胃肠道消化吸收,因此特别适合消化功能减弱的患者,如吸收不良综合征、肠瘘、短肠综合征等。但由于要素膳配方的组成分子量小,渗透压常较高,容易产生渗透性腹泻,而且口感比较差,因此在应用时需加强护理,减少恶心、腹泻的发生。一般 3 个月内的婴儿、糖尿病及代谢异常的患者、先天性氨基酸代谢紊乱的儿童、消化道出血及各种类型的肠梗阻患者最好不要选择使用要素膳。

3. 特殊肠内营养制剂

特殊肠内营养制剂是指在肠内营养配方中增加或限制某种营养素的摄入,以满足特殊疾病状态下代谢的需要。常用的有肝、肾衰竭制剂、糖尿病制剂、先天性氨基酸代谢缺陷病制剂等。

(1)肝功能衰竭肠内营养制剂:该类制剂的特点为支链氨基酸(亮氨酸、异亮氨酸和缬氨酸)的浓度较高,约占总氨基酸量的 35％～40％以上;而芳香族氨基酸(色氨酸、酪氨酸和苯丙氨酸)的浓度较低。其原因主要由于支链氨基酸在肝外代谢,增加其浓度不会增加肝脏负担,还可以与芳香族氨基酸竞争性通过血脑屏障,减少芳香族氨基酸的浓度,从而防治肝性脑病的发生。

(2)肾衰竭肠内营养制剂:该类制剂的特点是含有足够的能量、必需氨基酸、组氨酸、少量脂肪和电解质。其主要原因是肾衰竭患者处理蛋白质能力降低,血清中必需氨基酸水平下降。通过提供适合肾衰竭患者代谢特点的营养物质,使体内氮质性代谢产物再利用,将受损肾脏处理代谢产物的负荷降至最低。

(3)糖尿病肠内营养制剂:该类制剂的特点是适当降低糖类的含量,增加单不饱和脂肪酸含量,糖类以低聚糖或多糖如淀粉为主,再加上足够的膳食纤维。这样有利于减缓血糖的上升速度和幅度,而且含相对高比例的单不饱和脂肪酸,可延缓营养液在胃内的排空速度。

(4)先天性氨基酸代谢缺陷肠内营养制剂:该类制剂的特点是去除机体存在代谢障碍的氨基酸。如苯丙酮尿症患者可采用缺乏苯丙氨酸的制剂,高胱氨酸尿症及组氨酸血症分别给予缺乏蛋氨酸和组氨酸的制剂。

4.调节性肠内营养制剂

又称营养素组件制剂,指各类营养素,如蛋白质、糖和脂肪等以独立形式组成的肠内营养制剂。单体肠内营养制剂可以是大分子聚合物,也可以是水解后形成的小分子化合物。临床应用时可以采用单体组件形式或多种组件的混合形式,也可以将某一营养素组件加入其他肠内营养配方中,以增强这种营养素的含量。

四、肠内营养的输注途径与管饲方式

1.输注途径

肠内营养的输注途径有口服和管饲两种。多数患者因经口摄入受限或不足而采用管饲。管饲可按喂养管的入口处和导管尖端所处的位置分为鼻胃管、鼻肠管、胃造瘘、空肠造瘘等。鼻胃管喂养的优点在于胃的容积大,对营养液的渗透压不敏感,适用于胃肠道连续性完整的患者。鼻十二指肠管或鼻空肠管是指导管尖端位于十二指肠或空肠,主要适用于胃或十二指肠连续性不完整和胃或十二指肠动力障碍的患者。通过鼻胃管或鼻肠管行肠内营养简单易行、价格低廉,是临床上最常使用的方法。但由于长期使用,患者可能会出现鼻咽部不适,通常用于肠内营养时间少于6周的患者。

2.肠内营养液的管饲方式

根据鼻饲管的位置、管径、营养配方和患者胃肠道的承受能力,通常可以通过以下三种管饲方式给予肠内营养液。

(1)分次给予:分次给予是指将肠内营养液分次进行管饲,适用于营养管尖端位于胃内及胃功能良好者。分次给予又包括分次推注和间歇性输注。分次推注是指用注射器将营养液注入胃内,每次入量常在 10～20 min 完成,每次 200～300ml,每日 4～6 次。由于分次推注容易引起胃部不适及腹胀、腹泻等,目前用得较少;间歇性输注是指采用重力滴注的方法分次给予营养液,一般每次输注时间为 30～40 min,间隔 3～4h 再次输注。这种喂养方式引起的不良反应比一次性推注要少一些。

（2）连续输注：连续输注是指在24h内，利用营养泵将肠内营养液持续输注到胃肠道内的方式。适用于胃肠道耐受性较差及管端位于十二指肠或空肠内患者。

（3）循环输注：循环输注也是在输液泵的控制下持续泵入肠内营养液，但在规定的时间内输完，输注的时间通常在夜间。这种方法常用于白天能够活动的患者或作为口服方法的补充。

五、肠内营养支持的并发症

肠内营养虽然比肠外营养支持更安全易行，但也可因营养剂选择或配制不合理、营养液污染及护理不当等因素而产生一系列与之相关的并发症。常包括：机械并发症、吸入性肺炎、胃肠道并发症和代谢性并发症。

1. 机械并发症

主要包括鼻咽部和食道黏膜损伤、鼻翼脓肿、鼻窦炎、喂养管堵塞、声音嘶哑等，常与喂养管的放置时间、管径、材料和护理方法有关。其中喂养管阻塞的常见原因：①药丸未经研碎即注入喂养管；②管径太细；③营养液未调匀或较黏稠；④添加的药物与营养液不相容，形成凝结块；⑤未按时冲洗喂养管。

2. 吸入性肺炎

误吸所致的吸入性肺炎是一种严重的并发症。吸入性肺炎是指在EN过程中，因呕吐误吸而突然发生呼吸道症状，甚至呼吸衰竭，有泡沫样痰，X线片有肺下叶斑点状阴影。多见于经鼻胃管喂养者，它可能和喂养管移位、胃排空迟缓、体位、咳嗽或呕吐反射受损、精神障碍等有关。一般呕吐、EN停输2h后胃内液体潴留量>200ml、神志模糊或昏迷的患者，易发生误吸。

3. 胃肠道并发症

在肠内营养治疗时最多见，常与营养配方、喂养速度、营养液的配制及管饲器具的卫生情况等有关。胃肠道并发症主要包括恶心、呕吐、腹胀、腹泻、肠痉挛和便秘等，其中腹泻最常见，发生率约10%~20%。导致腹泻的原因主要包括脂肪吸收不良、营养液的高渗透压、营养液被污染、营养液输注速度过快、营养液温度过低、乳糖不耐受症，同时所用药物的副作用（如抗生素、H_2受体阻滞剂等）以及低蛋白血症等。

4. 代谢性并发症

肠内营养治疗时因胃肠道具有缓冲作用而较少发生代谢性并发症。代谢方面的并发症主要包括输入水分过多、脱水、非酮性高渗性高血糖、电解质和微量元素异常等。其中管饲综合征是指严重的低磷血症，可引起下肢感觉消失、语言障碍、精神症状发作、昏迷、心肺衰竭等，其中严重营养不良是高危因素，厌食患者再喂养时也常有此症的报告。

五、肠内营养支持的护理

1. 减少机械并发症的护理措施

（1）选用管径合适、质地柔软的导管。一般聚氨酯或硅胶树脂制成的细芯导管比较光滑柔软、富有弹性，可以增加患者舒适度、减少组织压迫坏死的风险，能保证鼻饲管的长期应用。

（2）妥善固定喂养管，每天润滑和清洁鼻腔黏膜，避免喂养管扭曲、折叠和受压。

（3）需用药丸制剂时，应彻底研碎后，溶在合适的溶剂中直接注入导管内。

（4）在每次检查胃残留量后、给药前后，管饲结束后及连续管饲过程中每间隔 4h，都应用 20～30 ml 温开水或生理盐水冲洗导管腔。营养液中的酸性物质可以引发蛋白质沉淀而导致堵管，若温水冲洗无效，则可采用活化的胰酶制剂、碳酸氢钠冲洗，也可采用特制的导丝通管。

2. 预防误吸的护理措施

（1）选择合适的体位：滴注肠内营养液时患者应该采取坐位、半卧位或床头抬高 30°～45°，输注完毕后可继续保持该体位 30min。

（2）连续输注肠内营养液者每间隔 4h，间断输注者在每次输注前抽吸并估计胃内残留量。放置鼻胃管的患者胃底或胃体的允许潴留量应少于 200ml，而胃肠造口管的允许潴留量应少于 100ml。若连续 2 次抽吸胃内残留量大于 150～200ml 时，应暂停输注，必要时加用胃动力药物。

（3）原有呼吸道病变或误吸高危患者，可选用放置在幽门以下的喂养管或经空肠内输注。

（4）及时做好病情观察，每 4h 检查一次喂养管位置，以便及时了解喂养管有无移位。如果出现呛咳或呼吸急促等现象，应该怀疑有误吸的可能。

3. 减少胃肠道并发症的措施

（1）控制营养液的浓度、剂量和速度，滴注浓度、速率与总量可根据胃肠道的适应情况逐步递增。一般术后患者可先从 20ml/h 的速度、5% 的浓度开始，如果患者耐受良好，可以逐渐递增。

（2）选择合适的营养液，注意营养液的渗透压和脂肪含量，应从低浓度、小剂量开始。

（3）对于危重及空肠造口患者，最好通过喂养泵连续 12～24h 输注肠内营养液。

（4）对同时应用抗生素治疗者，可给予含乳酸菌的合生元制剂以帮助肠道正常菌群的恢复。

（5）避免营养液在配置和操作过程中受到污染，营养液应现配现用，室温下放置时间不超过 6～8h。配好后如暂时不用应放入 4℃ 左右的冰箱内保存，放置时间一般不超过 24h。

（6）低蛋白血症者，先使用要素膳或静脉输注清蛋白，等小肠吸收能力恢复后再开始管饲。

（7）根据季节和个体耐受性调节营养液的温度，一般在 37 ～40℃。

4. 及时发现及处理代谢并发症

可以通过密切监测检查，及时调整肠内营养方案、输注方式和喂养速度而得以预防。

第四节　肠外营养支持

肠外营养（Parenteral Nutrition，PN）是指通过静脉途径提供营养素，以达到维持机体代谢的要求。它可以分为完全胃肠外营养和部分胃肠外营养,其中完全胃肠外营养(total parenteral nutrition,TPN)是指从静脉途径供给患者每天所需的所有营养物质。

一、肠外营养的适应证和禁忌证

1. 肠外营养的适应证

当外科患者出现下列病症而不能充分利用胃肠道摄入营养时,可以考虑胃肠外营养支持。

(1)无法从胃肠道正常进食者,如短肠综合征、消化道先天性畸形、严重腹泻、肠瘘、妊娠剧吐及神经性厌食等。

(2)消化道需要休息或功能障碍者,如溃疡性结肠炎、消化道大出血、长期腹泻、放射性肠炎、顽固呕吐等。

(3)高代谢状态者,如严重烧伤、多发性创伤、大手术、脓毒症等。

(4)特殊病例,如中度/重度急性胰腺炎、急性肾衰竭。

(5)蛋白质能量营养不良者,如化疗或放疗等原因引起的严重呕吐、慢性胆道梗阻伴呕吐、幽门梗阻等。

2. 肠外营养的禁忌证

(1)胃肠功能正常、适应肠内营养或5天内可恢复胃肠功能者。

(2)不可治愈、无存活希望、临终或不可逆昏迷患者。

(3)需急诊手术、术前不可能实施营养支持者。

(4)心血管功能或严重代谢紊乱需要控制者。

二、常见的肠外营养制剂

1. 葡萄糖制剂

葡萄糖是肠外营养时主要的非蛋白质供能物质之一。但对于严重应激状态下的危重患者,使用大量高渗葡萄糖作为单一的热源会加重器官的负担。因此,成人每天葡萄糖需要量约为 4~5g/kg,一般约占总能量的 50%~60%,不宜超过 300~400 g/d。

2. 脂肪乳剂

目前脂肪乳剂大多制成等渗液,因而也适用于外周静脉营养。脂肪乳剂的能量供给量约占总能量的 20%~30%,成人每天 1~2g/kg,高代谢状态时可增加至 40%~50%。

临床常用的脂肪乳剂分为两类。一类是由 100% 长链三酰甘油(long chain triglyceride,LCT)构成,另一类则由 50% 中链三酰甘油(medium chain triglyceride,MCT)与 50%LCT 经物理混合而成(MCT/LCT)。LCT 能提供必需脂肪酸,但需依赖卡尼汀(肉毒碱)进入线粒体,应激状态下由于卡尼汀水平下降可能导致 LCT 代谢障碍。MCT 不需依赖卡尼汀即可进入线粒体氧化,不易在肝脏蓄积,但纯 MCT 不能提供必需脂肪酸,而且可能引起代谢性酸中毒和神经系统副作用。所以,将 MCT 和 LCT 按一定比例物理混合可以达到扬长避短的效果。

3. 氨基酸溶液

氨基酸是用于合成机体蛋白质及其他生物活性物质的氮源。现有的复方结晶氨基酸溶液可归纳为两类:平衡型与非平衡型氨基酸溶液。平衡型氨基酸溶液中所含必需与非必需氨基酸的比例符合人体基本代谢所需,适用于多数营养不良患者;非平衡型氨基酸溶液的配方是针对某一疾病的代谢特点而设计的,兼有营养支持和治疗的作用,如用于治疗肝昏迷的高支链低芳香族氨基酸溶液、治疗肾衰竭的必需氨基酸溶液等。临床每天提供的氨基酸量一般约 $1 \sim 1.5g/kg$ 体重,约占总能量的 $15\% \sim 20\%$。

近年来,随着代谢理念的改变,不少营养学家开始重视和强调谷氨酰胺、精氨酸等个别氨基酸的应用。谷氨酰胺是人体含量最高的非必需氨基酸,是许多重要代谢反应中的底物和调节物质,也是氮和氨的转运者,但在严重感染、手术、创伤等应激状态下体内谷氨酰胺的量大大下降,从而影响多脏器的一些代谢功能。因此,在高代谢危重患者中谷氨酰胺又称为"条件必需氨基酸"。现已研制成功稳定的谷氨酰胺二肽制剂,并用于临床。精氨酸能促进尿素形成,降低血氨浓度,同时对免疫反应有多种作用,如促进生长素分泌和伤口愈合,改善 T 细胞增殖反应,促胸腺作用等。

4. 维生素和矿物质

(1)维生素制剂　维生素每日需要量虽然很少,却至关重要,是参与调节物质代谢和维持人体内环境稳定所必需的营养物质。水溶性维生素在体内无储备,长期 TPN 时可通过常规提供多种维生素来预防其缺乏。脂溶性维生素在体内有一定的储备,但在应激状态或长期 TPN 者需常规补充以预防其缺乏。现有商品化的复合维生素制剂,包括水溶性维生素和脂溶性维生素,均系按每日推荐量配比,每日一支加于静脉输液内,应用方便。

(2)电解质　对大多数 TPN 患者,应根据病情和代谢状态变化来决定电解质的补充量。在无额外丢失的情况下,电解质按正常需要量补充,如在有大量引流、呕吐、腹泻等情况下需相应增加。肝、肾、心脏功能障碍时应适当减少电解质的用量。

(3)微量元素　对临床较具实际意义的微量元素包括锌、铜、铁、硒、铬、锰等。长期 TPN 时,应重视可能出现的微量元素缺乏问题。现已有商品化的复方微量元素制剂,如安达美、派达益儿,每天一支基本可达到预防微量元素缺乏的目的。

三、肠外营养的输注途径及输注方法

1. 输注途径

肠外营养的输注途径包括周围静脉和中心静脉,输注途径的选择需视病情、营养液组成、输液量、静脉解剖条件及护理条件等而定。

(1)周围静脉输注途径　经外周静脉的肠外营养途径可以避免中心静脉置管的相关并发症,容易早期发现静脉炎的发生,而且方便可行。缺点是输液渗透压不能过高,需反复穿刺,也易发生静脉炎,因此不宜长期使用。当短期营养支持(<2 周)、中心静脉置管有困难、营养液渗透压 <1200mOsm/L 或者有导管感染等可经周围静脉输注。

(2)中心静脉途径　当肠外营养支持超过 2 周、营养液渗透压 >1200mOsm/L 时以选择中心静脉途径为宜。中心静脉置管途经主要是指经颈内静脉、锁骨下静脉或上肢的外周静脉达上腔静脉。其中经锁骨下静脉置管易于活动和护理,主要并发症是气胸。经颈内静脉置管使转颈活动和贴敷料稍受限,局部血肿、动脉损伤及置管感染并发症稍多。

经外周静脉至中心静脉置管(peripherally inserted central catheter,PICC)是指由外周静脉(贵要静脉、肘正中静脉、头静脉)穿刺插管,头端位于上腔静脉或锁骨下静脉的导管,可避免中心静脉置管所带来的气胸等严重并发症,但增加了血栓性静脉炎和插管错位发生率及操作难度。

2.输注方法

(1)全营养混合液(total nutrient admixture,TNA)输注法:又称全合一(all-in-one),是指将每天所需的营养物质,在无菌条件下按次序混合输入由聚合材料制成的输液袋或玻璃容器内后再输注,以保证所提供营养物质的完全性和有效性。此法使肠外营养液的输入更方便,无需空气进入袋内又可降低气栓和感染的发生,而且各种营养素的同时输入对合成代谢更合理,当然也减轻了护理的工作量。

(2)隔膜袋:近年来新技术、新型材质塑料(聚乙烯/聚丙烯聚合物)已用于肠外营养液成品袋生产。新型全营养液产品(两腔袋、三腔袋)可在常温下保存24个月,避免了医院内配制营养液的污染问题。能够更安全便捷用于不同营养需求患者,经中心静脉或经周围静脉的肠外营养液输注。缺点是无法做到配方的个体化。

(3)单瓶输注:在无条件以TNA方式输注时,可用单瓶方式输注。但可因各营养素的非同步输入而造成某些营养素的浪费或负担过重。

四、完全胃肠外营养的并发症

1.与导管相关的并发症

在静脉穿刺和营养液输注过程中,可能发生一些与导管有关的并发症,包括:①气胸;②空气栓塞;③血管神经损伤;④心脏、胸导管损伤;⑤导管内栓子形成;⑥导管扭结或折断;⑦导管错位或移位;⑧静脉炎、血栓形成;⑨气胸、血胸、血气胸、水胸;⑩纵隔损伤等。

2.感染性并发症

感染是TPN的常见并发症之一,主要包括导管性和肠源性感染。

(1)导管性感染:感染源可来自导管的皮肤入口处、导管或输入的营养液,常见的病源菌为白色葡萄球菌、金黄色葡萄球菌和霉菌,大肠杆菌较少见。①穿刺部位感染:一般于置管后数天或数周后出现,表现为穿刺部位红肿、压痛。若处理不当,可成为全身性感染的原发灶,关键在于加强局部护理。②导管性感染或败血症:常见原因为患者插管和局部护理时无菌操作技术不严、免疫力低下、营养液配制过程中受到污染等。

(2)肠源性感染:TPN患者可因长期禁食、胃肠道黏膜缺乏食物刺激、肠黏膜结构和屏障功能受损,通透性增加等导致肠内细菌易位,并发全身性感染。所以在病情允许的情况下,应该首选肠内营养和经口饮食,或在应用肠外营养一段时间后,根据患者情况逐步过渡到肠内营养。另外,及时补充谷氨酰胺制剂也可以减少肠源性感染的发生。

3.代谢方面的并发症

长期应用TPN时,如营养液配制或使用不当,可发生代谢性障碍。这组并发症中包括糖代谢紊乱、电解质紊乱和脂肪代谢紊乱等。常见的并发症如下。

(1)非酮性高糖高渗性昏迷:PN时易致高糖血症,严重时可致高渗性非酮症昏迷。

常见原因为单位时间内输入过量葡萄糖和胰岛素的相对不足。临床主要表现为血糖升高、渗透性利尿、电解质紊乱、脱水、头晕、嗜睡、烦躁等中枢神经系统功能受损症状,严重的可以出现昏迷。一旦出现非酮性高糖高渗性昏迷,应立即停输葡萄糖溶液或含有高糖的营养液;输入低渗或等渗氯化钠溶液,内加胰岛素,使血糖逐渐下降;同时密切监测患者血糖、尿糖及电解质的变化,注意避免血浆渗透压下降过快,以免引起急性脑水肿。

(2)低血糖性休克:常由于突然停输葡萄糖溶液或营养液中胰岛素含量过多所致。临床表现为心率加快,四肢湿冷、面色苍白、乏力,严重者可以出现休克症状。一经证实,应立即推注高渗葡萄糖或输注含糖溶液。应用全营养混合液方式输注可以预防低血糖性休克。

(3)高脂血症或脂肪超载综合征:脂肪乳剂输入速度过快或总量过多,可发生高脂血症。临床上可以出现发热、肝脾肿大、急性消化道溃疡、溶血等症状。如果确定为脂肪超载综合征,应立即停止或延期使用脂肪乳剂。对长期应用脂肪乳剂的患者,最好定期监测脂肪廓清率,了解患者对脂肪的代谢、利用能力,及早发现病情。

(4)肝胆系统并发症:常见的肝胆系统并发症有胆石症和胆汁淤积性肝炎,严重的可能出现肝功能衰竭。临床表现为胆汁淤积、肝脏酶谱异常、肝脂肪变性等,可能与长期禁食、配方不合适等有关。与 PN 相关的肝胆并发症,一般经过减少总能量摄入、调整配方、降低热氮比或者停用肠外营养 1~2 周后可以得到改善。

五、肠外营养的护理

1. TPN 的一般护理

(1)TPN 开始前应完善各项检查,做好心理护理。

(2)认真做好置管护理:严格遵守操作程序,置管后 24h 内密切观察患者有无胸闷、呼吸困难、肢体活动障碍等症状,以确定有无并发症的发生,并要及时发现,及时处理。

(3)观察患者全身情况,定期做好肝肾功能测定和营养状况的评估。

(4)做好导管护理:加强导管局部护理,每天消毒导管的皮肤入口部位并更换敷料,注意观察穿刺点局部有无出血、渗血,以及红、肿、热、痛、脓性分泌物等炎症反应。同时应该每日更换输液外接系统,输液时保持通畅,避免导管受压、扭曲或滑脱。

(5)维持水电解质平衡:计算并补充患者所需要的各种营养素,同时应在治疗过程中进行较系统和全面的监测,为早期发现和早期处理提供线索。已经有电解质紊乱的患者,应该先予纠正,再予 TNA 溶液。

(6)当临床出现难以解释的发热、寒战时,应怀疑有导管性感染或败血症。必须立即按无菌操作要求拔管,剪下导管尖端并采取周围血送细菌培养,同时作抗生素敏感试验。当导管与周围血培养结果(菌种)一致时,即为导管性败血症。拔管后立即建立周围通道,更换输液系统和营养液;根据病情,选用抗生素。观察 12~24h 后,可按需要更换部位重新穿刺置管。

2. TPN 的合理配置和保存

(1)配液前准备:配液前做好配液室、洁净台、操作人员的清洁、消毒工作;将所用药品、器械准备齐全,避免多次走动增加污染机会;按每一患者的需要量准备好各种液体,并分组放置;配液前再次洗手或戴无菌手套。

（2）TNA液的混合顺序:①微量元素和胰岛素加入到葡萄糖或氨基酸溶液中;②磷酸盐加入到另一瓶氨基酸中;③电解质和水溶性维生素加入到葡萄糖溶液中;④脂溶性维生素加入到脂肪乳剂中;⑤含有各种添加物的氨基酸液或葡萄糖液以三通路同时加入静脉营养输液袋,观察混合液有无异样;⑥将脂肪乳剂、脂溶性维生素混合液最后加入静脉输液袋;⑦排气,轻轻摇匀注明床号、姓名及配制时间备用。

（3）TNA配制时的注意事项:①混合液中应含有足量的氨基酸,而且不能加入其他药物,如抗生素等;②钙剂和磷酸盐应分别加入不同的溶液中稀释,以免发生磷酸钙沉淀;③电解质和微量元素不应直接加入到脂肪乳剂中,以免引起脂肪颗粒的聚集和融合;④加入的液体总量应该大于1500ml,肠外营养液葡萄糖的最终浓度应低于25%;⑤配好的营养液最好现用现配,如果暂时不输注,应保存在4℃冰箱内,并在24h内输完。

思考题:

一、单选题

1. 管饲综合征主要是缺乏下列哪种物质引起的症状?

    A. 钙   B. 磷   C. 钾   D. 镁

2. 有一名患者,身高160cm,体重64kg,请问其体质指数为:

    A. 22   B. 23   C. 24   D. 25

3. 在测试TSF时,皮脂计的压力应为:

    A. $5g/mm^2$ B. $10g/mm^2$ C. $15g/mm^2$ D. $20g/mm^2$

4. 某男患者身高173cm,24小时肌酐排出量为1200mg,查表可知相同身高健康人24小时肌酐排出量为1400mg,如根据肌酐-身高指数该患者应属于下列哪种营养不良?

    A. 正常   B. 轻度营养不良

    C. 中度营养不良   D. 重度营养不良

5. 下列哪一项不属于分解激素?

    A. 生长激素   B. 儿茶酚胺   C. 糖皮质激素   D. 胰高血糖素

6. 如果条件允许,多长时间内的TPN支持建议从周围静脉给予?

    A. 3天   B. 5天   C. 1周   D. 2周

7. 若连续2次抽吸胃内残留量大于多少时应延迟或暂停输注肠内营养?

    A. 50~80ml   B. 50~100ml   C. 100~150ml   D. 150~200ml

8. 肠内营养最常见的并发症为:

    A. 吸入性肺炎   B. 鼻咽部黏膜损伤

    C. 腹胀、腹泻   D. 管饲综合征

9. 配置好的全营养混合液应该在多长时间内输完?

    A. 12~24h   B. 24~36h   C. 24~48h   D. 48~72h

10. 悬挂的营养液在较凉快的室温下放置时间一般不超过多长时间?

    A. 4~6h   B. 6~8h   C. 8~10h   D. 10~12h

二、名词解释

1. 肌酐身高指数（CHI） 2. 静息能量消耗（REE） 3. 要素膳 4. 代谢支持 5. 肠内营养 6. TPN

三、问答题

1. 简述近期体重百分率的计算以及意义.

2. 某患者每日摄入蛋白质 80g，试验第 3～6 天 24 小时平均尿量为 1800ml，尿素氮平均排出量为 5g/L。问其蛋白质摄入量能否维持该患者的氮平衡？

3. 简述肠内营养的常见并发症及其预防措施。

4. 简述 TPN 的常见并发症及其预防措施。

5. 简述应激状态下机体的代谢特点。

6. 简述外科患者代谢支持的应用原则。

参考答案

一、单选题

1. B　2. D　3. B　4. B　5. D　6. D　7. D　8. C　9. A　10. B

二、名词解释：略

三、问答题：略

参考文献

1. 陈大伟. 现代肠内和肠外营养的临床实践. 上海：第二军医大学出版社，1998，69－206.

2. 陆以佳等. 外科护理学（第 2 版）. 北京：人民卫生出版社，2001，95－99.

3. 李胜利. 营养学基础. 北京：科学技术出版社，2003，60－140.

4. 曹伟新. 外科护理学（第 3 版）. 北京：人民卫生出版社，2004，92－100.

5. 曹伟新. 临床营养新概念与新技术. 上海：人民军医出版社，2002，69－94.

6. 张爱珍. 营养学. 杭州：浙江科学技术出版社，2004，44－77.

7. 张金梅. 营养与膳食. 北京：高等教育出版社，2009，95－105.

8. 刘军娥，范旻. 临床营养护理学. 北京：北京大学医学出版社，2009，178－195.

（黄　回）

■第三篇 妇女、儿童健康保健与护理

第一章 儿童生长发育与保健护理

学习目标：

- 知道儿童正常的生长发育规律及影响因素。
- 知道儿童神经心理发育的概念及内容。
- 确认小儿心理活动发展的规律。
- 知道儿童心理测试种类。
- 明确小儿体格异常和神经心理发育偏异的种类。
- 简述小儿体格发育的评价。
- 叙述维生素 D 缺乏性佝偻病的临床表现与干预措施。
- 叙述儿童多动－注意缺陷综合征的临床表现与防治要点。

小儿生长发育包括躯体的发育和精神的发展，随着躯体发育不断地完善，心理发育也协同发展。为了解儿童生长发育及心理发展状况，必须明确儿童心理活动发展的规律及影响因素，并采用小儿体格发育的评价方法及儿童心理测试予以评价，识别小儿神经心理发育偏异及躯体疾病的种种偏异甚至障碍，做好小儿的身心保健和护理。

第一节 小儿生长发育规律

小儿的发育包括两大方面，一是躯体的发育，从出生时 50cm 左右的身长，3.5kg 左右体重的婴儿，逐渐长大成人。二是精神的发展，也是心理的发展，随着躯体的发育而不断发展，以神经系统结构不断地完善、功能不断地成熟为生物学基础，尽管两者发育的速率不同，但同步进行，协同发展。心理发育过程有其自身的规律，也可出现有别于躯体疾病的种种偏异甚至障碍。

一、小儿神经系统的发育

（一）解剖生理特点

1. 大脑 神经系统的发育在人的各系统发育中是优先的。在胚胎第四周，就已形成了以后分化成脑和脊髓的神经管。在第 13 周,大脑表面就出现了浅浅的沟回。在组织学上也已经有了大脑皮层的六层基本结构。出身时脑重量已达 370 克左右。出生后脑实质继续在解剖上和功能上迅速发展,至 1 岁时脑重达成人脑重的 50%。2 岁时达成人脑重的 75%。与成熟大脑不同的是神经原间的联系还不多,尤其是在新生儿期,某些运动还由皮层下系统控制。4 ~ 6 岁时,脑重达 1250 克,已与成人脑重相近,此阶段神经原间的联系迅速增多,神经通路基本髓鞘化,信号传递迅速而准确,条件反射的形成也稳定而巩固。7 ~ 8 岁时,大脑重达 1300 克,神经细胞体重继续增加,细胞分化基本完成,神经细胞突出分支更多,并出现新的神经通路,大脑抑制功能和分析综合功能增强,有意识的行为开始居主导地位。9 ~ 16 岁,脑细胞内部结构和功能更加复杂化,神经元间的网络联系更形增多,大脑功能基本成熟。

2. 神经髓鞘　神经髓鞘形成的意义在于使得兴奋能够沿着一定的通路迅速、准确地传导,不会蔓延造成泛化,是神经纤维在结构上和传导通路上成熟的标志。

3. 神经反射　小儿在出生时就存在许多神经反射,这些神经反射的存在或消失与神经系统功能的成熟有关。防御性反射持续存在,一些非条件反射会适时消失。在临床上检查这些反射的存在与否、强弱程度有重要的生理学意义。

(二)运动的发展

1. 运动发育规律　运动发育包括粗大运动和精细运动两个方面。粗大运动:抬头、爬、坐、站、走及平衡的控制;精细运动:手指的控制能力。正常发育规律以脑形态的完善、脑功能的成熟以及神经纤维髓鞘化的时间与程度为物质基础,还要有骨骼、肌肉的参与。即运动的发展与全身发育状况密切相关。

(1)头尾规律　抬头→坐→爬→站→走。

(2)由近及远　以躯干为中心,近中心部位(身体的中轴)的动作发育早于远中心部位的动作。

(3)先大肌肉动作后小肌肉动作　新生儿的手心触物收缩是反射而非运动。

(4)先整体动作后分化动作　以小儿掀手帕动作为例,当手帕蒙脸时,2 个月的小儿是全身乱动,5 个月的小儿则向脸部乱抓,8 个月的小儿则能掀掉手帕。

(5)先正面动作后反面动作　如先进后退,先紧后松。

2. 粗大动作的发育　见表 3-1-1。

表 3-1-1　粗大动作的发育

1 月	2 月	3 月	4 月	5 月	6 月
短暂抬头	抬头 45°	抬头 90°	抬头稳	扶坐	独走
匍匐动作	交替踢腿	支起上身	能转头	下肢负重	
8 月	12 月	18 月			
上肢前爬	四肢爬	独走			
扶站	独站				

3. 精细动作的发育　不同的年龄段能做不同的精细动作,见表 3-1-2。

表 3-1-2 不同的年龄能做不同的精细动作

年龄	精细动作	年龄	精细动作
1 月	两手握拳,刺激后握得更紧	2 月	两手握拳,但紧张度逐渐降低
3~4 月	看自己的手	4 月	在拇指的参与下抓住物体
5 月	抓一手距离之内的物体	6~7 月	在两手间有意识地传递物体
8 月	用拇指和其余四指抓取物体	9~10 月	用拇指与食指拈取物体
10 月	主动松手放弃手中的物体	10~12 月	握笔涂鸦,几页几页的翻书
12~15 月	叠 2~3 块方木	2 岁	叠 6~7 块方木,逐页翻书
2~3 岁	叠 8 块方木,画直线	3 岁	叠 9~10 块方木,画"O"、"+"
4 岁	自己穿衣,画正方形及简单的人	5 岁	写简单的字,画人的部位增多
6 岁	画三角形及房屋、汽车、花草		

(三)语言的发育

在早期,语言发育的个体差异并不大,以后随着智力、情绪、听觉及发音器官、社会环境等因素的不同而相异。

1. 语言的形式

表达:包括文字、声音、各种视觉信号、身体语言、表情等。

理解:对各种表达形色的领悟。

2. 语言发育的不同阶段

1 岁以内是语言前阶段,开始发音、学语,1 岁后进入语言阶段,见表 3-1-3。

表 3-1-3 语言发育的不同阶段

语言前阶段	语言阶段
发音:哭的分化	
学语	
2 个月起:声母(听觉刺激、喉本体感觉)	1 岁 有意识地叫父母或简单表达
6~7 个月起:自发拼音	1.5 岁 重复词:名称对应
8 个月起区别成人的不同语气	指身体
能发 4 种不同的声音	两字语句或乱语
重复 2 个相同的声音	2 岁 简单句子
	3 岁 80% 能被听懂
	4~5 岁 100% 能被听懂

(四)感知觉的发育

感觉是人脑对作用于感觉器官的事物的个别属性反应,如事物的色泽、质地、形状等,包括视、听、嗅、味等感觉和皮肤、深部感觉。知觉是在头脑中产生的由各种感觉整合而成的具体事物的映象,如玩具、动物等,包括视、听、触知觉和时间、空间知觉等。

1. 视感觉 在新生儿时期,小儿虽然大部分时间都闭着眼睛,但光觉已很敏感,有瞳孔的对光反射。视觉发育较差,由于眼肌的调节不良,新生儿仅能看见60cm内的物体,在15~20cm的距离内看得最清楚。

(1)出生2~4周 能短暂注意近处缓慢移动的大物体(移动速度为1cm/s),并能跟到中线。有一过性的斜视和(或)眼球震颤。

(2)出生8周 能协调地注视水平移动的物体达90°,即出现初步的头眼协调,头眼协调功能基本完善要到10~12周,此时能注视并跟随物体移动达180°。

(3)出生12~20周 小儿能注视自己的双手,但手眼协调动作要到28周(7个月)左右才出现。

(4)第8~9个月,出现视深度觉,能看见较细小的物体。

(5)10个月到1周岁,能够识别简单的几何图形。视力达0.2。

(6)1~1.5岁,可以看到3m外的小东西。

(7)2~3岁能区别垂直线和水平线。

(8)3~4岁开始能摹仿画"+"和"O"的几何图形。区别颜色要到5~6岁前后。

(9)6岁以后视感觉充分发育,视力达1.0以上。

(10)7岁前后能正确感知和临摹音表b、p、m、n等。

2. 听感觉 听感觉的正常发育对于语言的掌握和智力的发展有特殊的意义。有很多研究表明,胎儿在宫内即有听力。

在出生后,由于鼓室充满羊水,听力可以很差,听不见普通声音,仅对强烈的声响有反应。以后随着羊水的吸收,听力迅速提高,于3~7天后听力已十分灵敏。

(1)3~4个月的小儿已经能感受不同方位的声音,把头转向声源,即已出现集中的听觉。

(2)5~6个月时对父母的说话声音可有明确的反应。

(3)7~9个月能对语言意义作出最初步的区别。

(4)10~12个月,能听懂自己的名字。

(5)1~2岁能理解简单的语句和指令。

(6)4岁以后听觉发育接近完善。

3. 嗅、味、皮肤感觉

(1)嗅 出生后即已完善。3~4个月能区别好闻与不好闻,7~8个月能对不好闻的气味作出反应。

(2)味 出生后即已完善。表现在对食物的微小改变即有反应。

(3)皮肤 5~6岁时能从外观一样的物体中区别不同重量的东西。

4. 知觉 小儿4~7个月前后出现的手与眼的协调动作是知觉发育的早期表现之一。是由多种感受器协同参与的对整个物体的复合刺激进行分析统合的知觉活动。1岁左右能认识到物体的恒常性。分别在3、4、5岁前后区别自身的上下、前后、左右的概念。4~5岁左右开始时间知觉的发育,能区分早、中、晚。5~6岁左右能明白昨天、明天、前天和后天的概念。

二、小儿心理活动的发展

(一)注意的发展

注意是指个体具有把其心理活动指向某一对象或事物,并使这一对象或事物在脑中获得最清晰和最完善的反应能力。注意分有意注意和无意注意两类。无意注意是自然产生,无预定目标,不需要意志努力,是被动的。有意注意是主动产生,有目的性,经常需要投入一定的努力,可能还要克服一定的困难。

小儿最早的注意可出现在生后一个月。在整个婴儿期以无意注意为主,从 2 个月起小儿就能比较集中地注意到人脸和说话声。注意发展的前提是生活范围和内容的扩增及语言、思维的发展。有意注意的萌芽出现在 1 岁以后。学龄前期无意注意已相当完善,有意注意也进入了形成阶段,至 5~7 岁时已能独立控制自己的注意力达 15min。

小儿生活经验匮乏,有意注意的稳定性还较差,容易分散及转移,注意的范围较小,注意更多地表现在对事物外部的特征上,如对活泼有趣的、跳跃性强的事物易引起注意,对事物内部的本质联系还注意较少。

(二)记忆的发展

记忆指的是人们在其过去的生活实践中所经历过的事物或取得的经验在其大脑中所留下的刻痕,而这种刻痕在需要的时候可以重新出现在大脑中。为人类积累经验,丰富知识所必须。记忆可人为地被分为记忆、保持和回忆三个阶段。事物在大脑中所形成的暂时的联系即为识记,而把这种联系在大脑中留下刻痕的过程就是保持。回忆则是把大脑中留下的刻痕重新显现出来的过程。回忆过程又分为 2 类,一类是再认,一类是重现,原已感知过的事物在眼前重新出现时能够认识即为再认,如不再眼前出现,仅因各种原因而清晰地出现在大脑中则为重现。

小儿的记忆大都属于不随意的,尤其是在婴儿时期,基本上是无意识的。在 5~6 个月能够再认母亲,重现能力的出现要到 1 周岁许,也就在此阶段,有意记忆出现萌芽,能再认 10 天左右的事物,重现数天之内的事情。约在 3 岁时,能再认几个月之前的事,重现数周内的事。4 岁以后,随意记忆开始发展,能记住要求记住的东西,如作业、简短口信等。小儿记忆时间短,内容少,易受暗示,以机械记忆为主。

(三)思维的发展

思维是在感知的基础上,客观现实在人脑中间接的、概括的反应。思维有三个发展水平:直觉行动思维、具体形象思维和抽象逻辑思维。直觉行动思维的特征是思维在动作中进行,具体形象思维则可按具体事物的外观形态来进行思维,而抽象逻辑思维从概念、判断、推理来进行思维。

新生儿期和婴儿期的小儿,除了对外界事物的感知外,基本上没有思维。在幼儿期,才出现思维的萌芽,此期思维主要特点是直觉行动思维,其思维在动作中进行,即与动作中对事物的感知和行动本身分不开,离开动作,思维也终止。到了学龄前期,小儿的思维方式逐渐从直觉行动思维发展到具体形象思维,虽然摆脱了动作的束缚,但还离不开实物或实物的表象,思维以事物的外部特征为主要依据,对于事物的本质特征和属性还不十分了解。

在学龄期,小儿才能依托丰富的语言来认识事物的本质和内在联系,思维逐渐发展到抽象逻辑思维阶段,开始能够运用分析、比较方式来作出最原始的判断和推理。但小儿常常是根据事物表面的现象偶然的联系来作为推理的根据,因而有可能得出荒谬的结论,即仍然是直接与感性经验相联系,具体形象性还占有很大的比例。

(四) 想象的发展

想象是指在客观存在的事物的作用下,人们在大脑中制造出某种事物形象的心理过程,而这种事物形象是其自身未曾遇过,或许目前、将来、永远都不会存在的事物形象。无意想象主题多变,漫无目标,和现实混淆,有特殊的夸大性,在行动上满足于想象。有意想象则有明确的目的,富于创造性,以达到目的为快乐。

新生儿、婴儿不存在想象。在语言发育,生活经历增多,说、写、画、唱等技巧的掌握的基础上,于1~2岁出现想象的雏形,在整个幼儿期,虽然想象活动逐渐增多,却仍是贫乏、单调、散乱的。在学龄前期,小儿想象已较丰富,但基本上反映在各种游戏活动中,以重复生活经历为主。常与现实混淆在一起,并且具有特殊的夸大性。在学龄期,有意想象和再造想象迅速发展,想象有主题和目标,以达到目的为满足。

(五) 意志的发展

意志是人们为了实现某个预定的目标,完成某个希望完成的任务,而在具体行动中自觉地克服困难,调节自己行动所表现出来的一种心理过程。

积极的意志品质表现为对行为的动机和目的有明确而深刻的认识,体现在行动有始有终,不是一时冲动所至,既不轻举妄动、盲目蛮干,也不是优柔寡断,举棋不定,在向目标努力时不受外界的干扰。消极的意志品质则表现为依赖、顽固和冲动。

新生儿及小婴儿无意志。小儿意志的形成要有两个前提:一是语言和思维能力发展到一定的程度,二是需要有小儿自身的动作实践,否则,无法表达意志。3岁左右,当小儿表现出"让我自己来"的行为时是意志开始发展的标志。年龄越小,积极的意志品质表现越差,积极的意志品质的发展与小儿语言、思维的发展和成人的教育密切相关。在生活中有意识地培养小儿的独立性、自制力、责任感,对小儿意志的发展有很大的帮助。

(六) 情绪和情感的发展

情绪是指人对某种事或某件事所持的态度和体验,是人从事某种活动时所产生的一种兴奋的心理状态,为一种原始、简单的感情,人与动物共有,持续时间短,外部表现明显。情感是在情绪的基础上产生,是较高级的复杂情绪,与社会需要相联系,是对人的关系体验,持续时间长,外部表现不明显为人类所特有。

情绪和情感的产生受制于个体的需要是否得到满足和身体状况的好坏,故情绪和情感有好坏之分。两者都通过某种外在或内在的活动和行为表现出来。在新生儿期,由于对生活护理的刺激、环境温度变化的刺激、光线声音的刺激的不适应,所以以消极情绪占主导地位,直到2个月左右,小儿逐渐适应了宫外生活,在吃饱后、有亲人陪伴、温度适宜、光线柔和、没有嘈杂的声音的情况下,可表现出明显的愉快情绪。从6月前后起,小儿出现对亲人的依恋情绪,尤其是对母亲,于12月个左右达高峰,以后随着社会接触的增加,上述依恋情绪才开始慢慢消退,同时产生发展更为复杂的情绪反应。在3岁左右,可产生对某些物体、动物、黑暗的恐惧心理。从学龄前期开始出现社会性情感,有了初步的友谊感、道德感和理智感。

小儿的情绪表现有其一定的特点,具体表现在:短暂易变、强烈冲动、真实外显、个体差异性和易受传染。

(七)个性的发展

性格是个性中最主要的心理特征,是指一个人对某种现实的稳定的态度和处事待人方面的特征性的心理表现形式,是在后天生活中逐渐形成的,其一旦形成,即具有一定的稳定性。

在儿童期,在教育和环境的影响下,仍可有相当大的可塑性。小儿性格的发展是随着其语言会话能力的发展、自身生活实践的基础上而发展的,所以在新生儿期和婴儿期,由于生活都依靠成人,故小儿逐渐养成了对成人的依赖感。在幼儿期,由于自身能力的发展,但又十分的不完善,要自主但又离不开依赖,所以此期小儿的性格特点是违拗与依赖的矛盾行为。在学龄前期,独立自主感进一步加强,但一旦行动受挫,可出现内疚与失望的感觉。在学龄期,如学业失败,则容易造成自卑。

(八)道德品质的发展

道德品质即一个人根据其所处社会的道德准则,在其所作所为中所表现出来的相对稳定的特征或倾向。它既是社会道德在个体身上的表现,又是在社会生活中个体间彼此协调行为、关系的调节原则。小儿道德感在 3～4 岁起逐渐形成。形成过程是在社会道德舆论的熏陶下,父母、长辈、教师的教育下完成的。家庭教育的好坏,父母品行的优劣,直接影响到小儿的道德品质。

第二节 小儿体格发育的评价

所谓体格发育评价就是用实际测量得到的某个儿童的身高、体重、头围、胸围、上臂围、皮褶厚度、坐高等具体数据与某个标准相比较,从而得出这个儿童的体格发育在同质儿童中的地位,进而说明儿童营养状况的一种方法。体格发育评价分类有单项评价法和综合评价法。

一、单项评价法

单项评价法的基本表达方法有均值离差法、中位数百分位法和曲线法等。

1. 均值离差法 均值离差法适用于常态分布状况,以均值(X)为基值,标准差(SD)为离散距,$X \pm SD$ 包含了 68.3% 的受检总体;$X \pm 2SD$ 包含了 95.4% 的受检总体;$X \pm 3SD$ 包含了 99.7% 的受检总体。按离差范围不同,将儿童体格发育分成不同等级评价。

2. 中位数百分位法 中位数百分位法适用于正态和非正态分布状况,以第 50 百分位(P_{50})为中位数,其余百分位数为离散距,在正态分布情况下,P_{50} 相当于均数。

3. 曲线图法 曲线图法就是将某一特定的区域(可以是一个国家或是地区等)的正常儿童的发育数据以曲线图的形式展示出来,通常横坐标是年龄,纵坐标是体重或身高。曲线图法可以直观地显示小儿的生长趋势,通过曲线的变化来分析小儿生长过程中可能存在的问题。

4. 常用指标　有按年龄的体重、身高,按身高的体重等。

(1)体重　按年龄的体重最常用,简单,能查出急性、慢性营养不良,对体重很小的变化很敏感,测试客观,可重复测量,测试工具便宜,方法易掌握;缺点是对于高个子的营养不良儿童不敏感。

(2)身高　按年龄的身高能检查出过去存在的营养问题,同样测试客观,可重复测量,测试工具便宜,方法易掌握;但缺点是一个指标往往不能反映本质问题。

(3)按身高的体重　按身高的体重是可以从相应身高中,检查出发育适度者,不需要年龄数据。

二、综合评价法

综合评价法有指数法、相关法(三项指标综合评价法)等。

1. 指数法　人体是一个整体,身体各部分之间有一定的比例关系。指数法就是用两项指标间的相互关系作比较。指数法过于机械,所以实际应用较少。如身高体重指数(Quetlet 指数),表示每 cm 身高的体重,可显示人体的充实程度,反映当时的营养状况。Kaup 指数,该指数反映单位面积的体重值,主要反映人体营养状况和骨骼、肌肉充实程度。

2. 三项指标综合评价法　目前广泛使用的是三项指标综合评价法,为 WHO 所推荐,为按身高的体重、按年龄的身高、按年龄的体重三项指标来评价。评价时,以低于 P_{20} 数为低,界于 $P_{20} \sim P_{80}$ 之间为中,高于 P_{80} 为高,以此对营养状况进行判断。

3. 体格发育评价的注意事项　测量要规范,选用合适标准,需要连续纵向观察以及必须与临床相结合。

第三节　小儿心理发育的评价

一、心理测试分类

1. 按功能分类　①能力测验(一般智力测验、特殊能力测验、能力倾向测验);②个性测验。

2. 按测验方法分类　①个体测验;② 团体测验。

3. 按测验材料分类　①文字测验;②非文字测验;③混合测验。

4. 按测验应用分类　①教育测验;②职业测验;③ 临床测验。

5. 按受试者年龄分类　①婴幼儿测验;②成人测验;③老年人测验。

二、小儿智力测试简述

智力测验作为评估智力的工具之一,属于心理测量的范畴,就是用心理学的技术来测量人的智力水平。到目前为止,大多数的智力测试方式都是通过在一程度上可以反应智力现象和智力特征的各种各样的作业、题目,要求受试者对这些作业、题目作出一定的反应,并把受试者的这些反应与某个标准相比较,并进行数量化的分析,从而了解受试者的智力水平。这个过程就是所谓的智力测验。其特征是间接的、相对的和客观的。小儿智力测验的目的是协助疾病诊断和促进儿童教育。

三、常见的小儿智力测试种类

小儿智力测验按测验目的和精确度可大致分为筛查性智力测验和诊断性智力测验，前者涉及范围窄，内容少，检查时间短，精确度不高，但可在很短的时间内筛选出智力可能有异常的小儿。后者涉及范围广，内容多，检查时间长，精确度高，可为诊断提供依据。

1. 筛查性智力测验　丹佛发育筛查测验、绘人试验、皮博迪图片词汇测验。

2. 诊断性智力测验　贝利婴幼儿发育量表、盖塞尔发育量表、韦氏儿童智能量表、韦氏学前儿童智能量表。

四、智力测验在儿科的应用问题

1. 标准化问题　所谓标准化，是指某种智力测验在内容、方法上的高度统一，使不同主试在使用、计分、结果解释、评定等一系列工作上取得一致性。

2. 常模　就是一种标准。一般人群在特定条件下，对某种刺激会作出某种反应或产生某种行为，常模就是这类反应或行为经过数量化处理后的结果或分数。

3. 信度　所谓信度就是表示某种测验方法本身的稳定性和可靠性的标志。信度高，就是稳定性好，可靠性高。

4. 效度　所谓效度是说明某一测验方法本身的有效性和正确性。效度高，就是指某种测验能够反映某种智力特征。

5. 智龄　智龄是指受试者的智力年龄，一般情况下，人的智龄与其实际年龄相当。

6. 智商

（1）比率智商　智龄与实际年龄之比的百分数即为比率智商，可用公式表示为：$IQ = MA/CA * 100$。

（2）离差智商　由于人的年龄不断增长，而智力并不同步增长；特别是到了一定年龄后，智力增长的速率减慢；按照比率智商的公式，就有可能出现实际年龄越大，智商越低的现象。为避免这种情况的出现，美国心理学家 Wechsier 提出了离差智商的概念，用公式表示为 $IQ = 100 + 15(X - X)/S$，其实质已不是传统意义上的商数。式中 100 是人为地将各年龄组的智商的平均值定为 100，标准差定为 15，X 和 S 分别为某一年龄组的平均分数和差。说明智商的高低是与同年龄相比较的、以高于或低于正常人群均数的多少来衡量。

7. IQ 结果解释　测试的结果是 IQ，一个数值。对这个数值，目前运用的越来越广泛，从成人工作人员的选拔、安置，儿童因材施教、开发智力到诊断疾病、指导康复等等。但是对其有很大的误解和不信的，也有迷信的，从一个极端到另一个极端。客观认为应该从以下几方面对 IQ 作出评价。

（1）了解提供测验服务的人。测验是谁做的？有资格做吗？一个合格的测验人员除了要了解儿童心理及其发展规律外，还要了解一些儿童测量学的知识，知道某个方法的适用范围、可信度、有效性、常模范围，更重要的是要具备职业道德素养，测试的态度凶了不行，敷衍了事不行，快了不行，慢了也不行。要想方设法取得孩子的信任，尽一切可能让孩子发挥出其全部的能力。再有就是标准化问题，也属于职业道德的范畴。

（2）一次测验不能定终身。测验有其误差，除了测验方法本身固有的误差外，测验结果还与受试者的心情、动机、身体状况等有关。特别是紧张因素，有人统计过，第一次测验结果往往比第二、三次的测验结果低 5~6 分。

（3）IQ 数值代表的是一个范围，而不是一个绝对的分数。也就是一个大致的范围，如 IQ 是 90，则 IQ 可能在 80~100 之间，这个范围的大小，取决于一个测验的信度指标以及总体的分布情况。不能绝对地认为 100 比 99 好。

（4）IQ 的预测性。一个标准的测验结果，在短期内一般是不会变化的，但其预测性也不是无限的，受试年龄越小，其 IQ 的预测性越差。因为年龄越小，变化越大，结果也就越不稳定。

（5）IQ 不包罗万象。测验是通过一些题目、作业来完成的，既然题目是有限的，那么结论也是有限的。一般来说，现在的测验大多是用来了解"左脑思维"的，对于习惯用右脑来思维的人来说，显然是不公平的。

（6）每人发现问题、解决问题的方式是不一样的。

（7）应考虑测验能否给孩子带来实惠？能否正确、全面反映儿童的目前状况？有哪些长处和短处？促进、改善的方案是什么？

第四节　小儿体格异常的保健与护理

一、低体重

1. 定义　体重低于同年龄、同性别参照人群值的均数减 2 个标准差为低体重。高于或等于均数减 3 个标准差者为中度，低于均数减 3 个标准差为重度。此指标主要反映患儿是否有慢性或急性营养不良。

2. 病因　喂养不当、摄入不足、消耗过多、精神压抑等。

3. 保健　补充营养物质、改变喂养意识、纠正不良饮食习惯、去除有关心理因素、治疗原发疾病。

二、消瘦

1. 定义　体重低于同性别、同身高参照人群值的均数减 2 个标准差为消瘦；高于或等于均数减 3 个标准差为中度；低于均数减 3 个标准差为重度。此指标主要反映近期、急性营养不良。

2. 病因　喂养不当、摄入不足、消耗过多、精神压抑等。

3. 保健　补充营养物质、改变喂养意识、纠正不良饮食习惯、去除有关心理因素、治疗原发疾病。

三、矮身材

1. 定义　身长低于同年龄、同性别参照人群值均数减 2 个标准差为矮身材；高于或等于均数减 3 个标准差为中度;低于均数减 3 个标准差为重度。主要反映过去或长期慢性营养不良。

2. 病因 宫内营养不良、长期营养不良、慢性疾病、父母素质、遗传性疾病(黏多糖病等)、内分泌疾病(生长激素缺乏、甲低等)、不良生活习性等。

3. 保健 对因处理。

四、维生素 D 缺乏性佝偻病

(一)定义

维生素 D 缺乏性佝偻病的性质是由于小儿体内维生素 D 不足引起钙、磷代谢失常的一种慢性营养性疾病。以正在生长的骨骺端软骨板不能正常钙化所致的骨骼病变为其主要特征。

(二)病因

1. 生长过速 以早产、多胎、发育迅速的小儿为多见。

2. 摄入不足 天然食物中含量不足,如乳类中甚少。在过去十年中,美国儿童佝偻病发病率出现了大幅的反弹。统计显示,各种族的婴儿中,佝偻病的发病率增长了 3 倍左右。

3. 日照不足 皮肤内 7 - 脱氢胆固醇经波长为 $296 \sim 310nm$ 的紫外线照射可以转化为内源性维生素 D_3。

4. 疾病或(和)药物因素 胃肠道、肝、肾疾病、腹泻、胆道闭锁等可影响维生素 D 的吸收及羟化过程。苯巴比妥、苯妥英钠可提高肝细胞微粒体氧化酶系统的活性,使维生素 D 和 $1,25 - (OH)_2D_3$ 加速分解;糖皮质激素影响维生素 D 对钙的转运。

(三)维生素 D 缺乏性佝偻病的发病机理 见图 3-1-2

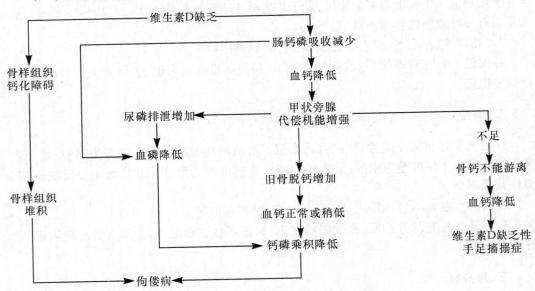

图 3-1-2 维生素 D 缺乏性佝偻病的发病机理

（四）维生素 D 缺乏性佝偻病的临床表现

1. 非特异性症状　主要是活动早期的神经兴奋性增高症状,如常出现易激惹、烦躁不安、夜惊、夜哭、多汗等。年龄越小,症状越明显。多见于 6 个月以内,特别是 3 个月内的小婴儿。严重者全身肌肉松弛,腹隆如蛙腹。重症患儿运动功能及神经系统会受到影响,如坐、站、走、跑等发育迟缓,表情淡漠,语言发育落后。恢复期临床症状和体征逐渐减轻,但神经系统发育迟缓的表现需要监测。

2. 骨骼特征　骨骼病变的表现根据发病年龄不同而异。有颅骨软化、方颅(鞍形颅、十字颅等)、前囟闭合延迟。萌芽延迟、牙序颠倒、牙釉质发育差。胸部出现肋外翻、赫氏沟、鸡胸、漏斗胸、肋串珠等。四肢可见"手镯"、"脚镯"、"X"形腿、"O"形腿等。脊柱可发生后凸、侧弯等。

3. 生化改变　25 – (OH)D$_3$ 降低,低于 8 μg/ml 可明确诊断(正常为 25 ~125nmol/L 或 10 ~ 80μg/ml);血磷降低(正常 1.3 ~ 1.9 mmol/L);血钙降低(正常 2.2 ~2.7 mmol/L);钙磷乘积降低(正常 >40);碱性磷酸酶(AKP)增高(正常 15 ~30 金氏单位)。恢复期血磷首先回升,随后血钙也升高。AKP 在 1~2 个月左右恢复。

4. X 线表现

(1)活动初期　长骨干骺端临时钙化带模糊、变薄、略凹,骨皮质变薄,骨小梁稀疏。

(2)活动期　干骺端临时钙化带消失,呈毛刷状、杯口样改变,骨骺软骨带明显增宽,骨骺与干骺端距离加大。

(3)恢复期　临时钙化带重新出现,逐渐致密并增宽,骨质密度增浓。X 线表现 2 ~3 个月后好转。

根据病史、临床表现、血生化、骨骼 X 线检查诊断。2 岁以后的儿童一般属于后遗症期,仅遗留骨骼不同程度的畸形而无临床症状,血生化正常。轻、中度患儿经治疗后很少留有骨骼畸形。以先天性甲状腺功能低下、软骨营养不良、家族性低磷血症、D 依赖性佝偻病、远端肾小管性酸中毒、肝脏疾病等首先要排除。

（五）保健与护理

1. 药物护理　口服维生素 D50 ~ 100 μg(2000 ~4000IU)或 1,25 – (OH)$_2$D$_3$0.5 ~2.0μg,情况改善后 2~4 周改为预防量。肌注 VitD$_3$ 20 万 ~30 万 IU,一个月后复查,2~3 个月后改口服。目的是控制病情活动,防止骨骼畸形。对已有严重骨骼畸形的患儿,建议考虑手术治疗。

2. 预防从围产期开始,以 1 岁内儿童为重点,做到"抓早、抓小、抓彻底"。在胎儿期,鼓励孕妇经常到户外活动,给予富含维生素 D 的食物。提倡母乳喂养,尽早户外活动。早产儿出生后 2 周开始补充维生素 D 制剂,足月儿 1 月起补充维生素 D 制剂,及时添加固体食物(辅食)。

第五节　小儿神经心理发育偏异的保健与护理

一、屏气发作

1. 病因　本病多见于 6～18 个月的小儿,属于一种呼吸运动暂停的异常行为。至今病因未明。有人认为是性格问题,因为这类小儿在日后的成长过程中脾气多暴躁、任性、固执。也有人认为本病与患者体内缺铁有关。

2. 临床表现　患儿常在情绪受到负性刺激而急剧变化的时候出现,患儿在面临不顺心、恐惧、委屈、疼痛等负性刺激时,先是大哭,同时过度换气,继而出现屏气现象,随着屏气时间的延长,机体处于缺氧状态下,可出现口唇甚至颜面发绀、意识丧失、四肢强直,严重者可出现抽搐。发作大约持续 1min,症状可自行缓解,呼吸恢复。发作次数可多可少,视情绪受到的影响而定。

3. 保健与护理　培养健全的人格是防治本病的有效措施。忌粗暴对待、一味迁就,又要不失时机、不失原则地进行管教。在教育中要树立一个具体可学的榜样,避免过多的说教。保持轻松的家庭气氛,尽量多地参与集体生活。如有缺铁,要补充铁剂。

二、吮指癖

吮指癖是指 1 岁以后的小儿频繁地吸吮其手指,并成为一种顽固的习惯,常常使其生活、学习、健康受到影响。在婴儿期以前,小儿常常把手指放入口中吸吮,是一种正常自然现象,更是小儿探索外部世界的一种手段。

1. 病因　一般认为本症是由于长期在不当的教育方式下或在不当的生活环境中生活所致。特别是小儿经常饥饿或得不到精神上的支持、慰藉时更易发生,从偶尔为之到形成习惯。

2. 临床表现　一般先从吸吮拇指、食指开始,进而可能还同时吸吮其他物品,如衣服、被角、玩具等,甚至自己的脚趾。常常与咬指甲癖同时存在。在临床上可查见手指糜烂、角质增生、牙列不整等。由于常被同伴耻笑或家长批评、训斥,故小儿可伴有焦虑、害羞、不合群等不良心理反应。

3. 保健与护理　对因治疗最为有效。如缺乏精神慰藉,则应多给关心,多作语言交流和身体接触,共同作一些游戏;不要将小儿长时间单独生活在一个单调的环境中,尽量多安排一些集体活动,提供一些适合年龄特点的玩具。如有喂养方面的问题,则要改变不良的喂养方式,多做一些丰富、可口、营养均衡的饭菜。行为治疗中的阳性强化法可考虑同时使用,以加快症状的改善。单纯的惩罚往往不能奏效。

三、咬指(趾)甲癖

1. 病因　目前多认为本病与精神因素和习惯问题两大类原因有关。在精神因素中,主要与小儿精神紧张引起的矛盾心理有关。习惯问题则基本上与不当的教育方式有关。

2. 临床表现　大多数本病患儿不需要剪指甲,往往指甲还未等到指甲从甲床前缘长出,即已被小儿啃咬掉,少数症状严重者可使甲床遭到破坏。在精神紧张、无所事事等的情况下小儿的症状表现得更为多见。一般都伴有其他行为问题,如吸吮手指、抽动、多动等。

3.保健与护理 改变不良的教育方式,消除患儿的紧张心理因素是治疗本病的有效方法。行为矫治疗法中的阳性强化法也可收到一定的效果。

四、习惯性会阴部摩擦动作

1.病因 本病指患儿摩擦会阴部(外生殖器)的习惯动作。大多数有局部刺激的诱发因素,患儿为缓解局部的瘙痒等刺激,而作摩擦样动作,来自于缓解症状后的快感作为一种正性刺激,驱使患儿不断地作摩擦样动作,进而形成习惯。最常见的局部刺激大多是外阴炎、蛲虫感染、包皮炎或裤子太紧等引起的局部瘙痒。

2.临床表现 在临床上以女孩多见,1~3岁为好发年龄。症状发作的典型临床表现是小儿俯卧于床上,两腿内收交叉作摩擦动作,或倚在物体的突出部位作摩擦动作,在动作发生时,小儿面颊潮红、两眼凝视、微微出汗,神情似乎游离于周围环境,但并无真正的意识丧失,仍对外界保持一定的警觉,在有人干预时动作即刻终止。发作约2~3min或更长。发作频率多少不等,以晚间入睡前、晨醒未起床时多见。

3.保健与护理

(1)去除病因,积极寻找原发病并加以治疗。

(2)向患儿家长说明与手淫是两个概念,与社会道德无关。一般情况下本病对小儿的身心发育影响不大,

(3)打骂、训斥甚至惩罚小儿无益于症状的改善。要以各种自然的方法终止小儿的行为。行为矫治疗法中,消退法可收到一定的效果,但一定要去除原发病因,否则疗效不能巩固。

五、遗尿症

遗尿症是指小儿5岁后夜间(伴或不伴白天)不自主的排尿,每周有2次以上,持续半年以上。本症有原发和继发两种,前者指儿童膀胱括约肌的控制能力发展迟缓,生后从来不能控制排尿;后者指儿童曾经形成过控制排尿的能力,后来又出现遗尿。按病因又可分为功能性遗尿和器质性遗尿两种,小儿多属功能性遗尿,约占遗尿症75%~80%,预后较好。

(一)病因

1.遗传因素 部分患儿有家族史。国外报道30%~50%患儿父母单方或双方有遗尿史,且发现单卵双胞胎同时遗尿者较双卵双胞胎高,提示本病与遗传有关。一般来说,如果父母一方或父母双方都曾是遗尿症患者,他们的孩子分别有50%和70%患者的可能。也有研究发现,一组名为"13q"的遗传基因在遗尿症中扮演着重要角色。

2.神经系统发育不全 膀胱肌肉控制排尿机能差。睡眠过深,中枢神经抑制过程占优势,膀胱充盈时的刺激不能使中枢兴奋,患儿难以觉醒。脑电图常见有异常的慢波。少数患儿智商偏低,也说明有神经发育不完善的因素。

3. 生化代谢异常　遗尿症与抗利尿激素异常有关。患儿体内的抗利尿激素水平明显比正常人要低,导致患儿尿量明显增加。并且抗利尿激素的下降也刺激了神经中枢,致使膀胱调节功能下降,最终导致遗尿症的发生。

4. 社会心理因素

(1)剧烈的精神刺激　如意外灾害、家庭破裂、亲人亡故、剥夺母爱、失去亲人照料、居住环境变动引起儿童焦虑惊恐、精神过度紧张引起遗尿。许多患儿在上学考试、激烈运动,过劳后加重。有的儿童因亲子冲突,出自报复心理和为取得父母的关心而遗尿。据调查有 1/3 以上患儿有心理因素存在。

(2)个性和行为特征　本病好发于胆怯、温顺、被动、孤僻、情绪不稳、过于敏感和易于兴奋的小儿。此外长期遗尿羞于见人而离群独处,日久形成自卑内向性格,做事缺乏信心,行为退缩。

(3)不良的教养态度　在排便训练中,父母过分严格(厌恶儿童的大小便,严格规定孩子的排便时间)或过分迁就(忽视排便训练)导致儿童不能自主排尿。或者儿童失去爱抚、受虐待、打骂责罚,尤其是偶尔遗尿受到家人训斥,睡前被警告不许尿床,反而加重心理负担,起到暗示作用而加剧遗尿现象。

5. 其他　冬天寒冷,保暖不足,皮肤血管收缩,不显性失水减少,晚餐多饮或吃稀饭排尿增多也是诱发因素。

(二)临床表现

入睡后不自主排尿,常发生在夜间相对固定的时间,上半夜较多,有时一夜数次,甚至午睡也尿床。可产生自责、羞愧、恐惧、退缩、缺乏自尊等,家长不当责罚,患儿更加忧郁自卑,羞于见人,不喜欢与他人交往和参与集体生活,形成孤僻内向性格。成人后遗尿症虽已痊愈,但其不良的人格特征可能伴随终生。

对遗尿患者必须首先排除全身或局部疾病,应详细询问病史:有无尿急、尿频、尿痛等泌尿系感染症状,家庭、学校、周围社会情况,及训练小儿排尿的过程等。全身和会阴部检查也很重要,检验包括尿常规、尿糖、中段尿培养等。

(三)保健与护理

1. 认知疗法和支持性疗法　向患儿及家长解释,说明该疾病本质是暂时的功能性失调,解除心理负担和紧张情绪,树立康复信心。对患儿多劝慰、鼓励,而不应斥责和惩罚。稍有进步就予以表扬,以增强患儿信心。

2. 行为矫正疗法　训练增大膀胱容量,建立条件反射,培养定时排尿习惯。

3. 药物护理　药物治疗大多有副作用,效果仅 50% 左右,停药后又易复发,故应用要慎重。

4. 心理护理

(1)对患儿关心体贴,家长首先要持正确的态度,遗尿不是过失而是病,不责怪和惩罚孩子。改善生活环境,避免强烈的精神刺激、过度紧张和疲劳。家庭成员间的人际冲突不要暴露在患儿面前,以免造成患儿的心理创伤,诱发遗尿。

(2)建立合理的生活制度,训练良好的排尿习惯。对没有尿床的表现可鼓励;对尿床患儿可以指导其自己更换床单,了解后果,以示处罚,但不要责骂。

（3）对患儿着重教育解释，减轻心理负担和情绪不安。多抚慰、鼓励，积极鼓励患儿消除怕难为情、精神紧张等消极因素，避免讥笑、斥责或惩罚，减轻遗尿症患儿的自责、自卑感。树立起一定能治好遗尿的信心，鼓励患儿主动积极配合治疗，一旦治疗后稍有好转，应进一步鼓励患儿树立信心。

（4）按时唤醒（或用闹钟唤醒）患儿排尿。改变孩子的睡眠深度，一般夜间遗尿在入睡后 1～2 小时出现，此时可唤醒孩子或用闹钟提醒孩子，以逐步过渡到不用唤醒也能自己醒来排尿。睡眠时注意保暖。

（5）入睡前少饮水，每天晚饭至临睡前控制进水量，晚上要少吃含水分较多的食物。

（6）自幼培养孩子按时排尿的习惯，对较大的儿童勿使其过度疲劳，临睡前避免情绪激动。

（7）治疗过程中若发现患儿有尿色改变、腹痛、尿痛、腰酸、消瘦等症状，应排除尿路感染。

六、学习困难

儿童学习困难是指智力基本正常（智商（IQ）在 70 以上）的学龄期儿童，学业成绩明显落后的一类综合征。也称为特殊学习技能发育障碍，主要包括特殊阅读困难、拼写困难和数学困难。

（一）病因

有生物学因素和心理因素两大原因。在生物学因素中，遗传问题、妊娠问题、疾病如躯体疾病导致患者的脑功能紊乱，导致患儿的学习能力下降，长期治疗与社会隔离，使得患儿的学习技能减退等。

文献资料显示，部分染色体疾病、遗传代谢病可能引起学习困难。在学习困难儿童中，部分儿童有阳性家族史。在胎儿期受到缺血、缺氧等因素的影响，也可导致儿童学习困难。在婴幼儿期长期患病、营养不良，可使儿童在获得知识技能上发生困难。

心理因素常常是导致儿童学习困难的直接原因。儿童的智力虽然正常，但儿童注意力、情绪、行为、意志、思维、记忆力、个性、道德观念形成及学习动机、兴趣等方面发生偏差，都可以影响儿童的学习成绩。

环境因素也通过心理因素起作用，在相同的社会背景和教育条件下，家庭环境对学习成绩影响明显。持续的家庭气氛不良和紧张以及负性生活事件过多、一味的专制管教或放任自流、家长对学习目的的认识偏差等，均可影响到儿童的学习过程的正常发展。

（二）临床表现

1. 与发育落后有关的临床表现　某些认知能力的发展有缺陷、视动不协调、感知障碍（不能轻易地辨认不同的形状）、记忆能力低下、语言发展缓慢（早期语言障碍是学习困难儿童的一种重要表现）等。

2. 与学习落后有关的临床表现　在从事各学科学习时存在各种学习技能上的缺陷，如不能流利地朗读，朗读时跳行、跳读、重复或读错字、认错字；书写时增减笔画、颠倒结构、偏旁；用词贫乏，不能区别字母、如汉字的偏旁、部首之间的差异；不能区分左右，常常把形状相似的词汇混淆在一起；常将 b 读成 p 或 d，临摹图画困难。计算速度奇慢且结果错误、记忆力差、习得的知识不能巩固等,单科或多科成绩不合格。

3. 与行为异常有关的临床表现

(1)幼稚行为 所作所为明显落后于其实际年龄,独立自主的能力还没有发展起来,他们在大部分时间表现幼稚,讨厌学习,好漫不经心地玩耍,不思上进。

(2)个性问题 可有明显的自卑感、焦虑、恐惧及过度敏感。行为冲动任性,自我评价低,对自己的事情缺乏计划和安排。不会和同学及伙伴保持关系。

(3)品行障碍 部分患儿富于攻击性,敌意性强,常常有破坏性行为。

要确定这一类综合征需考虑四个方面:①智力检查在正常范围,即智商(IQ)值在70以上;②无学习机会被剥夺的历史,即与其他儿童相比有同等的学习机会;③排除中枢神经系统疾病、精神疾病、视、听及运动障碍和明显影响学习的环境因素;④一个或多个学科成绩与其智力相比存在明显差异(这种差异需排除年龄因素和既往的教育经历的影响)或其学习成绩与其智力相比低两个年级。并与以下疾病相鉴别:①精神发育迟滞,精神发育迟滞除了有学习成绩低下外,还存在生活能力、社会交往等方面的缺陷,IQ 低于 70。②儿童注意缺陷伴多动障碍,即通常所说的儿童多动症,由于多动及注意力涣散,也见学习成绩低下,但症状一旦改善,学习成绩旋即上升。③其他心理问题,如各种情绪障碍(焦虑、恐惧、压抑等)、品行问题,也存在学业不良,根据症状的主要特点,症状间的发生先后次序,再通过心理学、行为学的检查可以作出判断。

(三)保健与护理

去除病因是学习困难的最根本的治疗,以训练和心理行为治疗为主,辅以其他各种形式的综合性治疗。

训练主要采用特殊教育的方式,进行各种不同的专门训练。如令儿童对各种图形进行识别和临摹,以矫治视动障碍;对语言表达有困难者,安排各种专项的诵读训练。辨音训练适用于听觉分辨有困难的儿童。

有各种心理行为异常的儿童及其家庭,可考虑支持性的心理治疗、咨询,各种操作性的行为治疗。

对于合并有明显情绪障碍的儿童,可考虑使用抗焦虑、抗抑郁药物。有明显多动者,精神兴奋剂也可酌情应用。药物的使用,须在专科医师的指导下进行。

七、精神发育迟滞

精神发育迟滞,一直以来有许多不同的名称,最常用的是智力低下,其他还有精神发育不全、智能缺陷、弱智、精神幼稚症等。其名称众多的主要原因是由于病因的不确定性和复杂性,以及研究、干预者的着眼点不同之故。一般均指在发育期间,总的智力功能明显低于同龄水平,同时伴有适应行为的缺陷。

(一)病因

引起精神发育迟滞的原因很多,但到目前为止,至少还有 50% 左右的精神发育迟滞无法明确病因。当然,随着医学的发展,这个比率将逐渐缩小。从临床角度出发,常见的原因如下。

1. 出生前

（1）遗传性异常　如常染色体隐性遗传的苯丙酮尿症和黏多糖病等。

（2）染色体异常　如21 – 三体综合征、脆性 X 综合征等。

（3）先天性颅脑畸形　如家族性小头畸形、先天性脑积水等。

（4）母体在妊娠中受到有害因素的影响：①感染：如巨细胞病毒、风疹病毒、弓形虫等的感染。②药物和毒物：如铅中毒。③放射线。④母体健康状况差：如营养不良、缺氧、妊娠高血压综合征等。⑤胎盘功能不足。⑥先兆流产、多胎妊娠等。

2. 出生时　有早产、未成熟儿、低出生体重儿、窒息、产伤、颅内出血等。

3. 出生后　①中枢神经系统感染。②核黄疸。③脑缺氧。④颅脑外伤。⑤中毒。⑥甲状腺功能低下。⑦文化教育缺乏。⑧感觉剥夺。

（二）临床表现及类型

1. 以智力低下、社会行为不正常、精神行为异常为主要临床表现。智力低下的程度不同，其临床表现也不尽相同。按智商（IQ）高低，可分为四个类型：

（1）轻度　IQ 为 50 ~ 69，这一类型占所有精神发育迟滞的 75% ~ 80%。他们的语言、运动发育略迟于同龄儿童，大多在入学后表现出学习技能方面的问题。主要是分析、综合能力差，不能举一反三，融会贯通，用已经掌握的知识解决新问题的能力差，缺乏对环境变化的应变能力。能应付一般的日常谈话和交流，生活大多能自理。有一定的社交能力，但显得温顺、基本无主见。在受保护的环境中，可以不表现出症状。此型最易被忽略或被误认为是其他的问题。

（2）中度　IQ 在 35 ~ 49 之间，占所有精神发育迟滞者的 12% 左右。其运动、语言能力发育差，在幼时即可见其运动发育落后于同龄儿，尤其是语言，用词贫乏，词不达意，或不能清楚地表达自己的意愿。学习能力低下，一般不能完成学业。但通过训练可以从事简单的非技术性工作。

（3）重度　IQ 值为 20 ~ 34，占所有精神发育迟滞者的 7% ~ 8% 左右。此类型一般多有生物学因素的存在，早期即能发现，几乎无独立生活能力，无法接受学习教育，也不能通过专门训练学会简单的技能，无社会行为能力。

（4）极重度　IQ 值在 20 以下，占所有精神发育迟滞者的 1% ~ 2%。极重度者无语言能力，仅有原始的情绪反射。需要终身监护。

2. 年龄不同，精神发育迟滞的表现也不一样，一般来说，障碍的程度越重，出现症状的时间越早，越容易被发现。反之，障碍的程度越轻，症状出现得越晚，也容易被误诊。

（1）新生儿期　如能发现多有生物学因素的存在，且多为重度以上者。用发育学检查不敏感，可疑者可通过新生儿行为检查发现线索。

（2）婴儿期　最早可见小儿粗大运动的发育落后于同龄儿，开口也迟。或可表现为特别安静、特别爱哭等。

（3）幼儿及学龄前期　主要表现为各种行为异常、语言发育幼稚，如说话能力差，动作多而笨拙、幅度大，反应迟钝，最突出的是与同龄儿相比，无法取得预期的成绩。

（4）学龄期　轻度者往往在这个年龄段始被发现。思维能力处于较低水平，常常停留在感官印象和具体事物上，建立概念困难，想象力贫乏，分不清主次，成绩低下。多动，社交能力差,与同学难以相处,参与有意义、有目的的活动感到困难。

明确精神发育迟滞必须同时具备 3 项条件:①智力低下 IQ 须低于人群均值的 2 个标准差;②适应能力不足 适应能力不足指的是患儿的个人生活能力和在履行社会职责方面与同年龄儿童相比有明显的缺陷。③症状表现在发育年龄 一般指小于 18 岁。并与精神发育暂时性迟缓、癫痫(长期使用抗癫痫药物,可使小儿变得困倦、呆滞,易与精神发育迟滞相混淆,但停药后症状可改善)、儿童精神分裂症、儿童多动－注意缺陷综合征相鉴别。

(三)保健与护理

1. 本病在于早期发现、早期诊断,一旦症状出现,治疗将十分困难。特殊教育和训练是目前唯一有所作为的治疗手段。其主要内容是培养患儿的基本生活能力、适应环境和社会的能力以及良好的心理素质,以期生活自理,过上独立的生活,最大程度地融入正常的社会生活。

2. 对因治疗在目前条件下仅对少数病儿有效,如对苯丙酮尿症,早期的饮食控制,可避免智力下降的发生。对甲状腺功能低下者,适量补充甲状腺素,也可改善智力。

3. 药物治疗被广泛采用,然而没有一种药物能真正提高智力。药物的基本作用在于改善脑细胞的代谢,控制异常行为。

4. 本病重在预防

(1)防止疾病发生 ①加强婚前指导,实行计划生育;②切实做好孕期保健工作;③完善产科技术;④提倡婚前预防接种;⑤大力开展健康教育。

(2)防止症状产生,功能减退 ①做好产前检查;②广泛开展新生儿筛查工作;③认真搞好儿童系统保健工作;④针对性的健康教育。

(3)提高补偿能力,减少功能残损 ①个体化的行为、生活指导;②系统教育计划;③各种咨询。

八、儿童多动－注意缺陷综合征

本症是小儿行为障碍中发病率最高的病种之一。以与其年龄明显不相符的注意缺陷,与所处环境明显不相宜的动作过多为主要特点,多伴有不计后果的冲动性行为,不能取得预期的学习成绩,但智力大多正常或接近正常。

(一)病因

本病病因至今尚未明了,多数学者倾向于认为本病是多因素交互作用的结果。主要因素有如下几类:

1. 遗传因素 在本症患儿的家族成员中,在他们的童年期,患本病者较多。对双胞胎的研究中也发现,同卵双胎的同病率明显高于异卵双胎。

2. 生化因素 目前相当多的学者在致力于本病脑内神经递质的研究,认为由于某些生化物质(如多巴胺、去甲肾上腺素等)的含量低于正常儿童,因而使脑的抑制功能减弱,兴奋系统相对占了优势,使小儿对微小的、无关的刺激也不加选择地引起兴奋,在生活中变得活动过多、注意力不能持续地集中。

3. 脑器质改变 在部分患儿身上,可追溯到其在围产期有影响到脑的生物学因素存在,如有窒息史、中枢神经系统感染史、颅内出血史等,脑电图检查可见非特异性的异常。在临床神经系统检查中,部分患儿软体征阳性。对精细运动协调、控制能力差。

4. 社会心理因素 儿童行为发展除了生物学因素外,还与其生活环境中的其他各项因素有关。在家庭因素中,家庭气氛紧张、家庭破裂、家长教育失误等与本病明显相关,学校、同学间的相互不利影响也可诱发或加剧本病。

（二）临床表现

1. 多动 活动过多是本病的主要症状之一,常常是患儿就诊的主诉。在绝大多数情况下,多动在入学前已经存在,但不被重视,进入正规学习后,症状更显得突出。具体表现在上课时动个不停,毫无目的的玩弄文具、书本、衣角,直至衣服上的线头、纽扣,或者挖耳、抠鼻、扭动身体,甚至在课堂上乱扔东西、任意走动、大呼小叫。在课后,东跑西颠、上蹿下跳、摸爬滚打,犹如一个上紧了发条但出了故障停不下来的机器。在写作业时,无法安静下来,往往时间拖得很长且错误百出。

2. 注意力不集中 注意缺陷障碍是本病的另一个主要临床表现,主动注意严重不足,被动注意明显亢进,上课不能安心听讲,容易被一些无关刺激所吸引,如咳嗽声、窗外鸟叫声等。作业往往不能完成,即使游戏也不能按序进行,几乎没有一样东西能引起稍长时间的兴趣,甚至对电影、电视也不能安静下来坚持数分钟的关注。

3. 主要伴随症状 冲动性强,行为富于破坏性。情绪波动大,自卑感强烈。学习成绩低下,体育课成绩也不佳,手工作业与其智力明显不相符。个人卫生差,不能保持衣着整洁。不能很好地保管自己的东西,常弄丢物件,身上磕碰伤多。

迄今为止,对本病还没有客观的、特异性的检查手段。一般认为如存在以下几项可考虑本病:①起病年龄小于 6 岁,症状持续 6 个月以上;②多动和注意缺陷同时存在;③行为鲁莽,容易冲动,成绩低下,不重视社会和学校规范;④排除其他行为问题、情绪障碍和智力低下等。

（三）保健与护理

对本病的治疗是一项系统工程,需要各方参与,要得到患儿本人、患儿家长、学校以及有关人员的共同配合。

1. 药物护理 主要应用精神兴奋剂,如哌甲酯、托莫西汀等。剂量宜个体化,从小剂量开始,由于此类药物只能提高学习效率,所以仅在学习日使用,节假日停用,以减少对药物的依赖或药物副作用。药物须在专科医师指导下使用,避免盲目使用和试验性治疗。6 岁以前、进入青春期以后一般不用药。

2. 心理护理 以支持性的心理护理为主。向患儿讲清楚病情,以取得配合。提高患儿战胜疾病的勇气,切忌损伤患儿的自尊心及进取心。给患儿树立一个具体可学的榜样,不好高骛远、急于求成,从点滴做起。

3. 还要注意排除患儿家庭、生活环境中有可能存在的消极因素。帮助患儿安排好作息制度,提高办事效率,不一心两用。布置一个安静、整洁的学习环境。

4. 行为矫治疗法也可应用于本病的治疗,一般多选用阳性强化法,优点是提供了一个可操作的具体方法,但在实施过程中要因人而异。

九、食欲不振

（一）病因

本症是指小儿对食物（包括任何零食及饮料）无或几乎无进食的愿望。常伴有消瘦、精神不振。为儿科常见病之一。因口腔、咽喉、胃肠不适引起的拒食除外。

1. 精神因素　长期生活在不良心境下可导致食欲不振。如强迫进食、家庭气氛压抑（父母吵架、离异等）、焦虑（不适应幼儿园、学校生活等）、学习负担过重等。

2. 不良饮食习惯　糖类进食过多，明显的偏食、挑食也可继发食欲不振。口渴也可引起食欲不振。

3. 药物　多种药物，如抗生素等，常可引起食欲不振，再加上疾病本身因素，更可使食欲下降。

4. 疾病　多种疾病，特别是各种感染性疾病、营养性疾病（缺铁性贫血、锌缺乏症等）、消化系统疾病，均可导致食欲下降。

（二）临床表现

小儿对任何食物不感兴趣，没有食欲，似乎给人一种刚进餐的感觉，如强迫进食则引起呕吐、哭泣等。对各种漂亮的食品也只是玩玩而已。一天仅喝点水，如症状持续时间较长，可出现体重不增、消瘦、多汗、易激惹等非特异性表现。机体抵抗力低下，经常患病，反复用药，更加剧食欲不振，形成恶性循环。

从病史、体检、化验及特殊检查结果及排除其他疾病后，根据以下三方面可考虑本病：①存在影响小儿食欲的因素，如强迫进食、进食环境压抑、长期单调饮食等。②要注意排除慢性隐匿性疾病所引起的食欲下降，如缺铁性贫血、锌缺乏症、维生素 D 缺乏性佝偻病、结核病、胃炎等。必要时作相应的检查。③必须把因各种因素（如口腔炎、咽炎等）引起的拒食与食欲不振区别开来。尤其在小婴儿更应注意，前者小儿想吃，但一吃即哭或不肯张嘴。

（三）保健与护理

必须查找原发病因，对有各种疾病引起者，积极治疗原发病。如系各种精神因素引起者，则需家长、幼儿园、学校等各方面配合进行综合治疗。

十、异食癖

（一）病因

以进食不能作为食物的物质为特征，多见于学龄前期小儿。原因未明，一般认为可能与下列因素有关：

1. 精神因素　这类小儿以教育背景不佳为最多见，如缺乏家庭之爱，或遭遗弃等，小儿以进食身边常见的某类物质以求得精神补偿。

2. 某些营养素缺乏　铁、锌等元素的缺乏可能与本症有关。

（二）临床表现

最典型的临床表现是嘴咬、吞食不能作为食物的物质，如常见的有泥土、墙灰、橡皮、木头、纸张、衣服等。此外是由于所进食的某种物质所引起的继发症状，如肠梗阻、肠道细菌或寄生虫感染、贫血、铅中毒以及肝肾功能损害等。

具备典型的临床表现以及各种相应的并发症可考虑本病。ICD－10提供的标准是：①长期进食无营养的物质,至少每周2次;②病程至少1个月;③智力年龄至少2岁;④非文化习俗所允许;⑤排除其他精神异常。

（三）保健与护理

找出原因,作针对性的治疗最为有效。多给孩子一些关心,满足小儿情感上的需要,安排合理作息制度,培养小儿良好的卫生习惯。如有营养素缺乏,则补充之。有并发症者,作积极的相应治疗。行为疗法有一定的帮助,可采用阳性强化法、惩罚法等。

十一、睡眠不安

（一）病因

睡眠不安是指小儿睡眠不深,在睡眠中频繁翻身、易惊等。小儿睡眠不安大多与下列因素有关：

1. 环境因素　室温不合适、床褥不平整、尿布未及时更换、空气不流通等均可影响小儿睡眠。

2. 躯体因素　疾病中的小儿多有睡眠不安,饥饿、口渴、皮疹或皮肤不洁引起的瘙痒也是常见的原因。

3. 精神因素　主要由照顾不周引起,如睡前太兴奋、激动或不安的睡眠习惯（抱睡、摇睡、讲故事入睡等）。

（二）临床表现

睡觉前小儿哭吵,不愿上床,上床后长时间难以入睡,入睡后辗转反侧,四肢时有抖动,易惊醒、哭吵,白天精神较差,食欲下降,烦躁不安。

（三）保健与护理

积极查找睡眠不安的原因,去除躯体因素,改善环境,消除影响睡眠的因素,改变不良的睡眠习惯。原则上不用安定药,仅对程度较重者在专科医师的指导下可适当短期适用安定类药物。

十二、夜惊与梦魇

（一）病因

夜惊指小儿入睡后易惊醒哭叫的一种短暂睡眠惊扰表现。多见于4～7岁。梦魇是指以做噩梦为主要临床表现的一种睡眠障碍。多见于学龄期后的小儿。

一般认为本病与精神因素及环境因素有关,以前者更为重要,睡姿不良也可引起睡眠问题。精神因素包括睡觉前精神过度紧张和兴奋或小儿处于焦虑、恐惧状态,如小儿与亲人分离、家庭关系紧张、亲人变故或学校问题、社交失败等。环境因素包括卧室内空气污浊、闷热、被褥过厚,胸前受压等。睡姿不好,晚餐过饱或饥饿也为睡眠问题的原因之一。

（二）临床表现

1. 夜惊　多在小儿入睡后约30min～1h发生,患儿在睡眠中突然惊哭、喊叫,手舞足蹈,表情恐惧,紧张,两眼或睁或闭,但很难被唤醒,对安抚也无反应。一般发作数分钟自止,继续入睡,晨起小儿多不能回忆。

2. 梦魇 因噩梦突然惊醒。在醒前即可见小儿呼吸加快,心率增加,惊醒后心跳、呼吸仍然很快,面色苍白,大汗淋漓,表情恐怖,小儿可述恶梦的部分情景片断,经安抚后可再入睡。

ICD – 10 提出如下标准:

1. 夜惊:①反复发作,在梦中惊叫,伴以焦虑、植物神经功能亢进;②持续时间少于10 分钟;③发作中试图平息患者,则缺乏反应;④病儿对发作回忆有限;⑤主要在睡眠前三分之一阶段发生;⑥排除器质性疾病。

2. 梦魇:①梦中惊醒,能详尽回忆,梦境经常涉及自身安危;②惊醒后迅速恢复定向力;③反复发作使人苦恼;④排除器质性疾病。

（三）保健与护理

一般无需特别治疗,重在预防。去除影响睡眠的各种因素,做好心理卫生保健宣传,规律生活。防止小儿暴露在过分恐怖的生活事件中。对频繁发作者,可给予短期的镇静药。

十三、焦虑症

焦虑症为一种儿童期较常见的情绪障碍,患儿主要表现在对外界细微的变化过于敏感,烦躁不安,担心害怕,感情脆弱。一般指在儿童时期无明显原因下发生的发作性紧张、莫名的恐惧与不安,常伴有睡眠障碍、做噩梦、讲梦话、恶心呕吐、食欲不振、腹痛及多汗、头昏、乏力等植物神经系统功能的异常。焦虑症的特征是焦虑症患者通常能意识到自己感到的焦虑比现实中的严重,但是并不能除去其不合理的观念。

（一）病因

1. 遗传因素

2. 心理社会因素 有的则是父母本身具有焦虑的表现,给孩子"模仿性"的影响。父母对孩子的焦虑表现出焦虑反应,造成恶性循环。突发性事件,如父母突然死亡、离异、意外事故、灾害等,小儿心理承受不住,整天担心灾害再次降临头上,惶惶然不可终日。家长对孩子期望过高,孩子怕达不到家长预期的要求、受责怪而焦虑不安。

（二）临床表现

焦虑症可以有不同的表现,最常见的症状,有入睡困难或早醒、震颤、抽搐、肌紧张、头痛、焦躁、出汗、发热、头晕和(或)呼吸困难、恶心、尿频、胸口感到堵、疲劳、专心困难。焦虑症的儿童对学习缺乏信心,严重者可影响其智力的发展水平。社会交往行为常表现出退缩,依赖心强。常见的临床类型有:

1. 惊恐发作 即急性焦虑发作。表现为突发的强烈的烦躁不安、紧张、恐惧,同时伴有植物神经系统紊乱的症状。一次发作的时间较短。

2. 广泛性焦虑 即广泛持久的焦虑,但程度较惊恐发作为轻而时间持续较长。同时也可伴有植物神经系统功能紊乱的症状。广泛焦虑症患者通常过分担忧健康、学习、家庭等。

3.分离性焦虑 多见于学龄前儿童。在与亲人分别时感到不安,担心亲人会发生意外,而永别于亲人的严重焦虑情绪。当与亲属特别是与母亲分离时,会出现明显的焦虑情绪。

如果过分担心,有上述的问题达6个月以上,即可考虑焦虑症。CCMD-3关于儿童广泛焦虑症的诊断标准,儿童与少年广泛性焦虑的主诉及植物神经症状均较成人少,诊断需参照以下标准:

(1)症状标准:以烦躁不安、整日紧张、无法放松为特征,并至少有下列2项:①易激惹,常发脾气,好哭闹;②注意力难于集中,自觉脑子里一片空白;③担心学业失败或交友受到拒绝;④感到易疲倦、心力交瘁、精疲力竭;⑤肌肉紧张感;⑥食欲不振,恶心或其他躯体不适;⑦睡眠紊乱(失眠、易醒、思睡却又睡不深等)。焦虑与担心出现在两种以上的场合、活动、境遇或环境中。明知焦虑不好,但无法自控。

(2)严重标准:社会功能明显受损。

(3)病程标准:起病于18岁前,符合症状标准和严重标准至少已6个月。

(4)排除标准:不是由于药物、躯体病(如甲状腺功能亢进),及其他精神疾病或发育障碍所致。

CCMD-3关于儿童分离性焦虑症的诊断标准:儿童与其依恋对象分离时产生的过度焦虑情绪。

(1)症状标准:至少有下列3项:①过分担心依恋对象可能遇到伤害,或害怕依恋对象一去不复返;②过分担心自己会走失、被绑架、被杀害,或住院,以致与依恋对象离别;③因不愿离开依恋对象而不想上学或拒绝上学;④非常害怕一人独处,或没有依恋对象陪同绝不外出,宁愿待在家里;⑤没有依恋对象在身边时不愿意或拒绝上床就寝;⑥反复做噩梦,内容与离别有关,以致夜间多次惊醒;⑦与依恋对象分离前过分担心,分离时或分离后出现过度的情绪反应,如烦躁不安、哭喊、发脾气、痛苦、淡漠,或社会性退缩;⑧与依恋对象分离时反复出现头痛、恶心、呕吐等躯体症状,但无相应躯体疾病。

(2)严重标准:日常生活和社会功能受损。

(3)病程标准:起病于6岁前,符合症状标准和严重标准至少已1个月。

(4)排除标准:不是由于广泛性发育障碍、分裂症、儿童恐惧性焦虑障碍,及具有焦虑症状的其他疾病所致。

(三)保健与护理

宜采用包括心理治疗、药物治疗、放松技巧、生物反馈等在内的综合治疗,以心理治疗为主。根据患儿的年龄、病史、疾病的程度、病儿及其家长对治疗的意见和选择来制订治疗方案。

药物治疗以抗焦虑药为主,一般选择安定类药物,其副作用较小,疗效也较为理想。大多无须长期用药。从小剂量开始,尤其是年幼儿,尽量不用或少用。注意副作用有嗜睡、头昏、易激惹、激动、眩晕、意识障碍、皮疹、低血压等,对年幼儿可有中枢呼吸抑制作用。

第六节　儿童发育偏离的综合管理

在小儿出现偏异需要我们进行干预时，必须要考虑不能作简单化的处理。在现阶段，在人文基础上的技术处理是比较适宜的。人文是首要的，技术是必需的，药物是有效的。

人文精神的精华部分是心与心的无私交流，我们也可谓之共情，利用沟通技巧来取得患者的信任和探索患者的内心世界；从医学人文的角度来说，更需要从价值层面思考，从整体角度去理解医学，理解健康，理解生命；学会综合考虑病情、风险以及长期的生命质量，真正对患者负责；看病不是终极目标，完善患者的生活才是一种理想状态。人文精神不止是在沟通技巧的工具层面，还应提升到尊重患者、关爱患者的价值层面，护患之间需要共享关于症状的意义、行为和病因学的理解，这在患者与护士具有不同文化背景的情况下更显得重要。如何构建护患之间的信任，掌握与患者沟通的技巧，理解与之相应的患者的文化与语言，理解治疗对患者的价值和意义。

成长原则、快乐原则、个体化原则是我们的护理原则，这既是人文的需求，也是实践技术的基础。

从前瞻性考虑，我们可以做发展性的指导，当然包括科普宣传。然而我们现在做得更多的是治疗性的指导，作为治疗性的指导，视不同情况，有补救性的措施和矫治性的措施两类。处理不是千篇一律的，发育阶段不同处理不同，因人/家庭的不同而异，环境不同有不同的处理；原则是影响生活质量的先处理，要正确处理药物治疗与非药物治疗的关系；药物应用的原则是症状已明显影响孩子及其家庭的生活质量需要快速纠正及非药物治疗失败或/和个体化治疗的需要。

家庭在治疗中的地位。利用积极因素建立学习规范，充分利用孩子的新奇心理帮助孩子重建学习规范。一些心理学研究表明，未知的事物能激发人的好奇心和上进心，任何人都有在新环境重塑自己形象的心理。家长应和孩子分析原来的长处与短处，对未来的学习生活提出要求与希望。如在开学初期，家长要耐心地协助孩子在学习的环节上下工夫，传授科学的学习方法。

创造有利环境。作为家长，要培养孩子的社会交往技能、同伴交往策略。指导孩子接纳同伴的缺点以及让自己被同伴接纳的方法，使孩子集体归属感的心理需要得到满足。孩子赢得了朋友，就赢得了情感上的共鸣，赢得了解决问题和困难的力量，增加了快乐和兴趣，其他的问题自然迎刃而解。

思考题

一、单选题

1. 小儿无意注意的特点是：

A. 主动产生　　　　　　　　　　B. 需要投入一定的努力

C. 要克服一定的困难　　　　　　D. 无预定目标

2.下列哪项不符合小儿情绪的特点？

  A.短暂易变   B.冲动有限   C.真实外显   D.个体差异

3.关于儿童多动－注意缺陷综合征的概念不正确的是：

  A.与其年龄明显不相符的注意缺陷 B.与所处环境明显不相宜的动作过多

  C.不能取得预期的学习成绩   D.智力大多异常

4.关于儿童学习困难，不正确的是：

  A.智力基本正常   B.学业成绩明显落后

  C.无学习机会被剥夺的历史 D.存在生活能力、社会交往等方面的缺陷

5.关于儿童佝偻病的描述，不正确的是：

  A.是由于体内维生素 D 不足引起

  B.是钙、磷代谢失常的一种疾病

  C.以骨骺端软骨板不能正常钙化所致

  D.易激惹、烦躁不安、夜惊、夜哭、多汗等是特征性的表现

6.对于精神发育迟滞的不正确的理解是：

  A.在发育期间   B.智力功能低于同龄水平

  C.伴有适应行为的缺陷   D.14 岁以下

7.低体重是：

  A.体重低于同年龄、同性别参照人群值的均数减 1 个标准差

  B.体重低于同年龄、同性别参照人群值的均数减 2 个标准差

  C.体重低于同年龄、同性别参照人群值的均数减 3 个标准差

  D.该指标不针对营养不良

8.消瘦是：

  A 体重低于同性别、同身高参照人群值的均数减 1 个标准差

  B 体重低于同性别、同身高参照人群值的均数减 2 个标准差

  C 体重低于同性别、同身高参照人群值的均数减 3 个标准差

  D 该指标主要反映慢性营养不良

9.遗尿症是指：

  A.小儿 3 岁后夜间不自主的排尿 B.小儿 5 岁后夜间不自主的排尿

  C.每周有 3 次以上   D.每周有 5 次以上

10.下列哪项不属于屏气发作？

  A.本病多见于 6～18 个月的小儿 B.可出现口唇甚至颜面发绀、意识丧失

  C.严重者可出现抽搐   D.症状不能自行缓解

二、名词解释

1.感觉和知觉 2.注意 3.记忆 4.情绪和情感 5.思维 6.想象 7.意志 8.低体重 9.消瘦 10.维生素 D 缺乏性佝偻病 11.遗尿症 12.学习困难

三、问答题

1.小儿体格发育常用评价方法有哪些？

2.体格生长偏离的种类有哪些？

3. 在体格发育评价时我们要注意哪些问题？

4. 用于儿童心理行为发育评价的方法有哪些？

5. 小儿的情绪特点有哪些？

6. 何为儿童多动－注意缺陷综合征？其典型的临床表现有哪些？处理原则有哪些？

7. 试述学习困难、精神发育迟滞与多动－注意缺陷综合征之间的异同。

8. 如何发现、处理小儿低体重？

9. 怎样来实践成长、快乐和个体化的综合管理原则？

参考答案

一、单选题

1. D　2. B　3. D　4. D　5. D　6. D　7. B　8. B　9. B　10. D

二、名词解释：略

三、问答题：略

参考文献

1. 斯蒂芬·申弗编著,杨进刚译. 医疗大趋势. 北京:科学出版社,2009.

2. Thomas E. Brown 原著,王玉凤主译. 注意缺陷障碍. 北京:北京大学医学出版社,2007.

3. 梁黎主编. 儿童生长与发育. 杭州:浙江大学出版社,2003.

4. 赵正言主编. 社区预防保健及护理. 成都:四川科学技术出版社,2001.

（王继跃）

第二章 围生期保健与护理

学习目标：

- 明确围生期保健的内容。
- 会进行生育年龄的选择。
- 简述产前营养准备及疾病防治。
- 确定产前保健的目的。
- 说明产前疾病的防治。
- 会实施妊娠各期检查的重点。
- 能识别高危妊娠。
- 确定妊娠期用药原则。
- 明确分娩期保健的目的。
- 简述分娩疼痛的因素及减轻分娩疼痛的方法。
- 明确产后抑郁症的常见症状及常见原因。
- 能宣传产后避孕措施。

围生期（即围产期）指产前、产时和产后的一段时间。目前国际上对围生期的计算方法有4种。我国现阶段采用世界卫生组织和国际妇产科协会规定的围生期 I 的定义，即从妊娠满28周胎儿体重≥1000g或身高≥35cm至新生儿出生7足天之内，按围生期 I 计算保健质量指标。围生保健不是围生期保健，而是从生命的准备阶段即受孕前的准备阶段开始，经历妊娠期、分娩期、产褥期实施连续系统的保健。其子代则从孕前、胚胎期、胎儿期、胎儿－新生儿过渡期、新生儿期的连续系统开始保健。保健的核心是使妊娠安全（Making pregnancy safe）和子代健康。围生保健是围产医学临床部分的重要内容，主要由助产士和社区妇幼卫生人员从事此项工作。以孕产妇和胎婴儿为主体，以保障母子健康、促进两代人的生命质量为目标，开展综合性保健服务。所以，除了做好常规产前检查、妊娠期宣教和分娩处理外，还要开展对孕产妇常见疾病的预防、诊断和初步治疗；开展对孕产妇心理健康的服务、营养体重管理，以及围绕胎、婴儿的健康开展一系列的筛查、指导工作。21世纪妊娠安全的概念已不只是降低孕产妇死亡率，还包括降低孕产妇的发病率、致残率和提高三维健康质量，以及降低围产儿死亡率和提高子代健康素质。

第一节 妊娠前保健

妊娠前保健的目的是帮助妇女发现对妊娠可能有影响的问题，以便从妊娠前就开始做好预防、治疗，或在妊娠期特别加以注意，在生理、心理和社会生活各方面为妊娠创造最佳条件,为顺利妊娠和生一个健康宝宝做好准备。妊娠前咨询门诊、遗传咨询门诊和相关临床专科是开展孕前保健的重要部门。

一、医学检查

1. 采集相关资料

年龄、月经史、婚育史、计划生育措施、过去疾病史、社会学有关问题(籍贯、教育、职业、经济、家庭关系等)、药物和烟酒接触史、职业有害因素、家族史、是否近亲结婚及配偶健康状况等。

2. 一般体检和妇科检查

3. 辅助检查

血常规、尿常规、血生化、肝炎抗原、HIV、梅毒筛查、RV 抗原、白带常规。对一些高度危害胎儿的感染性疾病,要进行有指征地检查。如接触宠物者要作弓形虫检查,有多个性伴侣者要作衣原体、支原体、淋球菌等性传播性疾病的检查。

二、医学指导

1. 生育年龄的选择

研究证明,女性最佳生育年龄为 25~29 岁。青少年妊娠社会问题多,先兆子痫、低体重儿的发病率高。35 岁以后卵巢功能逐渐衰退,卵子成熟障碍和染色体畸变的机会增加,易发生流产、死胎或分娩畸形儿,尤其染色体三体病儿。孕妇本身也更多合并内科疾病和妊娠并发症。分娩时,孕妇年龄大于 35 岁、丈夫大于 40 岁均为高年妊娠,要作遗传病筛查。

2. 营养指导

(1)保持适宜体重 体重已成为反映人体营养和健康状况的一个标志,也是评定营养状况最简单、可靠的指标。判断体重超重或肥胖的方法是体重指数,即 BMI = 体重(kg) ÷ 身高(m)^2。我国人口的适宜 BMI 为 18.5~23.9。妊娠前过度消瘦常由饥饿和慢性进食障碍引起,妊娠后很容易分娩出低体重儿,而且其本人常发生贫血。因此应尽早就诊,改善饮食和治愈进食障碍,达到适宜体重。妊娠前过度肥胖,妊娠后容易发生妊娠期高血压疾病、尿路感染、产后出血和血栓性静脉炎。肥胖孕妇生出巨大儿及手术产的机会也较高,所以妊娠前应鼓励控制饮食及运动使体重减轻,并作糖尿病筛查。

(2)合理饮食:保持平衡饮食,即按中国营养学会推荐的食品金字塔方案,使碳水化合物、脂肪、蛋白质占适当比例。注意食品卫生以免感染弓形虫、肝炎等消化道传染病。避免饮酒、吸烟和被动吸烟。需特别关注叶酸类维生素的摄入,孕前 3 月至妊娠后 12 周每天口服叶酸 0.6~0.8mg,可预防神经管畸形。

3. 工作及生活指导

(1)体育运动能改善心肺功能,减轻体重和降低血压,而且能增加自信心。只要健康状况许可,应鼓励准备怀孕的妇女参加体育活动。

(2)参加工作,不但有经济收入,而且能从中得到自尊和自信。所以除非对胎儿有毒的工作或超负荷的劳动,建议妇女参加工作并继续到孕 38 周,有的甚至到分娩。

（3）准备妊娠的妇女要远离有害物质，包括被动吸烟和用药。因为生殖细胞和胚胎期极易受环境及各种有害因素的影响而发生流产、先天性出生缺陷。而且妊娠的任何阶段都可受外来因素的影响，所以妊娠的任何时期都要避开有害环境和物质。

三、医学处理

医学处理目的　争取在完全健康的状态下，或者估计妊娠不会加重原有疾病时再考虑妊娠。

（一）妇产科方面

1. 子宫肌瘤

子宫肌瘤对妊娠不利：位于子宫角部的肌瘤或黏膜下肌瘤以及较大的壁间肌瘤均可阻碍受精及受精卵的着床，导致不孕或流产；肌瘤较大或妊娠期肌瘤增大较快可发生子宫肌瘤红色变性，影响妊娠的继续；妊娠后胎位异常、分娩期子宫收缩乏力、先露下降受阻、产后出血的发病率均较高。

妊娠前查出子宫肌瘤，如果体积小、无症状可不必处理。如果肌瘤阻碍受孕，或肌瘤较大担心妊娠期并发症多，宜手术摘除，一年后再考虑妊娠。

2. 卵巢肿瘤

卵巢肿瘤容易恶变，妊娠期卵巢肿瘤还容易并发卵巢囊肿蒂扭转、破裂、阻塞产道而阻碍分娩，所以应手术后妊娠。妊娠期发现的卵巢囊肿，可B超和肿瘤相关抗原检测，如果为赘生性肿瘤应选择在孕 16～22 周手术为好。

3. 有习惯性流产、死胎、死产史的产妇应尽量找到病因。若能治疗者待治愈后再妊娠。找不到原因的应加强妊娠期观察和处理。

4. 如果一年内未作过宫颈防癌刮片者，孕前应防癌刮片，以排除上皮内瘤样病变和早期宫颈癌。

（二）感染性疾病

TORCH 感染是指一组以病毒为主的微生物感染。大多数 TORCH 感染孕妇无症状，但胎儿和新生儿可能经胎盘或产道受感染，造成流产、死胎、胎儿宫内生长受限或畸形和新生儿先天感染。我国产前常规筛查的有：风疹、弓形虫、HBV、梅毒和 HIV。由于对 CMV 鉴别母亲何时感染、胎儿是否感染、胎儿感染后有无脏器损害以及治疗问题等目前尚未解决，故不宜对人群筛查。患有艾滋病、梅毒者治愈后妊娠。如果风疹抗体阴性要接种风疹疫苗，产生抗体后再妊娠。乙肝病毒携带者如果病毒载量很高，母婴传播率高，且妊娠并发症多，应咨询传染科是否治疗后再妊娠。感染乙型肝炎高危者要接种乙肝疫苗，等产生抗体后再考虑妊娠。弓形虫病可用乙酰螺旋霉素治疗。由于感染后没有症状，应重在预防。

（三）常见内科疾病

1. 心脏病　妊娠合并心脏病是我国孕产妇死亡的重要原因之一。只有下列情况可以妊娠：心脏病变较轻，或者先天性心脏病虽然病变较重，但幼年时手术治疗成功；心功能Ⅰ～Ⅱ级，既往无心衰史，亦无其他并发症。

2. 慢性肾炎　一般认为妊娠会使慢性肾炎病情加重。慢性肾炎对妊娠结局的影响取决于疾病的严重程度。慢性肾炎1型，即仅尿检发现蛋白尿，妊娠预后良好。慢性肾炎2型，即有蛋白尿和高血压，肾功能正常，妊娠后一般血压都会进一步升高，并发妊娠期高血压疾病的机会高达70%，仅50%的人获得活婴。慢性肾炎3型，即有高血压、蛋白尿和肾功能损害，妊娠势必加重病情，危及母、胎预后；肾脏受损程度越重，对母儿风险越大。所以建议慢性肾炎患者在肾功能尚好时及早妊娠。急性肾炎应在治愈1年后考虑妊娠。妊娠后要加强产前检查，密切观察血压、肾功能和胎儿宫内状况。控制血压升高是防止慢性肾炎恶化的关键，所以患者要注意休息，适当服用降压药。

3. 糖尿病　糖尿患者血糖控制不良在妊娠早期易发生流产、胎儿畸形，据统计其分娩神经管畸形儿的危险是正常人的20倍，在妊娠中晚期可有巨大儿、羊水过多、死胎、妊娠期高血压疾病、糖尿病酸中毒、感染等，并对子代有远期影响，如高血压、糖尿病、高血脂等几率增加。故对糖尿病患者和有糖尿病高危因素者要作检查，在准备妊娠时就要控制好血糖，所用药物要换成对胎儿安全的药物。糖尿病并发心血管疾病、肾功能损害或增生性视网膜炎患者，如果妊娠将会加重疾病，而且围产儿的预后往往不良，故不宜妊娠。

4. 慢性高血压　慢性高血压患者妊娠易并发先兆子痫，尤其收缩压≥160mmHg的中重度高血压和高血压合并糖尿病及心、肾损害时，妊娠预后往往不良。孕前全面体检，确定病情是否允许妊娠，降压药应选择对胎儿安全、降压有效的药物。

5. 其他疾病：如口腔疾病，由于妊娠期黏膜充血水肿、口腔抵抗力下降，口腔疾病多发不宜拔牙，有龋齿者最好治愈后妊娠。

第二节　妊娠期保健

一、妊娠期保健的概述

1. 妊娠期保健的组织管理　在我国普遍推行孕产期系统保健的三级管理网，对孕产妇实行划片分级保健。妇女妊娠后在头三个月内到户口所在地的区乡级妇幼保健机构建立围产保健卡（或册），并定期接受产前检查。妊娠24~28周后或诊断为高危妊娠时，持卡（或册）到上级保健机构或计划分娩的医院就诊，并定期接受检查和处理直到分娩。所有检查和处理情况都登记到保健卡（或册）上，产后再将卡（或册）交回居住地妇幼保健机构，由基层妇幼人员作产后访视。产后42天产妇及婴儿到分娩医院作产后检查。

有关孕产妇保健的各种资料及基本数据，由基层、区乡卫生院、县市级妇幼保健院逐级上报、汇总。由地区或省卫生行政机构领导邀请有关专家参加，定期召开孕产妇死亡评审会和围产儿死亡评审会，对本地区的围生保健质量做出评估，提出相应的预防和改进措施。

2. 从事妊娠期保健的人员　助产士及社区妇幼卫生人员是从事围生保健的主要力量，产科专科医师和有关的专科医师负责对高危妊娠的处理。在一些发达地区，产科医师定期对低危孕妇做高危筛查，以便进一步提高产前检查的质量。

二、妊娠期保健

(一)妊娠期保健的目的

妊娠是一个正常的生理过程,不需要任何外来干预。所以,对于大多数处于低危状态的孕妇,提供产前保健是为了达到下列目的:

1. 对孕妇及其家庭给予建议和支持。

2. 处理妊娠期出现的症状。

3. 定时做好临床或实验室筛查,以确保孕妇处于低危状态,争取顺利分娩。

4. 对于少数处于高危状态的孕妇,预防、发现和处理影响母、儿保健的因素。

(二)产前检查次数

产前检查次数及检查内容无统一意见,也无确凿的科学依据。我国和世界上许多国家规定妊娠 28 周前每 4 周检查一次,妊娠 28～36 周每 2 周检查一次,以后每周检查一次直到分娩。

(三)妊娠各期检查的重点

1. 妊娠早期

(1)确诊妊娠,对反复流产史、辅助生育受孕者、有先兆流产症状及吸烟酗酒者开展早期胚胎监护。主要监护手段有血清 HCG、P 的动态检测和阴道 B 超检查。

(2)了解过去史、家族史和产科史。必要时到相关专科进一步检查作高危评估,确定能否妊娠和妊娠期注意事项,不宜妊娠者及早终止妊娠。

(3)提倡早孕筛查,对遗传病高危者提供遗传咨询服务和建议产前诊断。

(4)早孕期建卡和接受常规检查。

2. 妊娠中期

(1)常规检查,测血压、体重、宫高、腹围、胎位、胎心。

(2)分析已做的化验记录。

(3)筛查染色体三体病和神经管缺陷,必要时做羊水或脐血染色体检查和羊水 AFP 测定。

(4)B 超检查确定或修改预产期及初步检查胎儿有无畸形。

(5)发现及治疗妊娠并发症、合并症。

3. 妊娠晚期

(1)常规检查。

(2)观察胎儿生长,如果有宫内生长受限,妊娠 32 周前开始治疗效果较好。

(3)检查胎位及监护胎儿宫内安危,决定分娩时间及方式。

(4)发现及治疗妊娠并发症、合并症。

4. 产前宣教 宣教的内容、形式及程度各地差异很大,无统一规定。取决于专业人员的水平及当地的社会经济状况。一般内容包括:①妊娠的诊断;②孕妇营养和健康生活方式;③胎儿监护;④分娩先兆及分娩经过;⑤母乳喂养;⑥计划生育与母亲权益。

5. 提供咨询服务 对于孕妇的心理问题、身体的不适、各种检查结果等给予解释和疏导。

三、高危妊娠筛查与管理

发现影响孕产妇和胎婴儿健康的高危因素,根据高危程度进行有针对性的分级管理,达到以最低的成本实现最佳的保健质量。

（一）高危因素

1. 人口学资料:孕妇年龄、社会经济地位、婚姻状况、配偶情况(年龄、习惯、有无不良嗜好等)、营养状况、职业及有害物质接触史。

2. 产科病史:流产史、分娩史(分娩方式、胎儿结局、妊娠并发症)。

3. 过去史:吸烟、酗酒、吸毒史,内科合并症,用药、手术、输血等病史。

4. 妇科病史:不孕症、避孕史、月经史、妇科炎症。

5. 家族史:先天遗传病、传染病等。

6. 体检:一般体检、妇科检查、产科检查。

7. 妊娠期出现的问题:多胎妊娠、阴道出血、胎动减少、子宫增大异常,羊水过多或过少,及其他症状,如发热、恶心、呕吐、大小便异常、腹痛等。

（二）高危妊娠的筛查方法

1. 高危评分法　根据可造成不良围产预后的因素进行评分。现有的方法设计不够理想,计算繁复,应用后效果不理想。同时是对可疑高危妊娠增加了不必要的检查,而对所谓的低危妊娠又失去了应有的重视。

2. 根据经验评估　从循证医学角度看这种方法的可靠程度只属Ⅲ级,所以不是理想的方法。

3. 按规定方案处理　由医疗保健部门根据当地实际情况规定高危妊娠的范围和高危转诊的指征。虽然不够全面,但实用性好。

（三）提高高危管理质量

事实上绝大部分人的妊娠是低危妊娠,即使在妊娠期或分娩期有点异常,稍加处理,都能预后良好。但是如果不处理或处理不当,则可影响妊娠结局。所以扩大保健覆盖面,对每个孕妇认真检查、处理才能提高产科质量。另外,如果把真正的高危患者遗漏处理,那么即使对一般高危处理得再好,也会发生严重不良事件。所以加强对高危妊娠的筛查和管理是提高高危管理质量的重点。

（四）高危妊娠的管理方法

对高危妊娠的危险度进行量化,实行分级管理。量化标准根据各地具体条件制定。基层医疗保健机构按规定进行高危转诊,病情复杂或严重的直接转到上级医疗机构,避免多次转诊贻误病情。对于转诊的孕产妇,基层医疗保健机构应继续追踪管理。排除高危或病情好转后,可转回基层继续处理。

四、孕妇营养与体重管理

根据遗传学理论和大量临床研究发现,妊娠期科学的营养和体重管理不仅能显著降低妊娠并发症、增加顺利分娩比例、利于产后体型恢复,还可促进胎儿健康发育。良好的管理应在妊娠前、妊娠期、产后全程管理,通过孕妇自我检测和医院产检共同实施。具体

措施如下:

1. 根据孕前 BMI 制定个体化孕期体重增长目标。一般来说,孕期体重平均增长应该在 12.5 kg 左右。孕妇于妊娠最初 3 个月体重增加最少,妊娠中期的 3 个月体重增加最多,妊娠末期 3 个月体重增加缓慢。妊娠前半期体重增加占增加总量的 1/3;后半期体重增加占增加总量的 2/3。目前能借鉴的标准是美国国立医学研究院的孕期体重指南。

孕前 BMI	总体体重增长范围(kg)	孕中晚期体重增长率(kg/W)
体重不足 <18.5	12.5 ~18	0.51(0.44 ~0.58)
标准体重 18.5 ~24.9	11.5 ~16	0.42(0.35 ~0.50)
超重 25.0 ~29.9	7 ~11.5	0.28(0.23 ~0.33)
肥胖 ≥30.0	5 ~9	0.22(0.17 ~0.27)

2. 适量的营养

(1)参照中国营养学会关于孕期营养素推荐量,确定营养素摄入需求量。除继续补充叶酸类维生素外,孕 16 周起及哺乳期以药物形式补钙 1000 ~1500mg/d。妊娠 4 月后每天补充含元素铁 20 ~30mg 的铁制剂。如果有妊娠期贫血,纠正后要继续补铁 3 个月以恢复正常的铁储备。

(2)根据膳食宝塔推荐膳食种类多样化,并推荐不同孕期的膳食推荐量。

(3)运用营养评估软件进行营养评估。

3. 安全适量的运动

(1)评估运动指证,排除不能运动的医学原因。

(2)结合孕前运动习惯推荐每天进行 30 分钟或更长时间的中等强度运动(活动后微汗,或适度增加脉搏和呼吸);

(3)根据孕妇运动、体重等情况及时调整运动类型、频率和时间。

4. 健康的生活方式

(1)定期产检,以便及时发现问题及时处理;

(2)生活规律,避免晚睡晚起,保证充足睡眠;

(3)乐观心境,预防孕期抑郁症。

5. 开展妊娠期糖尿病筛查　目前普通成年人中,糖尿病已达到流行性的比例。所以在人体糖代谢最差的妊娠期开展糖尿病筛查不但能比较灵敏地查出糖尿病前期患者,而且对减少妊娠并发症和促进后代健康都极为重要。具体做法:孕 24 ~28 周常规 50g 糖筛查,高危者提前检查或重复检查,糖筛查异常者做 OGTT,对异常者由产科、营养科和内分泌医生共同管理。

五、超声检查

超声检查已是不可缺少的胎儿检查手段。经过 30 多年的临床运用证明有指证地使用超声检查对胎儿无危险。研究证明常规超声检查能够发现至少 35% ~50% 的胎儿严重结构异常。检查最好在 18 周以后进行。建议对所有孕妇常规超声检查,并对检查结果提供咨询,包括广泛讨论胎儿的病理生理、预后和可能的处理方案。

(一)妊娠早期检查内容及其目的

1. 确定宫内妊娠,胚胎是否成活。妊娠 6 周经腹可见妊娠囊,妊娠 7 周可见胎心搏动,经阴道检查还可提前一周。

2. 发现或确定多胎妊娠,并设法区分是单卵还是双卵妊娠。

3. 估计胎龄,B 超能快速准确地诊断早孕。测量的参数很多,在妊娠 5 ~ 7 周,选用最多的是测定孕囊直径。通过查阅孕囊直径与胎龄关系表推测出妊娠天数。妊娠 7 ~ 12 周测定胎儿顶臀长度(CRL)推测胎龄。妊娠 13 ~ 20 周测定胎儿双顶径或股骨长度推测胎龄。妊娠 20 周后由于胎儿生长受到本身遗传及母亲因素的影响,无法从胎儿大小正确推断胎龄。

4. 产前诊断,唐氏综合征是最常见的非整倍体遗传病,目前认为在妊娠 11 ~ 13 周测量胎儿颈背部皮肤与软组织之间的最大透亮厚度(NT)是筛查染色体三体病的有效标记。

5. 根据特殊指征检查,例如怀疑宫颈机能不良时,超声检查宫颈长度、形态。妊娠早期阴道出血,通过检查胚囊形态、结构、胎心来诊断先兆流产或难免流产,或通过动态观察发现保胎是否成功。

6. 评价子宫及附件有无异常。

(二)妊娠中期检查

孕 18 ~ 24 周是妊娠中期超声检查的最佳时机。这时母亲血清遗传筛查报告已获得,母亲的内科并发症大多尚未影响到胎儿,胎儿的大部分都能被检查到,而且比妊娠早期的检查更准确。但超声检查仍有下列缺点:①某些检查项目,如脐动脉血流、羊水量、胎盘位置等尚处于变动状态,不能做出肯定诊断;②有些先天缺陷可能还未表现出来,如梗阻性疾病(脑积水、肾积水、十二指肠闭锁)及胎儿生长或行为异常等,需在妊娠后期再检查。此期检查内容如下:

1. 筛查有无畸形,对多胎妊娠和较早发生宫内生长受限者尤应注意。检查胎儿有无无脑儿、腹壁裂、巨大囊肿、肢体缺失等大体结构畸形。如果有心脏病家族史,发现胎儿心律不齐或怀疑胎儿心血管疾病,可进一步胎儿超声心动图检查,以观察胎儿心脏结构和功能。

2. 再次判定胎龄,胎头双顶径(BPD)在孕 12 ~ 20 周期间生长稳定,变异性小,可用以估计胎龄。测量股骨长度估计胎龄也是一个较好的指标,可信度类似 BPD。

3. 观察胎儿生长速度,在确定胎龄的前提下,单次测量 BPD 低于该孕周均值的 2 个标准差或第 10 百分位提示宫内生长受限。头围大小不受胎头变形的影响,优于 BPD。如果连续测量可提高诊断率。妊娠 16 ~ 22 周,BPD 增长率 3.5mm/周,妊娠 23 ~ 30 周降到 2.3mm/周,妊娠 31 ~ 40 周为 1.4mm/周。如果颅骨增长率低于第 10 百分位,提示宫内生长受限。

4. 筛查胎儿宫内生长受限和巨大儿,当胎儿宫内生长受限时,胎儿肝糖原、腹部软组织、皮下脂肪被消耗,腹围最早被累及,所以测量腹围能及早反映胎儿营养状况。通常以腹围小于该孕龄的第 10 百分位,或以腹围、双顶径、头围、股长等多参数估计胎儿体重小于第 10 百分位为宫内生长受限,大于第 90 百分位为巨大儿。

5. 筛查双胎妊娠有无宫内输血,此症主要发生于单卵双胎或单羊膜腔双胎。宫内输血可表现出两胎儿大小和羊水量相差很大,严重时可有胎儿胸水、腹水、心包积液。

(三)妊娠晚期检查

如果已在妊娠中期作过常规检查,并且产前检查都正常,此期不必常规超声检查。因为许多提示染色体非整倍体的形体表现到妊娠晚期已很难与正常的区分开来。胎儿的测量数据、行为特点随着其生长发育、个体差异越来越明显。如果以前没有作过详细检查,或者有条件的话,建议再次超声检查。虽然由于胎儿在宫内活动空间缩小,可能影响全面检查,但有些梗阻性疾病,例如脑积水、肠梗阻、肾积水等需到妊娠晚期才表现出来。妊娠晚期的超声检查大多根据临床指征来估计羊水量、胎儿大小、检查胎盘位置及形态,了解脐带绕颈或脐带血管异常,做胎儿生物物理评分、绘制多普勒血流图等。

六、妊娠期合理用药

药物治疗是产科临床不可缺少的部分,由于科学发展的限制,在药物治疗的同时存在滥用和恐用的情况。孕妇用药首先要考虑到对胎儿的安全。药物对胎儿的有害作用表现为致畸或不良影响。事实上药物的致畸作用很难发现,因为:①伦理道德不允许在人类妊娠早期做药物临床研究;②致畸因素除药物外还有胎儿的遗传素质、环境因素、种族差异等,所以实际上常用药物中约 1/2 不能确知其对胚胎、胎儿、新生儿的影响。

(一)药物对胎婴儿不良影响的因素

1. 用药孕周

(1)受精卵着床前,即受精后 2 周内,受精卵还在输卵管腔或子宫体的分泌液中,未与子宫内膜直接接触,此时用药除非药物在分泌液中达到相当浓度才起作用。而且这时胚胎细胞在功能上具有潜在的多向性,可修复和代偿破损细胞,使胚胎继续发育不受影响。如有影响则是胚胎早期死亡。所以这时药物对胚胎的影响是"全"或"无"。

(2)受精卵着床后到妊娠 12 周内,胎盘循环已建立,器官发育最活跃,而其细胞的多向性渐次消失,所以一旦受害,极易畸形。此期是致畸的高度易感期。

(3)妊娠 3 个月后大多数器官已基本形成,但中枢神经系统、生殖系统和牙齿仍在继续分化,此时的药物不良影响不会导致胎儿畸形,主要是药物的毒性反应,导致中枢神经系统损害、胎儿宫内生长受限和远期功能行为异常。

2. 持续用药时间 大多数药物表现为用药时间越长,对胎儿的影响越大,但也有些药物不受此影响。例如雄激素,如果在生殖器官形成阶段用药,即使用 1~2 次就可能致畸。

3. 给药途径 大多数药物都是通过血流到达胎儿,所以血药浓度是对胎儿影响大小的一个因素。一般通过静脉给药,血药浓度最高。

4. 药物的自身特点 药物要通过胎盘的血管合体膜才能到达胎儿体内,但是胎盘的屏障作用不是十分有效,影响转运速度和程度的主要是药物的分子量、脂溶性、与蛋白结合状态及渗透性等自身特性有关。一般分子量小、脂溶性高、非结合状态、渗透性高的药物容易通过胎盘,例如抗凝药华法林,分子量小容易通过胎盘,引起胎儿颅内出血而致畸;如果改为肝素,由于分子量大,不通过胎盘,用药就较安全。

5.胎儿的遗传素质 药物对胎婴儿的损害与遗传素质有关,同样的药物在不同动物、动物与人之间都有不同影响。不同遗传素质的人,对药物的亲和性、反应性也不同。

(二)临床用药

1.临床用药标准

临床用药标准可参考美国食品药物局(FDA)关于药品对妊娠危害的分级标准。

A 类药:人类实验已证实孕期用药对胎儿无害。

B 类药:动物实验证实无害或有不良影响,但未经人类早孕期实验证明。

C 类药:动物实验证实能致畸或致胚胎死亡,但在人类未做过对照实验,或在人或动物均未做过实验,应慎用。

D 类药:证实对人类胎儿有害,在无其他良好方法时才不得不冒险使用。

X 类药:人和动物实验均显示可致畸或对胎儿有害,孕妇禁用。

2.常用药物的合理应用

(1)解热镇痛药:临床常用的乙酰氨基酚(包括扑热息痛、百服宁、泰诺等)均为 B 类药,妊娠各期短期使用是安全的。

(2)抗菌药物 青霉素类、头孢菌素类均属 B 类药,安全性较高。大环内酯类中红霉素、阿奇霉素属 B 类,孕期可使用。克拉霉素、螺旋霉素属 C 类,孕期应慎用。氨基糖甙类中仅盐酸壮观霉素属 B 类,其余均为 C 类,应慎用或禁用。四环霉素类均属 D 类,孕期禁用。其他抗生素如林可霉素、克林霉素、磷霉素均属 B 类。万古霉素属 C 类,应慎用。磺胺类中大部分为 C 类,有属 B 类的药物对母胎也可产生不良影响,故妊娠期应避免使用磺胺类。喹诺酮类属 C 类。硝基咪唑类中甲硝唑属 B 类,孕期可用,但不主张在孕早期用。替硝唑属 C 类,孕期不用。抗真菌药如克霉唑(如凯妮丁)、制霉菌素均属 B 类,即使在妊娠早期局部应用也是安全的。咪康唑(如达克宁栓)属 C 类,由于吸收量少,在妊娠早期以后可以谨慎用药。口服的氟康唑、伊屈康唑属 C 类,妊娠期和哺乳期一般不用。抗菌中草药因成分复杂,缺少严格的实验和临床研究资料,不推荐。

(3)降压药 钙通道阻滞剂属 C 类,近年长效缓释片如控释硝苯地平、氨氯地平缓释片,孕早期应用安全,孕中晚期出现的妊娠期高血压疾病也可首选使用。交感神经抑制药属 C 类,但是拉贝洛尔目前已成为妊娠期轻中度高血压的首选口服降压药。利尿药属 C 类,在降压治疗中为二线联合用药。肾素－血管紧张素系统抑制药属 D 类,孕期禁用。

(4)抗凝药 低分子肝素 B 类,阿司匹林属 C 类,目前认为小剂量应用(25～75mg)对胎儿无致畸作用,临产前 2 天要停用。

3.妊娠期用药原则

(1)生育年龄用药时需注意有无妊娠或可能妊娠。

(2)妊娠期可用可不用的药尽量不用,尤其应避免在妊娠头三个月内用药。必须用药时,应选择疗效确切,对胎儿安全的药物,避免联合用药和应用新药,严格掌握剂量及用药时间,可局部用药者尽量避免全身用药。

（3）分娩期尽量减少不必要的干预，推荐非药物性分娩镇痛，必须用药时要掌握好时间及剂量。

（4）中药或中成药也应按说明慎用或忌用。

第三节 分娩期保健

妊娠满28周后胎儿及其附属物全部从母体排出的过程称分娩。分娩是一个特殊的生理过程，特别需要加强保健和医学处理。我国孕产妇死亡中，接近一半是因为产后出血，以往少见的羊水栓塞、妊娠期急性脂肪肝在死因占位中开始显著前移。提示围生保健和产时保健要调整干预对策。

一、分娩期保健的目的

1. 保证妇女在最佳状态下分娩，使分娩引起的不良影响及任何潜在的病理因素对母亲的损害达到最小的程度。

2. 减少因分娩而带来的生理及心理负担，为建立一个健康的家庭做准备。

3. 及时识别和正确处理异常分娩，达到防出血、防滞产、防感染、防产伤和防窒息，降低围产期发病率和死亡率。

二、分娩期保健模式

到目前为止还没有世界各国都公认的最好的分娩期保健模式。见著讨论的主要有下列方面：

1. 大力提倡住院分娩，并由受过严格培训的医务人员进行新法接生，接生人员应有一定的产科知识技能和应急抢救能力。事实证明住院分娩好处多。在家分娩，即使是低危人群，并有很好的接生者，也有约25%的人需急诊转院。

2. 分娩要回归自然，以前惯用的毫无益处的剃阴毛、灌肠已废除，反对常规会阴侧切，无明显高危因素的孕妇可自由选择分娩地点和分娩时的体位。新生儿娩出后与母亲早肌肤接触，早吸吮母亲乳头。

3. 有并发症或估计分娩有困难者应到条件好的医院去分娩，以便抢救。由于分娩期有些严重的突发高危是无法预测的，所以基层医院应有安全紧急转送患者的准备或通信联络设备。WHO规定，一级转诊单位(相当于我国社区卫生服务中心)要有下列功能：①外科功能：剖宫产、修补产道和子宫、宫外孕手术、脓肿引流、单纯刮宫术；②麻醉功能；③内科治疗：休克、脓毒血症、妊娠并发子痫的抢救；④人工剥离胎盘、头吸助产；⑤输血；⑥计划生育手术：绝育、皮下埋植；⑦高危妊娠处理；⑧新生儿复苏及保暖。

4. 产程中常规持续胎心电子监护能显著降低新生儿抽搐的发生率，但考虑到由此而增加剖宫产和阴道助产率，所以建议由主诊医生决定采用间断听诊还是持续监护。

5. 产程处理，观察产程的进展多采用产程图，如有产程进展异常，从产力、产道、胎儿、精神因素四个方面进行分析、处理。积极处理第三产程可以减少产后出血。不合理地使用催产素是引起一些严重并发症，例如子宫破裂、羊水栓塞、胎儿窘迫的常见原因。

6. 手术产,是头吸助产还是产钳助产尚有争论,前者对母体的损伤小些,后者的成功率更可靠些,要设法降低剖宫产率。急诊剖宫产的并发症比择期剖宫产的高,所以更要注意安全操作和预防性使用抗生素。

三、分娩疼痛与镇痛

(一)分娩疼痛的影响因素

61%的初产妇和40%的经产妇都认为分娩是很疼痛的。分娩疼痛常常表现为腹痛、腰痛、阴部撕裂痛等。疼痛感觉的强烈程度不完全与子宫收缩的强度有关,还与下列因素有关:①宫缩协调程度:不协调性宫缩过强时疼痛较重。②胎位:枕后位时疼痛更厉害。③心理因素:害怕分娩的人,常常疼痛感觉更厉害。故有人称其为"完成预言"。④精神因素:产程很长,又缺少周围的关心和支持,因为身心疲劳更觉得疼痛。对疼痛的表达方式受各人习惯及社会文化背景的影响,但不无例外,分娩后回忆分娩疼痛都轻于实际经历的程度。

(二)分娩疼痛的生理原因

(1)由于子宫收缩引起组织暂时性缺血缺氧引起疼痛。

(2)胎儿通过产道时对周围组织的压迫和损伤。

(3)孕妇的紧张、害怕情绪可使促肾上腺皮质激素、儿茶酚胺、内啡肽增高。

(4)组织的缺血、损伤可释放组胺、5-羟色胺等致痛物质。

(三)减轻疼痛的措施

大量研究证明,减轻分娩疼痛不但减少因心理因素造成的难产,而且减少产后出血和产褥感染,降低胎儿缺氧和新生儿窒息。分娩镇痛是现代文明产科的标志,也是每一位产妇和胎儿应该享受的权力。减痛方法分类如下:

1. 非药物治疗 非药物治疗是 WHO 提倡的:① 产前宣教和镇痛培训:分娩前给每对夫妇进行宣教,甚至实地参观,使其了解分娩过程,对分娩疼痛有正确认识,并且进行镇痛培训,学习自我放松运动和镇痛技巧。②开展产时舒适服务,日常生活中人们都能忍受诸如口渴、背痛等一些不适,但是如果已经历了数小时疼痛的待产妇,可能很难再同时忍受上述不适,所以应创造条件使产妇舒适,从而减轻分娩疼痛。包括创造一个舒适的环境,有人陪伴,提供良好的生活护理和心理护理,即开展导乐分娩和由丈夫陪伴,共同指导和帮助产妇克服分娩疼痛。

2. 药物镇痛 实际上所有分娩时所用的药物均能通过胎盘,并对胎儿产生影响,所以在分娩时应尽量少用药。应该根据各产程疼痛传导的特点采用合适的镇痛方法。目前认为较安全的镇痛药物如下:

(1)哌替啶:哌替啶不但是止痛剂,而且有镇静和抗痉挛的效用。用药后有陶醉和健康的感觉,有助于宫颈放松。肌注 25～75mg,30 分钟后即起效,维持 2～3 小时。常用于第一产程。估计胎儿在用药后 2～4 小时分娩者不用,因为此期是药物在胎儿体内的高峰时间,新生儿出生时呈熟睡状态,容易发生新生儿窒息。使用时应备好麻醉对抗剂纳洛酮,如估计新生儿可能有严重呼吸抑制,在胎儿娩出前给产妇肌注或静注纳洛酮 0.4～0.8mg。

（2）笑气吸入：笑气是现今唯一的在亚麻醉浓度（笑气和氧气各50％）下具有镇痛效果的吸入性麻醉剂，不影响宫缩和产程。由面罩给药，当产妇感觉宫缩时，立即对着面罩深吸气，疼痛减轻放下面罩，停止吸入药物。由于笑气吸入镇痛有一定的潜伏期，不易掌握和不适宜宫缩频繁者，所以镇痛效果不肯定，甚至有过量吸入的危险。所以应用过程中要加强指导和管理，还应积极寻找新的吸入性麻醉气体。

（3）椎管内给药：腰部硬膜外阻滞麻醉、结合硬膜外阻滞麻醉（即蛛网膜下腔＋硬膜外麻醉），这是目前国内外麻醉界公认的最可行的镇痛方法。镇痛有效率在95％以上。对估计能顺利阴道分娩、已临产、无麻醉禁忌证的待产妇均可施行。由于所用药量及其浓度只及剖宫产麻醉药量的 1/10 ～1/20，所以对母儿的副作用都很小。所起效果是镇痛而不是麻醉，即没有意识消失和运动神经阻滞，用药期间产妇可以进食进水、可以行走。骶管麻醉因有作用的部位较低，仅用于第二产程，而且有特有的产科并发症，故已少用。

第四节　产后保健

产后保健有关母乳喂养及新生儿常规护理不在本章节叙述，主要叙述产后常会出现的问题及处理。

一、产后抑郁症

指在产后出现的情绪低落、烦恼、焦虑、自责、绝望等一系列心理障碍。主要表现为食欲不振，因焦虑所致失眠，对日常生活包括自己的孩子不感兴趣，疲乏、自责，甚至有自杀企图。发病率在 10％ ～15％。

产后抑郁症是多种因素综合作用的结果。产褥期妇女激素变动大，是抑郁症的好发时期。甲状腺功能减退者容易出现抑郁心境。社会心理因素尤其夫妻关系不融洽是最大危险因素，其他近期应激生活事件如夫妻分离、居住拥挤、婚姻不协调等与产后抑郁症的发生有关。产前抑郁史、精神病史、年龄偏大或偏小等都是危险因素，产妇个性可能也是一个影响因素。

目前尚无完整的诊断标准。通常按照普通抑郁的诊断标准进行诊断。一般采用自评抑郁量表如爱丁堡产后抑郁量表。主要评定心境低落、焦虑及焦虑所致的睡眠障碍，常见情绪不稳定、依赖心理强、忌口心理、失望心理、惧怕母乳喂养、心理失衡等心理变化。

产后抑郁属良性精神障碍，大多数患者在产后 6 个月后症状逐渐缓解，个别持续数月甚至数年。一般不需特殊药物治疗。在常规产前教育的同时，加强心理社会干预，有可能减少产后抑郁症的发生。产后开展整体护理，及时发现孕妇的心理变化，从而有针对性地开展教育，以及加强社区教育和卫生服务，提供社会心理支持网络等都是防治产后抑郁症的良方。产后如果持续出现不能用疾病解释的精神症状，要克服偏见，及时转精神科诊治。

二、产后避孕

如果不哺乳,月经在产后4~8周恢复。如果哺乳,月经恢复会比较晚些。但是排卵是在月经前14天发生,所以不能等月经后再开始避孕,只要有性生活,就应采取避孕措施。可选择方法如下:

1.母乳喂养:在产后6个月内,哺乳性闭经的避孕有效率达99%。

2.屏障避孕:男用避孕套、女用阴道隔膜和宫颈帽。严格按说明书使用,否则影响避孕效果。

3.杀精子剂:单独应用杀精子剂,安全性较避孕药、避孕套差。

4.节育环:这是一种非常有用的避孕方法,盆腔感染率低,哺乳不增加脱环率。目前认为放环应在子宫完全复旧以后放环。月经过多的人最好选用含孕激素的节育器。子宫形状异常、宫颈机能不良、有宫外孕病史者不宜放环。

5.服只含孕激素的避孕药:这是产后避孕药中最安全的一种,尤其对哺乳期妇女,不抑制哺乳,而且乳汁中避孕药量很少,对婴儿也没有影响。有药片、注射针、皮下埋植、阴道环、宫内节育器等给药方法。少数人能引起不规则阴道出血。

6.服含雌激素的口服避孕药:避孕药中雌激素成分被广泛认为使乳汁减少,但一直未被证明。药物成分对哺乳儿无不良影响。不哺乳妇女应延期到产后2~3周开始服药,过早服药可能增加血栓形成的危险。

7.体外射精:由于此方法使性生活时精神紧张,长期应用可使男子的精索静脉曲张、性功能下降和女子腰酸背痛等,而且避孕效果也不是很好,所以不主张采用。

8.安全期避孕:月经正常者在下次月经前14天为排卵日,在排卵日及其前后4~5天为受孕危险期,性生活可在危险期外进行,以达到避孕。对产后多有月经不调者不易掌握安全期,故不宜使用。

9.输卵管绝育术:在剖宫产同时或产后不久行绝育术,产妇痛苦较小,费用也较节省。但术前应充分讨论,包括孩子的健康状况,以免术后反悔。若有犹豫宁可推迟手术。

思考题

一、单选题

1.下列哪种疾病不宜妊娠?

  A.艾滋病   B.乙型肝炎   C.风疹   D.慢性肾炎

2.药物对胎婴儿不良影响的因素,下列哪项是错误的?

  A.用药时间越长,对胎儿的影响越大

  B.妊娠3个月后大多数器官已基本形成,受致畸影响减少

  C.药物分子量大容易致畸

  D.药物对胎婴儿的损害与孩子本身的遗传素质

3.妊娠后用药,在哪一时间段容易致婴儿畸形?

  A.受精卵着床后到妊娠第13周   B.受精卵着床后到妊娠第14周

  C.受精卵着床后到妊娠第15周   D.受精卵着床后到妊娠第12周

4. 妊娠前查出子宫肌瘤应作处理,下列哪项处理是错误的?

  A. 如果体积小、无症状可不必处理   B. 宫角肌瘤不宜手术摘除

  C. 肌瘤较大宜手术摘除   D. 手术摘除一年后再考虑妊娠

5. 哪项检查能及早反映胎儿营养状况?

  A. B 超检查   B. 胎儿颈背部皮肤与软组织之间的最大透亮厚度

  C. 胎头双顶径   D. 测量腹围

6. 目前认为在妊娠 12～14 周测量下列哪项是筛查染色体三体病的有效标记?

  A. 胎儿颈背部皮肤与软组织之间的最大透亮厚度 B. 测量腹围

  C. 胚囊形态、结构   D. 测定孕囊直径

7. 通过哪项检查来诊断先兆流产或难免流产?

  A. 胚囊形态、结构、胎心   B. 测定孕囊直径

  C. CT   D. BPD

8. 妊娠中期检查的目的,下列哪项是错误的?

  A. 再次查实有无畸形   B. 再次判定胎龄

  C. 筛查胎儿宫内生长受限和巨大儿 D. 筛查胎儿有无宫内输血

9. 妊娠早期检查的目的,下列哪项是错误的?

  A. 确定胚胎是否成活   B. 检查母亲宫颈长度、形态

  C. 观察胎儿生长速度   D. 检查胎儿有无畸形

10. 哪项检查是诊断早孕快速准确的方法?

  A. 胎头双顶径 B. CT   C. B 超检查   D. 超声心动图检查

二、名词解释

1. 围生期Ⅰ 2. 围生保健 3. 产后抑郁症

三、问答题

1. 我国围生期的定义?

2. 妊娠前保健的内容? 妇女 35 岁以后妊娠容易发生哪些疾病?

3. 妊娠前过度消瘦、过度肥胖对妊娠有什么不良影响? 怎么办?

4. 如何进行妊娠期体重管理?

5. 妊娠前发现卵巢囊肿怎么处理? 为什么?

6. 有习惯性流产、死胎、死产史者准备妊娠前有哪些基本处理?

7. 妊娠前哪些感染性疾病应常规筛查? 哪些应做有指征的筛查? 有异常结果时怎么处理?

8. 产前保健的目的是什么? 妊娠各期检查的重点是什么?

9. 如何识别高危妊娠? 妊娠期何时常规腹部 B 超? 检查目的是什么?

10. 妊娠期用药原则是什么?

11. 分娩期保健的目的? 影响分娩疼痛的因素有哪些? 减轻分娩疼痛的方法?

12. 产后抑郁症的常见症状,有哪些常见原因?

13. 产后避孕措施有哪些?

参考答案

一、单选题

1. A 2. C 3. D 4. B 5. D 6. A 7. A 8. D 9. C 10. C

二、名词解释:略

三、问答题:略

参考资料

1. 糜若然. 妇产科疾病诊断治疗学. 北京:中国医学科技出版社,2000

2. 华嘉增. 妇女保健新编. 上海:复旦大学出版社,上海医科大学出版社,2001

3. James D K et al. 高危妊娠处理的选择. 北京:科学出版社,2001

4. 孙希志,栾美芙,于乃贻. 妊娠与内科系统疾病. 济南:山东科学技术出版社,2002

5. 古梅等. 围产医学最佳证据. 杭州:浙江大学出版社,2004

6. Cunningham f. g. et al. Williams Obstetrics(twenty-second edition). New York:Chicago,2005

7. 黄醒华,王临虹. 实用妇女保健学. 北京:中国协和医科大学出版社,2006

8. 乐杰. 妇产科学(第7版). 北京:人民卫生出版社,2008

9. 曹泽毅等. 妇产科学. 北京:人民卫生出版社,2008

10. 曹泽毅. 中华妇产科学. 北京:人民卫生出版社,2010

(姚琦玮)

第三章　围绝经期和绝经后期保健

学习目标：
- 确定围绝经期和绝经后期女性激素变化的特点。
- 明确围绝经期和绝经后期常见的生理、心理疾病。
- 知道围绝经期和绝经后期开展健康教育和医学保健的内容。
- 简述雌激素替代治疗的适应证、禁忌证和用药原则。

围绝经期是指从接近绝经年龄出现与绝经有关的内分泌、生物学和临床特征开始到绝经 1 年内的时期。围绝经期一般起始于 40 岁左右，在 50～51 岁之间绝经。围绝经期以后的生命阶段为绝经后期。围绝经期是妇女从育龄期进入老年期之间的一个生命阶段。从生命意义上理解是一个衰退阶段。在此阶段，性激素的失调和不足、潜在的遗传素质、既往病史、家庭及社会因素的综合影响，将损害其身心健康甚至老年生活质量。故积极开展围绝经期保健不仅是围绝经期妇女的特殊需要，也是增进老年健康的必要措施。老年期约占人生的 1/3 时间，由于生理及其他因素影响，易患各种身心疾病，加强保健以达到延长生命，提高生活质量。随人类社会发展，老年人口尤其老年妇女的比例不断增加，所以从某种角度讲，做好绝经后保健就是做好老年保健。

第一节　围绝经期健康问题

一、内分泌变化

绝经前后最明显的变化是卵巢功能衰退，随后下丘脑－垂体功能退化。

1. 雌激素水平波动式下降　卵巢功能衰退最早征象是卵泡对 FSH 敏感性降低。在绝经过渡的早期雌激素水平波动很大。有时 FSH 的升高对卵巢过度刺激，可发生雌激素升高大于正常的卵泡期水平。当卵泡停止发育时，雌激素水平才急剧下降。绝经后雌激素水平极低，而且主要为雌酮，系来源于肾上腺和人体周围组织。

2. 黄体酮　绝经过渡期卵泡发育不稳定，排卵障碍，孕激素不足。随绝经临近，无排卵周期比例增高，黄体酮水平下降，并持续发展到完全缺失。

3. 促卵泡素（FSH）水平升高　随年龄老化，卵巢对垂体的反馈性抑制作用降低，导致 FSH 升高，但其水平不稳定，到卵泡耗尽，FSH 才稳定在升高状态。绝经 2～3 年后随年龄增长又逐渐下降。

4. 促黄体激素（LH）　无明显变化。

二、健康问题

（一）近期健康问题

1. 月经异常　在绝经过渡期，约半数以上妇女发生月经不调，大多为周期不规则、经期延长和经量增多，系卵巢无排卵性周期引起，偶有妊娠可能，还需警惕子宫内膜癌、子宫颈癌、子宫内膜息肉及子宫肌瘤。诊断可通过子宫内膜活检或宫腔镜下活检，还可 B 超协助诊断。如果 B 超检查为子宫内膜厚度 <5mm，子宫内膜增生过长及内膜癌的可能性极小。颈管诊刮可用于排除颈管内病变。

2. 血管舒缩失调　最有特征性的表现是潮热，突然面部及颈部皮肤发红并感到全身发热，继之出汗，全过程约 1～3 分钟；夜间或应激状态易促发，一般一天发作 5～10 次，也有多达几十次；发作时可伴有心悸、焦虑、头痛、头晕、耳鸣等，有时发作后出现寒颤。约 50% 的自然绝经者会出现潮热，手术引起绝经者发病率更高。发生潮热可能与下丘脑脉冲式释放 GnRH 的频率和强度显著增加有关。

3. 精神神经症状

（1）睡眠障碍：表现为入睡困难、早醒，或睡眠不深，可能是潮热干扰所致。

（2）注意力不集中，记忆力下降：除因年龄增加外，与睡眠差有关。

（3）心悸、眩晕、头痛、耳鸣等自主神经失调症状。

（4）抑郁、焦虑和情绪易激惹：围绝经期妇女常有情绪低落、悲观失望或无端的焦虑紧张、发脾气、身心疲劳感，雌激素缺乏影响中枢神经系统的功能是原因之一。另外，来源于社会、家庭以及工作上的压力均可加重围绝经期精神心理症状，因此有个体差异。

（二）远期健康问题

1. 泌尿、生殖系疾病：绝经后 4～5 年内如果不补充雌激素，约 1/3 的妇女会发生泌尿、生殖道的萎缩性变化，表现为容易感染、尿失禁、阴道干燥和性交痛等。

2. 皮肤、毛发等的老化：如皮肤皱纹增多加深；色素沉着，出现斑点；容易过敏、浮肿；创口愈合能力下降。全身毛发脱落、稀疏、褪色。

3. 心脑血管疾病：冠状动脉疾病和脑血管疾病增加。世界许多国家报道心脑血管疾病是绝经后妇女死亡的主要原因。美国报道 50 岁以上妇女中 50% 以上的人死于心血管疾病。

4. 骨质疏松症：指全身性骨量减少，伴骨微结构改变和骨脆性增加，易发生骨折的疾病。40～50 岁以后，男女都会出现骨矿含量随年龄增长而逐渐下降，但女性绝经后骨量丢失明显高于男性。

5. 阿尔茨海默病：是老年痴呆的主要类型。绝经后妇女比老年男性患病率高，可能与体内雌激素水平低有关。

三、围绝经期和绝经期诊断

1. 出现上述一些临床表现，并且血清 FSH 大于 10U/L，提示卵巢储备功能下降。闭经并且 FSH 大于 40 U/L、E2 小于 10～20pg/ml，提示卵巢功能衰竭。

2. 氯米芬试验，月经第五天起口服氯米芬 50mg/d，共 5 天，停药第一天测血清 FSH，大于 12 U/L,提示卵巢储备功能下降。

3. 闭经伴潮热、潮汗等症状及黄体酮撤退试验阴性时可做出绝经诊断。

4. 诊断绝经的传统方法是回顾性诊断,即自然停止月经来潮 1 年,这最终一次月经日期定为绝经。除自然绝经,两侧卵巢手术切除或受放射线损坏导致的人工绝经均属绝经。单纯子宫切除或子宫内膜破坏引起的月经停止来潮属子宫性闭经,不属于绝经。

40 岁前由卵巢功能衰竭引发的绝经为卵巢早衰。病因有:①遗传、无明确原因的卵巢萎缩;②免疫性疾病、酶缺乏、病毒感染;③放疗、化疗;④手术。诊断标准:40 岁以前出现至少 4 个月以上的闭经,并有 2 次或 2 次以上血清 FSH >40U/L(两次检查间隔 1 个月以上),$E_2 < 72.2pmol/L$。由于绝经年龄相对较轻,所以围绝经期的身心疾病往往较重,远期影响,如骨质疏松、心血管疾病的发病危险性更高。所以对卵巢早衰患者尤应注意保健,在精神上给予支持,生活上给予关心,一经诊断就要激素替代。对于准备子宫切除术是否同时要切除双侧卵巢的问题,手术前一定要与患者充分讨论,慎重决定。

第二节 围绝经期和绝经后期保健

一、保健目的

将围绝经期激素变化引起的躯体疾病降到最低限度,增进老年妇女的健康。

二、保健机构及成员

通常以社区保健和妇女保健门诊为中心开展围绝经期健康管理和健康促进。妇女保健人员、护士、妇产科医生等是主要工作人员。

三、保健措施

通过预防和治疗围绝经期常见疾病和不适症状,帮助妇女顺利度过围绝经期。通过宣传教育及体检等综合保健措施,防治老年退行性疾病,提高生命质量。

1. 健康教育 通过群体健康教育和个别咨询指导等方式提高妇女自我保健能力。可采用适应当地条件和人们可接受的方式传授知识,例如定期讲座、上门辅导、发放资料、开设咨询室、宣传栏等。

2. 保健指导

(1)心理咨询和疏导:针对各人具体问题给予指导、帮助,并创造条件让患者以适当的方式宣泄心中的烦恼。建议她们注意学习,学会交友,培养爱好,保持良好心态,体验幸福。

(2)生活指导:提倡科学、健康的生活方式。生活要规律,合理安排好工作与生活,避免过度疲劳,保证充分睡眠,适度和谐的性生活。重视营养和合理饮食调配,随体力下降热量摄入要相应减少,戒烟酒和刺激性强的食物,健身锻炼注意适度和安全。

(3)保健服务:①体检:有条件者每半~1 年全面体检一次以便早期发现高血压、糖尿病、冠心病、肿瘤、骨质疏松、骨关节病等老年期多发病。围绝经期也是妇科肿瘤的好发年龄,应每年定期检查。②避孕指导:围绝经期仍有排卵可能,所以要继续采用安全有效的避孕方法。已放置节育环者要等闭经半年后才能取环。口服避孕药者如果发生闭经要检查排除早孕,如确定绝经可改为激素治疗。③开展激素治疗(HT)性激素失调或不足是围绝经期问题的重要原因,因此性激素治疗成为处理围绝经期问题的重要手段。

四、激素治疗(HT)

1.适应证:

(1)因雌激素缺乏引起的潮热及精神症状。学术界一致认为 HT 是围绝经期妇女缓解绝经症状的不可替代的、最可靠的治疗方法。

(2)老年性阴道炎及老年妇女反复尿路感染。

(3)防治骨质疏松症,骨质疏松能导致骨折,是最受绝经影响的病变之一。雌激素能促进肠道对钙的吸收作用和肾脏对钙的保护作用,而且直接作用于成骨细胞促进骨的生成,对抗甲状旁腺的骨吸收作用。所以绝经后补充雌激素有助于阻止骨矿丢失和预防骨质疏松症。但停药后保护作用迅速消失。由于绝经后骨矿含量迅速减少,所以 HT 应在绝经后尽早开始。如果使用雌激素仅为预防骨质疏松,则建议应用非雌激素药物。

2.禁忌证:①雌激素依赖性肿瘤;②原因不明的子宫出血;③严重肝肾疾病;④近 6 月内血管栓塞性疾病;⑤红斑狼疮、耳硬化等;⑥血卟啉病;⑦脑膜病(孕激素禁用)。

3.用法

(1)常用药物 雌激素类:分天然和合成两类,诺坤复、补佳乐、倍美力、协坤片、戊酸雌二醇。孕激素:分天然和合成两类,黄体酮、地屈孕酮,雄激素复方制剂、雌 + 孕或雌 + 孕 + 雄诺康律、诺更宁、克龄蒙、倍美安、利维爱。

(2)给药途径:口服、皮肤贴片、皮下埋植、凝胶、鼻腔喷雾、阴道塞药。用得最广泛的是口服。应优先考虑阴道和透皮途径给药。

经皮给药的优点:不增加肝脏负担,不影响凝血系统,乳腺癌风险可能较低,血药浓度稳定。

(3)常用方案:①单用雌激素:适用于子宫切除者;②单用孕激素:多用于绝经过渡期;③周期性使用:模拟生理周期,在用雌激素的基础上加用孕激素 10 ~ 14 天;④联合并用:连续用雌 + 孕,不停顿。较适合于绝经一年以上者。也有周期性用雌 + 孕复合片,每月停用 4 ~ 6 天;⑤雌激素 + 雄激素,不需保护子宫内膜者;⑥雌激素 + 孕激素 + 雄激素,相同于雌 + 孕联合用药。

4.注意事项

(1)选药种类、剂量、给药方式、持续多久均应以标准化的基本方案与个体化相结合。

(2)应用中注意监测,分析治疗中的变化和其他病史,分清原因,随症改变治疗方案。

思考题

一、单选题

1.绝经后补充雌激素的原因,下列哪项是错误的?

　　A.能促进肠道对钙的吸收作用　　　　B.直接作用于成骨细胞促进骨的生成

　　C.促进甲状旁腺对钙的作用　　　　　D.肾脏对钙的保护作用

2.哪种 HRT 的给药方法,可引起周期性阴道出血?

　　A.周期序贯法　　　B.连续联合法　　　C.间断联合法　　　D.单一雌激素法

3.绝经后长期的雌激素缺乏,可发生远期的不可逆的严重病变,除下列哪项以外?

　　A.骨质疏松症　　　B.冠状动脉疾病　　　C.脑血管疾病　　　D.糖尿病

4.激素替代疗法可引起哪些副作用,除下列哪项以外?

　　A.阴道出血　　　　　　　　　　B.增加子宫内膜癌的发病率

　　C.增加乳腺癌的发病率　　　　　D.增加心血管疾病的发病率

5.绝经后期的激素变化,下列哪项是错误的?

　　A.促性腺激素水平进一步升高　　　B.卵巢产生的雌激素极微量

　　C.停止产生孕激素　　　　　　　　D.卵巢和肾上腺皮质产生的雄激素增加

6.研究证明女性最佳生育年龄为:

　　A.20～24 岁　　　B.22～26 岁　　　C.25～29 岁　　　D.27～32 岁

7.在绝经过渡期,如果 B 超子宫内膜厚度 <5mm,子宫内膜增生过长,下列哪一种病可能性小?

　　A.子宫颈癌　　　B.子宫肌瘤　　　C.子宫内膜癌　　　D.子宫内膜息肉

8.围绝经期患者,突然面部及颈部皮肤发红并感到全身发热,继之出汗,这是下列哪一项的特征性表现?

　　A.血管舒缩失调

　　B.下丘脑释放促性腺激素释放激素的频率增加

　　C.下丘脑释放促性腺激素释放激素的频率减少

　　D.下丘脑释放促性腺激素释放激素的强度减弱

9.围绝经期最有特征性的表现是:

　　A.心悸　　　　　B.头痛　　　　　C.耳鸣　　　　　D.潮热

10.围绝经期易发生骨折疾病,与下列哪一项变化无关?

　　A.全身性骨量减少　　　　　　B.骨微结构改变

　　C.骨脆性增加　　　　　　　　D.甲状旁腺抑制

二、名词解释

1.骨质疏松　2.潮热　3.绝经后期　4.围绝经期　5.卵巢早衰

三、问答题

1.绝经过渡期激素变化的特点是什么?

2.HT 的适应证和禁忌证是什么?

3.HT 过程中应注意什么?

4.围绝经期和绝经后期保健的目的和保健措施?

参考答案

一、单选题

1.C 2.A 3.D 4.D 5.D 6.C 7.C 8.A 9.D 10.D

二、名词解释:略

三、问答题:略

参考资料

1. 乐杰. 妇产科学(第7版). 北京:人民卫生出版社,2008

2. 李美. 妇科内分泌学. 北京:人民军医出版社,2001

3. 曹泽毅. 中华妇产科学. 北京:人民卫生出版社,2010

4. Berek J S Novak's Gynecology, Canada, RG101, N69, 1996

5. 黄醒华,王临虹. 实用妇女保健学. 北京:中国协和医科大学出版社,2006

(姚琦玮)